全国高等学校中药临床药学专业创新教材
全国医疗机构中药临床药师培训教材

U0726209

中药药源性疾病与防范

主　编　苗明三　华国栋
副主编　汪永忠　欧阳荣　刘明平
编　者（以姓氏笔画为序）
王宏蕾　王育红　巩　颖　朱丽娟　华国栋　刘　芳　刘　姣
刘秀书　刘明平　杜　可　李　颖　李遇伯　李寒冰　杨亚蕾
吴兰芳　汪永忠　张长林　苗明三　欧阳荣　欧阳林旗
郝　蕾　胡小勤　黄德红　曾聪彦　谭喜莹　熊　平

人民卫生出版社
·北　京·

图书在版编目（CIP）数据

中药药源性疾病与防范 / 苗明三，华国栋主编 . ——
北京：人民卫生出版社，2023.6
ISBN 978-7-117-28665-7

Ⅰ. ①中… Ⅱ. ①苗…②华… Ⅲ. ①中药学 – 药源
性疾病 – 中医治疗法 Ⅳ. ①R259.953

中国版本图书馆 CIP 数据核字（2019）第 128239 号

人卫智网 www.ipmph.com 医学教育、学术、考试、健康，
购书智慧智能综合服务平台
人卫官网 www.pmph.com 人卫官方资讯发布平台

中药药源性疾病与防范
Zhongyao Yaoyuanxing Jibing yu Fangfan

主　　编：苗明三　华国栋
出版发行：人民卫生出版社（中继线 010-59780011）
地　　址：北京市朝阳区潘家园南里 19 号
邮　　编：100021
E - mail：pmph @ pmph.com
购书热线：010-59787592　010-59787584　010-65264830
印　　刷：北京印刷集团有限责任公司
经　　销：新华书店
开　　本：787×1092　1/16　印张：18
字　　数：438 千字
版　　次：2023 年 6 月第 1 版
印　　次：2023 年 7 月第 1 次印刷
标准书号：ISBN 978-7-117-28665-7
定　　价：58.00 元

打击盗版举报电话：010-59787491　E-mail：WQ @ pmph.com
质量问题联系电话：010-59787234　E-mail：zhiliang @ pmph.com
数字融合服务电话：4001118166　E-mail：zengzhi @ pmph.com

出版说明

近几年我国临床药学快速发展，尤其是西药的临床药学工作，正在全国如火如荼地开展，无论是学校教育，还是药师培训，都取得了显著的成绩。相比西药临床药学工作的开展情况而言，我国的中药临床药学人才培养工作才刚刚起步。

由于不合理用药导致的中药不良反应逐年上升，紧密结合中医临床开展中药临床药学，促进中药的合理应用，避免中药药害事件及减少中药不良反应的发生已迫在眉睫。目前全国各地各级医院特别是中医院十分重视中药临床药学工作的开展，但从开展的情况来看，存在的最大问题就是缺乏中药临床药学人才。为此，许多医疗机构和高等医药院校强烈呼吁尽快开展中药临床药学人才的培养教育工作。

为顺应这一人才培养需求，针对目前国内尚缺少中药临床药学专业全国性教材和培训用书的现状，更好地满足院校教育、继续教育的实际需求，在广泛调研和充分论证的基础上，我社与全国中医药高等教育学会中药教育研究会、中华中医药学会医院药学分会于 2015 年 4 月正式启动了全国高等学校中药临床药学专业创新教材、全国医疗机构中药临床药师培训教材的组织编写与出版工作。

作为全国首套中药临床药学专业创新教材和培训用书，本套教材具有如下特点：

一、以中医药理论为指导，突出中药临床药学专业特色

中药临床药学是在中医药理论指导下，以患者为对象，研究中药及其制剂与人体相互作用和合理应用的一门综合性学科。由于中医药有其独特的理论体系和特点，因此，该套教材在内容组织上不同于西药临床药学，是以中医药理论为指导，以中药学、中医学及相关社会科学知识为基础，创建具有鲜明中药临床药学专业特色的教材体系。教材内容紧密结合中医药理论，确保学生掌握必要的基本理论、基本知识和基本技能，以期培养出从事中药临床药学相关工作的，能够正确合理地使用中药、避免中药药害事件、减少中药不良反应发生的综合性、应用型中药临床药学人才。

二、以实践技能培养为核心，实现理论知识与临床实践有机贯通

中药临床药学是一门实践性很强的学科，因此，本套教材在编写中强调理论联系实际，注重对学生实践技能的培养，特别强调引入中药临床药学实践中的典型案例，使教材内容更加贴近岗位实际。旨在帮助学生理清理论知识与实际工作之间的关系，使学生在获取知识的过程中能与实际的岗位需求相结合，达到学以致用的目的。

三、以执业药师考试为契机，实现医学教育与药师考试有机融合

国家对 2015 年执业药师考试大纲进行了大幅度的改革，确定了"以用定考"的总体

方针，大大加强了对考生在药学服务、合理用药等方面知识水平和实践能力的考核。本套教材的编写目的和编写思路与执业药师考试改革的方向相契合，教材内容充分兼顾到执业药师考试大纲的要求，可为高校毕业生踏入工作岗位进行执业中药师考试奠定坚实的基础，也为正在医疗机构从事中药临床药学工作的从业者顺利考证提供了保障。

四、以教师和专家合作为起点，实现院校教育与继续教育实践有机衔接

考虑到中药临床药学专业实践性较强这一特点，为保证教材内容充分结合实际岗位要求，本套教材的编写团队由院校教师和临床一线的药师、医生共同组成，不仅能够确保一线工作岗位上的实践技能和实际案例写入教材，而且搭建了院校教师与医院专家合作的平台，为教师了解岗位需求、专家深入院校授课提供了有利条件。同时，本套教材也充分吸收了现阶段中药临床药师继续教育工作的宝贵经验，为今后开展继续教育和规范化培训奠定了基础。

本套教材的编写，得到了全国中医药高等教育学会中药教育研究会、中华中医药学会医院药学分会、全国高等学校中药临床药学专业教材建设指导委员会的精心指导与大力支持，得到了全国相关院校骨干教师以及医疗机构一线专家的积极参与，在此表示衷心的感谢！期待各院校、各医院在实际教学和工作中的使用过程中，对教材提出更多的宝贵意见，并请及时反馈给我们（renweiyaoxue@163.com），以便及时更正和修订完善。

人民卫生出版社

2016 年 9 月

全国高等学校中药临床药学专业创新教材
全国医疗机构中药临床药师培训教材
书　　目

序号	教 材 名 称	主编	单　位
1	中药临床药学导论	梅全喜	广州中医药大学附属中山医院
		彭代银	安徽中医药大学
2	临床中药药物治疗学	张　冰	北京中医药大学
		周祯祥	湖北中医药大学
3	中药临床药理学	吕圭源	浙江中医药大学
		马世平	中国药科大学
4	中药药事管理	谢　明	辽宁中医药大学
		董　玲	北京中医药大学
5	中药药物经济学	唐洪梅	广州中医药大学第一附属医院
		刘国祥	哈尔滨医科大学
6	中药治疗药物监测	李范珠	浙江中医药大学
		许丽雯	上海中医药大学附属龙华医院
7	中药药学信息检索与应用	姚　毅	南京中医药大学附属医院
		吴水生	福建中医药大学
8	中药药学服务	王丽霞	中国中医科学院广安门医院
		宋　英	成都中医药大学附属医院
9	中药临床药师基本技能与实践	陆　进	中日友好医院
		杜守颖	北京中医药大学
10	中药药性学	郑虎占	北京中医药大学
		彭　康	南方医科大学
11	中成药与西药的相互作用	曹俊岭	北京中医药大学东直门医院
		甄汉深	广西中医药大学

序号	教 材 名 称	主编	单 位
12	中药处方点评	李学林	河南中医药大学第一附属医院
		吴庆光	广州中医药大学
13	中药药源性疾病与防范	苗明三	河南中医药大学
		华国栋	北京中医药大学东直门医院
14	中药临床方剂学	孙洪胜	山东中医药大学附属医院
		全世建	广州中医药大学
15	临床常用中药饮片鉴别	赵奎君	首都医科大学附属北京友谊医院
		刘春生	北京中医药大学
16	循证中药学	夏伦祝	安徽中医药大学附属第一医院
		张伶俐	四川大学华西第二医院

许丽雯　上海中医药大学附属龙华医院
孙洪胜　山东中医药大学附属医院
杜守颖　北京中医药大学
李亚秋　辽宁中医药大学附属医院
李丽静　长春中医药大学
李国辉　中国医学科学院肿瘤医院
李学林　河南中医药大学第一附属医院
李培红　中国中医科学院西苑医院
杨丙友　黑龙江中医药大学
杨新建　天津市中医药研究院附属医院
吴　清　北京中医药大学
吴水生　福建中医药大学
吴庆光　广州中医药大学
何　新　天津中医药大学
邹爱英　天津中医药大学第二附属医院
沈夕坤　苏州市中医医院
宋　英　成都中医药大学附属医院
张　冰　北京中医药大学
张一昕　河北中医学院
张立超　上海中医药大学附属中医医院
陆　进　中日友好医院
陈乃宏　湖南中医药大学
陈树和　湖北省中医院
陈素红　浙江工业大学
陈雪梅　厦门中医院
苗明三　河南中医药大学
林　宁　湖北中医药大学
林　华　广东省中医院
林良才　广州中医药大学
林能明　浙江中医药大学附属杭州市第一人民医院
欧阳荣　湖南中医药大学第一附属医院
郑虎占　北京中医药大学
钟凌云　江西中医药大学
秦华珍　广西中医药大学
聂继红　新疆医科大学附属中医院
桂双英　安徽中医药大学
郭桂明　首都医科大学附属北京中医医院
唐秀能　广西中医药大学附属瑞康医院
谈瑄忠　南京市中医院

符　颖　海南省中医院
彭伟文　广州中医药大学附属中山医院
董　玲　北京中医药大学
董婷霞　香港科技大学
曾赋芳　新疆医科大学
甄汉深　广西中医药大学
戴昭宇　香港浸会大学

前　言

中药国粹，根植民众。中医药是中华五千年传统文化的瑰宝和精髓，历史悠久、源远流长，独具特色和优势，在长期临床应用中，形成了特有的理论体系，为中华民族的繁衍昌盛做出了不可磨灭的贡献，对人类健康和世界文明也产生了积极的影响。整体观念、辨证施治是中医学的灵魂；疾病的治疗中，理、法、方、药是中医的四大法宝。中药是中医防治疾病的重要手段，君臣佐使、七情和合，使中药在配伍中各显其责，起到增效减毒的作用。目前中药产业已具规模，并且成为快速发展、潜力巨大的新兴产业。特别是在大健康产业中，中医药健康更具特色。但随着中药应用的普遍和深入，人们健康意识的提高，中药的安全性问题日益引起关注。在中药安全使用的探索和实践中，因应用中药导致的问题也受到了广泛关注。

药之属性，效毒兼有，任何药物都有其双重性。应正确认识药物的两重性，谨慎用药，合理用药。中药在预防、治疗疾病过程中，因中药本身的作用、中药相互作用及中药的应用方法等导致的机体组织或器官发生功能失调或组织损害而出现的疾病，即为中药药源性疾病。包括药物正常用法用量情况下所发生的药品不良反应和超量、误服、错用及不正常使用药物所引起的疾病。中药药源性疾病的发生原因复杂，既与中药本身的作用有关，也与机体靶器官的敏感性有关；既与中药体内代谢异常有关，也与机体生理生化功能异常有关；同时也与食物、药物联用不规范等有关。在中药与机体交互作用的过程中，各种因素（中药本身、给药因素、机体因素等）单一或相互作用均可导致中药药源性疾病的发生。由于药源性疾病的不典型性、隐蔽性和混杂性，也给药源性疾病有栖身之地，使得医务人员要有一双锐利的慧眼。解决中药药源性疾病的根本在于加强中药安全性研究，创新中药安全性评价模式，建立中药不良反应快速响应机制，加快完善我国中药不良反应监测体系和制度；特别是应建立中药药源性疾病的预警机制，从初期的蛛丝马迹中发现潜在的风险，并及时阻断这些风险。这既是确保临床用药安全，最大限度地保护患者的健康和利益的关键所在，也是实现中药行业健康持续发展，走出国门，与国际医药接轨，开拓国际市场的基础条件和有力保障。

通过对目前中药药源性疾病与防范已取得的进展进行系统梳理和总结，并结合编著者多年的相关研究及实践，本教材得以成型。全书分上、下两篇，上篇九章，阐述中药药源性疾病的概念，回顾中药不良反应的分类，论述中药药源性疾病的发生原因与临床表现、影响因素、监控和处置、鉴别与救治、防治基本原则与措施，并对所涉及的流行病学和法律进行了分析。下篇十一章，论述中药药源性消化、呼吸、循环、内分泌、血液、神经、精神、泌尿、生殖、免疫等系统疾病和其他中药药源性疾病。从临床表现及诊断入手，辅以可能诱发相关疾病的中药，初步分析其影响因素，并提出防治措施，希望对临床工作者能有所裨益。本书编写的重点和初衷是对中药药源性疾病进行早期预警，进行防范；有不少中药药源性疾病是由中药用药不规范、不合理等导致的，为了预警，也应引起及早重视。

在形成本书之前，主要作者曾先后主编有关常用中药毒理学、中药不良反应及救治、实用中药毒理学、中成药不良反应与安全应用、常用中药不良反应及救治等方面多部相关专著，积累了大量理论实践经验与写作经验，为本书的形成奠定了很好的基础。但作为中药药源性疾病的创新教材，尚属尝试。虽然编写人员尽心撰写，但难免内容有所不尽、挂一漏万，也可能有讹误和疏漏的地方，还期盼同道多批评指正，以期再版时完善。最后向书中所参考文献的作者，致以崇高敬意。

苗明三　华国栋

2023 年 1 月

目 录

上篇 总 论

下篇　各　论

上篇 总论

第一章 / 绪论

一、药源性疾病的概念

药源性疾病（drug-induced disease，DID）系指药物用于预防、诊断、治疗疾病过程中，因药物本身的作用、药物相互作用以及药物的使用导致的机体组织或器官发生功能性或器质性损害而出现的各种临床异常状态。作为医源性疾病（iatrogenic disease）的主要组成部分，它不仅包括药物正常用法用量情况下所发生的药品不良反应（adverse drug reaction，ADR），也包括超量、误服、错用及不正常使用药物所引起的疾病。

二、中药药源性疾病的概念

中药药源性疾病（Chinese materia medica-induced disease）是指中药在用于预防、诊断、治疗疾病过程中，因中药本身的作用、中药相互作用以及中药的使用导致的机体组织或器官发生功能失调或组织损害而出现的疾病。包括中药正常用法用量情况下所发生的ADR，也包括超量、误服、错用及不正常使用中药所引起的疾病。由于中药成分复杂、来源多样等因素，使中药药源性疾病更具复杂性。造成中药药源性疾病的常见因素主要与中药药物本身因素（如品种、产地、农药残留、环境污染等）、使用因素（炮制、用法用量、疗程、辨证错误或配伍不当等）和机体因素（年龄、性别，特殊阶段如老年、哺乳期或经期妇女、儿童）等有关。

三、药品不良反应的概念

药品不良反应（ADR）是指药品在预防、诊断、治病或调节生理功能的正常用法用量下，出现的有害的和意料之外的反应。它不包括无意或故意超剂量用药引起的反应以及用药不当引起的反应。这种反应包括可预见和不可预见的伤害作用，包括副作用、毒性作用、后遗效应、继发反应、变态反应、致畸作用和致突变与致癌作用等。

四、中药不良反应的概念

"药品不良反应"是现代医药学专用术语，概念的内涵来自世界卫生组织的定义。中药不良反应主要借用药品不良反应这一医药学术语，在确认中药不良反应时，亦应当符合药品不良反应相关的限定条件，即符合药品不良反应确认的三个前提和一个关联内容。三个前提条件为：合格药品、正常用法、正常用量；一个关联内容，就是与用药目的无关。

若符合三个前提条件和一个关联内容而出现的中药对人体的有害反应，则称中药不良反应，否则，不能称中药不良反应，如中药质量问题或用药不当引起的有害反应均不能称为中药不良反应。从中药角度，狭义的中药不良反应的主体应是合格中药。但目前绝大多数中药组成成分尚不完全清晰，合格中药只能由如下几方面加以限定而保障：原生药品种应正确；将中药炮制成中药饮片的工艺过程和条件正确，即符合中药炮制规范而制成的中药饮片；由中药饮片所制备成的中药制剂，制备方法应符合中医药学的固有要求，即符合丸、散、膏、丹、汤等剂型的制备要求。符合如上三点要求的所有中药，又未因贮存不当而变质，可视作合格中药；否则，为不合格中药。合格中药所出现的不良反应，才称"中药不良反应"；不合格中药所出现的不良反应，不能称"中药不良反应"。正常用法包括给药途径、每天用几次、每次何时应用等，应符合要求，而最突出的正常用法是按中医药学理论使用。正常用量，即用量参照《中华人民共和国药典》（简称《中国药典》）（一部）中"用法用量"。一个关联内容，同样也是与用药目的无关。

符合如上情况而使用中药所出现的药品不良反应，才称中药不良反应（adverse drug reaction of Chinese medicine），即合格中药在正常用法用量下所出现的与用药目的无关或意外的有害反应，包括中成药与中药饮片引起的不良反应。

五、药源性疾病与药品不良反应的关系

药品的不良反应可以引起药源性疾病的发生，但是并非药源性疾病的发生全部由药品的不良反应所引起，同样也并非所有的药品不良反应都会造成药源性疾病。

药品不良反应按病因学可以分为以下三类：①A 型不良反应。由药物本身或其代谢产物所引起，为固有药理作用增强或持续所致，具有剂量依赖性和可预测性，发生率高但危险性小，病死率低；包括药物的副作用、毒性作用以及继发反应、首剂效应、后遗作用。②B 型不良反应。与药物固有的正常药理作用无关，而与药物变性和人体特异质有关，包括变态反应、特异质反应。③C 型不良反应。发病机制尚不清楚，多发生在长期用药后，潜伏期长，有清晰的时间关系。

药源性疾病按病因分为两类：①与剂量相关的药源性疾病。这类疾病为药理作用增强所致，常和剂量有关，一般容易预测，发生率高，病死率低，如抗凝血药引起的出血，氨基糖苷类抗生素引起的耳聋。②与剂量无关的药源性疾病。这类疾病与药物剂量和正常药理作用无关，难以预测，发生率低，病死率高；如高敏患者应用青霉素等会出现变态反应，临床表现为皮疹、血管神经性水肿、过敏性休克；葡萄糖 -6- 磷酸脱氢酶缺乏者服用伯氨喹、磺胺、呋喃妥因等可引起溶血性贫血等。

药品不良反应和药源性疾病都是用药导致的多种有害性后果，差别在于对患者所造成的有害性后果的危害程度不同，药源性疾病是危害性更大的后果，一般需要临床治疗。

六、中药药源性疾病与中药不良反应的关系

随着中药广泛应用和中药剂型的多样化，中药引起不良反应的报道日渐增多。在分析、判断中药引起的不良反应时虽然谨循"正常使用出现不正常反应"这一标准，但是由于中药的生产、营销、使用等过程与西药有着明显的不同，有其自身的特殊性且影响环节多，比西药不良反应要复杂和困难得多，如一些祛风湿药的不良反应可能会涉及多个系统

或组织器官。这种复杂性和困难性还表现在难以用传统的中医药理论预测和预防由于新型制剂及新给药途径变化所引起的不良反应。如近年中药注射剂的广泛使用，其不良反应呈较快增长趋势。

中药不良反应的发生多由对中药认识的不足及缺乏科学严格的规范所致。现许多报道的"中药不良反应"，事实上并不符合中药不良反应的定义，不能归为中药不良反应，只能说是植物药或草药导致的药源性疾病。开展中药不良反应研究和监测工作，不能完全照搬西药的监测和评价方法，对中药在正常用法用量情况下发生的非期望反应之外，如药品质量问题（劣药）和误用，超大剂量使用及未在中医药理论指导下应用所引起的有害反应（或称药害反应），可引入广义的"中草药不良反应"概念，包括狭义的中药不良反应和中药（草药）药源性疾病。

参 考 文 献

［1］池里群.对中药药源性疾病及中药不良反应的探讨.中国医院用药评价与分析，2011，11（1）：74-75.

［2］马德宇，周兰，颜永书.中药药源性疾病发生的常见因素.泸州医学院学报，2002，25（6）：528.

［3］唐洪梅，涂星，熊芬，等.中药不良反应的现状分析及应对策略探讨.中国药师，2015，18（7）：1144-1147.

［4］张德雨，张纯兵，宋孝飞，等.药源性医疗损害的原因.中国司法鉴定，2016，84（1）：86-91.

［5］张淑芳，张岩.药物不良反应与药源性疾病.白求恩军医学院学报，2004，2（3）：163.

［6］汪四海，刘健，黄传兵，等.祛风湿中药不良反应及其应对策略探讨.辽宁中医杂志，2014，41（8）：1636-1638.

［7］肖丽，王世宇，钱前，等.云计算在预防中药不良反应发生的应用探讨.中药与临床，2015，6（4）：25-28.

［8］谭乐俊，王萌，朱彦.中药注射剂的不良反应研究进展.中国中药杂志，2014，39（20）：3889-3898.

［9］李会银.中药不良反应的现代研究进展.湖南中医药大学学报，2013，33（10）：109-111.

［10］苗明三.常用中药毒理学.北京：中国中医药出版社，1997.

［11］苗明三，朱飞鹏，朱平生.实用中药毒理学.上海：第二军医大学出版社，2007.

第二章 / 对中药毒性的认识及发展历程

一、概述

中医药学是中华民族的宝贵财富，历史悠久，内容丰富，早在两千年前，就已具有了自己独特、较完整和系统的理论体系，在人与疾病斗争的数千年过程中，中医药以其独特的理论体系和实践经验，为中华民族的繁衍昌盛和人民健康作出了巨大的贡献。

所谓中医药学理论体系，是关于中医世界客观事物运动基本规律的知识，而与阐明中医世界客观事物诸方面运动的基本规律的理论相互区别、相互补充、相互联结，而成为一个系统的知识整体。中医药理论体系以具有古代朴素辩证法思想的阴阳学说和五行学说为其哲学基础，由脏象学说、经络学说、营卫气血学说、神志学说、津液学说、七情学说、六淫学说组成，并辅以药物的四气五味、升降浮沉以及组方的君臣佐使、大小缓急奇偶复七方等理论，按照辨证论治及辨病论证的原则，确定机体的状况而采取相应的治疗和预防措施。中药的治疗应遵循理、法、方、药的程序，采用相应治法、治则，如汗、吐、下、和、温、清、消、补八法之一，确定基本方剂类型，选择合适的中药组方施治，以达防病治病之目的。在中医诊治的过程中，始终坚持强调机体内因为主，同时不忽略外因作用的防病治病观。对中医药理论体系概括而言，是以整体观念为主要特点的理、法诊断系统，与独特的方、药治疗系统相统一的医学科学体系，也是中医理、法、方、药学术体系的统一。

中药理论是中医药理论体系中的重要组成部分，有着独特的理论内涵和实践基础，包括性味归经、升降浮沉、君臣佐使、加工炮制、制剂工艺、配伍禁忌、剂量、服法等内容。中药临床应用多以复方为主，"方以药成"，方剂功效一方面以其组成药味的药性效能为基础，另一方面又表现出药味通过配伍而产生特殊的综合效用。"君臣佐使，辅反成制，相与宣摄"，不仅强调方中各药在全方中的不同作用地位，更强调各药之间的相互作用关系。各种中药的性味归经、化学成分、理化性质及药理作用各不相同，配伍的结果可因中药之间的相互影响而出现一些变化，包括药理性配伍变化、物理性配伍变化和化学性配伍变化。中药方剂中的"反佐配伍"即"相反相成"配伍，指在中医阴阳对立统一观指导下，利用药味间药性相互牵制、激动的特性，有目的地将性味或效能相反的中药同用，使其作用适度而产生最佳效用，或减低毒副作用，或选择性增强某些作用，或产生新的功效。石寿棠曾谓："用药治病，开必少佐以合，合必少佐以开；升必少佐以降，降必少佐以升，或正佐以成辅助之功，或反佐以作向导只用。阴阳相须之道，有如此者。"较为常用的有"升降""散敛""通固""补泄""刚柔""寒热"等佐药配伍法，如佐药配伍不当的话能使中药的疗效降低，甚至会引起不良反应。

中药毒性有广义和狭义之分。广义上是指中药的药性，并有"以毒攻毒"之说；中药的作用具有双重性，古人将"毒"与"药"并称，认为凡药皆有"毒"，凡药皆可称

"毒"。《周礼·天官冢宰》中记载"医师掌医之政令，聚毒药以供医事"；《景岳全书》中记载"药，谓草、木、虫、鱼、禽、兽之类，以能治病，皆谓之毒"。在这里，古人将"毒"与"药"并列，可见古人已经认识到中药的双重作用。古人对中药"毒"的认知可分为两种：一是用"毒"指药物的偏性，张仲景《类经》中记载"药以治病，因毒为能，所谓毒者，以气味之有偏也。盖气味之正者，谷食之属是也，所以养人之正气；气味之偏者，药饵之属是也，所以去人之邪气"。二是用"毒"指药物的毒副作用，如《淮南子·修务训》中即有"神农尝百草之滋味、水泉之甘苦，令民知所避就，一日而遇七十毒"的记载；《诸病源候论》则概括"凡药物云有毒及大毒，皆能变乱，于人为害，亦能杀人"。狭义上中药的毒性专指炮制、配伍、煎煮及使用过程中那些毒性成分及药性猛烈的中药引起的机体功能障碍、病理变化及死亡等。

二、古代对中药毒性的认识

在远古时代中药的不良反应就已经被关注，可以说人们对中药不良反应的认知是伴随着中药学的发展而深入的。我国现存最早的一部药学专著《神农本草经》将中药分为上、中、下三品，上品主养命以应天，无毒，多服久服不伤人；中品主养性以应人，无毒有毒，斟酌其宜；下品主治病以应地，多毒，不可久服，并提出中药配伍的"七情和合"理论，"当用相须相使者，勿用相恶相反者"。梁代陶弘景《本草经集注》则增列了"畏恶反忌表""解百毒及金石等毒例""服药食忌例"等篇文，专门论述了中药使用不当所致的不良反应、药源性疾病及其防治措施。南北朝刘宋时期《雷公炮炙论》论述了中药如何通过适宜的炮制，减轻毒副作用和提高疗效的方法，其中许多炮制方法沿用至今。其后历代中医药学家对中药的毒副作用和不良反应都十分重视，唐代《新修本草》《药性本草》对中药的有毒无毒、配伍禁忌进行了专门的论述。金元时期人们已经明确认识到不恰当的配伍是引起中药不良反应的重要原因，并将此类配伍禁忌归纳总结，提出了"十八反""十九畏"。《本草纲目》中对一些比较著名的医药书籍中的中药配伍宜忌、服药禁忌、妊娠禁忌、饮食禁忌等进行了整理，对中药的畏恶反忌、毒副作用及不良反应的论述颇为详尽。

三、现代对中药毒性的认识

近年来，随着中药的广泛应用，在获得可喜治疗效果的同时，也出现了不少关于中药毒副作用的问题，有关中药不良反应的报道也逐年增多，这不能不引起我们的关注。大量的实例还证明，某些古代医药典著和近代药学书籍中未标明有毒性的中药在使用过程中也出现了一些中毒和不良反应病例。现代医药学家运用化学方法从中药中提取分离出有毒成分，在一定程度上科学地揭示了中药"毒"的本质，为确定中药的有毒无毒提供了依据。现代中药药理研究还表明，有毒中药可分为两种情况：一是有毒成分为非有效成分，如半夏、白果、苍耳子等都含有有毒成分，如这些有毒成分没有药理活性，可以将这些有毒成分去除，防止中毒；二是有毒成分也是有效成分，如马钱子中的士的宁，巴豆中的巴豆油，川乌、草乌中含有的乌头类生物碱，这些成分既是有毒成分，也是中药的活性成分，如将其去除，则中药活性丧失，因此要严格控制此类中药的用量。

尽管中药的使用历史悠久，对中药的毒性也早有认识和记载，但受科技水平的限制，对中药的认识也有一定局限性。1978年新加坡政府宣布小檗碱为违禁品，不得进口、储存与销售，认为葡萄糖 -6- 磷酸脱氢酶低下的婴儿发生黄疸、贫血与应用含小檗碱的制剂有关，此后，含有黄连、黄柏与延胡索等的 70 余种中成药，便在新加坡市场上销声匿迹。此法令宣布之后，中药界一时哗然，黄连是一种重要中药，与之配伍的中药也很多，这项禁令对中医、中药产生了极为严重的影响。1994 年日本厚生省对小柴胡汤改善肝病患者肝功能障碍的功效予以认可，于是日本出现百万肝病患者同服小柴胡汤的盛况，小柴胡汤成了肝病患者治疗的首选中药；1996 年 3 月，有媒体披露，经厚生省认可，小柴胡汤治疗肝病以来两年内，有 88 名慢性肝炎患者因服用小柴胡汤而致间质性肺炎，有 10 例死亡。1993 年，比利时医学界发现马兜铃酸导致肾病，国外将其称为"中草药肾病"。1998 年，南京军区总医院报告关木通可引发慢性肾损害的病例，引起了医务界的警觉。北京的中日友好医院肾内科，1998 年 10 月收治了第一例马兜铃酸肾病患者，陆续有数百例此类患者，其中最多的就是服用龙胆泻肝丸导致的肾损害患者；北京协和医院、北京朝阳医院等亦多次有此类病例报告。国家药品监督管理局在《关于加强对龙胆泻肝丸监督管理的通知》中指出，2003 年 3 月 1 日起对含关木通的"龙胆泻肝丸"严格按处方药管理，在零售药店购买必须凭医师处方，患者应在医师指导下严格按适应证服用。现在的龙胆泻肝丸中"关木通"改成了"木通"，虽然经过置换的龙胆泻肝丸已经不含马兜铃酸，已不存在肾毒性，但出于对患者安全用药的考虑，新标准的龙胆泻肝丸仍被列为处方药。2014 年 7 月 16 日《药品不良反应信息通报（第 61 期）》通报了口服何首乌及其成方制剂的肝损伤风险。国家药品不良反应监测病例报告数据库监测数据和文献报道提示，口服何首乌及其成方制剂可能有引起肝损伤的风险，超剂量、长期连续用药等可能会增加此风险，但总体来看所致肝损伤病例一般属轻、中度，多呈可逆性。停药、对症治疗后，预后多较好，但也有严重肝损伤的个案病例报告。这一事件再一次提醒广大医务人员在使用中药时不能掉以轻心，对中药的认识要有一个实践、认知、再实践、再认知的过程。

自 20 世纪 90 年代以来，随着中医药研究的日益深入，以中药为原料的各类制剂已在临床广泛应用，中药注射剂也是热点方向之一。中药注射剂是在中医药理论指导下，采用现代科学技术与方法，将中药饮片提取、纯化后制成的供注入体内的溶液、乳状液及供临用前配制成溶液的粉末或浓溶液的无菌制剂。主要有中药溶液型注射剂（含水针和静脉注射剂）、注射用粉针和冻干制品、注射用混悬剂和注射用乳剂等剂型。中药注射剂改变了传统中药的给药方式，经静脉或肌内注射给药，中药不经过肠胃的吸收、肝肠循环及其他的屏障直接进入血液。一方面，使中药剂量更准、浓度更高、起效更快；另一方面，注射给药会使有些经口服给药时无法吸收的成分直接进入血液，这些成分有可能产生新的药理作用，也可能产生与治疗目的无关的毒副作用。

由于中药注射剂作用迅速，疗效确切，因此在临床上得到广泛应用，尤其在急、重症的治疗中应用更广。但是鉴于中药注射剂上市前基础研究的局限性，许多中药注射剂的成分复杂，制剂质量不稳定，加上临床使用存在不规范的现象等原因，导致中药注射剂在临床应用中出现了诸如鱼腥草注射液、双黄连注射液、清开灵注射液等的严重变态反应。2003 年 1 月 1 日，国家药品不良反应监测中心对葛根素注射剂可引起急性血管内溶血等相关安全性问题进行了通报。2004 年 11 月，国家食品药品监督管理局发布了《关于修订葛根素注射剂说明书的通知》。2006 年，国家食品药品监督管理局出台暂停使用批审新鱼腥草素钠氯化钠注射液、复方蒲公英注射液、注射用新鱼腥草素钠、鱼腥草注射液、鱼金注射液、炎毒清注射液、新鱼腥草素钠注射液等 7 个品种的管理文件。2017 年国家药品不良反应监测中心报告统计数据表明：中药 ADR 报告占同期总体 ADR 报告的 16.1%，中药注射剂 ADR 报告占中药 ADR 报告的 54.6%，中药注射剂严重 ADR 报告占了中药严重 ADR 报告的 85.1%。因此，中药注射液上市后的临床安全性再评价已刻不容缓。

四、中药不良反应的现状

根据多年的统计资料，中药的不良反应可以从人体很多器官上显现出来，通过开展药品不良反应监测工作，可使医、药、护各专业人员对中药不良反应的警惕性和识别能力得以加强，提高医务人员合理、安全用药的自觉性，避免或减少不良反应的发生，提高疾病的治愈率，降低死亡率，缩短住院天数，降低医疗费用支出等。2004 年，国家食品药品监督管理局发布的《关于加强广防己等 6 种药材及其制剂监督管理的通知》，即是根据中药不良反应监测结果提出的，通知中取消了广防己、青木香的药用标准，含有广防己、青木香的中成药品种需将处方中的广防己、青木香分别替换为防己、土木香。国家食品药品监督管理局还对部分中药注射剂的严重不良反应作出警告。

对于中药的不良反应应高度重视，对其发生的原因进行分析，尽可能预防中药不良反应的发生，最终减少中药不良反应的发生，保证临床用药的安全。

中医药在我国已有上千年的应用历史，在世界医药发展史上占有重要地位。中医药要走向世界，就一定要以科学的、实事求是的态度研究中药的不良反应，加强中药药理学、毒理学研究，阐明中药作用机制、药效、毒副作用，明确中药的适宜剂量，以科学方法客观地阐述中药的安全性。对于古代医药学家已认知到的中药毒副作用予以科学的解释，对古代医药学家尚未认知的毒副作用作深入的研究，在继承的基础上发展和提高，促进与国际医药学研究的接轨，促进中医药走向世界。

参 考 文 献

［1］陈玉鹏，林丹红，陈立典.中医认知功能理论体系的构建.中医杂志，2016，57（1）：12-15.
［2］鲁金，岳仁宋，杨蔚，等.以毒攻毒之用含毒方剂解糖尿病之毒.四川中医，2016，34（1）：29-31.
［3］关子赫.《金匮要略》"酸焦苦甘法"方药运用研究.哈尔滨：黑龙江中医药大学，2015.
［4］朱峰.中药制剂不良反应分析及相关因素研究.北京：中国人民解放军医学院，2015.
［5］陶宝东.如何提高患者对中药的依从性.健康报，2016-01-13.

第三章 / 中药不良反应的分类

中药不良反应的分类方式有多种，按药理学分类，可分为 A 型反应、B 型反应及 C 型反应；按病因学分类，可分为副作用、毒性反应、过敏反应、致癌作用、致突变作用、致畸作用、特异质反应、依赖性及后遗反应；按病理学分类，可分为功能性改变及器质性改变；按临床表现分类，可分为扩大反应（A 类）、Bugs 反应（B 类）、化学反应（C 类）、给药反应（D 类）、撤药反应（E 类）、家族性反应（F 类）、基因毒性反应（G 类）、过敏反应（H 类）及未分类反应（U 类）。

一、中药不良反应的药理学分类

1. A 型反应　A 型反应又称为剂量相关不良反应，是由中药在人体内所发挥的药理作用增强所致，具有可预测性、剂量依赖性等特点。在减量或停药后，其症状常迅速减轻或消失，虽发生率较高，但死亡率较低。A 型反应包括副作用、毒性作用、后遗效应及继发反应等。

如阿胶具有补血滋阴、止血、润燥等功效，临床常用于治疗血虚萎黄、心烦不眠、眩晕心悸、肺燥咳嗽等症状。阿胶虽属"药食同源"的中药，但久服或单次大剂量服用会引起口舌生疮、眼睛干涩、喉咙肿痛、消化不良、大便秘结等火气亢盛的症状，一般在停药 1 周后上述症状均可自行消失。

2. B 型反应　B 型反应又称为剂量不相关不良反应，指与中药在人体内的正常药理作用完全无关的异常反应，其无法在常规毒理学筛查中发现，故难以预测，虽发生率较低，但死亡率较高。B 型反应包括中药过敏反应及特异性遗传因子反应等。

如醒脑静注射液具有清热解毒、开窍醒脑、凉血活血等功效，临床常用于脑脉瘀阻所致中风昏迷、气血逆乱、偏瘫口㖞；或外伤头痛、神志昏迷；或酒毒攻心、头痛呕恶、昏迷抽搐等症状。但部分人群在静脉滴注后，会出现荨麻疹、麻疹样皮疹、猩红热样皮疹、湿疹样皮疹、多形红斑等全身性皮肤过敏症状，更有甚者会伴有全身麻木、皮肤瘙痒、胸闷、大汗淋漓、意识不清、四肢冰凉、血压下降等严重不良反应。

3. C 型反应　C 型反应是指 A 型及 B 型反应以外的异常反应。其潜伏期一般较长，常在长期用药后出现，不具有明确的时 - 毒关系，难以预测其发生。

二、中药不良反应的病因学分类

1. 副作用　副作用是指应用正常治疗剂量中药后所出现的与治疗目的无关的药理作用。

如雷公藤具有祛风除湿、通络、消肿、止痛、解毒杀虫等功效，临床上常用于治疗麻风病、类风湿关节炎、红斑狼疮等自身免疫性疾病；但正常剂量下，患者常出现食欲不振、上腹不适及恶心、呕吐、腹痛、腹泻等症状，这些症状即为雷公藤的副作用。再如附子具有补火助阳、回阳救逆、散寒止痛等功效，临床常用于治疗亡阳虚脱、心阳不足、肢冷脉微、虚寒吐泻、脘腹冷痛、胸痹心痛、阳痿宫冷、肾阳虚衰、阳虚外感、阴寒水肿、寒湿痹痛等；但在其正常剂量的应用下，患者常常出现口舌、面部及全身麻木，头昏，眼花，肢体颤抖，流涎，口腔灼热，恶心，呕吐，心慌胸闷，呼吸困难，烦躁不安，面色苍白，瞳孔散大，心律失常等症状，这些症状即为附子的副作用。

2. 毒性反应　毒性反应是指在治疗疾病过程中，中药应用剂量过大，用药时间过长或其代谢产物在体内蓄积过多时，中药对患者靶组织、靶器官或功能的危害性反应。毒性反应可分为急性毒性反应与慢性毒性反应。

（1）急性毒性反应：急性毒性反应是指在短期内大剂量服用某种中药而即刻发生的毒性反应。

如雄黄具有解毒杀虫、燥湿祛痰与截疟等功效，临床常用于蛇虫叮咬、虫积腹痛、痈肿疔疮、疟疾等疾病；但由于其主要成分为四硫化四砷（As_4S_4），导致其治疗窗较窄，口服剂量仅为 0.05~0.1g，若单次大剂量使用常引起剧烈的腹痛、腹泻、眩晕以及惊厥等症状，这些症状均为雄黄引起的急性毒性反应。

再如马钱子具有通络止痛、散结消肿等功效，临床常用于治疗跌打损伤、风湿顽痹、骨折肿痛、痈疽疮毒、麻木瘫痪、咽喉肿痛等，但由于其含有士的宁，导致其治疗窗较窄，口服剂量仅为 0.3~0.6g，若单次大剂量使用常引起头晕、头痛、呼吸增强、烦躁、下咽困难、肌肉抽筋感、瞳孔缩小、呼吸加重、胸部胀闷、全身发紧，继而伸肌与屈肌同时作极度收缩，对视、听、味、感觉等过度敏感，继而发生典型的惊厥症状，最后呼吸肌强直窒息而死，这些症状均为马钱子引起的急性毒性反应。

（2）慢性毒性反应：慢性毒性反应是指长期服用某种中药而导致其代谢产物在体内蓄积而逐渐发生的毒性反应。慢性毒性反应常造成机体器官的功能失调与结构损伤，且与中药本身的毒性、剂量、服用时间及患者体质等因素有关。

如板蓝根具有清热解毒、凉血、利咽等功效，临床常用于治疗瘟疫时毒、温毒发斑、发热咽痛、痄腮、丹毒、烂喉丹痧、大头瘟疫、痈肿等病。但长期服用板蓝根后会出现较明显的消化道黏膜刺激症状，临床表现为胃肠绞痛与消化道出血，由于长期服用板蓝根所出现的上述症状即为慢性毒性反应。

再如何首乌具有养血滋阴、截疟、解毒、祛风、润肠通便等功效，临床常用于治疗血虚头昏、心悸、目眩、失眠、腰膝酸软、须发早白、遗精、久疟体虚、耳鸣、疮痈、肠燥便秘、风疹瘙痒、瘰疬等。但长期服用该药可引起肝损伤，这可能是由何首乌内含的大黄酚引起肝细胞凋亡及炎性反应引起的，该反应即为何首乌的慢性毒性反应。

2020 年版《中国药典》（一部）将毒性中药分为三类：有大毒中药（10 种）、有毒中药（42 种）及有小毒中药（31 种），共计 83 种。其收载标准为"系沿用历代本草的记载，此项内容作为临床用药的警示性参考，故临床用药需予以注意"。具体收载情况如下：

大毒：草乌、川乌、天仙子、马钱子、马钱子粉、红粉、巴豆、巴豆霜、闹羊花、斑蝥。

有毒：土荆皮、山豆根、干漆、千金子、千金子霜、天南星、制天南星、木鳖子、甘遂、仙茅、白附子、制川乌、白果、蜈蚣、半夏、朱砂、华山参、全蝎、芫花、苍耳子、两头尖、附子、苦楝皮、蓖麻子、金钱白花蛇、罂粟壳、京大戟、雄黄、制草乌、牵牛子、轻粉、香加皮、洋金花、常山、商陆、臭灵丹草、硫黄、白屈菜、三棵针、蕲蛇、蟾酥、狼毒。

小毒：九里香、川楝子、丁公藤、小叶莲、水蛭、土鳖虫、艾叶、北豆根、地枫皮、两面针、吴茱萸、苦木、苦杏仁、红大戟、猪牙皂、草乌叶、南鹤虱、鸦胆子、重楼、急性子、蛇床子、紫萁贯众、蒺藜、绵马贯众、绵马贯众炭、鹤虱、飞扬草、金铁锁、大皂角、榼藤子、翼首草。

另外，国家卫生健康委员会将下列 28 种中药按毒性中药进行管理：砒石（红砒、白砒）、生马钱子、生草乌、砒霜、水银、生白附子、生附子、生天南星、生巴豆、斑蝥、青娘虫、轻粉、生半夏、红娘虫、生狼毒、生川乌、生藤黄、生天仙子、雪上一枝蒿、红升丹、生甘遂、生千金子、闹羊花、白降丹、蟾酥、洋金花、红粉、雄黄。

3. 过敏反应　过敏反应又称为变态反应，是指中药作为抗原对已产生免疫反应的机体再次刺激，而引起的组织损伤或功能紊乱的反应。中药过敏反应常引起皮炎、荨麻疹、紫癜、红斑、哮喘、变应性鼻炎等症状，严重时也可引起呼吸困难、过敏性休克等症状。

如穿心莲具有清热解毒、消肿、消炎、止痛等功效，临床常用于治疗感冒发热、咽喉肿痛、顿咳劳嗽、热淋涩痛、口舌生疮、蛇虫咬伤、泄泻痢疾、痈肿疮疡等。但近年来有报告显示，部分人群口服穿心莲后会出现全身皮肤发红瘙痒、药疹、丘疹、荨麻疹、恶心、呕吐、晕厥、哮喘等症状。这是由于穿心莲可兴奋副交感神经，从而刺激节后副交感神经受体，引起心跳减缓，严重时可使心脏麻痹；另外，穿心莲对胃肠道黏膜也有刺激作用，可引起胃肠绞痛而致恶心呕吐。

再如鱼腥草具有清热解毒、利尿通淋、消痈排脓等功效，临床常用于治疗肺痈吐脓、热痢、痰热喘咳、痈肿疮毒、热淋等，但近年来有报告显示，部分人群口服鱼腥草后会出现全身红斑、头晕、喉头梗阻感、面色苍白、寒战、呕吐等症状。

4. 致癌作用　致癌作用是指中药或其代谢产物在体内诱发基因突变而致肿瘤的发生。

如槟榔具有消积、杀虫、行气、截疟、利水等功效，临床常用于治疗蛔虫病、绦虫病、姜片虫病、积滞泻痢、虫积腹痛、水肿脚气、里急后重、疟疾等。但长期嚼食不仅对牙齿磨损严重，还可诱发口腔癌。槟榔经咀嚼后可形成亚硝胺类物质，破坏口腔上皮细胞的 DNA 合成过程，从而诱发口腔癌变。目前，槟榔已被国际癌症研究机构（IARC）列入一类致癌物名单。

再如细辛具有解表散寒、通窍、祛风止痛、温肺化饮等功效，临床常用于治疗风寒感冒、牙痛、头痛、鼻渊、风湿痹痛、肺寒咳嗽等，但细辛所含有的黄樟醚是肝微粒体酶的强抑制剂，在体内能羟化成致癌作用强于母体的 1′- 羟基黄樟醚；另外黄樟醚的衍生物异黄樟醚、二氢黄樟醚亦具有致癌作用，长期服用细辛可诱发肝癌的发生。

5. 致突变作用　致突变作用是指中药或其代谢产物引起人体细胞遗传物质的改变，这种遗传物质在细胞增殖的过程中又传递给子代细胞，从而使子代具有新的遗传性状的作用。

如山慈菇具有清热解毒、化痰、散结等功效，临床常用于治疗痈肿疔毒、蛇虫咬伤、瘰疬痰核、癥瘕痞块等。已有研究表明，山慈菇可诱发小鼠骨髓嗜多染红细胞微核率高于正常组，表明山慈菇可引起体细胞的遗传损伤，可能具有致突变作用。

又如石菖蒲具有化湿开胃、醒神益智、开窍豁痰等功效，临床常用于治疗脘痞不饥、神昏癫痫、噤口下痢、热病神昏、健忘耳聋、心胸烦闷、气闭耳聋、风寒湿痹等，但其挥发油中含有 α- 细辛醚和 β- 细辛醚，而 α- 细辛醚对 Ames 试验呈致突变作用，可使体内骨髓细胞染色体畸变率显著上升。

6. 致畸作用　致畸作用是指中药或其代谢产物能作用于妊娠母体，干扰胚胎的正常发育，从而导致胎儿先天性畸形的作用。

如百合、郁李仁、杏仁、苦参、桃仁等均具有致畸作用，这多是由于此类中药可加快孕妇体内的血液循环，从而刺激子宫收缩，导致宫内的缺氧，故造成胚胎的发育不良或畸变。

再如天花粉具有清热泻火、消肿排脓、生津止渴等功效，临床常用于治疗热病烦渴、内热消渴、肺热燥咳、疮疡肿毒等，但天花粉蛋白对胎鼠早期器官的形成具有致畸作用，可诱发头、躯干及四肢的畸形，体节数目及轴长的减少，亦可直接干扰神经元的发育，影响神经管的形成。

7. 特异质反应　特异质反应是指由于患者的先天性遗传异常，导致对某些中药的反应特别敏感，出现与药效、药理无关的病理反应。

如已有报道口服常规剂量板蓝根干糖浆可引起部分儿童产生溶血反应，这可能与红细胞内葡萄糖 -6- 磷酸脱氢酶缺陷有关。

8. 依赖性　依赖性是指在长期服用某种中药后，人体对该中药产生了生理性或精神性的依赖与需求，从而出现强迫连续或定期服用该中药的现象。

如罂粟壳具有止痛、涩肠、敛肺等功效，临床常用于治疗久咳、脘腹疼痛、久泻、脱肛等。但久服罂粟壳会造成机体对该药的依赖性，停药后会出现不安、忽冷忽热、焦虑、起鸡皮疙瘩、流涕、流泪、出汗、呕吐、腹泻、恶心、腹痛等症状，这是由于人体内存在着内源性阿片肽作用于阿片受体，从而调节人类的情绪与行为，罂粟壳可抑制内源性阿片肽的产生，从而逐渐取代阿片肽形成在罂粟壳作用下的新平衡，若停用罂粟壳便会产生戒断症状，从而形成对该药的依赖。

9. 后遗反应　后遗反应是指在停用中药后，血药浓度已降至阈浓度以下时，中药所残存的药理反应。

如小檗碱是中药黄连的主要有效成分，临床常用于治疗肠胃炎、细菌性痢疾等肠道感染性疾病，但在停药后患者偶发便秘、排便困难等症状，这是由于小檗碱可通过增加肠道内 Na^+ 的主动吸收及 Cl^- 的被动吸收，抑制 Cl^- 的主动分泌，从而抑制患者正常的回肠水电解质分泌而导致便秘。

三、中药不良反应的病理学分类

1. 功能性病变　功能性病变是指由中药引起的人体器官或组织的功能发生改变，多属暂时性，一般在停药后可自行恢复，且无病理学改变。

如何首乌具有养血滋阴、祛风、解毒、润肠通便、截疟等功效，临床常用于治疗由血虚造成的头昏目眩、失眠、心悸，及肝肾阴虚导致的腰膝酸软、耳鸣、须发早白、遗精等症状。但近年来有报道表示，部分患者在首次服用何首乌及其制剂的 60 天内可引起急性肝损伤，但其具有可逆性，且肝脏未形成病理学改变，在停药后一般可自行恢复，治愈率较高。

又如柴胡具有和解表里、升阳举陷、疏肝解郁、退热截疟等功效，临床常用于治疗感冒发热、胸胁胀痛、寒热往来、子宫脱垂、月经不调、脱肛等，但长期、大剂量服用可引起转氨酶升高、肝炎、黄疸等急性肝损伤症状，但停药后肝功能可基本恢复正常。

2. 器质性病变 器质性病变是指由中药引起的人体器官或组织出现病理性器质改变，且停药后不可自行恢复。可分为炎症型、发育不全型、增生型、萎缩坏死型。

（1）炎症性：如半夏具有燥湿化痰、消痞散结、降逆止呕等功效，临床常用于治疗湿痰寒痰、痰饮眩悸、咳喘痰多、痰厥头痛、风痰眩晕、胸脘痞闷、呕吐反胃等。但半夏具有较强的致炎作用，可引起严重的黏膜刺激，长期服用或服用不当可引起口腔炎、结膜炎、接触性皮炎甚至腹腔炎症反应。

又如甘遂具有消肿散结、泻水逐肿等功效，临床常用于治疗水肿、留饮结胸、腹水、喘咳、癫痫、大小便不通等，但甘遂对胃肠道黏膜具有较强的刺激作用，可破坏细胞膜的完整性，使其通透性增加，ALT 与 AST 相继释放入血液，激起炎症反应，从而产生炎性细胞和活性氧基团，造成自由基堆积，产生过氧化脂质，从而导致细胞坏死及组织损伤。

（2）发育不全型：如朱砂、天南星、雄黄、商陆、草乌、蜈蚣、斑蝥、全蝎等中药，孕妇服用后均可造成胎儿畸形，出现头小肢短、智力低下、口㖞眼斜等先天性发育不全的症状。

（3）增生型：如马兜铃具有清肺降气、清肠消痔、止咳平喘等功效，临床常用于治疗肺热喘咳、肠热痔血、痰中带血、痔疮肿痛等。但长期服用马兜铃及含马兜铃酸的其他中药及制剂后，不仅可造成慢性马兜铃酸肾病，还会导致肾间质纤维化及肾小管间质病变，若进一步恶化增生，会形成肾盂及膀胱移行性细胞癌。

（4）萎缩坏死型：如关木通具有清心火、通经、利小便等功效，临床常用于治疗口舌生疮、水肿、心烦尿赤、白带、热淋涩痛、湿热痹痛、经闭乳少等。但长期服用关木通可引起肾脏的实质细胞出现明显的空泡变性，使肾功能严重受损，且健存肾单位逐渐减少，导致慢性肾损伤的发生。

四、中药不良反应的临床表现分类

1. 扩大反应（A 类） 扩大反应是指中药在人体内所产生的与剂量高度相关的不良反应。该类反应可根据药物的药理作用及作用机制进行预测，一般在减量或停药后症状可自行缓解或消失。

如山药具有补脾养胃、补肾涩精、生津益肺等功效，临床常用于治疗脾虚、肺虚、肾虚、久泻、尿频、带下等。但若过量服用，会引起胃肠积滞、胃脘胀满、消化不良等症状；且山药中含有天然类雌激素物质，若女性长期服用或过量服用，会造成子宫内膜增生、经血不止、痛经等症状。

2. Bugs 反应（B 类） Bugs 反应是指中药促进体内某种微生物生长、增殖而引起的不良反应。该类反应可以预测，但应注意的是，由中药对人体免疫抑制而产生的感染并不属于 Bugs 反应。

3. 化学反应（C 类） 化学反应是指由于中药的化学性质对人体造成化学刺激的不良反应。该类反应与中药浓度高度相关，并可以根据其化学结构进行预测。

如半夏具有燥湿化痰、消痞散结、降逆止呕等功效，临床常用于湿痰寒痰、痰饮眩悸、咳喘痰多、痰厥头痛、风痰眩晕、胸脘痞闷、呕吐反胃、梅核气、痈肿痰核等，但由于其含有特殊晶型的草酸钙针晶，会造成患者舌头麻木、咽喉肿痛、声音嘶哑、吞咽困难、剧烈呕吐、腹痛腹泻等消化道症状，及全身性药疹、瘙痒等皮肤症状。

4. 给药反应（D类）　给药反应是指由中药的给药方式引起的不良反应。该类反应的发生与中药的化学性质和物理性质无关，不同的给药方式会产生不同的不良反应。

如清开灵具有清热解毒、镇静安神等功效，常用于外感风热时毒、火毒内盛所致的高热不退、咽喉肿痛、舌质红绛、烦躁不安、苔黄、脉数；及各种病毒性感冒、上呼吸道感染、急性化脓性扁桃体炎、急性气管炎、急性咽炎、高热等。该药口服一般不引起严重的不良反应，但该药的注射剂可引起皮肤过敏、过敏性休克、白细胞减少、肌肉疼痛甚至死亡等严重的不良反应。

5. 撤药反应（E类）　撤药反应是指只发生在剂量减少或停药后所产生的中药依赖性不良反应。该类反应为人体生理依赖的表现，一般在再次用药后症状均有所改善或消失，并可根据中药成分的化学结构进行预测。

如甘草具有补脾益气、祛痰止咳、清热解毒、缓急止痛等功效，由其提取加工而成的甘草片，具有止咳、平喘、祛痰等药理作用，但甘草片内含有阿片类物质，长期服用可产生依赖性，停药后可出现打哈欠、流鼻涕、出冷汗甚至焦躁不安等症状。

6. 家族性反应（F类）　家族性反应是指中药仅发生在个别家族内的不良反应。该类反应是由于家族内的遗传基因含有易导致代谢障碍的遗传因子，从而导致对某种中药的代谢异常而引起的。

如在已报道的1例家族性何首乌过敏事件中，一家族内3名直系亲属在服用或接触何首乌后，出现恶寒发热、恶心呕吐、烦躁不安、胸闷气促、头昏眼花、全身红疹、阵发腹痛等过敏症状。

7. 基因毒性反应（G类）　基因毒性反应是指由中药引起的人体基因损伤的不良反应，包括致癌、致畸、致突变。

如千里光具有清热解毒、利湿、明目等功效，临床常用于痈肿疮毒、目赤肿痛、感冒发热、皮肤湿疹、泄泻痢疾等。但千里光内含有多种吡咯里西啶类生物碱，该类物质具有很强的亲电性，可与DNA、RNA、酶、蛋白质等结合，从而引起基因结构的改变，导致心、肝、肾等实质细胞坏死、癌变，具有潜在的"三致"作用。

8. 过敏反应（H类）　过敏反应是指中药作为抗原对已产生免疫反应的机体再次刺激而引起的组织损伤或功能紊乱的反应。该类反应不可被预测，且与剂量无关，由于其发病迅速，反应强烈，故需立即停药。

如单味中药板蓝根、黄柏、大青叶、大黄、黄芩、五味子、鱼腥草、丹参、青蒿、苦参、葛根、当归、红花、麦冬等可引起颜面潮红、头痛、烦躁、皮肤发红、恶心、呼吸急促、荨麻疹等过敏反应。

中成药六神丸、鼻炎宁、牛黄解毒片（丸）、藿香正气丸、复方四香丸、十滴水、雷公藤片、牛黄散、银翘解毒片、益母膏、川贝枇杷露等可引起呼吸困难、心跳停止、循环衰竭甚至呼吸停止等过敏反应。

9. 未分类反应（U类）　未分类反应是指由中药引起的，但机制尚不明确的不良反应。

参 考 文 献

［1］张冰，徐刚.中药不良反应概论.北京：北京大学医学出版社，2005.

［2］国家药典委员会.中华人民共和国药典：2020 年版.一部.北京：中国医药科技出版社，2020.

［3］苗明三.常见中药的抗突变与致突变作用.中国自然医学杂志，2002，4（3）：168-170.

［4］翁维良.中药临床药理学.北京：人民卫生出版社，2002.

［5］张英从.口服板蓝根干糖浆致溶血反应 1 例.陕西中医，1997，18（11）：522.

［6］丛潇怡，贾晓健，刘晓翌.可卡因与阿片类药物成瘾中 microRNA 作用机制的研究进展.中国药物依
    赖性杂志，2015，24（2）：89-92.

［7］吴迪，范明松，李志雄，等.小檗碱诱导大鼠便秘模型的初步研究.中国医药导报，2011，8（36）：
    62-63.

［8］陈盛君.何首乌肝损伤不良反应信息分析及其毒性机制研究进展.中国医院药学杂志，2013，33（7）：
    573-577.

［9］朱法根，史闰均，郁红礼，等.半夏毒针晶的致炎作用研究.中草药，2012，43（4）：739-742.

［10］王树祥，马洪波，路群，等.慢性马兜铃酸肾病与恶性肿瘤关系的研究.山东医药，2009，49（33）：
    73-74.

［11］林爱华，刘奕明，欧润妹，等.关木通提取物诱导的大鼠慢性肾毒性变化及与血药浓度的关系.中国
    实验方剂学杂志，2010，16（10）：139-142，146.

［12］郭少华，李成建，代晓燕.醒脑静注射液过敏反应文献概述.中国药物滥用防治杂志，2013，19（6）：
    359，367.

［13］李锋涛，陈毓.山药的研究进展.海峡药学，2008，20（10）：91-93.

［14］黄超，张学顺，朱日然.附子、半夏现代药学研究进展及配伍变化.中国药业，2012，21（4）：19-
    21.

［15］汤明启.复方甘草片临床合理应用及剂型改良.中国疗养医学，2015，24（7）：695-697.

［16］李寿彭.家族性何首乌过敏案.陕西中医，1993，14（2）：91.

［17］夏启松，张晓鸣，韩凤梅，等.千里光致小鼠肝损伤的基因表达谱分析.中国药学杂志，2007，42
    （20）：1529-1533.

［18］陈玉琼，张萃.中药类过敏反应研究进展.广东药学院学报，2013，29（4）：465-468.

［19］高任龙，王会肖，李晓娜，等.何首乌的药理毒理研究进展.河北医药，2015，37（2）：269-271.

［20］胡燕.复方鱼腥草糖浆致急性过敏反应 1 例.临床合理用药杂志，2014，7（5）：2.

［21］刘亚旻，刘新民，潘瑞乐.柴胡毒性作用研究进展.中成药，2012，34（6）：1148-1151.

［22］曹亮亮，王文晓，张丽，等.基于"有故无殒"思想的醋甘遂毒性研究.中国中药杂志，2015，40
    （16）：3249-3255.

［23］苗明三.常用中药毒理学.北京：中国中医药出版社，1997.

第四章 中药药源性疾病的发生原因与临床表现

中药药源性疾病的发生原因复杂，既与中药本身的作用增强有关，也与机体靶器官的敏感性增强有关；既与中药体内代谢异常有关，也与机体生理生化功能异常有关。中药与机体交互作用过程中，各种因素（机体因素、中药本身因素、使用因素、环境因素）单一或相互作用即可导致中药药源性疾病的发生。

第一节 中药药源性疾病的基本类型

（一）剂量相关的中药药源性疾病（A型中药不良反应）

此类药源性疾病的特点：由中药本身和／或其代谢产物所引起，常是中药固有药理作用增强或延伸的结果；常和剂量有关，其程度呈剂量依赖性；可以预知；发生率高，占所有药源性疾病的70%~80%，但死亡率低。临床主要包括：

1. 作用增强　是由于中药本身固有作用的增强和放大所导致。如三七、云南白药用于止血时，可致凝血倾向；消渴丸用于气阴两虚所致的消渴病时，可引起低血糖反应。

2. 副作用　是指在治疗剂量时，随中药的治疗作用而发生的一些与防治目的无关的反应。副作用是中药固有药理作用所产生的。器官选择性低、作用广泛的中药副作用可能会多。如麻黄中所含的麻黄碱，在解除支气管平滑肌痉挛而改善哮喘症状时，其兴奋中枢引起失眠就成为副作用。柏子仁用于养心安神时，润肠通便导致腹泻就成为副作用。

3. 毒性反应　是指用药剂量过大或用药时间过长对机体产生的有害反应。毒性反应通常与中药的剂量和用药时间有关，故减少剂量或缩短给药时间可以防止毒性反应发生。古人对中药剂量使用一直很有讲究。《素问·五常政大论》曰"大毒治病，十去其六；常毒治病，十去其七；小毒治病，十去其八；无毒治病，十去其九；谷肉果菜，食养尽之，无使过之，伤其正也"。就是说针对病体虚实、疾病深浅来适当选择中药和确定剂量；有毒副作用的中药治病收到相当效果后，就要停用，毒性越大的中药越不能久服。毒性反应可以表现为急性毒性和慢性毒性。急性毒性多发生在循环、呼吸和中枢神经系统，而慢性毒性多发生在肝脏、肾脏、骨髓、血液和内分泌系统。如应用雷公藤治疗痹痛过程中，可引起肝肾功能损伤及不孕症。

中药毒性反应临床表现主要包括：

（1）心血管系统损害：一般表现为胸闷、心慌、气短，口唇及四肢末梢发绀，面色苍白、四肢厥冷，心音低弱，心律不齐，血压下降或升高，特别是各种类型心律失常及传导阻滞最常见。如含乌头碱类中药如川乌、草乌、附子等中药可致心血管系统损害。

（2）泌尿系统损害：主要表现为对肾脏的损害。小剂量或正常剂量的中药长期服用造成慢性中毒，亦会引起肾衰竭，表现为肾小管退行性病变，以近曲小管受损较显著，可呈现坏死性病变，甚至发生急性肾衰竭。如有患者服用关木通后则出现头昏、厌食、呕吐、腰痛、全身困乏等症状，继续服用出现水肿、少尿、无尿等肾衰竭症状。

（3）消化系统损害：主要表现为胃肠道症状和中毒性肝损害。

（4）神经系统损害：主要表现在中枢神经方面，先兴奋后抑制，严重者可引起中枢神经麻痹而引起死亡。如番木鳖、汉防己、乌头、莪术、斑蝥等，毒性成分主要是生物碱，可致神经系统损害。

（5）呼吸系统损害：一些中药可对咽喉、支气管、肺产生损害，表现为咳嗽、胸痛、呼吸困难、声带水肿、支气管痉挛、喘息、窒息、呼吸衰竭等。

（6）造血系统损害：表现为白细胞（或粒细胞）、血小板减少，全身皮肤出现紫癜及牙龈出血、骨髓抑制、再生障碍性贫血等。

4. 继发反应 是指由于中药作用诱发的一些疾病。如番泻叶具有泻热通便、消积导滞的功效，但长期使用会减弱胃肠蠕动功能，导致排便更困难，加重便秘。

5. 后遗效应 是指停药后，血浆药物浓度下降至阈浓度以下所引起的中药效应。中药的后遗效应可以是短暂的或是较持久的，前者如应用镇静安神催眠中药后，次日仍有精神不振，昏昏欲睡；后者如长期大量服用甘草，停药后引起低钾血症、水肿、高血压等假性醛固酮增多症。

6. 依赖性 反复使用某种中药后，停药可能出现一系列综合征，患者强烈要求继续服用以避免因停药而引起的不适，这种现象称为药物依赖性。依赖性可表现为精神依赖性和躯体依赖性。如长期服用罂粟壳可出现依赖性。

（二）剂量无关的中药药源性疾病（B型中药不良反应）

此类药源性疾病的特点：与中药的固有作用、用药剂量、用药时间无关；常规的毒理学筛选不能发现，不可预测；发生率低，占所有药源性疾病的 20%~30%，但死亡率高。临床主要包括：

（1）变态反应：也称过敏反应，是机体因事先致敏而对某药或化学成分结构与之相似的中药发生的一种不良反应，由免疫系统介导。如动物药中的蟾酥、僵蚕、全蝎等都可引起此类反应。患者应用中药注射剂可出现过敏性反应，临床表现为皮疹、过敏样反应、过敏性休克等。

（2）特异质反应：是中药引起的一类遗传学性异常反应，发生在有遗传性中药代谢或反应变异的个体，发生率较低。如口服板蓝根糖浆，常规剂量出血溶血，可能与红细胞内膜葡萄糖 -6- 磷酸脱氢酶缺陷有关。

剂量相关和无关的中药药源性疾病特点见表 4-1。

表 4-1 剂量相关和无关的中药药源性疾病特点

	剂量相关	剂量无关
反应性质	定量	定性
可预见性	可	不可
发生率	高	低
死亡率	低	高
肝脏或肾脏功能障碍	毒性增加（为中药消除主要途径时）	不影响
预防	调整剂量	避免用药
治疗	调整剂量	停止用药

（三）特殊的中药药源性疾病（C型中药不良反应）

此类药源性疾病潜伏期长，机制不清，难以预测，影响因素多。致癌作用、致畸作用和致突变作用为中药引起的特殊毒性，均为中药和遗传物质或遗传物质在细胞的表达所发生的相互作用的结果。由于这些特殊作用发生延迟，早期不易发现，用药与反应发生没有明确的时间关系，潜伏期较长，而且由于其表现可能和非药源性疾病相似，很难将它与引起的中药联系起来，应引起注意。

（四）中药药源性疾病的其他分类方法

1. 按照药源性疾病的病理学特点，将其分为功能性改变的中药药源性疾病和器质性改变的中药药源性疾病。前者指中药仅仅引起人体器官或组织功能的改变，这种变化多数为暂时的，停药后能迅速恢复正常，无组织病理学变化；后者是指中药引起的机体某一器官或某一组织系统发生的疾病，而造成该器官或组织系统永久性损害。

2. 按照累及器官系统分类，可分为消化系统中药药源性疾病、呼吸系统中药药源性疾病、循环系统中药药源性疾病、血液系统中药药源性疾病等。

3. 按照临床表现可分为中毒型、炎症型、胚胎型、萎缩型、变性和浸润型、血管水肿和血管栓塞型、功能型、赘生与癌变型等。

4. 按发病的快慢和病程分类，可分为急性中药药源性疾病和慢性中药药源性疾病。

第二节　剂量相关的中药药源性疾病的发生原因

剂量相关的中药药源性疾病的发生原因主要表现为药物效应动力学和药物代谢动力学两方面的异常。

一、药物效应动力学

（一）中药治疗效应的增强和扩大

中药作用于人体产生效应，一般情况下是治疗作用，即适度调节功能，使之趋向正常，但有时也会出现过强效应而致不良反应。如具有止咳平喘作用的苦杏仁，其主要有效成分为苦杏仁苷，治疗量口服给药的苦杏仁苷经消化酶和苦杏仁酶分解后逐渐产生少量的氢氰酸，对呼吸中枢呈轻度抑制作用，使呼吸运动趋于平稳安定而达到止咳平喘的治疗效应；但若服用苦杏仁剂量过大，苦杏仁苷经分解后产生大量的氢氰酸，则可抑制细胞内呼吸，使细胞氧化反应停止，引起组织窒息、细胞内缺氧，出现氰化物中毒反应，严重者可引起死亡。

（二）中药的作用广泛，非治疗作用成为副作用

将中药的某一或某些作用作为治疗作用时，另一些与用药目的无关的作用就成为中药的副作用。中药成分复杂，一味中药就含有多种有效成分，因而其作用广泛，往往涉及多个系统。在临床上大多采用中药复方，一个复方可能包含几种、十几种甚至几十种中药，成分更加复杂，作用广泛显而易见。一般而言，中药的作用越广泛，其副作用就可能越多。如千金子，辛温有毒，有泻下逐水作用，可治疗水肿胀满、二便不利的水肿；有破血通经作用，可治疗瘀血阻滞、经闭不通；有攻毒杀虫作用，可治疗恶疮肿毒、药食中毒。当以其泻下逐水，用来治疗水肿时，其破血通经作用就成为副作用，可能引起妇女月经过

多或流产；当以其破血通经，用来治疗腹中痞块或经闭痛经时，其泻下逐水作用就成为副作用，可能引起腹痛腹泻；当以其攻毒杀虫，用来治疗恶疮肿毒时，其泻下逐水作用、破血通经作用就成为副作用，可能引起腹痛腹泻、月经过多或流产等。可见随用药目的的不同，中药的治疗作用和副作用在一定条件下可以相互转化。

（三）机体敏感性增高

1. 年龄导致的高敏性 随着增龄，机体各器官的组织结构及生理生化功能发生变化，老年人必然会表现出与年轻人不同的中药反应性。如老年人肝合成凝血因子的能力衰退和血管发生退行性病变而致止血反应减弱，故对抗凝血中药非常敏感，一般治疗量可引起持久血凝障碍，并有自发性出血的危险。

婴儿，特别是新生儿，由于脏器功能发育不全，酶系统发育未完善，中药代谢及排泄速度慢等，用药后可产生新生儿特有的反应如超敏反应、药物致新生儿溶血和黄疸等。

儿童处于体格、智力快速发育时期，如长期使用雄性激素类药物，可致骨骼闭合过早，影响生长，可使男性儿童性早熟。

2. 性别导致的高敏性 女性有月经期、妊娠期和哺乳期，在这些时期，对药物敏感性会发生变化。如丹参可致女性阴道不规则出血，雷公藤可致女性月经紊乱等。如在妊娠期白蛋白减少，很多蛋白结合部位被内分泌物质占据，药物蛋白结合能力下降，游离药物增多，某些药物效力增高，易发生不良反应。

3. 个体差异导致的高敏性 中药的常用剂量只是绝大多数人的平均值，就不同个体而言又有其最适合的剂量。大多数人最适合的剂量与平均值相差并不大，只有极少数人的最适合剂量与平均值相差很大，对某一或某些中药的反应十分敏感，采用一般人的治疗量便超过了其所能耐受的最大限度而出现不良反应。如青黛，记载其无毒，有清热解毒、凉血消斑、定惊止痉等作用，可入散剂或入丸剂，剂量1.5~3g。多数人无不良反应，仅部分患者用药后有轻度恶心、呕吐、腹痛、腹泻、腹胀等胃肠道刺激症状；但极少数高敏性患者用此剂量后即会出现严重的毒副作用，如转氨酶升高、头痛、水肿，甚或骨髓严重抑制、红细胞减少、血小板减少、胃肠道反应强烈等。

二、药物代谢动力学

药物代谢动力学方面与药物在体内的吸收、分布、生物转化、排泄过程异常有关。

（一）吸收

中药由给药部位进入血液循环的过程即中药的吸收。中药最常用的给药途径是口服给药，中药经胃肠道黏膜吸收由门静脉通过肝脏而进入体循环。中药吸收速度的快慢、吸收量的多少，与中药的剂型、溶剂的性质、脂溶性的高低、分子量的大小、用药的剂量、合用中药及机体的功能状态等有关。若吸收量低于有效水平则达不到预期疗效，若吸收量高于正常水平就可能增加中药的毒副作用。如将具有抑制胃肠蠕动作用的中药与含有毒性成分的中药合用，由于胃肠蠕动减慢，中药在肠内停留的时间延长，吸收量将大幅增加，尤其是毒性成分的吸收量增加就可能诱发或加重中药的不良反应，引起药源性疾病。

中药相互作用可影响中药成分的吸收。中药中的某些成分如鞣质、药用炭、生物碱、果胶及金属离子等易与西药结合或吸附，特别是以固体形式口服的西药，可导致某些中药作用下降。中成药牛黄解毒片（丸）、麻仁丸、七厘散等不宜与口服的红霉素、士的宁、利福平等同用，因为鞣质具有吸附作用，使这些西药透过生物膜的吸收量减少。蒲黄炭、荷叶炭、煅瓦楞子等不宜与生物碱、酶制剂同服，因为中药炭吸附生物碱及酶制剂，抑制其生物活性。含有果胶类中药，如六味地黄丸、人参归脾丸、山茱萸等不宜与林可霉素同服，同服后可使林可霉素的透膜吸收减少90%。

中成药中含有某些重金属或金属离子，当与一些具有还原性的西药配伍使用时，会生成不溶性螯合物，影响中药在胃肠道的稳定性，甚至造成毒副反应。四环素类抗生素在与含金属离子如 Ca^{2+}、Fe^{2+}、Fe^{3+}、Al^{3+}、Mg^{2+} 等中药如石膏、海螵蛸、自然铜、赤石脂、滑石、明矾等，以及含有以上成分的中成药如牛黄解毒片等同时服用时，能与上述金属离子发生螯合反应，形成溶解度小、不易被胃肠道吸收的金属螯合物，从而降低四环素在胃肠道的吸收。一些含生物碱的中药如麻黄、颠茄、洋金花、曼陀罗、莨菪等，可抑制胃蠕动及排空，延长红霉素、洋地黄类强心苷药物在胃内的滞留时间，或使红霉素被胃酸破坏而降低疗效，或使强心苷类药物在胃肠道内的吸收增加，引起洋地黄类药物中毒。因此，含有上述中药成分的中成药都不宜与红霉素、洋地黄类药物同时口服。

（二）分布

中药吸收进入血液循环后广泛分布于各器官组织，中药在体内的分布情况与组织血流量、药物血浆蛋白结合率的高低、生理屏障、脂溶性的高低、分子量的大小以及药物与组织亲和力等因素有关。中药在体内分布的不同是中药选择性作用的基础。一般来说，中药在体内分布越广泛则其作用就越广泛，其选择性就越低，副作用也就越多。中药在体内的分布一方面影响到中药作用的快慢、强弱、久暂，同时也直接影响到中药毒副作用的多少和强弱。如有些中药活性成分分子量较小，脂溶性高，就容易通过血脑屏障进入中枢，既具有明显的中枢治疗作用，也可能产生中枢神经系统方面的不良反应；同理，若中药活性成分分子量大，脂溶性低，就不易出现中枢神经系统方面的毒副作用。

长时间连续用药时，机体某些组织中的中药活性成分浓度有逐渐升高的趋势，这种现象称为蓄积。产生蓄积的原因主要是中药成分对该组织有特殊的亲和性。油／水分配系数较高的中药成分具有较高的亲脂性，容易从水性血浆环境中分布进入脂肪组织，但中药成分从脂肪组织中解脱非常慢，以至于当中药成分已从血液中消除，组织中的中药成分仍可滞留很长时间。有些中药成分能通过与蛋白质或其他大分子结合而在组织中蓄积。在某些情况下，中药成分能够不可逆地与特殊组织结合。临床上有时利用中药成分的蓄积作用，使中药成分在体内逐渐达到有效浓度，再长期维持用药。当反复用药时，由于体内解毒或排泄功能的改变，使中药成分长时间滞留在组织内，出现蓄积过多而产生中毒。对于肝、肾功能不健全的患者，易引起药源性疾病。

药物相互作用可对中药成分－蛋白结合率高低有影响。主要是一些结合率高的中药成分与另一种药物竞争结合蛋白位点，使游离型药物大量增加，最终导致药效的改变和不良反应的发生，易导致药源性疾病。一般来讲，蛋白结合率高的中药成分对置换作用敏感。

某些中西药联用后，血药浓度有所变化而影响中药成分与血浆蛋白组织结合。碱性中药如硼砂、女金丹、疹气散等，能使氨基糖苷类抗生素如链霉素、庆大霉素、卡那霉素等排泄减少，吸收增加，血药浓度上升，同时增加脑组织中的药物浓度，使耳毒性增加，造成暂时性或永久性耳聋。含有鞣质类化合物的中药在与磺胺类药物合用时，导致血液及肝脏内磺胺类药物浓度增加，严重者可发生中毒性肝炎。银杏叶与地高辛合用可促进主动脉内皮细胞内钙离子水平升高，使地高辛的游离血药浓度明显升高，造成中毒，因此，临床上两者联合使用时应适当降低地高辛剂量，并进行血药浓度的监测。

（三）代谢

中药在体内经过生物转化而失去活性（或活性增强）的过程称作代谢，中药代谢的主要器官是肝脏，中药经过肝细胞滑面内质网中的肝微粒体药物代谢酶（肝药酶）进行转化代谢，肝药酶活性的高低与中药作用的强弱、作用时间的长短成反比。机体内参与药物代谢的酶除肝药酶之外，还有一些特异性酶，如单胺氧化酶、儿茶酚氧位甲基转移酶、胆碱酯酶等。这些酶专一性高，只对其特异性底物进行代谢。

中药的代谢受遗传因素的影响十分明显。由于遗传的关系，药物不仅表现出代谢速率的个体差异，还表现出代谢产物类型的个体差异。许多中药使用同一剂量，不同个体的血浆稳态浓度差别很大，因而有的个体可能因中药成分浓度过低而无治疗作用，但另一些个体则因血药浓度过高而产生严重的不良反应。

有肝脏疾患时，可降低某些主要经肝脏代谢而消除的中药成分的代谢，引起血浆药物浓度升高，导致不良反应。有肝脏疾患时也可因为一般代谢过程紊乱而引起对某些中药成分的敏感性增高。

中药成分能显著影响药酶活性，并引起自身或其他中药成分的药代动力学改变，使得药效增加（中毒）或减弱（无效），出现中药单用所没有的毒副作用，是诱发药源性疾病的主要机制之一。中药丹参、苦参、人参与藜芦配伍合用后，均不同程度抑制了大鼠肝药酶活力、含量和主要代谢酶 CYP3A4 及 CYP2E1 的酶活力，提示由于 3 种中药与藜芦配伍后对药物代谢酶的抑制作用，减缓藜芦中相关物质代谢，可致毒性增加。

中西药合用会影响药物代谢酶的活性，从而影响药物在体内的代谢。如银杏叶提取物中的活性成分银杏内酯可诱导小鼠肝药酶加速联用药物华法林的体内代谢，减弱后者的抗凝作用，加重出血。如单胺氧化酶抑制药呋喃唑酮、异烟肼、丙卡巴肼、司来吉兰等通过抑制体内单胺氧化酶的活性，使单胺氧化酶类神经递质如去甲肾上腺素、多巴胺、5-羟色胺等神经递质不被破坏，而贮存于神经末梢中。此时若口服含有麻黄碱成分的中成药如大活络丹、千柏鼻炎片、蛤蚧定喘丸、通宣理肺丸等，所含麻黄碱可随血液循环至全身组织，促进单胺类神经递质的大量释放，引起头痛、恶心、呼吸困难、心律不齐、运动失调及心肌梗死等不良反应，严重时可出现高血压危象和脑出血，因此，临床上应避免联用。

（四）排泄

体内药物以原型或代谢物的形式通过排泄器官排出体外的过程，称为药物的排泄，它与生物转化统称为药物消除。肾排泄是最重要的途径。某些中药也可从胆汁、肠、肺、乳腺、唾液腺或汗腺排出。

由于中药的主要排泄途径是肾脏，肾功能损害时可因降低主要经肾脏排泄的中药或活性代谢产物的清除，导致它们的血浆药物浓度升高，容易发生蓄积中毒。同时也可因肾脏疾患引起对中药的敏感性改变而产生不良反应。此外，还可因为中药本身加重肾脏的损伤而引起不良反应。

中西药联合使用可影响中药的排泄，使药效降低或发生毒副作用。碱性中药由于与酸性西药发生相互作用，可加快中药排泄速度，导致药效降低，甚至失去治疗作用；如碱性中药煅牡蛎、煅龙骨、女金丹、痧气散、乌贝散、陈香露白露片等，与诺氟沙星、呋喃妥因、吲哚美辛、头孢类抗生素等联用时，酸性解离增多，排泄加快，使作用时间和作用强度降低。与酸性较强的西药联用，可酸化体液而使西药排泄减少，增加西药的毒副作用；如含有机酸成分的中药乌梅、山茱萸、陈皮、木瓜、川芎、青皮、山楂、女贞子等与磺胺类、大环内酯类、利福平、阿司匹林等酸性药物合用时，因尿液酸化，可使磺胺类和大环内酯类药物的溶解性降低，增加磺胺类药物的肾毒性，导致尿中析出结晶，引起结晶尿或血尿；增加大环内酯类药物的肝毒性，甚至可引起听觉障碍；可使利福平和阿司匹林的排泄减少，加重肾脏的毒副作用。碱性中药可与酸性西药发生结合产生毒性，如将含鞣质高的中药（石榴皮、地榆、五倍子、大黄、虎杖等）与磺胺类药物合用，因为鞣质可与磺胺类药物结合，使磺胺类药物排泄减慢，导致血浆中、肝内药物的浓度增高，严重者可引起中毒性肝炎。

第三节　剂量无关的中药药源性疾病的发生原因

剂量无关的中药药源性疾病的发生原因或由于中药方面的异常，或由于机体方面的异常，或由于两方面的异常同时存在。正是由于剂量无关的中药药源性疾病的这种异常性，因此较难从中药的化学成分、药理作用对其进行预测和解释。

一、药物因素

中药方面的异常包括中药成分分解所形成的分解产物，药品制剂中的添加剂、赋形剂、稳定剂、着色剂、杂质以及中药成分的代谢产物，所有这些中药方面因素的异常，都可能引起中药不良反应。中药由于其自身的特性，确实存在较西药更多的不稳定因素，可归纳为以下几点：

（一）中药成分及其体内代谢产物复杂

中药成分复杂，甚至有些中药中所含的成分至今还不十分清楚。一味中药中含有几种甚至几十种成分，而临床上应用最广泛的是复方中药和复方制剂，其成分则更加复杂。

中药成分按生理活性可分为有效成分、辅助成分、无效成分、组织物及杂质等，其中不乏导致机体过敏的物质，如动、植物蛋白，多肽，多糖等大分子物质，它们同时具有免疫原性和反应原性，属于完全抗原，可直接刺激机体免疫系统产生免疫应答，使机体产生抗体或致敏淋巴细胞，最后导致变态反应。如清开灵注射液中有水牛角提取物（为水解蛋白），天花粉蛋白可作为完全抗原，刺激机体产生相应的抗体引起过敏反应。一些小分子化学物质属于半抗原，进入人体后与蛋白质结合成完全抗原而致敏。这些半抗原广泛存在，包括生物碱类、有机酸类、苷类、香豆素类等。例如中药注射剂双黄连粉针剂、茵栀黄注射液等所含的绿原酸、黄芩苷；祖师麻膏中所含的祖师麻甲素等香豆素类物质。这些半抗原进入体内与体内蛋白结合成为完全抗原而刺激机体产生相应抗体引起过敏反应。

中药进入体内后，生物转化过程中所产生的变化十分复杂。有关中药的代谢产物尤其是某些中间代谢产物，是否具有活性，能否损伤机体的组织结构、干扰机体的生理生化功能而引起不良反应等，研究得还不深入，其机制尚不清晰。

（二）中药制剂的质量

中药除汤剂外，还有各种中成药制剂，如丸剂（水丸、蜜丸、糊丸、浓缩丸）、片剂、丹剂、膏剂（软膏、黑膏、蜜膏）、散剂、胶囊、露剂、酒剂、酊剂、锭剂、注射剂、口服液、控释剂等。中成药在生产过程中的制剂工艺是否合理，质量控制是否可靠，产品质检是否严格，在贮藏运输过程中是否按要求进行保管、检查，这些因素都可能直接或间接影响中成药的质量，甚至成为引起中药药源性疾病的危险因素。

中药及其制剂中的致敏原除中药本身成分外，其制剂中的添加剂、助溶剂、稳定剂、着色剂、稀释剂及在制备过程中产生的杂质和中药本身的氧化、还原、分解、聚合等形成的物质，均能成为过敏原而致机体过敏，从而诱发各种类型的变态反应。

二、机体因素

（一）靶器官的异常

靶器官异常、靶器官对中药的敏感性增高而导致的剂量相关性药源性疾病属于靶器官的量变，而靶器官异常导致的剂量无关性药源性疾病则属于靶器官的质变。可引起靶器官质变的因素很多，如年龄、性别、体重、精神状态、病理状态等。

（二）机体的遗传背景异常

如先天缺乏葡萄糖 -6- 磷酸脱氢酶的患者，应用氧化性很强的中药后可能发生急性溶血性贫血。有报道患者口服治疗剂量的板蓝根糖浆后发生急性溶血性贫血，可能与体内缺乏葡萄糖 -6- 磷酸脱氢酶有关。遗传背景的异常往往具有家族性。有报道咽痛患者，以胖大海 2 枚泡水代茶饮，约 2 小时后即小腹胀痛、尿血；停药 1 天后，血尿止，再次服用胖大海后 2 小时又出现上述症状，尿检红细胞 +++，停药 1 天后血尿又止；患者既往无药物过敏史，但其母亲有服用胖大海尿血史。

（三）机体免疫学方面的异常

过敏体质的患者应用具有致敏作用的中药后，可发生各种类型的变态反应。变态反应药物经四种途径引起免疫反应：①中药为蛋白质，或者有潜在的免疫原性；②中药成分或其代谢产物作为半抗原，和内源性蛋白结合后形成抗原；③中药成分或代谢产物参与或加强变异性自身抗原和抗体的反应；④中药成分或代谢产物引起自身抗体的合成，但随后发生的抗原抗体反应不需中药成分或代谢产物的参与或存在。

变态反应或超敏反应免疫学反应有 5 种类型，见图 4-1。①Ⅰ型（速发型）超敏反应：中药成分 - 蛋白复合物或蛋白共轭物和肥大细胞与嗜碱性粒细胞膜上的特异性 IgE 结合，引起肥大细胞与嗜碱性粒细胞脱颗粒，大量介质释放，引起荨麻疹、支气管痉挛，严重时可因血管通透性增高而致过敏性休克。②Ⅱ型（细胞毒型）超敏反应：由 IgG 或 IgM 抗体和诸如血细胞或其他特异性组织细胞上的中药成分 - 蛋白复合物发生反应引起。由之引起的补体的释放可导致血小板减少、白细胞减少和溶血性贫血，甚至Ⅲ型超敏反应。③Ⅲ型（免疫复合物）超敏反应：蛋白质复合物和可引发补体释放的 IgG 或 IgM 形成非溶性基质，引起局部血管损伤，引起血清病而有发热、关节和肌肉疼痛、淋巴结病。④Ⅳ型（迟发型）超敏反应：当靶细胞上的中药成分 - 蛋白复合物被 T 淋巴细胞识别，引起细胞毒性和巨噬细胞活化时即可发生，临床上表现为药物疹或局部给药引起的反应。⑤Ⅴ型自身免疫反应：如中药成分引起的系统性红斑狼疮，因中药成分直接和核内蛋白（特别是组蛋白）结合，使主要组织相容性复合体（major histocompatibility complex，MHC）部位活化而引起。也可因由炎症或感染激活的单核细胞将中药成分代谢后生成反应性代谢产物，反过

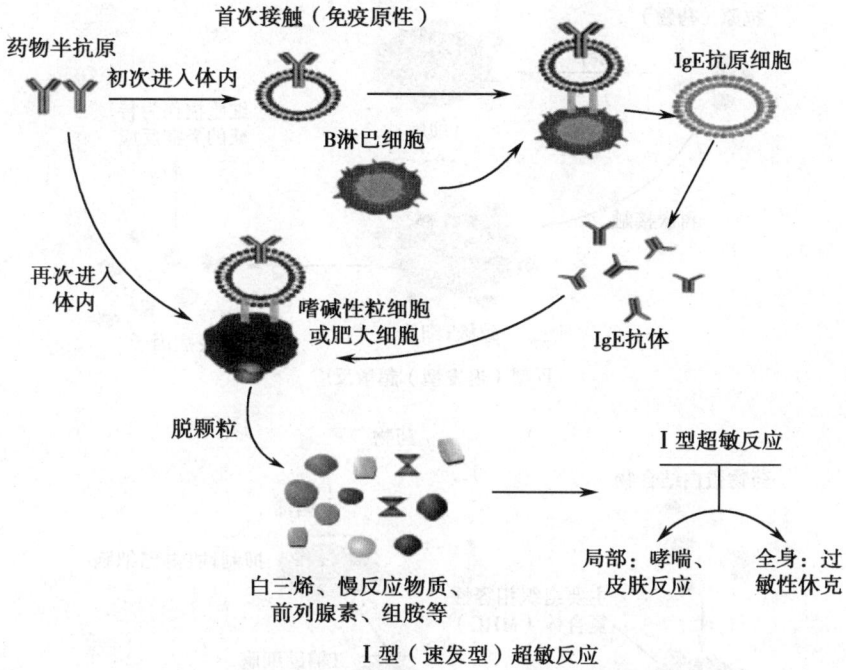

I 型（速发型）超敏反应

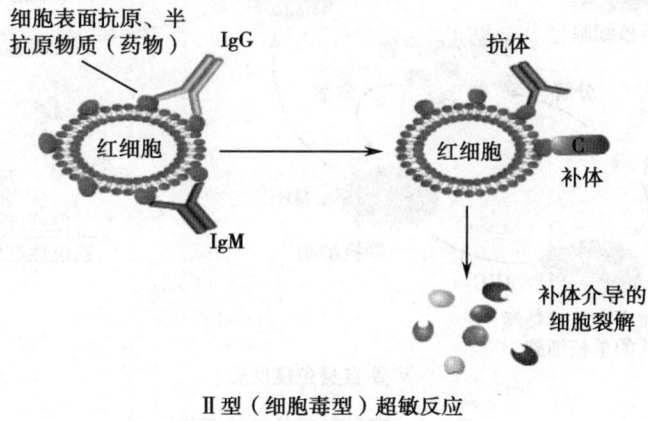

Ⅱ型（细胞毒型）超敏反应

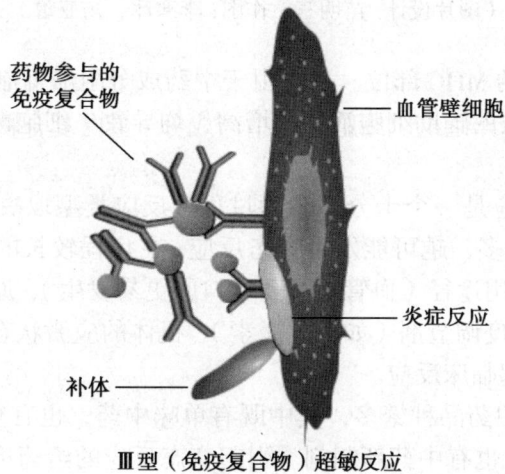

Ⅲ型（免疫复合物）超敏反应

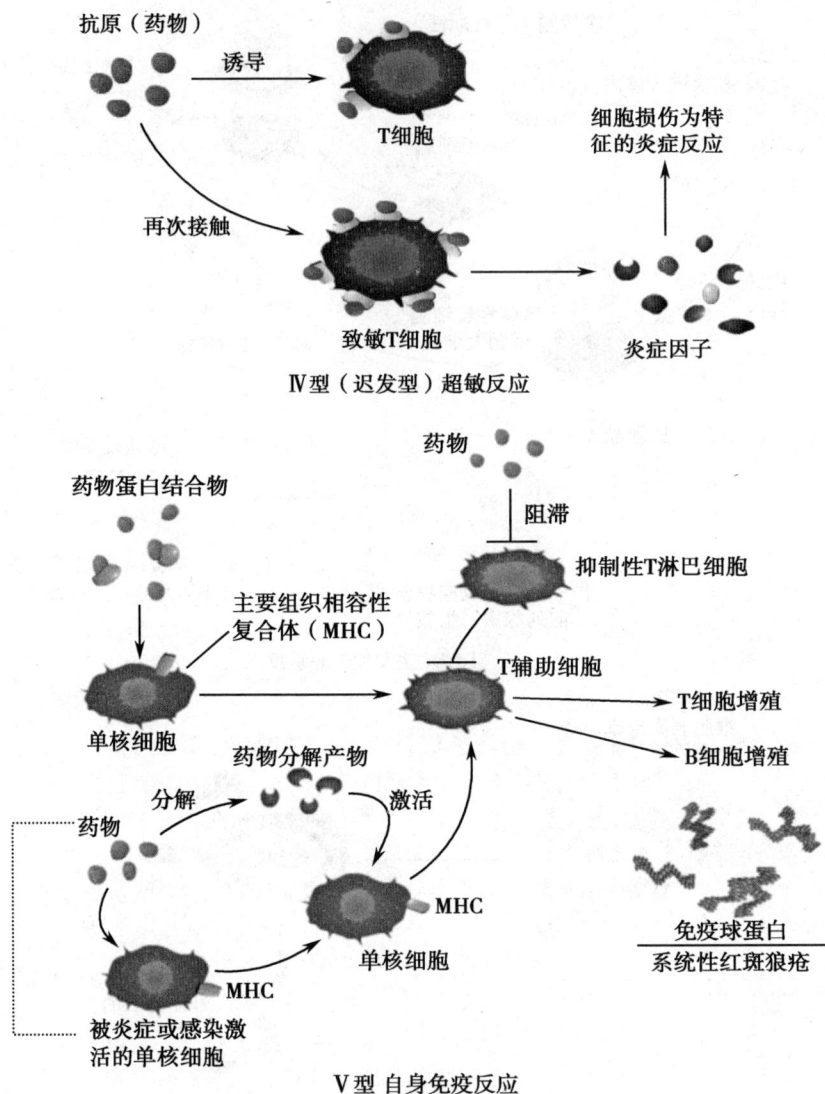

图 4-1 药物引起的免疫反应

（图片设计：苗明三，作图：李寒冰、杨亚蕾）

来再激活单核细胞自身的 MHC 部位。还可由于中药成分阻滞抑制性 T 淋巴细胞的功能引起。所有这三种情况导致的辅助细胞活性的增高，均导致 T 细胞毒性细胞增生和免疫球蛋白的产生。

中药药源性变态反应是一个十分复杂的过程，反应类型取决于中药应用次数和时间（一般来说，应用次数越多，越可能发生变态反应；在疗程较长的治疗中，第一天和前两周内较多发生）、药物应用途径（血管外给药比口服更易发生）、原有的免疫性疾病（如特异反应性）、合并使用免疫调节剂（如皮质激素）、机体的应激状态等。一个中药可以通过多种类型的免疫反应引起临床反应。

可引起变态反应的中药品种繁多，其中既有单味中药，也有复方；既有饮片，也有中药制剂；既有传统中药，也有中药新制剂。引起变态反应的给药途径，既有全身用药，也有局部外用；既有口服给药，也有注射给药。中药所致变态反应的临床表现，主要包括皮肤黏膜的过敏反应、过敏性哮喘、药物热和过敏性休克，其中以Ⅰ型变态反应为多数，这可能与中药成分中大分子物质含量较多，易于形成完全抗原有关。中药注射剂易引起Ⅰ型变态反应，由于是中药成分直接注入体内，其吸收迅速，所以过敏反应出现迅速而严重，在临床上必须引起高度重视。

第四节　特殊中药药源性疾病的发生原因

特殊中药药源性疾病主要是指致突变、致畸和致癌，即一般常说的"三致"。中药的特殊毒性不易察觉，需要经过较长潜伏期或在特殊条件下才会暴露出来，虽发生率较低，但造成的后果较严重而且难以弥补。目前尽管缺乏中药致畸/致癌的直接证据，也鲜见在临床应用中药治疗疾病过程导致特殊毒性发生的相关报道，但确有一些中药及所含化学成分具有一定的致畸/致癌作用。中药特殊毒性以及可能对健康带来的潜在风险应当引起关注，有待进一步研究和评价。

一、致突变作用

中药可引起细胞的遗传物质（DNA、染色体）异常，从而遗传结构发生永久性改变（突变）。如果突变发生在精子或卵子等生殖细胞，即可导致遗传性缺损。这种缺损可以出现在第一代子代，也可能仅仅成为隐性性状，只有当两个具有由中药引起的突变个体结婚后的子代才有明显表现。因此，中药的致突变作用不是几个月或几年可以发现的。间隙期越长，越难找到致病中药，故应特别警惕。如果突变发生在体细胞（即非生殖细胞），则可使这些组织细胞产生变异而发生恶性肿瘤，如骨髓细胞的突变可导致白血病。药物流行病学研究比实验室研究对发现中药的致突变作用更有价值，可以发现已经出现的不良反应，而实验室结果只是预测可能会出现的不良反应。

中药及其成分实验研究报道具有致突变作用的有：

（1）中药相关化学成分：黄樟醚、细辛醚、吡咯双烷生物碱类、黄烷酮衍生物（槲皮黄素及其苷类）、汉黄芩素、水解槟榔碱、雷公藤甲素、爱草脑（胡椒酚甲醚）、蒽醌类、银杏总黄酮、白芍总苷、砷类化合物等。

（2）中药及复方制剂：山慈菇、昆明山海棠及红花水提物、丹参水煎提取物、杜仲水煎提取物、熟地黄的水煎提取液、当归水煎提取液、狼毒大戟水提物、羌活、茵陈蒿提取液、内蒙古黄芪水煎提取物、白曼陀罗、灵芝、冬虫夏草提取液、紫露草、雄黄、明矾、昆明山海棠胶囊（含昆明山海棠、淫羊藿等）、补益Ⅰ号（含人参、白术、黄芪等）、补益Ⅱ号（含人参、茜草、淫羊藿等）等。

二、致畸作用

中药致畸作用最终的结果是导致胎儿死亡，婴儿出现机体功能或结构异常。中药的致畸作用可归纳为四个过程。一是中药通过不同机制首先引起发育细胞或组织发生改变：基因突变；染色体断裂、染色体不分离；干扰有丝分裂；改变核酸的结构和功能；使正常前体和底物缺乏；封闭能源，减少能量产生；改变细胞膜特性；使渗透平衡失调；抑制酶活性。

二是通过上述一种或多种机制引起不同类型的病理性异常：胚胎发育异常；细胞死亡过多或过少；不能发生细胞相互作用；生物合成障碍；形态发生运动不良；组织机械破碎。三是由于这些病理异常，使细胞或细胞产物生成过少而影响局部形态发生或功能成熟，或者引起其他一些生长和分化障碍。四是最终导致胎儿畸形。

有胚胎毒性的中药引起的胎儿异常可能是可逆的，因而新生儿正常。不可逆的少数引起胎儿出生前死亡。大多数则使娩出的新生儿出现功能异常，如内分泌和免疫系统功能异常，大脑和器官功能异常等；结构异常，如全身发育异常；新生儿也可出现体细胞突变，引起致畸作用或跨胎盘致癌作用，这种缺损可以遗传，例如以 10，30，90mg/kg 剂量于妊娠胎鼠器官形成期连续灌胃雷公藤提取物 10 天，在妊娠 20 天剖宫观察，发现雷公藤提取物在 90mg/kg 剂量时出现明显的母体毒性和胚胎毒性，表现为母鼠体重增加值比对照组小；死胎率及吸收胎率增高，活胎率降低；30mg/kg 剂量时出现胎儿毒性，表现为胎儿体重及身长较小、胸骨缺失和骨化迟缓；未观察到胎儿畸形。虽然致突变作用和致癌作用相关的可能性为 67%~90%，但和致畸作用的关系程度尚不清楚。致畸作用比致突变作用更为复杂，不是所有具致畸作用的中药就一定有致癌作用或致突变作用。

我国传统医学很早就对妊娠禁忌药有所认识。一般根据中药妊娠毒性大小的不同分为禁用和慎用两类。禁用者大都是毒性较强、药性猛烈的中药如巴豆、牵牛子、斑蝥、麝香、三棱、莪术、水蛭等，慎用者多为活血化瘀、行气破气的中药，如桃仁、红花、大黄、半夏等。

中药及其成分具有致畸作用实验研究报道有：半夏可导致妊娠家兔死胎显著增加；芦荟对雄性小鼠性腺、精液有一定的影响，能使雌性小鼠的妊娠率降低，畸胎率升高；大剂量生大黄对孕大鼠的毒性显著，使孕鼠有突出虚证表现，怀孕率显著降低，死胎率升高；斑蝥能显著降低怀孕率，提高畸胎率；全蝎、蜈蚣可使怀孕率降低，致畸率升高；小鼠口服地龙煎剂，可显著降低雄鼠睾丸及贮精囊指数，降低雌鼠怀孕率，升高畸胎率；蝉蜕其煎剂能升高卵巢指数，降低怀孕率，升高畸胎率，还可使雄性小鼠睾丸及贮精囊指数显著降低。

妊娠第 3~8 周内较易因用药引起畸胎，因此在妊娠前 3 个月内应避免使用药物。如因疾病而必须用药，应尽可能选用经过较长年代临床应用无致畸作用的中药。

三、致癌作用

致癌作用是指有直接或间接诱发肿瘤的作用。致癌作用的过程相当复杂。大部分环境致癌物都是间接致癌物，要经过机体的代谢活化，转化为近致癌物，近致癌物进一步转化为化学性质活泼、寿命极短、带有亲电子基团的终致癌物。终致癌物可与生物大分子特别是 DNA 结合，导致遗传密码改变。中药的致癌作用一般认为有两个阶段：第一是引发阶段，即在致癌物作用下，引发细胞基因突变。如致癌多环芳烃、氨基甲酸乙酯等都是致癌的引发剂。如果细胞中原有修复机制对 DNA 损伤不能修复，正常细胞就转化为突变细胞。测定体内一些主要毒物代谢酶的活性以及近致癌物、终致癌物、DNA 修复功能和染色体变异等，对预测致癌作用有一定的意义。第二是促长阶段，主要是突变细胞改变了遗传信息的表达，致使突变细胞和癌变细胞增殖成为肿瘤。判断对人群有致癌作用的环境因素或环境致癌物，必须有人群流行病学调查和动物实验的研究资料。致癌实验的工作，目前还是通过整体动物实验来完成的。

目前中药及其成分致癌作用的报道涉及以下类别：

（1）相关中药化学成分：马兜铃酸、莽草酸、黄烷酮衍生物（槲皮黄素及其苷类）、黄樟醚、β-细辛醚、吡咯双烷生物碱类、爱草脑（胡椒酚甲醚）、槟榔碱和水解槟榔碱、血根碱、苏铁素及新苏铁素、亚硝胺类、鱼藤酮、鞣质、斑蝥素、香豆素、蒽醌类、多环芳烃及3，4-苯并芘类、黄芫花提取物和大戟科桐油提取物等。

（2）中药及复方制剂：广防己、蕨、毛叶蕨、款冬花花粉、蜂斗菜、槟榔、欧紫草、积雪草、苏铁、土荆芥、大黄等。

一些中药本身并不直接致癌，但当它们与致癌物先后起作用或共存时，可具有促癌作用或辅癌作用。前者是指正常细胞在致癌物影响下迅速向不可逆的癌细胞转变的启动阶段，但所启动的潜在癌细胞必须进一步生长成癌细胞群，才能形成肿瘤（促进阶段），在这后一阶段起作用的物质就具有促癌作用。后者是指某些非致癌物当与致癌物同时存在时，能使肿瘤发生率增高。如巴豆油既具有促癌作用，又具有辅癌作用。大戟科的甘遂、千金子也含有与巴豆类似的大戟二萜醇酯类，具有较强的辅助致癌活性。欧瑞香种子含一种密执毒素，证实有辅致癌活性，并从同科植物芫花根中也分离出类似成分。

中药受到污染后产生致癌作用。如中药由于产地加工、仓储等因素，可能会受到黄曲霉毒素污染；中药仓库有用氯化苦（硝基三氯甲烷）消毒，这些均为潜在的致癌物。环境污染药品的致癌物主要还有多环芳烃、农药、化肥等。多环芳烃是广泛分布周围环境中的公认的致癌物质。使用化肥和农药，可增加植物体中有机胺、有机磷、有机氯等含量并可造成不易分解的化肥及农药的残留，增加致癌潜在风险。

第五节　中药药源性疾病的临床表现

中药及其制剂所致不良反应与药源性疾病的临床表现涉及全身各个系统，所出现的症状也是多种多样。

1. 中药过敏的临床表现　过敏反应是一种变态反应，是指机体对某些特定的抗原物质所发生的剧烈的特异反应。多数过敏反应与体质（过敏体质）有关，与用药剂量大小无明显关系。中药过敏反应主要有皮肤病变：以荨麻疹、猩红热样、麻疹型药疹为主，严重者有表皮坏死松解性药疹、剥脱性皮炎等。全身症状可有各组织器官的损害、恶寒、头痛、四肢麻木、恶心呕吐、面色苍白、心慌、血压下降或升高、心律不齐、呼吸困难、发绀、哮喘、肝肾损害、白细胞减小、血管性水肿、喉头水肿，甚至休克死亡等。

中药注射剂多是复方制剂，成分复杂，各成分间的相互作用，加上制剂中的赋形剂、添加剂、繁杂的提取分离过程，使致机体过敏的物质增多。轻者出现过敏性反应，严重的可导致过敏性休克甚至死亡。如双黄连注射液、蝮蛇抗栓酶注射液、复方丹参注射液、茵栀黄注射液、清开灵注射液等致过敏反应发生率较高。单味中药金钱草内服、垂盆草泡服可引起红色斑疹、药疹；番泻叶内服引起胸闷、呼吸困难、口唇发绀、全身出现散在性小丘疹；三七内服致过敏性丘疹逐渐融合成松弛性大疱；白僵蚕内服引起周身瘙痒起疹等；能引起过敏反应的中药已超过150种。但与西药相比，虽然中药过敏反应总发生率只及西药的1/20，但由于其不可预知性，也有危害性。

2. 毒性反应所致药源性疾病的临床表现 中药的毒副反应是一种较重的不良反应，可导致相应的药源性疾病，严重的可致死亡。毒副反应的轻重与中药毒性的大小、用药剂量的大小密切相关。

（1）神经系统：主要表现为口唇、肢体或全身麻木，眩晕，头痛，瞳孔缩小或扩大，对光反射迟钝或消失，严重者可致烦躁不安、牙关紧闭、抽搐、惊厥、语言不清或障碍、嗜睡、意识模糊昏迷等。可引起上述反应的中药有马钱子、川乌、草乌、附子、丹参、蟾蜍、雪上一枝蒿、雷公藤、北豆根、广豆根、苦参、天仙子、麻黄、细辛、厚朴、朱砂、艾叶、天南星、火麻仁等；常见中成药有舒筋活络丹、龙锦丸等。

（2）心血管系统：主要表现为心悸、胸闷、发绀、面色苍白、四肢厥冷、心律不齐、心率过快或过慢、传导阻滞、心音低钝或减弱、血压下降或升高、心电图改变等。可引起心血管系统反应的中药主要有乌头类中药、博落回、蟾蜍、川楝子、夹竹桃、五加皮、雪上一枝蒿、万年青、山豆根、地骨皮、蜈蚣、雷公藤、瓜蒂、商陆、藜芦、洋金花、雄黄、细辛、人参、三七、麻黄、黄丹、铅粉等；复方制剂有乌头碱药酒、喉症丸、舒筋活血丸、牛黄解毒丸、六神丸、藿香正气水、消咳喘、复方丹参注射液等。

（3）呼吸系统：主要表现为呼吸急促、咳嗽、咯血、哮喘、呼吸困难、发绀、急性水肿、呼吸肌麻痹或呼吸衰竭等。可引起呼吸系统不良反应的中药有川芎、天花粉、瓜蒂、罂粟壳、乌头类中药、博落回、五味子、川楝子、白果、苦参、苦杏仁、全蝎、雷公藤、桃仁、麻黄、雄黄、山豆根等；外敷红花，静脉滴注茵栀黄注射液、复方丹参注射液均可致哮喘；柴胡汤、六味地黄丸、十全大补丸内服偶可引起间质性肺炎；垂丝柳、乌头类中药、细辛、全蝎、苦杏仁、麻仁、八角枫等可引起呼吸抑制；口服万年青可引起过敏性肺炎；罂粟壳可致婴儿呼吸衰竭；进行水蛭粉碎操作后4~6个小时，可出现喉头干燥、呼吸音粗，继而寒战、高热，有的患者出现轻微鼻出血或咳血、无力等；消咳喘、牛黄清脑丸、复方甘草片等可致呼吸急促、咳嗽、哮喘、呼吸困难等。

（4）消化系统：主要表现为口干口苦、恶心呕吐、食欲不振、嗳气流涎、腹胀、腹痛、腹泻、便秘、黑便、黄疸、肝区疼痛、肝大、肝功能损害、中毒性肝炎甚至死亡。可引起消化系统反应的单味中药主要有瓜蒂、黄药子、雷公藤、山豆根、山慈菇、天南星、蜈蚣、肉桂、川楝子、斑蝥、雄黄、旋覆花、芫花、牛蒡子、丁香、生牡蛎、艾叶、丹参、大青叶、石榴皮、木通、虎杖、贯众、水蛭、全蝎、青木香、轻粉等；中成药有复方宣乌片、安络丸、牵正散、壮骨关节丸、小活络丹、大活络丹、六神丸、六应丸、复方青黛丸、克银丸、蛤蚧定喘丸、牛黄解毒丸等。

（5）泌尿系统：主要表现为尿量减少甚至闭尿、尿频量多、腰痛、肾区部位叩击痛、水肿、排尿困难或尿道灼痛、尿毒症、急性肾衰竭等。含马兜铃酸的中药关木通具有强烈的肾毒性，若超量服用，可造成肾损害；山慈菇、土贝母、全蝎、蜈蚣、苍耳子、川楝子、牵牛子、千年健、胖大海、番泻叶、大青叶、泽泻、冬虫夏草、斑蝥、轻粉、铅丹、铅粉、朱砂、安宫牛黄丸、复方斑蝥散、云南白药、中华跌打丸，牛黄解毒片、壮骨关节丸等，多数可导致尿少、尿频、尿急、尿失禁，甚至血尿、蛋白尿、管型尿、酸中毒、尿毒症、急性肾功能损害甚至衰竭等。

（6）血液系统：主要表现为出血、白细胞减小、粒细胞减少或缺乏、过敏性紫癜、血小板减少、再生障碍性贫血、溶血性贫血等。可引起造血系统不良反应的中药及中成药主要有蜈蚣、斑蝥、雷公藤及其制剂、洋金花、天花粉、芫花、人参、三七、使君子肉、雄黄、牛黄解毒片、云南白药、六神丸、天麻丸、鱼腥草注射液、蝮蛇抗栓酶注射液等。中药对血液系统的损害有急性反应与长期影响之别。较长时间服用雷公藤或雷公藤多苷片，可引起白细胞减少，严重时可继发粒细胞缺乏症致死；六神丸、云南白药可引起血小板减少等；穿琥宁注射液可引起可逆性血小板下降；密陀僧可致中度铅中毒造成贫血等。

参 考 文 献

［1］张冰.中药不良反应与警戒概论.北京：中国中医药出版社，2013.

［2］苗明三.常用中药不良反应及救治.北京：人民军医出版社，2009.

［3］赵军宁，叶祖光.中药毒性理论与安全性评价.北京：人民卫生出版社，2012.

［4］侯连兵，秦飞.中药药源性疾病的现状及其防治对策.中国药师，2015，18（8）：1320-1324.

［5］池里群.对中药药源性疾病及中药不良反应的探讨.中国医院用药评价与分析，2011，11（1）：74-75.

［6］苗明三，王灿.中药对生殖系统毒性的研究分析.时珍国医国药，2008，19（2）：284-285.

［7］赫记超，周芳，张经纬，等.中西药相互作用的药代动力学机制研究进展.中国临床药理学与治疗学，2014，19（4）：470-476.

［8］周跃华，路金才.关于大毒药材的范围及相关问题探讨.中草药，2016，47（1）：149-156.

［9］张振颖.浅析毒性中药的毒理作用及炮制原理.中医临床研究，2015，7（5）：33-34.

［10］彭成.中药毒理学新论（一）.中药与临床，2014，5（1）：1-5.

［11］刘泰，张志伟.中药毒理研究常用方法研究进展.中华中医药杂志，2014，29（1）：205-207.

［12］高雅，姚碧云，周宗灿.中草药重要成分的QSAR预测毒性数据库的建立.毒理学杂志，2015，29（6）：399-401.

［13］张广平，李建荣，朱晓光，等.中药"毒"性研究述评.中国中医药信息杂志，2013，20（10）：104-106.

［14］金华，石云，刘亚男.中药毒性及减毒方法研究概述.天津药学，2015，27（4）：56-58.

［15］张广平，叶祖光.有毒中药控毒理论和方法概述.世界中医药，2014，9（2）：132-136.

［16］陈蓉芳，朱玉平，马玺里，等.雷公藤提取物对大鼠致畸敏感期毒性试验研究.中国新药杂志，2004，13（12）：1334-1336.

第五章 / 影响中药药源性疾病的因素

中药的作用是具双重性的。一方面，中药能调节人体生理功能，具有预防和治疗疾病的作用；另一方面，如果使用不当中药也能对人体的组织器官产生功能性和器质性的损害，造成一系列以某些临床症状或体征为主要特点的疾病。近年来，随着中药新品种、新剂型在临床的广泛应用，由此引发的药源性疾病正呈现不断扩大的趋势。

不断加强中药药源性疾病影响因素方面的研究，是当前中药临床药学面临的一项新任务。

第一节 药物及给药因素

一、基源有别

中药基源是影响中药临床疗效的一个基本因素，中药基源的稳定性也是确保临床用药安全和有效的前提。我国中药材资源丰富，品种繁多，由于古代文献对中药基源的记载有一定的差异，中药的植物来源在形态上也有相似的地方，随着历史变迁，使古今中药有着很大的差别。长期以来存在同物异名、异物同名、一个品种多部位入药、一药多种来源的情况。中药基源的混淆对中药的生产、质量控制和临床应用产生了巨大影响，也成为造成某些中药疗效不稳定，诱发中药不良反应和药源性疾病的重要因素。

最典型的就是龙胆泻肝丸导致的肾衰竭事件，原处方中的木通应为木通科植物木通 *Akebia quinata*（Thunb.）Decne.，木通是文献记载的品种，然而生产中却误用了马兜铃科植物东北马兜铃 *Aristolochia manshuriensis* Kom.，即关木通。关木通的干燥藤茎中含有马兜铃酸，长期或大量服用时即可造成积蓄中毒，并且具有很强的肾毒性，能引起肾衰竭。大量的实验还证明马兜铃酸具有潜在的致癌性。2005 年版以前的《中国药典》收载过多种马兜铃科植物来源的中药，如：关木通为马兜铃科植物东北马兜铃 *Aristolochia manshuriensis* Kom. 的干燥藤茎；广防己为马兜铃科植物广防己 *Radix Aristolochiae* Fangchi 的干燥根；青木香为马兜铃科植物马兜铃 *Aristolochia debilis* Sieb. et Zucc. 的干燥根。该类植物均含有马兜铃酸和马兜铃内酰胺等有毒成分，长期或大量服用均可造成积蓄中毒，能导致肾衰竭，以后的《中国药典》取消了这三个品种。再如 2005 年版以前的《中国药典》收载的细辛为马兜铃科植物北细辛 *Asarum heterotropoides* Fr. Schmidt var. *mandshuricum*（Maxim.）Kitag.、汉城细辛 *Asarum sieboldii* Miq. var. *seoulense* Nakai 或华细辛 *Asarum sieboldii* Miq. 的干燥全草。研究证明，细辛地上部分的剧毒成分马兜铃酸和黄樟醚的含量明显高于根茎，所以从 2005 年版《中国药典》开始，细辛入药部位改为根和根茎。

姜科植物姜黄 *Curcuma longa* L. 的根茎作姜黄用，有破血行气、通经止痛的功效。其块根则是中药郁金的原植物之一，药材习称"黄丝郁金"，主产于四川、福建。同科植物

温郁金 *Curcuma wenyujin* Y.H. Chen et C. Ling、广西莪术 *Curcuma kwangsiensis* S. G. Lee et C. F. Liang 和蓬莪术 *Curcuma phaeocaulis* Val. 的根茎均作中药莪术用，有破瘀行气、消积止痛之功。以上三者的块根又均为中药郁金的药物来源，药材分别称"温郁金"（浙江、四川主产）、"桂郁金"（广西主产）和"绿丝郁金"（福建、四川、广东主产），有行气化瘀、清心解郁、利胆退黄之功。此外，温郁金的侧根茎鲜品切片晒干，又习称"片姜黄"，功效基本同姜黄。四种不同植物，两个不同药用部位，四味名称不同的中药，来源错综复杂地联系在一起。

　　黄檗（关黄柏）*Phellodendron amurense* Rupr. 和黄皮树（川黄柏）*Phellodendron chinense* Schneid. 临床以前均作黄柏使用，但黄柏（川黄柏）的主要有效成分小檗碱的含量两者却相差明显，关黄柏小檗碱的含量为 0.6%~2.5%，而黄柏（川黄柏）小檗碱的含量为 4%~8%，因此《中国药典》（2020 年版）中已将二者分别收录为黄柏与关黄柏。

　　由此可见，这些基源不同中药之间的相互混用必然会产生毒副作用和导致药源性疾病的发生。

二、炮制欠佳

　　中药炮制是影响中药临床疗效的重要因素，是中医学防范中药药源性疾病的重要手段。中药炮制的目的之一即为消除或降低中药的毒性，突出治疗作用，达到减毒增效的目的。《本草蒙筌》谓："凡药制造，贵在适中，不及则功效难求，太过则气味反失。"可见中药炮制是否得当具有十分重要的意义。多数中药必须经过一定的炮制处理，才能增强中药的功能，提高中药的疗效。尤其是对于一些含有毒性成分的中药，在炮制加工过程中其所含的化学成分发生改变，毒性成分转化为无毒或低毒成分，从而提高了中药的安全性和有效性。如：附子炮制减毒方法自古有之，汉代有火炮法；晋代有炒炭法；唐代有蜜炙法、纸裹煨法；宋代有水浸法、醋浸法、姜制法、盐制法；明代有地黄制法、甘草汤炒法等；现代主要的炮制方法有盐制、漂制、蒸制、煮制、砂炒和甘草黑豆制等。现代研究表明附子的主要活性成分为二萜类生物碱，包括单酯型和双酯型生物碱，其中双酯型生物碱毒性最大，其毒性主要作用于中枢神经系统、心脏和肌肉组织。但双酯型生物碱不稳定，经炮制后水解成毒性较小的苯甲酰基乌头碱类生物碱，进而又水解成毒性更小的乌头原碱类生物碱，总体趋势是双酯型生物碱转化为焦新乌头碱、焦乌头碱、焦次乌头碱和苯甲酰新乌头原碱、苯甲酰乌头原碱、苯甲酰次乌头原碱，炮制加工中多个环节能够对附子中剧毒的乌头碱类双酯型生物碱起到很好的解毒作用。芫花经醋炙后对实验动物肠蠕动的促进作用较生品增强，而且醋炙芫花的 LD_{50} 较生品提高了 1 倍。

　　因此，中药材在用药前必须经过规范的炮制，减轻或消除中药的毒副作用，以防中药药源性疾病的发生。加强中药炮制机制的研究，制定规范的中药炮制技术标准，提高中药标准化程度，对于防范中药药源性疾病的发生具有重要意义。

三、剂量差异

　　应用中药剂量得当与否，直接影响其药效的发挥。各种中药的使用都有限定的给药剂量与疗程，用药剂量过小，起不到治疗作用而耽误病情；用药剂量过大，疗程过长都可能诱发药物性损害，导致药源性疾病。如川楝子、雷公藤、泽泻等中药毒性缓慢而持久，并有蓄积性，故长时间大剂量使用时易引发肝肾损害。大多数中药都有一定毒性，并随用药剂量的增大而增强，临床用药时更需慎重。尤其是代谢速度缓慢的中药，进入体内的速度大于消除的速度，更容易引起中药在体内的蓄积而发生中毒。长期用药也是中医临床中比较突出的问题，所以临床应用中药，不仅要考虑每次的用药剂量，而且还要考虑用药时间和用药总量，应尽量避免长期重复使用同一种类中药。

使用中成药制剂，特别是中药注射剂，应严格按照其说明书规定的剂量，不得随意改变。如超出药品说明书规定的剂量使用丹参注射液，可能导致心动过缓及低血压休克。

四、剂型变化

在长期的用药实践中，研制了不同的药物剂型，而中药剂型的多样化又影响临床选择哪种途径给药，这亦是影响中药疗效的因素之一。不同的给药途径各有特点，由于机体的不同组织对中药的吸收性能不同，对中药的敏感性亦有差别，以及中药成分在不同组织中的分布、消除情况也不一样，所以给药途径会直接影响中药成分的吸收、代谢和体内药物浓度的高低，同时对中药不良反应的发生及程度也有着极其重要的影响。中药传统的给药途径主要是口服给药，适宜于多数中药和大多数人群，但要注意某些中药采取特有的给药途径，如石膏的清热泻火作用，以内服为主，而收湿敛疮，必须是煅后外用；有些仅供外用的中药是不可内服的，如红花油为外用药，内服则易引起中毒，国内曾有18例口服红花油中毒和4例口服红花油致脑水肿、中毒性休克、呼吸衰竭而死亡的报道。

现代制剂技术在中药制药领域的广泛应用，促进了中药剂型的发展，这些新的剂型在一定程度上保留了中医药的特色，突破了中药传统的给药方式，加快了中药现代化的进程，特别是中药注射剂在中医临床疑难、危急和重症的治疗中，发挥了巨大的作用。由于中药化学成分的多样性和复杂性，中药注射剂等一些新制剂所引发的药源性疾病也引起了人们的广泛关注。

中药新制剂也应在中医药理论指导下辨证施治，应掌握中药制剂的处方组成和中药的适应证，严格按照说明书规定的给药途径和应用人群使用，任何超出说明书规定的用药都有潜在的危险，要注意患者的过敏史，加强用药监护，避免合并用药，提倡口服给药。

五、配伍失当

中药治疗疾病，多是根据病情的不同需要和中药的不同特点，有选择地将两种及以上的中药合在一起使用，逐步形成了配伍用药的规律。通过合理的配伍，增强或改变了原有中药的功用，利用中药之间的相互作用，调制其偏性，抑制其毒性，降低或消除中药的毒副作用，扩大治疗范围，增强临床疗效，发挥综合治疗作用。

配伍是中医临床用药的主要形式，君、臣、佐、使是中药的配伍原则。中药配伍应用时所产生的变化是比较复杂的，临床效果也是多样的。配伍不当则会产生毒性反应，诱发药源性疾病。《神农本草经·序例》将中药的配伍规律归纳为"有单行者，有相须者，有相使者，有相畏者，有相恶者，有相反者，有相杀者，凡此七情，合而视之"。即所谓"七情"。其中"相反"或"相恶"均为配伍用药的禁忌。"相反"是指两种中药合用后能够产生剧烈的毒副作用；"相恶"指一种中药会破坏另一种中药的疗效。前人将反药概括为"十八反""十九畏"，虽然反药能否同用，至今仍存在一定争议，但《中国药典》规定其一般情况下不宜同用。除"十八反""十九畏"配伍禁忌之外，还有历代文献中记载的各种具有相反配伍作用的中药，对这一类中药如果没有充分的依据和使用经验应当尽量避免合用。

中西药配伍应用的情况日渐增多，但中西药配伍用药规律的研究鲜见报道。中西药极有可能会因配伍不慎，导致药效降低，甚至产生毒副作用。如含有机酸的中药山楂、五味子、乌梅等与磺胺类药物合用可以增加磺胺类药物对肾脏的毒性，原因是大量的有机酸使尿液偏酸性，使磺胺类药物特别是其乙酰化产物在尿液中的溶解度降低，在肾小管中析出结晶，从而阻塞和损伤肾小管。甘草能引起低钾血症，若与特非那定合用，可能具有奎尼丁样作用，使患者发生心律失常；甘草与利尿剂合用可降低利尿剂的作用，使钾排泄量增加而引起低血钾症。呋喃唑酮为单胺氧化酶抑制剂，可引起去甲肾上腺素蓄积，而直接作用于受体使血压升高；麻黄中所含麻黄碱为中枢兴奋及升压的药物，两药同服则升压作用相加，使患者血压大幅度升高，容易出现高血压危象。维C银翘片含抗组胺药氯苯那敏，抗感冒药白加黑片中黑片的有效成分之一盐酸苯海拉明也属抗组胺药，两药同服则会增加抗组胺药量，加重嗜睡、头痛、头晕等症状，甚至引起药源性再生障碍性贫血。石膏、龙骨、牡蛎、海蛤壳、瓦楞子、海浮石等含有 Ca^{2+} 的中药与强心苷类药物合用后，不仅能增强强心苷类药物的强心作用，而且还易诱发强心苷中毒。

中西药合用对于提高临床疗效，扩大治疗范围，尤其是对一些疑难病症的治疗具有积极的意义。但中药与西药是两类不同体系的药物，其指导理论不同，药物的来源和化学成分不同，因此两类药物配伍应用也具有一定的风险。

六、辨证不明

目前在临床诊治过程中，因为非辨证用药而引起的药源性疾病很常见，如病后体虚者服用人参能补气健身，使身体强壮；但若体实者服用，则会出现身烦体热、周身不适、鼻腔出血等症状。

辨证论治是中医学认识疾病和处理疾病的基本原则，也是中医的精髓。中医的特色就在于辨证论治，通过四诊（望、闻、问、切）收集患者的症状和体征，运用中医学理论辨析其证候，确立不同的治则、治法和方药，因证立法，随证施治。《黄帝内经》记载"有诸于内，必形于外"。疾病的外在表现与内在本质一般是统一的，治疗上常遵循"寒者热之，热者寒之，虚则补之，实则泻之"的基本治疗方法。但是，仍有一部分疾病征象与本质并不完全吻合，一旦辨证用药失误，反而加重病情引起严重后果。如格阳证中，由于阴寒积于内，阳气浮于外，会出现身热反不恶寒，面赤如妆的假热之象，此时若仍用寒凉中药，阴寒之气则更盛，引起四肢厥冷、脉微欲绝等危重证候；再如肾阳虚衰，蒸化推动作用无力引起的尿少，此时若仍用利尿中药，则命门火衰，故当温补肾阳推动尿液生成和排泄，小便自利。由此可见，辨证不当引起的不良后果不可轻视。

疾病的发展并非一成不变，由于个人的体质、病邪的性质等因素影响，疾病会在机体脏腑、经络和组织中不断转移和变化，会有表里的出入、脏腑的传变、虚实寒热的转化等。此时若不重视疾病的传变，未能重新辨证施治，墨守成规，则会造成病情迁延不愈。如用祛风湿药治疗痹证多日，患者已出现口干咽燥、大便干结、舌红少津等灼伤阴津的症状，倘若不细加辨证而加用滋阴生津药，继续长时间单用祛风湿药，极易产生肝损害，已有多例服用壮骨关节丸而致肝损害的报道。再如慢性肾炎已由肾阳虚转为肾阴虚，如果还一直使用桂附地黄丸，就会热邪灼伤阴液，致使病情加重。

中药的性能有四气五味、升降浮沉及归经等。如寒凉药多有清热、泻火、解毒凉血等作用，用于治疗热性病证；温热药多能温中、助阳通脉等，常用于治疗寒性病证。临床上无论用中药汤剂还是中成药治病，须辨证论治，注意辨病与辨证相结合，因人治宜，提高中药治疗的针对性，避免辨证不当以致用药不当引起的不良后果，真正做到辨证施治。

七、用药失误

理想的中药治疗是，患者在最低的用药风险下，治愈或缓解疾病，从而达到预期的治疗效果。但在临床实际中药治疗中却潜藏着已知或未知的风险，如中药选择错误、给药剂量错误、给药途径错误、用药对象错误及给药时间错误等，这些都是最常见的造成患者伤害的可避免的单个差错。目前中药治疗的安全性已经成为社会高度关注的公众健康问题。

用药失误（medication error，ME），国内学者有的译文为"用药错误""用药疏失""药物治疗错误""药疗失误""药疗差错"等，对用药失误的定义也不尽相同。在早期的相关文献中，对用药失误的认知仅局限于给药环节，未将医师的用药决策包括其中，随着对用药失误研究的深入，才逐步对用药失误的认知和研究扩大到药物治疗过程中的所有环节。

目前，用药失误的定义是指在药物治疗过程中，医疗专业人员、患者或消费者不适当地使用药物而造成患者损伤的可预防事件。此类事件的发生可能与医疗行为、医疗产品（药品、给药装置等）、医疗工作流程（包括处方的开具、医嘱的建立、医疗产品的标识、医疗产品的包装与命名、药品的调剂、分送和给药等）、药疗监测，以及患者所受的卫生教育水平等密切相关。如对新生儿、婴幼儿使用六神丸导致中毒死亡的报道是用药失误；医生处方时写错了剂量，即使在配方时被药师发现，并在得到药师通知后作了改正，患者最终得到的是正确的剂量，但在过程中已出现了错误，即使没有导致不良事件，按定义也属于用药失误。导致不良事件并非构成用药失误的必要条件，未对患者充分进行用药教育也可能造成用药失误。如一患者因哮喘使用喷雾吸入剂，由于没有得到正确的指导，用法不当而未能将药充分吸入也是用药失误。

用药失误包含了多方面内容：用药失误是影响患者药物治疗质量和安全的问题；用药失误不一定都会产生不良结果，不是真发生了不良结果才称为用药失误，所以用药失误不完全等同于药物的不良事件（ADE）；用药失误有许多是潜在的，有时并没有表现出中药的不良反应，因此容易被忽视；用药失误和药品不良反应的含义不同。用药失误是一种差错，而药品的不良反应不属于差错，是药品固有的属性，药品的不良反应也可能是患者机体因素所致。然而用药失误却与药品的不良反应有一定关联，如医生已知患者对青霉素过敏，却仍给予青霉素治疗，导致了患者的过敏性休克。此外，有些用药失误引起的不良反应是可以预防的，如由用药剂量过大而引起的肾损害可经过调整剂量来避免；用药失误在药物治疗过程中的任何一个环节上都有可能发生，失误有人为的因素、药品的因素，也有整个医疗过程的因素；用药失误既有显性的错误，也有隐性的错误。显性的错误影响是即时的，如急性药物中毒；而隐性的错误影响或结果是滞后出现的；用药失误发生的根本原因是错误地使用药物，包括使用不足、使用过度和使用错误等；用药应依据药品说明书、批准的药物治疗标准或公认的用药原则，结合患者的具体病情来判断；用药失误是可预防的。

用药失误的分类目前国际上尚无统一标准，用药失误一般可划分为处方失误、调剂失误、给药失误、遵嘱性失误、用药监测失误和患者的依从性差错等类型。美国医院药师学会（ASHP）将用药失误细分为12类。①处方差错：基于不正确的药物选择（适应证、禁忌证、已知的变态反应、现有的药物治疗等）；用药与患者正在进行的药物治疗不相容；给药的剂型、剂量、数量、途径、速率、药物含量、用药次数、用药次序、用药指示不正确或书写不清楚。②遗漏给药：未按医嘱给药，使患者没有得到应该给予的治疗（排除患者拒绝接受药物治疗，或因公认的禁忌而决定不执行此次药物治疗）。③给药时间错误：未按规定的时间或间隔给药。④未被授权给药：未经合法授权开具处方，包括药物给错患者、非医嘱给药等。⑤剂量不当：剂量计算错误，剂量单位搞错或药物取量不正确，用量一次大于或小于规定的容许范围，一次或多次给药。⑥剂型差错：给患者非处方的或非医嘱规定的剂型。⑦药物调配错误：给药前未能正确地调配药品。⑧给药技术错误：给药的程序、途径、部位、速度等不正确。⑨使用过期或变质的药品。⑩监测不当或错误：未按药物治疗方案监测或评估用药的适宜性并发现问题，如患者使用华法林治疗时，没有执行凝血检查以评估患者的临床效果及反应，造成患者大量出血甚至危及生命的不良反应。⑪依从性失误：用药者不遵从医嘱用药。⑫其他除上述以外的任何用药失误。

随着公众对医疗质量期望值的迅速高涨，医务人员创建防范用药失误发生的风险管理程序和制度迫在眉睫。

八、中药滥用

中医药学强调辨证论治，以法统方。中药不经辨证，随意滥用，是导致药源性疾病的重要原因之一。在中药导致的药源性疾病中有很大一部分是因为滥用补益类中药所致，很多人认为中药是纯天然的，没有毒副作用，尤其是补益类中药可以长期服用，能达到有病治病、无病强身的目的。然而中药虽然大多来源于天然物质，如果用之不当，同样会产生毒副反应。如妇女食用阿胶不当，可引起经期提前、经量增多等毒副反应；长期大剂量服用人参，会引起神经系统、心血管系统、消化系统的毒副反应，人参的毒副反应表现为中枢神经系统的过度兴奋或抑制、心律失常、血压升高甚至出现高血压危象、胃肠功能紊乱、胃溃疡或消化道出血、水及电解质代谢紊乱、目盲、视物不清、视力减退、过敏反应等，严重者导致呼吸衰竭死亡；经常服用清热解毒中成药，如板蓝根颗粒、牛黄解毒片等会对人体自身免疫平衡造成影响，一些细菌会对中药产生耐药性，某些清热解毒中药对于体质较弱及虚寒体质者还易引起腹泻、胃寒、胃痛、食欲不振、消化不良等症状。

第二节　机体因素

一、年龄

临床用药应注意不同年龄阶段患者的生理特点和对药物代谢的影响。婴幼儿组织器官尚未发育成熟，肝、肾等器官功能较差，药物代谢酶活性不足，肾脏的滤过、排泄功能差和分泌功能较低，因而影响药物的代谢和消除。此外婴幼儿的血浆蛋白结合药物的能力低，其血浆游离药物浓度较高，易发生药源性疾病。

老年人对中药的耐受能力和代谢能力较成人弱，其肝、肾等器官功能逐渐衰退，导致药物代谢清除率降低，使药物血浆半衰期延长，易引起药物蓄积中毒，诱发药源性疾病。

二、性别

女性的生理与男性不同，女性有经、带、胎、产等生理因素，因而女性对中药的反应易受生理因素的影响，其药源性疾病的发生情况往往不同于男性。在月经期、妊娠期，女性对泻下药敏感，作用峻猛的泻下药，如大黄、芒硝、番泻叶、甘遂、大戟、巴豆等可导致盆腔器官充血引起月经过多、早产或流产的危险；妊娠期特别是怀孕前 3 个月的女性，必须禁用有致畸危险的中药；哺乳期女性对许多中药反应敏感。

三、遗传

药源性疾病在个体间的显著差异，可能与遗传因素有关。如雷公藤在人体内主要由微粒体细胞色素 P450 酶系（CYP450s）和环氧化物水解酶系（EHs）代谢，这可能导致了不同个体的器官对于雷公藤毒性的敏感程度不同。根据调查发现雷公藤毒性的个体易感性受年龄、性别和遗传易感性等因素的影响。通常性别是最大的影响因素。另外研究表明地域及人种的不同对同种药物的敏感程度也有所不同。

四、精神因素

用药者的精神状态对药物的反应能产生重要的影响。乐观的情绪、积极向上的精神状态和战胜疾病的坚强信心，能使呼吸、循环系统功能稳定，使神经和内分泌系统功能协调，有助于增强药物的疗效。有报道，安慰剂可治疗高血压和消化性溃疡等多种疾病，其有效率达 30%~40%。相反，烦躁焦虑、忧郁悲观、愤怒恐惧等情绪，能造成机体自主神经功能紊乱，神经和内分泌系统功能失调，以致降低药物的疗效。对治疗药物信心不足或怀疑药物作用的患者不仅疗效欠佳，还容易产生不良反应。可见患者的精神状态，尤其是对药物或医生的怀疑可能诱发药源性疾病。

五、疾病因素

疾病可改变某些药物的代谢途径。在病理状态下，机体对药物的反应能发生质与量的变化，影响或改变药物的作用。如肝硬化患者使用含黄药子、苍耳子、雷公藤、贯众、番泻叶、蜈蚣、川楝子、鸦胆子、藜芦、大黄、虎杖、千里光、斑蝥、朱砂、乌头、四季青、地榆、诃子、石榴皮、青木香等的制剂易导致肝损伤；肾衰竭患者使用含广防己、青木香、关木通、马兜铃、天仙藤等的制剂会致肾功能进一步受损；久病体弱的患者对药物的代谢能力和耐受能力均减弱，使用泻下攻邪作用的中药易发生毒副作用，即使使用补益剂亦有可能产生不良反应；患有肝肾疾病的患者，其药物代谢速度减慢，容易导致中药蓄积而发生中毒，特别是当使用有一定毒性的中药时，一定要考虑机体肝肾功能减退、排泄速度减慢的影响因素，防止引起药源性疾病。

六、过敏反应

中药的过敏反应与药理作用无关，是机体对某种抗原物质产生的异常免疫反应，从而导致组织损伤或功能障碍。过敏反应可以是单一系统反应，也可以是多系统损害，表现为过敏反应综合征，其严重程度不一，有的过敏反应很轻，有的也可以致死。所有的中药均以异物形式进入机体，如注射剂中存在的过敏性杂质或所含成分有致敏性，当这些杂质进入机体，就会诱导机体产生特异性抗体，而当机体再次接触到这类过敏性杂质时，所产生的特异性抗体就会与过敏性杂质结合，而发生过敏反应。机体接触过敏性杂质的机会越多，产生特异性抗体的概率就越大，发生过敏反应的可能性也就越大。而患者一旦产生特异性抗体，可持续很久，甚至终身不消失。

由于在中药材中存在着一些植物蛋白，这些植物蛋白有的具有较强的抗原活性，它们一旦进入机体就会使机体致敏。中药注射液中残留的蛋白质、多糖、鞣酸蛋白等高分子杂质均是致敏性杂质。

七、生活方式和环境

吸烟、饮酒等生活方式可能诱发药源性疾病。饮酒可加速某些药物的代谢和转化，改变药物的作用，从而诱发药源性疾病。

患者的居住环境和气候条件均能影响中药作用的发挥。如夏季或热带地区应用发汗解表药剂量过大，易导致汗出过多而发生虚脱；冬季和高寒地区应用苦寒的清热泻火药，则容易损伤脾胃。所以临床用药时要防止因忽视环境因素引发的药源性疾病。

参 考 文 献

［1］吴晓敏，韩利文，杨官娥，等.代谢组学在中药安全性评价中的应用.山东科学，2014，27（2）：34-38.
［2］练雪萍，艾妮，陆晓燕，等.毒理基因组学及其在中药安全性研究中的应用进展.中国中药杂志，2015，40（14）：2690-2695.
［3］张晓东，韩玲，朱飞鹏.对当前中药复方制剂非临床安全性评价的若干思考.中国新药杂志，2009，18（14）：1294-1296，1315.
［4］周刚，王停.关注中药新药研发中潜在的安全性问题.中国新药杂志，2014，23（14）：1611-1614.
［5］叶祖光，张广平.中药安全性评价的发展、现状及其对策.中国实验方剂学杂志，2014，20（16）：1-6.
［6］朱葛馨，王丽霞，仝小林.中药安全性研究.长春中医药大学学报，2015，31（1）：32-34.
［7］董思麟，张会宗，李国信.药典收载有毒中药早期预警研究.中华中医药学刊，2014，32（10）：2372-2375.
［8］薛璟，贾晓斌，谭晓斌，等.雷公藤化学成分及其毒性研究进展.中华中医药杂志，2010，25（5）：726-733.
［9］金华，石云，刘亚男.中药毒性及减毒方法研究概述.天津药学，2015，27（4）：56-58.
［10］谭乐俊，王萌，朱彦.中药注射剂的不良反应研究进展.中国中药杂志，2014，39（20）：3889-3898.
［11］潘莹，刘韬，梁蔚婷，等.由166例中药不良反应/事件报告分析看中药安全用药.中国医院药学杂志，2016，36（2）：145-148.
［12］赵清利.探讨有关中药注射剂不良反应的原因和预防.中医临床研究，2015，7（32）：138-140.
［13］单文卫，崔嵘，吕强.注射剂安全性研究概述.药品评价，2015，12（20）：10-13，25.
［14］姜俊杰，谢雁鸣.中药注射剂临床安全性监测质量控制指标的构建与实现.中国中药杂志，2015，40（24）：4766-4769.
［15］叶丽萍.清开灵注射液中鞣质检测方法研究.北京：北京中医药大学，2013.
［16］邢希旺，李永吉，冯宇飞，等.中药注射剂致敏性与生产工艺相关性探讨.中医药信息，2012，29（6）：52-54.
［17］杨非凡，王玉明，董文颖，等.中药雷公藤的肝脏毒性及其个体易感性.天津中医药大学学报，2018，37（3）：188-191.

第六章 / 中药药源性疾病的监测、预防及处置措施

第一节　中药药源性疾病的监测

中药在我国已有几千年的应用历史，对使用过程中产生的不良反应的监测也历史悠久，且深受中医理论认识和发展的影响。最初医生对患者服药后的反应进行关注，逐渐了解到中药使用过后的一些不适反应，总结出一些配伍禁忌、炮制减毒等经验，并编写相关专著记录中药不良反应。如成书于东汉末年的《神农本草经》对中药的四气五味、有毒无毒、配伍方法、服药方法等都有论述，并提出"七情"的配伍对中药合用可能出现的问题进行指导。唐朝政府组织编写并实施的《新修本草》是我国第一部政府颁发的药典，自此开始从政府层面管理药品，监测中药的不良反应。宋金元时期随着贸易的发展，带来了许多海外药物，如豆蔻、乳香、沉香、龙脑、檀香、木香、胡椒等，极大丰富了我国本草学，另外本时期理学盛行，中医理论也深受其影响，出现了以理学理论解释中医生理病理的现象，极大促进了中医家对中医理论的认识，也极大促进了其对中药的应用和对中药偏性的认识。明清时期《本草纲目》《救荒本草》《本草发挥》《炮炙大法》等各种中药学著作也极大促进了对中药不良反应的认识。清朝后期到中华人民共和国成立前，大量西方医药理论涌入挑战着传统中医药。在此期间，对中医抵制行动虽未成功，却严重阻碍了其发展和进步，中药不良反应的研究态势严重弱化。

中华人民共和国成立后，我国对中药不良反应的监测逐步走向正轨，《药品不良反应报告和监测管理办法》的颁布对包括中药在内的药品 ADR 监测和报告进行了规范，但目前并未有专门用于中药不良反应或中药药源性疾病监测或报告的法律性文件出台，因此中药药源性疾病的监测应该遵循药品 ADR 的监测及监管制度。

一、我国监测工作概况

我国现代意义的药品不良反应监测工作起步较晚。1983 年以前，医务人员开始将发现的药品不良反应发表在医药杂志上。1984 年上海几家医院开始尝试药品不良反应监测工作。1989 年国家在北京正式成立国家药品不良反应监察中心，首批参加监测的有位于北京、上海、广州、哈尔滨、湖北和总后卫生部等的 14 家医院。1990 年药品不良反应监测被列为全军临床药理基地的主要工作内容之一，并成立了解放军药品不良反应监测中心。1998 年我国成为 WHO 国际药品监测合作中心的成员国，每年定期将药品的不良反应报告给中心。1999 年国家药品不良反应监察中心并入国家药品监督管理局药品评价中心，更名为国家药品不良反应监测中心。1999 年 11 月制定了《药品不良反应监测管理办法（试行）》，标志着我国开始实施药品不良反应报告制度。2001 年国家药品不良反应监测信息网络开通，使我国药品不良反应监测手段有了新的突破。2001 年 11 月国家药品不良反

应信息通报制度和各地药品不良反应病例报告情况通报制度正式建立。2003年国家药品不良反应监测中心首次向社会公开发布了《药品不良反应信息通报》。2004年《药品不良反应报告和监测管理办法》正式发布实施，其明确了药品生产、经营、使用单位报告和监测药品不良反应的法定责任，加大了对违规行为的处罚力度，从此我国药品不良反应监测工作纳入法制化管理轨道。2007年国家食品药品监督管理局制定发布了《药品安全性紧急事件处理工作程序》，规范了应急处置的相关程序。2007年12月国家食品药品监督管理局正式发布的《药品召回管理办法》，充分体现了药品安全第一责任人意识，严令药品生产企业按照规定程序收回已上市销售的、存在安全隐患的药品，否则将遭受巨额罚款，直至吊销药品生产许可证，《药品召回管理办法》是我国药品监督管理体系走向成熟的标志。经过三十多年的发展，我国的药品不良反应监测工作取得了显著成绩。

1999年国家药品监督管理局和卫生部联合发布的《药品不良反应监测管理办法（试行）》，明确了药品生产企业、经营企业、医疗预防和保健机构是药品不良反应监测工作的责任主体，制定了不良反应报告的具体程序和要求。国家药品监督管理部门还颁布了《药品生产质量管理规范》《药品经营质量管理规范》《药品临床试验管理规范》等规范性文件，文件中都作出了关于药品不良反应报告的规定。《中华人民共和国药品管理法》也明确规定国家实行药品不良反应报告制度。这些法规文件的颁布和实施，标志着我国不良反应监测工作进入了法制化管理的轨道，推动了我国不良反应监测工作的顺利开展。

我国省级及省级以下药品监督管理机构对不良反应监测工作也给予了高度重视，相继成立了本辖区药品不良反应监测中心，负责药品不良反应监测的日常工作。许多省级监测中心还在各市地及药品生产经营企业、医疗机构建立了监测站，形成一个以国家监测中心为核心，覆盖全国各级药品管理部门、药品生产经营企业和医疗机构的监测技术网络。

国家监测信息网络是国家不良反应监测中心面向国际、国内各有关单位进行日常工作管理的远程计算机通讯网络。该网络的建立和运行大幅度提高了病例报告的传输速度和完整性，可以对有关病例资料进行技术评价和检索查询，有利于风险信号的早期发现和安全性信息的及时交流。国家不良反应监测中心按照工作程序，对收到的所有药品不良反应病例报告逐一进行分析，并对病例数据库定期进行集中评价，针对一些严重的或因果关系不明的药品不良反应事件及时进行药物流行病学调研。

1998年我国正式加入WHO国际药品监测合作计划，正式履行成员国职责和义务，我国药品监督管理部门和药品不良反应监测技术机构一直保持着与国际相关组织、各国药政管理机构以及专业技术机构的日常工作联系，按要求及时向WHO上报药品不良反应病例报告。

1999年国家药品监督管理局和卫生部共同发布了《药品不良反应监测管理办法（试行）》，为不良反应监测工作的开展奠定了坚实的基础。2004年、2011年分别进行了2次修订。2011年7月1日，该办法新的修订版正式发布实施，新修订办法的相关规定更加完备和有可操作性，并引入了崭新的管理理念，为药品不良反应监测工作的开展创造新的局面。新办法虽对中药的监测没有提出特殊的要求，但必将推动和促进中药不良反应监测工作的开展。具体表现在：新办法加强了药品生产企业在不良反应监测中的作用，这无疑也为中药企业打了一剂强心针，增强了中药生产企业的不良反应报告和监测意识；新办法要求对新药监测期内的药品实施重点监测，从而加大对中药新药的监测力度；新办法在

"评价与控制"一章要求药品生产企业对收集到的不良反应报告和监测资料进行分析、评价，主动开展药品安全性研究，这也将推动中药不良反应相关研究的开展。

2015年，根据《药品不良反应报告和监测管理办法》有关要求，为督促药品生产企业建立健全药品不良反应报告和监测体系，切实履行报告和监测责任，国家食品药品监督管理总局发布了《药品不良反应报告和监测检查指南（试行）》，明确开展药品不良反应报告和监测工作检查的相关程序，促进药品不良反应报告和监测工作深入开展。国家药品不良反应监测网络建设进一步深入，基层网络用户数量快速增长，全国已有28万余个医疗机构、药品生产经营企业注册为药品不良反应监测网络用户，并通过该网络报送药品不良反应报告。

2018年新组建国家药品监督管理局，由国家市场监督管理总局管理。原国家不良反应监测中心已更名为国家药品评价中心，仍隶属于国家药品监督管理局。

虽然我国的药品不良反应监测工作取得了一定进展，但与国际先进国家相比，还存在一定差距。我们必须通过组织体系和信息网络的建设与完善，大幅度提高病例报告的数量和质量，提高监测水平和预警能力，以推动我国药品不良反应监测工作取得更大发展。

二、国外监测工作概况

20世纪60年代的"反应停"事件，促使各国纷纷进一步完善药品管理法规，并加快了对药品不良反应信息收集系统的建立。最早由美国、英国、瑞典、澳大利亚、加拿大等国家率先建立起药品不良反应报告制度。在此基础上，成立了WHO国际药品监测合作计划以及其他国际监测体系。

美国医学会于1954年建立药品不良反应监测报告系统，最初主要收集某些药品，如氯霉素引起血液系统和造血器官的不良反应病例，以后扩大到对所有药品的收集。《食品、药品、化妆品法修正案》规定在继续执行自愿报告制度和鼓励卫生专业人员报告的同时，制药企业必须报告与本企业产品有关的药品不良反应。1985年美国食品和药品管理局根据美国法律的有关条款，再次规定药品生产企业必须报告本企业产品的药品不良反应，企业如不按规定的要求和时间报告即被认为是违法，食品和药品管理局有权给予相应的处罚。1987年食品和药品管理局对企业报告进一步作出了具体规定，对所有严重的、药品使用说明书上没有的不良反应，无论发生在国内或国外，药品生产企业必须在15天内报告给食品和药品管理局。对于程度不严重、说明书上已经列入且报告率没有明显增加的不良反应，药品生产企业也必须定期提供汇总报告。新药批准后的前3年为每季度1次，3年后为每年1次。食品和药品管理局不仅收集药品在正常使用情况下的不良反应，而且收集药品过量使用情况下的不良反应。药品缺乏疗效也被认为是不良事件。

英国于1964年成立药品安全委员会，建立了药品不良反应报告系统。1980年南安普敦大学在该国卫生社会福利部以及药品生产企业支持下，设立了药品安全性研究中心。为了进一步规范上市后监测研究，1988年由英国制药协会、英国医学会、药品安全委员会和皇家全科医师协会共同制定颁布了《药品上市后监测指导原则》。1994年英国药品管理局联合制定颁布了《上市药品安全性评估指导原则》，进一步强化了安全性评估，而非仅仅监测的概念，规定企业在研究开始前至少1个月向英国药品管理局呈交研究计划，研究开始后至少每6个月呈交一份进展报告，研究完成后3个月内呈交详细总结报告。其中严重的不良反应必须 15 天报告，轻微的不良反应可写入总结报告中。

瑞典 1965 年建立药品不良反应监测报告制度，在建立报告制度之初，采取不分轻重，不论药品使用说明书上是否已经列入，可疑即报。以后改为主要收集严重的、致死的和说明书上没有的不良反应为主。1992 年瑞典开始建立地区中心系统。此外，瑞典还采取了一些其他措施，如药品销量登记制度、药店处方留样制度、发病率和死亡率登记制度等。药品销量登记制度将各种药品按主要适应证，以年均 1 天维持剂量作一个限定日剂量，再以每 1 000 名居民中消费各种药品的限定日剂量数为基础，定期公布上市后药品在不同地区、不同性别、不同年龄组人群中的使用量，由此可根据销售量来估计用药人数，为预测不良反应发生率提供参考。药店处方留样制度规定当需要对某种药品的不良反应情况作进一步调查时，可以将有关该药品的处方抽出来，并给处方医生寄去不良反应调查表，以了解患者使用有关药品后出现不良反应的有关情况。

日本 1967 年开始建立药品不良反应报告制度，同年成立了全国性的药品监测系统。1972 年加入 WHO 国际药品监测合作计划。1978 年开始推行普通药店监测制度。1979 年立法确定了制药企业报告制度，成为日本药品上市后再评价体系的重要组成部分。1979 年新的药事法规定：制药企业了解到与本企业生产的药品有关的未预期的或严重的不良反应，必须在规定时限内向厚生省报告，其中对严重且非预期不良反应的报告时限为 15 天，对严重但预期、中重度但非预期不良反应的报告时限为 30 天。日本的药房监测制度主要通过药房的药剂师与购药者的交谈，收集和报告非处方药引起的可疑不良反应事件。

法国于 1973 年建立药品安全性监测系统。1982 年政府颁布药品警戒法令。1984 年政府通过了强制报告药品不良反应的法令，规定凡有处方权的医师必须向地区中心报告自己处方药品所引起的不良反应，因此其药品不良反应报告的绝大多数来自处方医师。法国还起草了《药品警戒管理规范》，规定了报告人、地区中心、制药企业、政府部门各自的责任。此外，法国还设有国家技术委员会和顾问委员会，负责各中心的技术协调，承担为政府决策咨询的职责。

有些国家将监测机构直接设在政府部门内，也有许多国家将具体技术工作设在非政府机构。如新西兰、南非、巴基斯坦、克罗地亚等国设在医科大学或其附属医院；德国、波兰、捷克、印度、罗马尼亚、越南等国则设在药品检验或研究机构。近年国际上逐渐用药物警戒代替药品不良反应监测的说法，2005 年新的欧盟药品法引入了新的条款，规定了药企报告"药品定期安全性更新报告"的频率为每年 5 次，以及药企对药品不良反应的收集与报告的责任，政府管理机构应向有关方提供药物警戒信息。

三、ADR 报告要求

（一）报告原则

我国实行 ADR 逐级报告制度，对其中严重、罕见或新的 ADR 病例需用有效方式快速报告。一些国家对卫生专业人员主要采用自愿报告方式，包括我国在内的一些国家则是强制性报告，如法国、德国、奥地利、西班牙、瑞典、挪威、葡萄牙、匈牙利等国家规定医师必须报告所发现的可疑或严重的 ADR 病例。多数国家对制药企业要求强制性报告。对新的、严重的 ADR 一般要求限时快速报告，对其他 ADR 则要求定期汇总报告。美国、日本等 25 个国家规定向政府报告所发现的 ADR 是制药企业应尽的责任和义务。

（二）报告范围

多数国家对新药要求报告所有 ADR，对老药则仅要求报告严重的、新的以及发生率增加的 ADR。我国的具体规定是：新药监测期内的国产药品应当报告该药品的所有不良反应；其他国产药品，报告新的和严重的不良反应。进口药品自首次获准进口之日起 5 年内，报告该进口药品的所有不良反应，满 5 年的，报告新的和严重的不良反应。

一些国家明确列出需要密切监测的新药品种，如英国将这样的产品在国家处方集中标以黑三角，同时建议生产企业在药品说明书和广告中申明；新西兰则选择一些品种列入重点报告计划中。

（三）报告时限

多数国家要求快速报告，规定严重的、新的 ADR 必须在指定时间内报告，但限定时间各国不同。我国规定：药品生产、经营企业和医疗机构发现或者获知新的、严重的药品不良反应应当在 15 日内报告，其中死亡病例须立即报告，其他药品不良反应，应当在 30 日内报告；有随访信息的，应当及时报告。其他国家如英国、德国、法国、奥地利、芬兰、瑞士、韩国、瑞典、挪威等国家规定发现后要立刻报告或迅速报告；澳大利亚限定时限为 72 小时；美国、日本、加拿大等国家规定为 15 天。对于程度不严重的和已知的 ADR，制药企业应定期汇总报告，但各国的规定也不完全相同，如澳大利亚规定新药上市后头 3 年必须每年汇总上报 1 次；美国规定上市后 3 年内每季度 1 次，以后每年 1 次。

（四）报告来源

1. 医院
2. 制药企业
3. 门诊医师和住院医师
4. 药师、护士和消费者

（五）报告的处理

多数国家对每份病例报告采用临床药理学的方法，进行个例审查来确定因果关系。也有国家主要采用统计学或流行病学的方法进行分析评价。一些国家不要求报告人署名，政府通过发表公告进行反馈。我国规定各级药品不良反应监测机构应当对收到的药品不良反应报告和监测资料进行统计和分析，并以适当形式反馈。国家药品不良反应监测中心应当根据对药品不良反应报告和监测资料的综合分析和评价结果，及时发布药品不良反应警示信息。

第二节 中药药源性疾病的预防

一、合理用药

诱发中药药源性疾病的原因很多，既有患者本身的体质、年龄、性别等因素，也有中药加工方法、生产工艺、药品质量等方面的因素，但中药的不合理使用是导致中药药源性疾病发生的最主要原因之一。怎样合理使用中药，预防药源性疾病的发生，已成为当前新的研究课题。

（一）中医理论的指导

中药的合理使用，应强调在中医药理论指导下的辨证论治，辨证论治是中医认识和治疗疾病的基本原则，是中医学对疾病的一种特殊研究和处理方法，也是中医学基本特点之一。证是机体在疾病发展过程中某一阶段的病理概括，它包括了病位、病因、病性以及正邪关系，反映出疾病发展过程中某一阶段的病理变化的本质，因而它比症状更全面、更深刻、更正确地揭示了疾病的本质。辨证就是将四诊（望、闻、问、切）所收集的资料、症状、体征，通过分析和综合判断为某种证。论治就是确定相应的治疗方法。中医治病首先着眼于证，而不是病的异同。因此，同一疾病的不同证候，治疗方法就不同；而不同疾病，只要证候相同，便可以用同一方法治疗，这就是"同病异治、异病同治"。这种针对疾病发展过程中不同质的矛盾用不同的方法去解决的法则，就是辨证论治的精神实质。

辨证论治是中医治疗用药的基础和精髓，首先应根据用药对象的具体情况，辨证论治，对症下药，精心设计处方，严格控制剂量和用药周期，避免滥用。特殊用法、需超大剂量用药，应有理论或实验依据或从小剂量递增，以减少不良反应的发生。同时还要加强中药合理性的研究，为临床用药提供理论和实验依据。

（二）中药的配伍原则、配伍禁忌与合理用药

君臣佐使是中医进行复方配伍时遵循的一个主要原则。组成复方的中药可按其所起的作用分为君药、臣药、佐药和使药。君药是复方中针对主证起主要治疗作用的中药；臣药是指辅助君药治疗主证，或主要治疗兼证的中药；佐药是指配合君臣药治疗兼证，或抑制君臣药的毒性，或起反佐作用的中药；使药是指引导诸药直达病变部位，或调和诸药的中药。君药是复方中不可或缺的，而其他三药则可酌情配置或删除。

七情配伍是中药配伍的基本形式。《神农本草经》云"药有阴阳配合……有单行者，有相须者，有相使者，有相畏者，有相恶者，有相反者，有相杀者。凡此七情，合和视之"。后人据此把单行、相须、相使、相畏、相杀、相恶和相反七个方面称为"七情"。如相须相使配伍，能增强药效；相畏相杀配伍，可制约毒性；相恶相反配伍，可增毒减效等。

配伍禁忌是指某些中药在复方中禁止或不宜配合运用。七情中"勿用相恶、相反者"是配伍禁忌的基本依据。但相恶与相反所导致的后果各有不同。相恶配伍只是降低中药的某些性能，是一种可以利用的配伍关系，有些中药可以通过降低其某些性能，减轻或消除它的毒副作用，所以相恶配伍并非绝对禁忌。而相反配伍则可能危害患者的健康，甚至危及生命。中药的配伍禁忌，主要有"十八反"和"十九畏"。

妊娠用药禁忌是指某些中药具有损害胎元以致堕胎的毒副作用，应该作为妊娠禁忌的中药。一般可分为禁用与慎用两类，禁用的大多是毒性较强，或药性猛烈的中药，如巴豆、牵牛、大戟、斑蝥、商陆、麝香、三棱、莪术、水蛭、虻虫等；慎用的包括通经去瘀、行气破滞以及辛热等中药，如桃仁、红花、大黄、枳实、附子、干姜、肉桂等。凡禁用的中药，绝对不能使用；慎用的中药，则可根据孕妇患病的情况，酌情使用，但没有特殊必要时，应尽量避免，以防发生损伤。

此外，在服药期间，还有饮食禁忌，凡属生冷、黏腻、腥臭等不易消化及有特殊刺激性的食物，都应根据需要予以忌食。

临床上应严格掌握用药剂量、用法、疗程，避免由于剂量过大、疗程过长、用法不当引起药源性疾病的发生，特别是有毒中药及制剂，老人、儿童使用时更应严格掌握剂量、疗程。重视煎药及用药方法，注意煎药的用具、火候及时间，先煎、后下、包煎、另煎等应该严格遵守。选择合适剂型，合理选用中药注射剂。了解患者体质及个体差异，如性别、年龄、妊娠期、哺乳期、月经期等用药前应详细了解。

（三）合理并用中西药

目前在我国中西药联合治疗各类疾病已十分普遍，临床实践也证明中西药联合应用确实可以发挥各自的优势，并且优于单用中药或西药的疗效。中西医各自有独立和完整的医疗体系，在预防和治疗疾病时各有利弊，合理联用是必要的。如何合理联用达到好的临床治疗效果，需要不断积累临床经验，必要时开展实验研究，不断补充完善。

中西药合理并用还包括选择恰当的给药方式、剂量、剂型和疗程，中药要选择规范的炮制加工和煎服方法等。

二、上市后中药的再评价

安全性再评价是中药上市后临床再评价的首要内容。中药上市前很难观察到偶发或罕见的、迟发的不良反应以及过量用药、长期用药或合并用药等情况下发生的不良反应，尤其是在婴幼儿、老年人、妊娠期或哺乳期女性、肝肾疾病患者等特殊人群中诱发的不良反应。因此，无法对药品的安全性进行全面的评估。监测中药上市后新的或严重的不良反应，以及对上述不良反应/事件相关信息的收集、分析和处理，是中药上市后安全性再评价需要解决的问题。

有效性再评价也是中药上市后临床再评价的主要内容之一，有效性再评价的主要内容是：进一步评价中药原有的适应病证；在应用中发现中药新的适应病证，淘汰不再适应的病证；进一步明确并优化中药的临床用药剂量和疗程；研究中药之间的相互作用，包括相互配伍、合并用药等。

此外，由于妊娠或哺乳期妇女、婴幼儿和青少年、老年人及患有肝肾疾病等用药群体的特殊性，多数中药上市前的临床研究将其作为排除病例，使得药品在特殊人群中应用的有效信息严重缺失，临床用药往往根据医生的经验来决定剂量和疗程，带有很大的不确定性，难以获得可靠疗效信息的同时也增大了患者用药的风险。因此，中药上市后在特殊用药群体开展有效性再评价则更重要。

中药安全性再评价可采取回顾性或前瞻性方法，对中成药的不良反应病例进行分析，必要时采用流行病学方法进行研究，以便得出准确的评价结论，然后根据评价结果采取必要措施。

三、药品质量的监督和管理

药品是一种特殊的商品，质量是患者用药安全的保证，加强药品的监管是预防中药药源性疾病发生的具体手段，建立一套完整的质量管理体系是非常必要的和紧迫的任务。提高人们对中药不良反应的预防意识，建立中药不良反应的监控系统，以便掌握中药在人群中的不良反应发生情况。做到早判断、及时处理，从而确保临床用药的安全和有效。按照我国药品管理法，医疗单位发现假劣药品及药品中毒事件必须及时向卫生行政部门报告，坚决杜绝假冒伪劣药品和不成熟药品的上市或使用。建立医院等单位的药品不良反应调查分析制度，当一种中药的严重不良反应报道后，应及时向药品生产企业、经营企业、医疗预防保健机构和社会大众反馈药品不良反应信息，以防药品不良反应的再次发生，保障人民用药安全。

保证中药质量是预防药源性疾病发生的基本条件，加强中药质量管理，确保中药饮片和中药制剂的质量，杜绝因药品质量所引起的药源性疾病就显得尤为重要。要依法加强中药药品质量的管理，推行 GMP、GSP、GAP 等规范，加强对中药及其制剂加工、生产、流通等各个环节进行严格的科学管理，严格按照国家的质量标准执行，行政执法部门应以政策干预，采取相应的措施把好质量源头这一关，确保临床用药安全有效。

四、药物安全信息的收集和交流

一方面，向临床药师和医师及时提供合理和准确的医药信息，对国家已有药物的质量及疗效、新药的种类及临床用药实际情况进行分析；另一方面，要促进临床医师和药师的相互配合，共同开展临床用药的监测，指导临床合理用药，针对患者的不同病情选用药物及剂量，避免不合理用药和滥用药。

五、中成药说明书的管理

中成药说明书应严格按国家药品监督管理局制定的规范要求设计，要详细列出组方成分、可能发生的 ADR，对有毒中药更要列出详细注意事项。

六、中药药源性疾病的监测与研究

建立健全中药及其制剂致药源性疾病的防御体系，对中药 ADR 进行系统的资料收集、监测和分析，并通过有效途径及管理措施，及时为临床医生提供合理用药信息及咨询服务，同时为修改药品说明书提供依据。这是预防中药药源性疾病发生的重要手段。完善的监测体系可最大限度降低中药药源性疾病的发生，维护公众用药安全。同时，应加强对毒性中药的药性、药效、安全性、体内过程及药代动力学研究，明确有毒中药的毒性、起效量、极量和解救措施等，做到事前防卫，事后分析。

医护人员应加强中药及其制剂临床应用专业知识的学习，对中药治疗结果要有明确的目的和认真负责的态度。用药期间一定要注意认真、仔细观察患者的病情变化，详细询问患者用药后的各种反应，特别要注意中药所导致的细微变化和反应，当患者出现与原有疾病和中药无关的反应时更要引起警惕。医生、护士要主动观察患者用药后的反应，定期监测有关项目，发现患者不适及异常检查结果应及时报告，早期发现、早期诊断，防止因疏忽而发生严重药源性疾病。既要注意全面观察用药后的变化和反应，更要针对所用中药可能出现的不良反应进行重点观察，如应用含乌头碱类中药时，要重点观察患者心血管系统、消化系统、中枢神经系统的症状表现，有无心悸、心率加快、心律不齐、血压下降、恶心呕吐、腹痛、腹泻、烦躁不安、头晕、头痛等。如应用容易引起过敏反应的中药注射剂时就要特别注意观察皮肤的过敏反应和过敏性休克的先兆。

发生药源性疾病必须做到正确处理、及时治疗，根据中药不良反应的类型不同作出不同的处理。A 型药品不良反应主要是由于中药和机体量的异常所致，如能确定是某种中药引起的不良反应，就应该减少该药的用量，也可以选用其他作用类似的中药来代替该药。而 B 型药品不良反应则主要是中药与机体质的异常所致；一旦确定是某种中药引起的不良反应，则必须停用该药，以防止对机体的继续损害。当不能确定是哪种中药时，也应该停用，若停药后症状减轻或消失，则可以帮助诊断。除上述减量和停药外，对中药药源性疾病还必须采取及时、积极、有效的治疗，治疗原则主要有消除病因、加速消除、终止损害和对症处理、减轻症状、保护机体两方面。

第三节 中药药源性疾病的处置措施

应重视中药药源性疾病的危害性，做到早期诊断、及时救治。各单位药品质量管理部门为药品不良反应报告和监测管理机构，负责收集和整理药品不良反应信息，负责对药品不良反应信息进行分析、评估、分类，并按规定将药品不良反应报告给药品监督管理部门。

一、基本要求

1. 在获知或者发现可能与用药有关的不良反应时，应当通过国家药品不良反应监测信息网络报告；不具备在线报告条件时，应当通过纸质报表报所在地药品不良反应监测机构，由所在地药品不良反应监测机构代为在线报告。

2. 出现药品不良反应或者群体不良事件时，应当配合药品监督管理部门、卫生行政部门和药品不良反应监测机构对药品不良反应或者群体不良事件的调查，并提供调查所需的资料。

3. 建立并保存药品不良反应报告和监测档案。

二、处理原则

1. 药品不良反应管理员在接到不良反应投诉信息反馈后，应立即填写"药品不良反应/事件报告表"，组织相关部门进行调查、评估，并按批准的工作程序及时处理。

2. 发现或者获知新的、严重的药品不良反应应当在 15 日内报告，其中死亡病例必须立即报告，其他药品不良反应须在 30 日内报告。

3. 对获知的死亡病例应当进行调查，详细了解死亡病例的基本信息、药品使用情况、不良反应发生及诊治情况等，并在 15 日内完成调查报告，报药品生产企业所在地的省级药品不良反应监测机构。

4. 获知或者发现药品群体不良事件后，应当立即通过电话或者传真等方式报所在地的药品监督管理部门、卫生行政部门和药品不良反应监测机构，必要时可以越级报告。同时填写"药品群体不良事件基本信息表"，对每一病例还应当及时填写"药品不良反应/事件报告表"，通过国家药品不良反应监测信息网络报告。

5. 获知或发现药品群体不良事件后，应当立即开展调查，详细了解药品群体不良事件的发生情况，了解药品使用和患者诊治的情况，以及药品生产、储存、流通、既往类似不良事件等情况，在 7 日内完成调查报告，报所在地省级药品监督管理部门和药品不良反应监测机构。同时迅速开展自查，分析事件发生的原因，必要时应当暂停生产、销售、使用和召回相关药品，并报所在地省级药品监督管理部门，必须在 30 日内报告。

三、评价与控制

1. 对收集到的药品不良反应报告和监测资料应当进行分析、评价，并主动开展药品安全性研究。在中药不良反应/事件的因果关系分析中，应充分考虑以下情况：患者的年龄、体质和生理病理状况；医生用药时是否正确识别中医证候；是否存在药品合并使用（包括中药合并使用，中西药合并使用，中药与某些食物、化妆品合并应用等）的情况；药品的使用方法（给药途径、剂量、疗程等）是否符合药品说明书的要求。

2. 对已确认发生严重不良反应的药品，应当通过各种有效途径及时将药品不良反应及合理用药信息告知医务人员、患者和公众。采取修改标签及说明书，暂停生产、销售、使用和召回等措施，以防药品不良反应的重复发生。对不良反应大的药品，应当主动申请注销其批准证明文件。

3. 有关药品的安全性信息及所采取的措施，及时报所在地省级药品监督管理部门和国家药品监督管理局。

参 考 文 献

[1] 唐洪梅，涂星，熊芬，等. 中药不良反应的现状分析及应对策略探讨. 中国药师，2015，18（7）：1144-1147.

[2] 谢婷. 中药不良反应监测与风险效益评价体系建设研究. 成都：成都中医药大学，2015.

[3] 叶小飞，程刚，郭晓晶，等. 药品不良反应信号检测中遮蔽效应的影响及消除方法. 中国药物警戒，2013，10（1）：33-35.

[4] 郑翔. 基于临床案例库的药品不良反应信号检测技术的研究与实现. 杭州：浙江大学，2015.

[5] 王盼，朱文涛，郭国富，等. 药品不良反应信号检测研究现状. 中国药房，2013，24（2）：97-100.

[6] 唐利，王程程，彭媛，等. 联合用药不良反应信号检测研究进展. 华西医学，2015，30（3）：585-588.

[7] 李嘉伟. 药品不良反应个人报告系统构建及相关机制研究. 广州：广东药学院，2015.

[8] 范欣生，段金廒，华浩明，等. 中药配伍禁忌理论探索研究. 中国中药杂志，2015，40（8）：1630-1634.

[9] 张春霞. 中药毒副作用的预防策略及药理分析. 光明中医，2016，31（3）：433-434.

[10] 段金廒，张伯礼，范欣生，等. 中药配伍禁忌研究思路与技术体系框架. 世界科学技术 - 中医药现代化，2012，14（3）：1537-1546.

[11] 廖星，谢雁鸣，王永炎，等. 药品安全性证据分级分类探索研究——构建中药上市后安全性证据体. 中国中药杂志，2015，40（24）：4723-4727.

[12] 李鸿彬，李认书. 对上市中成药再评价制度的回顾与思考. 中草药，2015，46（2）：293-296.

[13] 位亚丽. 中药配伍禁忌理论文献研究. 北京：中国中医科学院，2013.

[14] 王丹，杜晓曦. 药品不良反应报告和监测管理办法解读及对中药不良反应监测的意义. 中国中药杂志，2012，37（18）：2686-2688.

[15] 伍军，林晓亮，江丽君，等. 中药不良反应监测发展状况与案例分析. 中国药物经济学，2014，9（1）：22-25.

第七章 中药药源性疾病的鉴别与救治

第一节 中药药源性疾病的鉴别

药源性疾病的诊断或鉴别是一项复杂而困难的工作，它是研究药源性疾病的关键，也是临床用药决策和对药源性疾病进行处理的基础。中药所含成分复杂，用药方式多样，其药源性疾病在临床表现、组织病理改变及实验检查等方面较西药所致药源性疾病更难鉴别，误诊率较高。药源性疾病的诊断困难首先是由于药源性疾病的继发性，也就是说是在一种或多种原发病治疗的基础上发生的。无论是患者叙述病史，还是医生询问病情，常常容易将中药引起的损害误认为是原有疾病的加重或并发症，因而造成病史的准确性和全面性欠缺，漏掉或忽略药源性疾病最重要的诊断依据——用药史。其次是由于药源性疾病的非特异性。毒性中药几乎可以损害到全身各器官系统，其临床表现大多数无特异性，病理损害与其他致病因子引起的病理改变类型基本相同。第三是临床用药的多样性。总之既要继续治疗原有疾病又要从多种中药中分辨出引起药源性疾病的中药是比较困难的，但掌握下列特点有助于早期诊断与治疗。

1. 追溯用药史 在药源性疾病的误诊病例中，有一半以上患者的误诊原因是遗漏或忽略了患者的既往用药史。因此，医生在诊断疾病时，应考虑到中药作为一种致病因子的可能性，认真仔细地询问患者治疗疾病的过程，了解其用药史是药源性疾病诊断的关键。

2. 明确用药时间、用药剂量与临床症状发生的关联程度 从开始用药到发生药源性不良反应或造成疾病都有一定的时间，这一段时间叫药源性疾病的潜伏期。不同的药源性疾病的潜伏期长短不一，因药而异，例如中药所致过敏性休克可在用药后的几分钟内发生，而药物性肝损害多发生在用药后1个月左右。根据不同的药源性疾病的潜伏期，确定用药时间与临床症状发生的关系密切与否是药源性疾病诊断或鉴别的重要依据之一。有些剂量相关的药源性疾病在剂量增加后，发生反应或症状加重，减小剂量后反应减轻或消失。如果能确定这种中药剂量与临床反应轻重的关系，也同样为诊断药源性疾病提供了有力的依据。

3. 询问既往药物过敏史和家族史 有时一种药源性疾病在第1次发生时很难确定，在后续用药中，再次出现相同的症状时，才使医生考虑到药源性疾病的可能。另外，有些特异体质的患者常对多种药物发生不良反应，甚至其家族中有多人发生相同的药源性疾病。如果医生在怀疑到某种药源性疾病时，应注意询问患者既往使用同种或同类药物是否发生同样的临床症状，以及药物过敏史和家族史，则对确立药源性疾病的诊断有很大的帮助。如中药板蓝根有引起过敏性休克猝死的报道，患者既往曾服用板蓝根颗粒若引起过敏，未引起重视，再次服用时有导致死亡的风险。

4. 排除药物以外的因素 由于药源性疾病是在一种或多种原发病治疗的基础上发生的，因此在诊断或鉴别药源性疾病时，要注意通过一定的诊疗方法排除原发疾病、并发症、继发症以及患者的营养状况和环境因素造成的影响，才能确立药源性疾病的诊断。

5. 确定致病药物　在药源性疾病诊断过程中，对联合应用的多种药物不能同时停用，以免延误原发病的治疗。医生还要根据中药应用的先后顺序、既往用药状况和相关的不良反应报道，确定哪种中药或哪几种中药的相互作用引起的可能性最大，然后有意识地停用最可疑中药、引起相互作用的中药，或改用其他类型或作用机制的中药；并继续观察患者停药后症状的变化，停药后症状缓解可作为鉴别药源性疾病相关依据之一。

6. 进行必要的实验室检查和相关的试验　在药源性疾病的诊断或鉴别过程中，医生应注意对患者进行以下两个方面的实验室检查和相关试验：①有助于药源性疾病确诊的检查，如嗜酸性粒细胞计数、皮试、致敏药物的免疫学检查、血药浓度监测、药品不良反应的激发试验等；这些检查可为药源性疾病的诊断提供可靠的依据。②受损器官系统及其损害程度的检查，如体格检查、血液学和生化学检查、器官系统的功能性检查、心电图、超声波、X线等理化检查；这些检查可为确定药源性疾病的受损器官、严重程度提供了可靠依据，同时也可指导进一步的治疗。

7. 进行流行病学调研　中药药源性疾病在单个病例发生时，通常以个例报告出现，可疑的反应极少得到证实性的调查，价值有限；提示的警告信号未被系统纳入通常使用的药物信息资源。因此，很难以此得出正确的诊断。药物流行性学在中药不良反应或药源性疾病的调查中，可以根据研究目的，灵活应用多种流行病学研究方法，确定药物与药害事件的关系，量化不良反应或药源性疾病的发生率，为中药药源性疾病的诊断提供技术支持。

总之，中药药源性疾病的诊断与鉴别，很大程度上取决于医生细心和认真的工作态度、丰富的临床经验和药理学知识以及对药源性疾病的认识。提高鉴别中药药源性疾病识别能力，分析中药临床应用中不良反应出现的时间、过程、与近期所用的中药及其药效学、药动学关系；有无中药之间相互作用的不良影响；参考权威文献资料，全面查阅病史、家族史，并依据实验室检验和临床症状的综合分析作出判定，才能提高药源性疾病的诊断率，减少漏诊率。

第二节　中药药源性疾病的救治

1. 及时停药，去除病因　及时停药，去除病因是药源性疾病最根本的治疗措施，不但能及时停止中药继续损害机体，而且有助于诊断。绝大多数轻症患者停用相关中药后疾病可自愈或缓解。因此，若怀疑药源性疾病是由中药引起的，但又不能确定为某种中药时，在条件许可的情况下，可按其中药反应规律，结合具体情况，逐个停用或改用其他中药治疗，根据中药可能导致的不良反应及停药后临床症状减轻或缓解，常可提示该疾病为某种中药所致的药源性疾病。

2. 加强排泄，延缓吸收　症状严重的药源性疾病常需根据病情采取对症治疗措施。一些与剂量相关的药源性疾病的治疗，临床可用静脉输液、利尿、导泻、洗胃、催吐、毒物吸附剂、血液透析等方法来加速药物的排泄，延缓、减少药物的吸收。

（1）清除毒物：洗胃前应先行催吐，但对年老体弱者及孕妇和患有食管静脉曲张、主动脉瘤、溃疡病、严重心力衰竭者不能使用催吐剂。洗胃是最有效的去除胃内残存物的方法，为清除肠内毒物，通常可将 3% 硫酸镁或 30% 硫酸钠由胃管灌入。含油类泻药有可能促进某些毒物的吸收，应避免使用。外敷或毒物污染皮肤、黏膜，经皮肤、黏膜局部吸收中毒，应立即用生理盐水或清水反复冲洗。

（2）加速排泄：对已进入体内的毒物应该设法促进排泄，泻药能清除肠内毒物，利尿剂能加速毒物由肾脏排泄，肝活化剂可加强肝细胞的解毒功能，静脉滴注生理盐水和葡萄糖液可稀释毒素并促进毒素的排泄。但对心力衰竭、肺水肿患者，要控制输液量。利尿剂可选用依他尼酸、呋塞米等。尿量过少或无尿时，可静脉滴注 20% 甘露醇或 25% 山梨醇 100~250ml。透析疗法适用于急性肾衰竭和某些药物的严重中毒者。

3. 拮抗性解毒药的应用　如致病中药很明确，可及时使用拮抗性的解毒药与对症解毒药，减少不必要损害的发生及不良损害的恶化。对于多种含金属离子的中药而言，依地酸钙钠能与金属离子络合成稳定而可溶的金属络合物，从尿中排出而解毒，对锰、钴、镁、汞、铜也有解毒效力。二巯丙醇能夺取与组织中酶系统结合的金属离子，也能直接和游离金属离子结合，其结合物毒性低，容易排泄，可用于砷化物及重金属如汞中毒。传统中药绿豆可解附子、巴豆毒；甘草对马钱子、洋金花、天仙子、乌头、附子等中毒都有一定的解毒作用；生姜可解生天南星、生半夏之毒；黄芩也可用于砒霜、巴豆、斑蝥、番木鳖、天仙子、曼陀罗等中毒。

4. 过敏反应的治疗　过敏反应是中药药源性疾病中最常见也是最重要的临床表现，应积极处理，特别是过敏性休克，要及时采取有力措施进行抢救，切忌延误时机，并将致病中药告诉患者防止日后再次发生过敏。

（1）抗过敏治疗：可使用抗组胺类药物如异丙嗪、氯苯那敏、苯海拉明等抗过敏；维生素 C 及葡萄糖酸钙也有抗过敏作用。肾上腺皮质激素如地塞米松等药物具有抗过敏、抗休克、抗炎的作用，可用于严重的过敏性药源性疾病和中药引起的自身免疫性疾病的治疗。

（2）过敏性休克治疗：如出现过敏性休克，应立即抢救，使患者平卧，抬高下肢，吸氧，开放静脉通路，并注意保暖。肾上腺素是治疗过敏性休克的首选药物，可缓解过敏性休克的心跳微弱、血压下降、呼吸困难等症状。一般皮下或肌内注射 0.5~1.0mg，病情严重者可静脉滴注肾上腺皮质激素，肌内注射异丙嗪治疗。发生心跳呼吸骤停者，立即按心肺复苏抢救治疗。

5. 受损器官的治疗　对中药引起的各器官系统损害的治疗方法与其他病因引起的相应器官损害的治疗方法相同。如对药源性肝病的治疗是停用肝损害药物，给予保肝药物治疗，尽可能将肝损害降至最小；药源性高血压在停药后血压仍高者，也与原发性高血压一样根据患者血压升高状况选用降压药物治疗。对药源性急慢性肾衰竭的治疗原则首先去除诱因，然后对症处理，包括饮食调节，维持水电解质平衡，纠正酸中毒，选用大黄等中药煎剂保留灌肠，严重中毒者应及早进行血液透析等。

6. 对症处理　对症处理是中药药源性疾病的重要措施。如过敏性皮肤损害可对症局部用药，缓解瘙痒、皮疹等症状；恶心、呕吐等消化道反应可给予止吐剂治疗；而药物引起的发热可用解热镇痛剂治疗。但需注意的是有些患者对多种药物敏感，在进一步治疗和选择药物时要简化治疗措施，避免此类药物的反复使用，加重已发生的药源性疾病。

参 考 文 献

［1］张冰，徐刚.中药药源性疾病学.北京：学苑出版社，2001.

［2］吴笑春.药源性疾病诊治手册.北京：人民军医出版社，2005.

［3］刘坚，吴新荣，蒋琳兰.药源性疾病监测与防治.北京：人民军医出版社，2009.

［4］王爱民.中药药源性疾病危害的概述.中药新药与临床药理，2003，14（6）：424-426.

［5］侯连兵，秦飞.中药药源性疾病的现状及其防治对策.中国药师，2015，18（8）：1320-1324.

［6］池里群.对中药药源性疾病及中药不良反应的探讨.中国医院用药评价与分析，2011，11（1）：74-75.

［7］秦林飞.中药不良反应原因分析与预防措施.中医临床研究，2015，7（35）：131-132.

［8］吕梅冰.中药注射剂致药源性疾病及临床对策.广东药学院学报，2004，20（6）：674-675.

［9］张明生，周亚军.浅谈中药药源性疾病的预防.光明中医，2008，23（12）：2027.

［10］关红霞，许军.中药药源性疾病成因及防治方法探析.内蒙古中医药，2010，29（10）：39-40.

［11］李静.中药药源性疾病的防范与处理体会.中国误诊学杂志，2010，10（28）：7042-7043.

［12］孙丹，赵鑫鑫.药源性疾病的诊断与治疗.中国医药导报，2009，6（10）：240，243.

［13］谢惠民.药源性疾病的诊断与处理.中国临床医生，2008，36（7）：8-11.

［14］王凤英.药源性疾病的诊断及其防治.湖北中医学院学报，2004，6（3）：40-41.

［15］韩进庭.中草药引起的药源性疾病.长春中医药大学学报，2006，22（3）：59.

［16］徐刚.防治中药药源性疾病的几点建议.中华中医药学刊，2002，20（9）：71-72，76，78-79.

［17］刘金英，许恒忠.药物不良反应与药源性疾病及其防治原则.中国医药导刊，2009，11（3）：524，523，522.

［18］杨翠霞，王金巧.药源性疾病的成因分析和防治原则.首都医药，2000，7（10）：28.

［19］叶祖光，张广平，刘新义.刍议中药注射剂不良反应的原因及防治.世界科学技术-中医药现代化，2010，12（6）：985-989.

［20］李鹏，欧伟文，李毅，等.中药不良反应产生的原因及对策.时珍国医国药，2009，20（1）：254-256.

［21］阮碧，邓年媛，梁兆昌.中药注射剂不良反应原因及对策探析.中国医院药学杂志，2009，29（12）：1061-1062.

［22］包国光，李晓霞.中药不合理应用引发药害问题的原因及防治.中国现代药物应用，2010，4（15）：138-139.

［23］苗明三.常用中药毒理学.北京：中国中医药出版社，1997.

［24］苗明三，朱飞鹏，朱平生.实用中药毒理学.上海：第二军医大学出版社，2007.

第八章 中药药源性疾病的流行病学研究

药物流行病学（pharmacoepidemiology，PE）是 20 世纪 80 年代以来，由临床药理学和流行病学等学科相互渗透形成的一门新兴学科，药物流行病学是应用流行病学技术研究人群中药物利用及其作用的应用科学。

药物流行病学起源于 ADR 监测工作的开展，近 20 余年来，随着全球药品安全监测工作的不断发展，药物流行病学的理论与方法渐趋完善，国际上已成立了国际药物流行病学学会（ISPE），并建立了药物流行病学研究的大型数据库。我国自 1989 年建立国家药品不良反应监测中心以来，药物的不良反应监测取得了长足的发展。1992 年《药物流行病学杂志》正式创刊，1994 年成立了我国的药物流行病学专业委员会。但是，在运用药物流行病学开展中药药源性疾病的研究方面，基本上尚处于起步阶段，研究较多的是文献分析报道和回顾性分析，大样本、多中心研究项目并不多，与国际上一些发达国家相比尚存在一定的差距。因此，应大力推动药物流行病学在中药安全性评价研究中的运用，加强中药药源性疾病的流行病学研究，以揭示中药药源性疾病的发病情况、影响因素，防控某些严重不良反应后果的发生，确保中药在人群中安全合理使用。

第一节 药源性疾病的流行病学研究任务

药物流行病学采用科学的设计与方法，通过调查、比较，可以分析药品不良反应与相关因素间的关联关系，从而找出引起药物临床不良反应的真正原因，为药物上市后监测、临床合理用药提供决策依据。同时为临床个体化给药方案提供科学依据。其研究任务涉及了解与分析人群中与用药有关的各种因素，主要包括：

一、用于药品不良反应或药源性疾病监测

1. 验证 ADR 或药源性疾病与药物之间的因果关系　药品不良反应（ADR）监测是药物流行病学研究的重要内容。国家监测系统每年收集了大量的 ADR 病例报告，但大多数病例的因果关系难以确定。在这种的情况下，国际上许多学者把流行病学的原理、方法应用到 ADR 的监测工作中，解决了药品安全性监测方面的许多难题，使药品监督管理部门能够迅速对有关药物采取新的管理措施。

因果关系评价包括微观评价和宏观评价。微观评价是指具体某一不良反应与药物之间的因果关系，即个案因果关系评价。宏观评价即运用药物流行病学方法验证或驳斥某一不良反应与药物之间的因果关系假设。从根本上来说，ADR 因果关系只能运用药物流行病学的方法，对大量人群进行调查研究和科学分析才能确定，尤其是面对非预期的不良反应，就必须进行准确的因果关系评估。

2. 探寻 ADR 或药源性疾病的影响因素　药物流行病学的一项重要内容是探讨病因。

流行病学的病因一般称为危险因素（risk factor），它是指使疾病发生概率即风险升高的因素。它包括用药者的种族、性别、年龄、药物剂型、给药途径、用药时间、合并用药、患者的基础病等对 ADR 的发生、发展的明显影响的因素。要掌握这些影响因素的规律，就必须深入进行药物流行病学调查研究。不仅要从宏观角度研究，而且应针对具体的药物进行研究，因为各种因素对具体药物的 ADR 有不同的影响。

二、宏观指导临床安全合理用药

通过药物流行病学的方法，可从宏观上了解各种药物在不同人群（如老年人、儿童、男女等）中安全性，了解不同药源性疾病的临床表现、发生、发展、诱发、预后转归等，而且通过比较分析不同剂型、不同剂量、合并用药等因素对不良反应的影响，从个体患者的角度对临床医师决定用药方案提供科学依据，做到用药个体化，从而提高临床医师的合理用药水平，预防和减少 ADR 或药源性疾病的发生。

三、为药政法规制定提供依据

药物流行病学提供在不同时期、不同地区、不同人群中 ADR 或药源性疾病的发生率、死亡率、病程变化以及对社会的影响，为药政部门制定防治策略及安排必要的经费、设施和人力提供依据。对某些严重的 ADR 或药源性疾病，需通过流行病学方法，全面调查其利弊作用，对其进行综合性利弊评价，从而提高药政部门的管理水平。

有学者归纳总结认为，通过研究药物在人群中产生的效应，为临床治疗与药事管理提供合理用药的依据。药品的安全性、有效性与经济性是合理用药的主要内涵。只有药物流行病学才能回答药物对特定人群或普通人群效应与价值，这是药物流行病学区别于其他学科的独特作用。药物流行病研究不仅能为药政法规的制定提供资料和依据，而且可以为防治措施的制定和药物疗效的评价提供参考资料，并且能够指导临床合理用药，避免 ADR 的发生，以及采取积极有效的措施防治 ADR，降低 ADR 的发生率，保障用药安全。

第二节　中药药源性疾病的流行病学研究方法

引起中药不良反应的因素十分复杂，包括中药自身固有的不良反应、药品生产质量缺陷、不合理用药以及中药所产生的非预期不良反应等。而我国中药药品的审批均以动物实验、临床试验和上市后的观察结果为主要依据来决策，很难完全了解药品的不良反应以及造成药品不良反应的因素。广大药学工作者需要更多的方法评价中药 ADR，尤其在重大药害事件的调查中，更需要灵活运用多种流行病学研究方法确定中药与不良反应的关系。中药药源性疾病的流行病学方法主要包括：描述性研究、分析性研究、实验性研究和二次研究等。

一、描述性研究

描述性研究（descriptive study）是描述疾病在时间、地区和人群方面的分布信息，是药物流行病学中最基本的研究方法之一，能为流行病学研究提供必要的基础性资料。其主要通过观察并记录药源性疾病在时间、地区、人群方面的各种分布（如年龄、性别、职业、民族等）等。描述性研究主要有病例报告、医院集中监测、现况调查等方法。

1. 病例报告　病例报告是指医务人员在医疗实践中，对某种药品所引起的药品不良反应或药源性疾病直接呈报给 ADR 监测机构、制药厂商等或通过医药学文献杂志进行报告。病例报告往往是发现药品不良反应的第一线索，也是药物流行病学中最基础的工作。药物上市后引起的罕见不良反应，甚至药源性疾病的初次报道多来自医生的病例报告。但病例报告未设对照组，不能进行因果关系确定，且一旦某药物的可疑 ADR 或 DID 被公布，常引起过度报告，导致偏性结论。

2. 医院集中监测　医院集中监测是指在一定的时间、一定范围内对某一医院或某一地区所发生的 ADR 及药品利用情况进行详细记录，探寻 ADR 的发生规律。利用医院集中监测，可获得详细、完善的用药信息，数据准确可靠，可获得 ADR 的相对发生率；医院集中监测是对自发性呈报系统的良好补充，可全面考察某个中药品种上市后在人群中应用的安全性，通过流行病学相关统计等，可发现安全性信号并进行预警。缺点是数据代表性较差，缺乏连续性，花费较高。

我国国家药品不良反应监测系统数据表明，2012—2014 年近 3 年医疗机构报告量占总报告量的百分比分别为 75%、78%、82%。因此，医疗机构有效开展 ADR 监测、减少用药风险和危害具有重要意义。

有学者通过采用多中心、大样本的医院集中监测方法，监测 10 149 例丹红注射液的临床应用，获得了丹红注射液 ADR 的发生率、性质和临床表现，发现其不良反应为速发型，发生率为 0.682%，属 A 型偶见不良反应，并认为医院集中监测方法是开展中药注射剂上市后安全性再评价的适宜方法。

有学者对四川省某 5 家医院 336 例参麦注射液安全性进行了医院集中监测，数据的分析和评价显示：原患疾病超说明书用药，中医证候不对证，超说明书用药浓度，用药速度（静脉用药滴速）超过正常用药速度及合并用药种类过多为监测中所发现临床中存在的不合理用药现象及安全性风险信号。

3. 现况调查　现况调查（prevalence survey），又称为横断面调查（cross-sectional survey），是研究在特定时间与特定范围人群中使用中药后发生 ADR 的分布状况，从而提供 ADR 发生频率和特征的信息。有采用横断面调查方法，对山东某三甲医院 8 451 例 18 岁以上健康体检者服用含马兜铃酸（AA）中成药与慢性肾脏病发病情况及其相关性进行了研究。结果显示，经常服用含 AA 的中成药的 258 例人群中，慢性肾脏病发病率为 3.05%，肾功能下降者占 3.3%，提示应慎用含有 AA 的中成药，避免引起肾损害。

二、分析性研究

分析性研究是指对所怀疑中药在选择人群中寻找所致疾病发生的条件和规律，验证因果关系。与描述性研究不同，分析性研究最重要的特点是在研究开始就设立了相应的对照组，通过比较用药组与对照组之间各种分布的差异，可以检验中药与 ADR 的因果关系。主要包括病例 - 对照研究和队列研究两种基本类型。

1. 病例 - 对照研究　病例 - 对照研究（case-control study）作为验证病因假设的研究方法，是最常用的流行病学分析方法之一。病例 - 对照研究是将研究对象按 ADR 的有无分为病例组和对照组，调查中药服用情况以判断中药暴露与 ADR 有无关联以及关联程度的大小。其特点是从结果探寻原因，因此又被称为回顾性研究。

病例 - 对照研究在 ADR 评价中具有独特优势，其优点是研究对象样本量小，病例易获取，所需人力、物力较少，获得结果较快；缺点是易出现回忆偏倚，因素考虑可能不完全，选择对象时易出现选择性偏倚等。

采用匹配病例 - 对照研究方法，对某医院住院儿童使用双黄连注射液发生 ADR 的危险因素进行了研究。采用 1：2 匹配病例组和对照组，其中发生 ADR 的病例组 39 例，对照组 78 例。选取既往史、过敏史、合并抗菌药、合并用药总数、出现时间、用药总天数、溶媒、滴速、剂量、生产批次等候选危险因素进行调查分析，采用配对单因素和多因素条件 logstic 回归分析。结果显示，合并用药总数为 ADR 产生的危险因素，比值比（odds ratio，OR）为 2.49；多因素条件 logstic 回归分析也显示合并用药总数是双黄连 ADR 出现的危险因素，OR 为 2.678（95% 可信区间：1.199~5.979）。

2. 队列研究 队列研究（cohort study）是指选定服药和未服药两组人群，在一定时间内随访观察，比较两组人群 ADR 的发生率，从而检验中药与 ADR 之间的因果关系。常用的有回顾性队列研究和前瞻性队列研究。

前瞻性队列研究是根据研究对象目前是否服药分为两组，随访观察一段时间不良结局的发生情况并加以比较。其主要缺点是对不常见的中药暴露或罕见的、迟发的 ADR 不是很适用，而且对已经高度怀疑可能有害的某种中药采用此方法就违背了伦理学原则。

回顾性队列研究是根据已掌握的历史记录确定研究对象是否服药，从历史资料中获得不良结局的发生情况。特点是资料搜集与分析可以在较短时期内完成，而且不存在伦理学问题。目前大多数药品不良反应研究多采用该方法，尤其是随着药物上市后监测的完善和大型数据库链接的实现，"计算机化"的队列研究在药品不良反应研究中发挥日益重要的作用。

队列研究的优点是在 ADR 结局之前确定用药与非用药组，与病例 - 对照研究相比，减少了偏倚的发生，研究可信度高，并可获得与药物相关事件的发生率，尤其是在病例 - 对照研究结果有争论时，大型的队列研究往往更具说服力。

采用前瞻性队列研究法，对 32 家医疗机构使用葛根素注射液的 1 319 例患者进行系统观察，以同期使用丹参 / 复方丹参注射液的 541 例病例为对照组，研究证实葛根素注射液与急性血管内溶血的发生具有相关性，ADR 发生率 3.34%，与丹参 / 复方丹参注射液（3.14%）相比无差异，暴露组 ADR 以转氨酶升高、药疹和溶血性贫血最为多见；对照组以药疹为主，2 组 ADR 表现形式的构成差异显著。暴露组中 / 重度病例占 15.9%，死亡 2 例；而对照组无发生中 / 重度 ADR 病例。应用 logstic 回归分析葛根素注射液发生 ADR 的危险因素，发现年龄 65~75 岁的患者应用葛根素发生 ADR 的概率是年龄 <65 岁患者的 2.0 倍。

采用回顾性队列研究方法，对葛根素注射剂与短期发热的关联度进行系统研究。以多家医疗机构符合纳入条件的心脑血管疾病患者为研究对象，设立葛根素注射剂用药组即暴露组（使用天保康和普润注射液）与非暴露组（使用其他药物），分别调查两组的发热发生率，统计分析暴露的相对危险度（RR）和归因危险度（AR），并分析比较了质量改进前上市与质量改进后上市的葛根素注射剂（普乐林）发热发生率的差异。结果显示上市后的天保康（6.31%）和普润注射液（5.66%）致热发生率分别与非暴露组比较，无显著差异，提示天保康和普润注射液与其临床使用中的发热无因果联系。而天保康和普润注射液与普乐林发热发生率差异显著。提示药品质量改善可以消除某些药物的严重 ADR，提高用药安全性。

3. 分析性研究新方法 除了病例 - 对照、队列研究等传统的流行病学研究方法外，近年来发展了一些新的流行病学方法，如病例 - 交叉设计（case-crossover study）、病例 - 时间 - 对照设计（case-time-control study）、巢式病例对照研究（nested case-control study，NCCS）、病例 - 队列研究（case-cohort study）及病例 - 病例研究（case-case study）等。其中，巢式病例对照研究为病例 - 对照研究与队列研究的有机结合，是目前较为适合于此类研究的药物流行病学方法之一。

采用巢式病例对照研究设计，通过条件 Logistic 回归模型分析各项免疫毒理学指标如免疫球蛋白 E、免疫球蛋白 G、白介素 -4、组胺在清开灵注射液过敏后的变化规律及其两者的相关性，探索上市中药注射剂发生过敏反应后的人群免疫毒理学检测指标的变化规律以及与过敏反应发生的相关性，进一步明确了中药注射剂发生过敏反应的机制及预防过敏反应发生的方法。

基于全国 20 家三级甲等综合医院信息系统（hospital information system，HIS）数据库，采用巢式病例对照设计，筛选疑似过敏反应患者 98 例，与未发生过敏反应人群 392 例作对照，探讨入院病情、过敏史、单次用药剂量、疾病、联合用药与舒血宁注射液疑似过敏反应发生的相关性。结果发现，联合用药为疑似过敏反应发生的危险因素；未发现患者过敏史、入院病情、单次用药剂量、入院疾病与疑似过敏反应发生有明确关系。

三、实验性研究

实验性研究（experimental study），又称实验流行病学（experimental epidemiology）、流行病学实验（epidemiological experiment），或干预研究（intervention study），是将研究人群随机分为实验组和对照组，研究者对实验组人群施加或除去某种干预措施后，随访并比较对照组人群疾病发生的影响，以证实或揭示试验药物的治疗作用、ADR 等的研究方法。

随机临床试验（RCT）是比较常用的临床试验。其优点是偏倚少，重复性好，结果可靠，可获得一种干预与多种结局的关系。但由于单纯开展药物 ADR 试验性研究不符合伦理学要求，因此，目前临床实验性研究较少，很多情况下是在观察药物疗效的临床试验中同时观察药物的安全性。然而，国内进行的多数临床试验只注重临床疗效的观察，而忽视了 ADR 观察。如对 2005—2009 年 5 年国内期刊杂志刊登的有关中药随机对照临床试验中安全性报告的情况进行评价，并与以往 15 年（跨度 25 年）的分析结果进行对比。结果 5 年内 3 种期刊药物临床试验的文章中，分别只有 37%（204/550 篇）、38%（140/364 篇）和 38%（29/76 篇）对安全性进行了报告，从数量和报告的质量上与以往 15 年（跨度 25 年）的 40%（354/879 篇）、38%（173/452 篇）和 33%（40/123 篇）相比并没有明显改善。认为中药安全性在临床试验报告中重视不够。因此，在临床试验中 ADR 的观察应引起研究者的重视，以便为临床获得可靠的安全性数据。

四、二次研究

二次研究是相对于原始研究而言的，它是指对一系列的原始研究结果进行再次研究、综合和创新。其主要方法和技术支持包括流行病学、统计学、高速互联网和计算机以及大量的原始研究结果。二次研究也是评价中药安全性的有力工具之一，目前常用的研究方法是文献评价和 Meta 分析。

1. 文献评价　是系统查阅一段时期内某一方面的文献资料，经过整理、归纳、分析、提炼而成的综合性报告。优点是专题性强，能反映出研究现状和进展，内容和形式较灵活。

对 2006—2008 年上海市药品不良反应监测中心收集的 5 277 例不良反应进行了分析。结果显示，中药不良反应主要为皮肤附件损害、过敏反应和消化系统损害；严重不良反应发生为 2.8%。

采用文献回顾性分析方法，对中药引发过敏反应的危险因素及中成药致敏成分进行了研究。结果表明，中药引发过敏反应的主要危险因素有过敏史、剂型、给药途径、配制溶媒及联合用药等；中药注射剂是引发过敏反应的主要剂型，且易引发过敏性休克等严重不良反应；过敏史、给药途径、配制溶媒以及过敏出现时间为中药注射剂引发过敏性休克的显著性危险因素。中药致敏原网络分析结果显示，金银花、黄芩、连翘、栀子等为临床高致敏的可疑中药材，且栀子、鱼腥草、板蓝根等为致过敏性休克发生的高风险药材；β- 谷固醇、绿原酸、棕榈酸等成分与中药过敏反应的发生高度相关。

2. Meta 分析　Meta 分析是系统综述中对定量资料进行统计处理的一种方法。它通过对同一课题的多项独立研究结果进行系统的、定量的综合性分析，提供量化的平均效果来回答研究的问题，提高结论的可信度。

应用计算机检索多个数据库，对 1994—2014 年有关药物性肝损伤进行回顾性分析，采用 Meta 分析方法了解我国大陆地区中草药致药物性肝损伤的发生率。结果纳入 68 篇文献，总样本量为 7 647 人，加权合并显示，中草药致药物性肝损伤发生率 30.21%（95%CI：26.76%~33.65%），提示中草药致药物性肝损伤发生率较高，其中北方与南方地区无显著性差异（$P>0.05$）。

有学者检索了雷公藤用药者发生血液系统不良事件的随访研究，并对其血液系统不良事件发生率进行了 Meta 分析。结果显示总的雷公藤用药者血液系统不良事件平均每 1 000 人发生 61 次。3 个主要血液系统不良事件：白细胞减少、血红蛋白减少和血小板减少，加权合并的发生率分别为 5.6%（95%CI，4.3%~7.3%）、1.7%（95%CI，0.5%~5.0%）、1.8%（95%CI，1.0%~3.1%）。提示雷公藤用药者血液系统不良事件的发生率较高，应重视对血液系统不良事件的防治。

第三节　中药药源性疾病的流行病学研究应用

中药不良反应或药源性疾病普遍存在，影响因素复杂，临床表现多样。采用回顾性研究方法，对 2009—2013 年解放军药品不良反应监测中心收集的来自 123 所医院 5 188 例中药 ADR 报告进行了分析。结果显示：中药 ADR 累及系统 / 器官的主要表现以皮肤及附件损害（29.74%）、全身性损害（16.22%）、胃肠系统损害（16.03%）为主。发生严重 ADR 例次靠前的中药品种依次为冠心苏合丸、何首乌饮片、参麦注射液、肾康注射液、血必净注射液、龙胆泻肝丸。

中药大多是复方，而且监测中药 ADR 远不如监测化学药的 ADR 历史长、范围大、力度强、水平高，因此确认中药 ADR 有一定的难度。在运用药物流行病学开展中药药源性疾病的研究方面，基本上尚处于起步阶段，研究较多的是文献分析报道和回顾性分析，大样本、多中心研究项目并不多，目前对中药 ADR 或药源性疾病的流行病学分析主要应用于中药注射剂、含有毒中药的复方或制剂，具体应用如下：

一、中药注射剂

目前我国市场上流通的中药注射剂约占整个中药市场份额的 3%，而注射剂不良反应却占整个中药不良反应的 70% 左右。中药注射剂不良反应相关因素较复杂，除可能与患者体质、合并抗微生物药物、合并其他中药注射剂、过敏史及给药途径、用量、浓度等因素相关外，由于中药制剂本身成分复杂，有效成分、原料和生产过程发生的变化，均可导致成分体系发生改变，影响其质量，增加不良反应发生率。

对 1989—2008 年《卫生部药品标准》中 68 种中药注射剂不良反应进行的文献研究结果显示：68 种注射剂几乎都出现 ADR，具有普遍性；不良反应表现以全身性反应（发热、过敏反应等）、皮肤附件损害、心血管系统、呼吸系统、消化系统损害占 84.94%，其中过敏反应占比较多；有过敏史患者过敏性休克发生率明显增加；鱼腥草注射液、刺五加注射液、双黄连注射液、清开灵注射液、复方丹参注射液 ADR 发生较多；部分注射液不良反应存在性别差异，如参麦注射液、双黄连注射液等女性高于男性；板蓝根注射液、复方丹参注射液男性高于女性；年龄方面：10 岁以下、60 岁以上发生 ADR 概率相对较高。

中药注射液流行病学研究重点也集中在过敏反应影响因素方面：如采用前瞻性队列研究葛根素注射液与溶血性贫血的相关性；采用回顾性队列研究葛根素注射剂与发热相关性；采用巢式病例对照研究对清开灵注射液、舒血宁注射液、参麦注射液疑似过敏反应影响因素进行了研究。

二、含有毒中药的复方或制剂

目前中药饮片的安全性临床研究较少，多采用回顾性分析方法，有研究回顾分析了 492 例中药饮片不良反应，结果显示中药饮片不良反应涉及临床症状较多，主要为皮肤及黏膜系统反应及胃肠、肝胆系统反应等，提出应注意合理应用中药饮片以减少其不良反应的发生。

药源性疾病的药物流行病学研究主要针对含有毒中药的复方或制剂：如系统检索了雷公藤用药者发生血液系统不良事件的随访研究，并对其血液系统不良事件发生率进行了 Meta 分析；有采用横断面调查方法，对山东某三甲医院 2012 年 9 月至 2013 年 9 月 8 451 例 18 岁以上健康体检者服用含马兜铃酸（AA）中成药与慢性肾脏病发病情况及其相关性进行了研究。

采用药物流行病学的方法，对医院门诊患者附子应用的安全性及相关影响因素进行了前瞻性研究。结果 365 例病例中有 17 例（1.9 人次）患者服药后出现轻度的不良事件，占随访病例数的 4.66%，不良表现以消化系统、心血管系统为主。对 17 例发生不良事件的病例进行因果关系判断，其中 1 例患者的不良事件肯定与附子有关；3 例患者的不良事件很可能与附子相关；其余病例不良事件的发生则可能与附子相关。对 17 例患者的不良事件进行不良反应严重程度分级，提示均为轻度不良反应，持续时间较短，大多可自行缓解、消失，或延长煎煮时间、对症处理后症状好转、消失，所观察病例预后良好，无后遗症。

对 1988—2012 年国内外文献报道肝损伤病例 147 例（选择性分析 53 例）以及 302 医院收治的何首乌肝毒性的 210 例（选择性分析 40 例）患者进行资料研究和分析。结果从 210 例患者资料的分析结果看，生首乌和制首乌均可能造成肝损伤，原因可能是目前何首乌的炮制工艺尚未能完全除去何首乌中引起肝损伤的毒性成分；另外也不排除患者所服用的药材炮制不规范或所用何首乌品种混淆等相关因素。除何首乌本身的因素外，民众对何首乌功效的过度夸大，无论是专业人士或者普通民众对何首乌的毒性缺乏警觉性，擅自用药、超剂量用药等不合理用药的现象普遍，临床用药过程中常忽视特异体质及家族遗传因素均为导致何首乌及其制剂发生相关肝损伤的重要的人为影响因素。

对采用随访调查方式对使用含黄连汤剂的门诊患者不良反应发生情况和不良反应特征进行了安全性主动监测，结果：使用含黄连的中药汤剂的 201 例患者中，不良反应发生率为 8.95%（18/201），其不良反应发生与用药剂量、患者寒热不同体质、中药配伍密切相关。

目前，我国中药安全性研究尚处于初级阶段，大多局限于病例报告和文献综述，这些只是初步的了解药品 ADR 的信息，早期发现药品 ADR 的预警信号，却不能确定药品与 ADR 的因果关系。针对这些信号可以设计科学深入的流行病学研究，如进行一些横断面研究、队列研究和病例 - 对照研究等，来验证或者驳斥 ADR 与药物之间的因果关系假说，研究 ADR 的影响因素。同时，药物流行病研究作为药品上市后研究和临床合理用药的科学工具，也是《国家基本药物目录》遴选的重要依据。中药注射剂的安全性问题比较突出，这与中药注射剂上市后研究资料的缺乏是密切相关的，也严重阻碍了祖国传统医药的发展。因此，正确地、灵活地运用流行病学各种研究方法开展中药上市后的安全性研究前景广阔，必将会有更大发展。相信经过坚持不懈地探索和努力，必将开创我国中药 PE 研究的新局面。

参 考 文 献

［1］李学林，唐进法，孟菲，等.10 409 例丹红注射液上市后安全性医院集中监测研究.中国中药杂志，2011，36（20）：2783-2785.

［2］谭叶楠.中药安全性监测方法研究.成都：成都中医药大学，2011.

［3］乔秀芸.普通人群服用马兜铃酸类药物与慢性肾脏病相关性研究.济南：山东大学，2014.

［4］陈颖，毛宗福，任经天.双黄连注射剂儿童不良反应病例对照研究.药物流行病学杂志，2007，16（3）：158-160.

［5］邓培媛，李群娜，朱玉珍，等.葛根素注射剂不良反应及其影响因素分析.药物流行病学杂志，2005，14（1）：14-17，24.

［6］黄雪融，王希佳，郑荣远，等.葛根素注射剂与发热相关性的药物流行病学研究.医药导报，2008，27（10）：1264-1266.

［7］赵玉斌，肖颖，谢雁鸣，等.清开灵注射液过敏反应患者血清免疫毒理学指标变化规律的巢式病例对照研究.中成药，2011，33（5）：746-751.

［8］杨薇，尤丽，谢雁鸣，等.处方序列分析结合巢式病例对照设计探讨舒血宁注射液疑似过敏反应影响因素.中华中医药杂志，2015，30（5）：1417-1420.

［9］李迅，李昕雪，刘智君，等.国内期刊中药临床试验安全性报告分析.中国药物警戒，2010，7（1）：20-24.

［10］朱玲琦，杨铭，杜文民，等.5 277例中药不良反应分析.中国临床药学杂志，2010，19（5）：313-316.

［11］林明宝.中药引发过敏反应的危险因素及中成药致敏成分研究.杭州：浙江大学，2013.

［12］许成勇，王发渭，孙志高，等.国内中草药致药物性肝损伤发生率的荟萃分析.中国中医急症，2014，23（11）：1988-1989，2043.

［13］李志霞，马冬梅，杨兴华，等.雷公藤用药者血液系统不良事件发生率的Meta分析.中国中药杂志，2015，40（2）：339-345.

［14］朱峰，郭代红，袁凤仪，等.123所医院5 188例中药疑致不良反应报告评价与分析.中国药物应用与监测，2015，12（2）：94-97.

［15］晋睿.近两年需要作安全性再评价的中药情况.中国药物经济学，2013，1（1）：19-20.

［16］马鸿雁，辛征骏，孙翠萍，等.中药注射剂不良反应文献分析.药物流行病学杂志，2010，19（7）：420-423.

［17］王连心，唐浩，谢雁鸣，等.巢式病例对照研究在HIS真实世界参麦注射液疑似过敏因素分析中的应用.中国中药杂志，2013，38（18）：3019-3023.

［18］蔡德，欧阳小青.492例中药饮片不良反应分析.汕头大学医学院学报，2002，15（1）：51-52.

［19］田玉静.附子临床应用安全性的前瞻性研究.广州：广州中医药大学，2010.

［20］马致洁.何首乌肝毒性客观性、临床标志物及损伤机制的初步研究.成都：成都中医药大学，2013.

［21］牟稷征，刘颖，仝小林，等.基于临床的含黄连中药汤剂安全性主动监测研究.世界中医药，2014，9（10）：1373-1375，1378.

第九章 中药药源性疾病的法律分析

第一节 我国司法实践对中药药源性疾病的处理现状

我国一直没有权威的中药药源性疾病损害死亡人数的统计数据。据国家药品不良反应监测年度报告，2022年和2021年全国药品不良反应监测网络分别收到"药品不良反应/事件报告表"202.3万份和196.2万份，按怀疑药品类别统计，中药占12.8%和13.0%。2022年203种国家基本药物中成药不良反应/事件报告12.0万余例次，其中严重报告6 962例次，占5.8%，涉及内科用药、外科用药、妇科用药、儿科用药、眼科用药、耳鼻喉科用药、骨伤科用药。随着人们对于医疗和药品提出更高的要求，药患纠纷发生率也呈增长的态势，全国各级人民法院受理的诉讼案件增加，但绝大多数案件难以认定责任，索赔无望。

"是药三分毒"，药品是一把双刃剑；中药跟化学药和生物药物一样，既具有治疗作用，又具有不良反应。中药药源性疾病是伴随中药而客观存在的一种医学风险，是无法完全避免的。

中药药源性疾病的成因复杂多样，包括中药质量欠佳、品种混淆、给药途径失宜、用量过大、长期用药致慢性蓄积、炮制不当、误用滥用、配伍禁忌、不恰当联合用药、特异体质以及病理状态等原因，也包括合格中药在正常用法和用量情况下出现的人体器官功能失调或组织损害疾病的一些临床未知潜在风险。可以说，由于现代科学技术和医学水平的局限性，我们所获知的中药对人体的作用机制及其疗效和安全性的信息在很大程度上只是冰山一角。因此，中药标准虽然规定了其质量，但并不能保证绝对安全。

从责任认定上，中药药源性疾病往往由患者自身病情、特异体质、患者过错、医疗行为过失等多种因素叠加引起，从法律上说是多因一果，各种因素的作用比例很难认定；此外，中医采用辨证论治，即便是同一疾病，中药处方也因证而异，属于个体化诊疗方式，难以建立法律意义上的用药规范，所以中药药源性疾病的责任认定很难找到相应的法律依据。

中华人民共和国成立以来药品侵权最严重、危害面最大的"龙胆泻肝丸事件"，曾引发全国多地140多名受害人起诉的案件，也是中药药源性疾病责任认定困难的一个典型的司法案例。在患者与生产企业人身损害赔偿案件审理中，由于患者无法证明服用龙胆泻肝丸与人身损害存在因果关系而败诉。但大量服用龙胆泻肝丸的患者得肾病是不争的事实。该类案件的举证责任分配问题亦引起社会关注。1998—2003年，仅北京中日友好医院肾内科已有100多例因服用龙胆泻肝丸而导致肾损害的患者。直到龙胆泻肝丸配伍中"关木通"含有马兜铃酸，容易导致严重肾损害继而引发尿毒症的证据被频繁披露，才引发了人们对中药药源性疾病的重视。

我国的药品不良反应监测工作起步较晚，于1998年成为世界卫生组织"国际药品监测计划"的正式成员国，监测体系正逐渐完善。中药药源性疾病包含内容宽泛，除不良反应，还包括中药质量问题和不合理用药等导致的异常反应或疾病。随着现代工艺技术引进和中药在医疗领域运用的扩展，中药新品种、新剂型相继投入临床应用，中药药源性伤害也呈现新问题，先后发生的"龙胆泻肝丸事件""鱼腥草注射液事件""刺五加事件""糖脂宁胶囊事件"等，使中药药源性疾病被纳入不良反应监测的重点，人们认识到中药品种上市前的临床研究存在一定局限性，临床试验人数和观察周期的限制，仅靠上市前的研究结论难以避免中药药源性疾病。事实上，我国每年因药品不良反应导致死亡、健康受损、功能障碍的人数是非常惊人的，在众多的中药药源性疾病事件中，很多受害人的生命健康权受到了极大的侵害，但绝大多数受害人并未能得到赔偿和补偿，反映我国相关立法还不健全，对于质量合格的中药在正常用法和用量下所造成的药源性疾病补偿，法律上仍是一片空白。

第二节　我国现行的相关法律制度

目前，我国法律法规在处理某些中药药源性疾病问题上尚存在不足，现行法律没有专门就中药药源性疾病损害的立法和赔偿规定，以致实务中法律适用的困惑，中药药源性疾病受害者的权利无法得到保护。例如，合格中药不良反应造成患者损害的，由于缺少相关法律规定导致存在索赔盲点；因药品消费者具有特异体质而产生的损害，缺乏相应的法律来保障公民的利益；药品说明书中载明的不良反应，已发现或应当发现而未在说明书中载明的不良反应，因科学技术无法发现、预料的而未在说明书中载明不良反应等情况，均没有具体的法律来进行责任认定。下面就中药药源性疾病的几个成因，介绍主要法律适用。

一、药品质量问题的法律制度

药品是一种特殊产品，涉及研发、临床试验、生产、流通、使用等各个环节，药品生产、经营企业或者医疗机构必须依法给患者提供质量合格的药品，否则就应对提供药品质量缺陷造成的损害承担过错责任。

《中华人民共和国民法典》第一千零四条自然人享有健康权。自然人的身心健康受法律保护。任何组织或者个人不得侵害他人的健康权。第一千二百零二条因产品存在缺陷造成他人损害的，生产者应当承担侵权责任。第一千二百零三条因产品存在缺陷造成他人损害的，被侵权人可以向产品的生产者请求赔偿，也可以向产品的销售者请求赔偿。产品缺陷由生产者造成的，销售者赔偿后，有权向生产者追偿。因销售者的过错使产品存在缺陷的，生产者赔偿后，有权向销售者追偿。第一千二百零四条因运输者、仓储者等第三人的过错使产品存在缺陷，造成他人损害的，产品的生产者、销售者赔偿后，有权向第三人追偿。

《中华人民共和国产品质量法》采用了"产品缺陷"这一概念，第二十六条规定："生产者应当对其生产的产品质量负责。"产品质量应当符合下列要求：（一）不存在危及人身、财产安全的不合理的危险，有保障人体健康和人身、财产安全的国家标准、行业标准的，应当符合该标准；（二）具备产品应当具备的使用性能，但是，对产品存在使用性能的瑕疵作出说明的除外；（三）符合在产品或者其包装上注明采用的产品标准，符合以产品说明、实物样品等方式表明的质量状况。"；第四十一条"因产品存在缺陷造成人身、缺陷产品以外的其他财产（简称他人财产）损害的，生产者应当承担赔偿责任。生产者能够证明有下列情形之一的，不承担赔偿责任：（一）未将产品投入流通的；（二）产品投入流通时，引起损害的缺陷尚不存在的；（三）将产品投入流通时的科学技术水平尚不能发现缺陷的存在的。"。

《中华人民共和国药品管理法》第九十八条规定："禁止生产（包括配制）、销售、使用假药、劣药。有下列情形之一的，为假药：（一）药品所含成份与国家药品标准规定的成份不符；（二）以非药品冒充药品或者以他种药品冒充此种药品；（三）变质的药品；（四）药品所标明的适应症或者功能主治超出规定范围。有下列情形之一的，为劣药：（一）药品成份的含量不符合国家药品标准；（二）被污染的药品；（三）未标明或者更改有效期的药品；（四）未注明或者更改产品批号的药品；（五）超过有效期的药品；（六）擅自添加防腐剂、辅料的药品；（七）其他不符合药品标准的药品。禁止未取得药品批准证明文件生产、进口药品；禁止使用未按照规定审评、审批的原料药、包装材料和容器生产药品。"药品生产标准除了要符合《中华人民共和国药品管理法》的相关规定，还要符合"药品生产许可证"允许的生产范围，同时药品生产制造的全过程要严格在《药品生产质量管理规范》要求的生产环境下生产制造。

《中华人民共和国刑法》第一百四十一条规定："生产、销售假药的，处三年以下有期徒刑或者拘役，并处罚金；对人体健康造成严重危害或者有其他严重情节的，处三年以上十年以下有期徒刑，并处罚金；致人死亡或者有其他特别严重情节的，处十年以上有期徒刑、无期徒刑或者死刑，并处罚金或者没收财产"。第一百四十二条规定："生产、销售劣药，对人体健康造成严重危害的，处三年以上十年以下有期徒刑，并处罚金；后果特别严重的，处十年以上有期徒刑或者无期徒刑，并处罚金或者没收财产"。

二、过失或过错的医疗行为的法律制度

《中华人民共和国民法典》第一千一百六十五条行为人因过错侵害他人民事权益造成损害的，应当承担侵权责任。依照法律规定推定行为人有过错，其不能证明自己没有过错的，应当承担侵权责任。这实际上确立了我国医疗损害的归责原则为过错责任原则。第一千二百一十八条患者在诊疗活动中受到损害，医疗机构或者其医务人员有过错的，由医疗机构承担赔偿责任。

《中华人民共和国刑法》第三百三十五条规定："医务人员由于严重不负责任，造成就诊人死亡或者严重损害就诊人身体健康的，处三年以下有期徒刑或者拘役"。第三百三十六条规定："未取得医生执业资格的人非法行医，情节严重的，处三年以下有期徒刑、拘役或者管制，并处或者单处罚金；严重损害就诊人身体健康的，处三年以上十年以下有期徒刑，并处罚金；造成就诊人死亡的，处十年以上有期徒刑，并处罚金。"

《医疗事故处理条例》第二条规定："本条例所称医疗事故，是指医疗机构及其医务人员在医疗活动中，违反医疗卫生管理法律、行政法规、部门规章和诊疗护理规范、常规，过失造成患者人身损害的事故。"其中包括医务人员的错误用药导致患者损害，如过量用药、用错中药等情况，确立了医疗事故实行过错责任原则。第十一条规定："在医疗活动中，医疗机构及其医务人员应当将患者的病情、医疗措施、医疗风险等如实告知患者，及时解答其咨询；但是，应当避免对患者产生不利后果。"

三、药品不良反应的法律制度

药品不良反应是药品固有的属性，有别于错误用药和因药品质量不合格而引起的患者损害。我国实行药品不良反应报告制度，要求在药品说明书中注明药品的不良反应。对于药品生产者已发现或应当发现而未在说明书中载明的不良反应导致的损害，可认为是药品生产企业不履行义务，就应当由其承担责任。但如果该不良反应是当前科学技术无法发现、预料的，则可不承担民事责任。而对于说明书中已载明的单纯的药品不良反应一般不负法律责任。按照药品不良反应的法定概念，药品纠纷案件一经鉴定为"不良反应"，实际上已经排除了人为过失和过错。

在我国现行的法律体制下，单纯药品不良反应既不是违约，也不是侵权，生产企业可以不承担任何责任。《医疗事故处理条例》第三十三条规定，"有下列情形之一的，不属于医疗事故：（一）在紧急情况下为抢救垂危患者生命而采取紧急医学措施造成不良后果的；（二）在医疗活动中由于患者病情异常或者患者体质特殊而发生医疗意外的；（三）在现有医学科学技术条件下，发生无法预料或者不能防范的不良后果的；（四）无过错输血感染造成不良后果的；（五）因患方原因延误诊疗导致不良后果的；（六）因不可抗力造成不良后果的。"同时2011年颁布的《药品不良反应报告和监测管理办法》第五十七条规定："药品不良反应报告的内容和统计资料是加强药品监督管理、指导合理用药的依据"，更加明确地把单纯性药品不良反应排除在医疗事故和民事侵权诉讼之外。此外，我国现有法律没有专门对药源性疾病赔偿进行规定，受害者只能依据《中华人民共和国产品质量法》中关于产品侵权规定寻求救济，但该法规定的产品侵权行为是指由于存在缺陷的产品造成他人人身、财产的损害，应由缺陷产品的制造者或者销售者承担赔偿责任的侵权行为，即侵权的产品必须是有缺陷的产品，且必须证明其缺陷与损害之间的因果关系。在实践中，由于对药品不良反应是否归属于产品缺陷一直存在争议，导致实务中法律适用的困惑以及受害者的权利无法得到保护。

四、我国立法、司法在处理药源性疾病过程中存在的问题

（一）药源性疾病举证责任的分配有待完善

举证责任直接关系到实体法的立法目的能否在司法诉讼中得到实现。"合格的药品在正常的用法、用量情况下出现的与用药目的无关的有害反应"这一定义，使得《医疗事故处理条例》都难以对药品不良反应/事件加以调整。此外，从传统侵权法理论角度探讨，一般的侵权责任应当是由于加害人的故意或过失导致，但在绝大部分的药品不良反应事件中，生产商、销售商、医务人员、受害者对于不良反应的损害发生往往皆无过错；而特别是侵权责任的无过错归责原则又必须在法律有明文规定的情况下方可适用，很显然，药品不良反应不在其列。由此可见，在我国药品不良反应的民事责任认定是现今法律规制中的盲点。

药品不良反应患者的举证具有困难性。患者要证明损害的发生与药品之间存在着因果关系的难度非常大。由于专业性强、信息的不对称等因素，要证明损害是由药品引起而不是患者疾病发展转归的结果，远远超过患者的能力范围。对于不良反应发生在长时间使用药品以后或是隔代身上，要证明损害发生与药品间存在因果关系的难度将更大，特别是患者举

证义务的完成不得不依赖于专业的医务人员，医务人员为避免麻烦或逃避责任，不愿配合患者提供证明及收集证据。因此，患者要证明其身体受到的损害与药品存在关联是非常困难的。

（二）相关的法律法规有待健全

完善药品不良反应报告及监测体系，建立健全药源性疾病的监控和鉴定体制，建立无过错责任的药品不良反应损害补偿制度及相适应的配套制度，将有利于促进药品生产企业更加重视药品内在标准，有利于对患者生命健康权益的保障，维护社会的公平正义，促进社会整体利益的实现。

当前，我国初步构建了药品不良反应监测的法律体系，逐步建立了药品不良反应监测的监管体系，大体形成了药品不良反应监测的技术体系。但是，《药品不良反应报告和监测管理办法》仅为 ADR 的监测及报告制度，其未涉及中药不良反应的救济以及中药药品不良反应的程序、机构等相关内容。建立和完善中药不良反应认定体系，明确认定机构、认定程序、认定标准具有重大意义，中药不良反应认定是中药药源性疾病损害救济的前提和关键环节，有利于完善充实我国的中药不良反应救济制度，弥补其在司法上的空白，实现有法可依；有利于维护消费者生命健康权；有利于促进医药事业健康发展，体现"以人为本"思想，实现社会利益的平衡，促进社会整体利益的实现。

第三节　中药药源性疾病医疗纠纷的法律分析

一、法律适用的内涵与特征

法律适用（law application）是指在具体的法律事实出现后，通过将其归入相应的抽象法律事实，然后根据该法律规范关于抽象法律关系之规定，进而形成具体的法律关系和法律秩序。广义的法律适用是指国家机关及其工作人员、社会团体和公民实现法律规范的活动，这种意义上的法律适用一般被称为法的实施；狭义的法律适用是指国家机关及其工作人员依照其职权范围把法律规范应用于具体事项的活动，特指拥有司法权的机关及司法人员依照法定方式把法律规范应用于具体案件的活动。

法律适用的特征具有法定性、权威性、被动性、独立性。法律适用的四个基本原则是法治、平等、独立、责任原则。我国社会主义法律适用应遵循的原则包括：以事实为根据，以法律为准绳；公民在法律面前人人平等；司法机关依法独立行使职权；实事求是，有错必纠。

二、中药药源性疾病的法律适用

对于中药药源性疾病而引发的纠纷，有表述为药事纠纷，也有表述为药患纠纷。中药药源性疾病属于医疗损害的下位概念，中药药源性疾病赔偿纠纷属于医疗损害赔偿纠纷的一种。

医疗损害赔偿纠纷法律适用在司法实践中呈现"二元化"状况，即医疗事故损害赔偿纠纷适用《医疗事故处理条例》（简称《条例》），一般医疗损害赔偿纠纷适用《中华人民共和国民法典》及最高人民法院《关于审理人身损害案件适用法律若干问题的解释》等。而事实上，无论医疗事故损害赔偿纠纷还是一般医疗损害赔偿纠纷，都应当严格按照《条例》规定的范围和标准进行处理。因为《条例》是国务院根据行政立法权制定的行政法规，是处理医疗损害赔偿纠纷的特别规定，人民法院在处理因医疗事故引起的民事赔偿纠纷时，应优先适用《条例》的规定。

目前我国可适用于处理中药药源性疾病医疗纠纷的主要法律法规有《中华人民共和国民事诉讼法》《中华人民共和国消费者权益保护法》《中华人民共和国产品质量法》以及《医疗事故处理条例》《中华人民共和国广告法》《中华人民共和国药品管理法》《医疗机构管理条例》《中华人民共和国医师法》《药品不良反应报告和监测管理办法》《中华人民共和国民法典》《中华人民共和国刑法》等。

（一）中药质量缺陷导致药源性疾病的法律适用

在民事侵权责任范畴内，由中药质量缺陷引起的药患纠纷应适用《中华人民共和国民法典》《中华人民共和国产品质量法》以及最高人民法院《关于审理人身损害赔偿案件适用法律若干问题的解释》等法律法规。《中华人民共和国产品质量法》第四十一条规定："因产品存在缺陷造成人身、缺陷产品以外的其他财产（以下简称他人财产）损害的，生产者应当承担赔偿责任"；第四十二条规定："由于销售者的过错使产品存在缺陷，造成人身、他人财产损害的，销售者应当承担赔偿责任。销售者不能指明缺陷产品的生产者也不能指明缺陷产品的供货者的，销售者应当承担赔偿责任"。《中华人民共和国民法典》第一千二百二十三条因药品、消毒产品、医疗器械的缺陷，或者输入不合格的血液造成患者损害的，患者可以向药品上市许可持有人、生产者、血液提供机构请求赔偿，也可以向医疗机构请求赔偿。患者向医疗机构请求赔偿的，医疗机构赔偿后，有权向负有责任的药品上市许可持有人、生产者、血液提供机构追偿。

可见，一旦中药产品被认定存在质量缺陷，药品生产企业就要承担民事赔偿责任，不以其主观上是否存在过错为侵权要件，即适用所谓的"无过错责任原则"，而且必须对法律规定的免责事由承担举证责任，即药品生产企业能够证明有下列情形之一的，不承担赔偿责任：①未将产品投入流通的；②产品投入流通时，引起损害的缺陷尚不存在的；③将产品投入流通时的科学技术水平尚不能发现缺陷的存在的。如果中药产品的缺陷是由于药品经营企业的过错行为造成的，并且产生了人身或财产损害后果，药品经营企业则要承担过错赔偿责任，需要对其经营行为是否存在过错承担举证责任。

（二）医疗行为过错导致中药药源性疾病的法律适用

医疗行为过错包括临床用药不合理、处方书写错误、护士执行错误、中药使用指导沟通缺陷等，不合理用药行为主要表现为用药方法不正确、无指征用药、药品配伍禁忌等。由于中药产品质量是否合格认定较为困难，在明确其采购渠道合法的前提下，可适用《医疗事故处理条例》，由存在过错行为一方承担相应责任。若由于医方告知不充分而侵犯了患者的选择权、知情同意权，则可适用《中华人民共和国消费者权益保护法》保护患者权益。但在具体处理过程中因考虑医方行为虽对患者构成侵权，但是以治疗患者疾病为目的，应减轻甚至免除医方承担因用药对患者身体伤害后果所造成的损失。

（三）中药不良反应导致药源性疾病的法律适用

1. 注册前（临床试验阶段）中药不良反应 临床试验阶段的中药产品，由于药品生产者尚未取得药品注册证，药品没有上市流通，因此不适用于《中华人民共和国产品质量法》《侵权责任法》和《中华人民共和国药品管理法》等法律调整的范围，应当首先适用《药物临床试验质量管理规范》第三十九条规定："申办者应当采取适当方式保证可以给予受试者和研究者补偿或者赔偿。（一）申办者应当向研究者和临床试验机构提供与临床试验相关的法律上、经济上的保险或者保证，并与临床试验的风险性质和风险程度相适应。但不包括研究者和临床试验机构自身的过失所致的损害。（二）申办者应当承担受试者与临床试验相关的损害或者死亡的诊疗费用，以及相应的补偿。申办者和研究者应当及时兑付给予受试者的补偿或者赔偿。（三）申办者提供给受试者补偿的方式方法，应当符合相关的法律法规。（四）申办者应当免费向受试者提供试验用药品，支付与临床试验相关的医学检测费用"。也就是说，临床试验阶段发生的中药不良反应主要由保险公司根据保险合同的约定进行赔付。

2. 注册后（上市流通的）中药不良反应 《药品不良反应报告和监测管理办法》规定的药品不良反应主要是指注册后药品不良反应。其定义为"合格药品在正常用法用量下出现的与用药目的无关的有害反应"，所以中药不良反应排除了中药本身的缺陷问题和用药过程中的人为过错问题。按照药品不良反应的法定概念，药患纠纷所争议的事实一经鉴定为"中药不良反应"，实际上已经排除了中药缺陷、人为过失和医疗过错。但由于我国现行法律没有要求上市药品提供产品质量责任保险的强制性规定，《中华人民共和国产品质量法》又规定产品责任的前提是产品存在缺陷或生产者未对瑕疵作出说明，因此，单纯发生中药不良反应的患者往往得不到赔偿。《中华人民共和国民法典》第一千一百八十六条受害人和行为人对损害的发生都没有过错的，依照法律的规定由双方分担损失。司法实践中，在各方都不存在过错而患者又受到实际损害的情况下，人民法院根据实际情况，适用公平责任原则由当事人分担民事责任，但这不具普遍性。

三、中药药源性疾病及其引起的法律关系、两者的法律性质

中药药源性疾病所引起的损害属于药品伤害事件，从法理学上看属于法律事实的范畴，而法律事实是指能够引起法律关系产生、变更或消灭的各种事实的总称。具体地说，药品伤害事件属于法律事实中的法律事件，因为药品伤害的发生与当事人的意志无关，而且是一种能够引起法律关系形成、变更或消灭的事实。药品伤害事件主要会引起民事法律关系产生、变更或消灭，具体地说这种民事法律关系应该属于药患关系。药患关系被认为是一种民事法律关系。首先，当事人双方都是具有权利能力和行为能力的公民（自然人）或者法人，民事主体双方地位平等；其次，药品伤害事件是由于药品应用于人体造成的损害结果，造成了患者人身、财产的损失，但是患者在使用药品以前已经付过相关费用，目的在于获得药品同时接受相应的用药指导，保证自己的用药安全，收取费用的一方有义务给患者提供合格的药品以及正确合理的用药指导；从内容上看，民事法律关系的主体所享有的民事权利和负有的民事义务也有相应规定，规定了患者、医疗机构、医药生产企业、医药经营企业等主体之间因药品使用事件而产生的权利义务关系。

四、中药药源性疾病的责任认定

在医疗纠纷案件中，中药药源性疾病赔偿纠纷的比例并不大，但其责任认定却要难于一般的医疗损害赔偿纠纷。原因很多，一是该损害所表现出的症状与体征容易与基础疾病的病理表现混同，使中药药源性疾病损害相对于一般医疗手术等损害来说，更具有隐蔽性。二是中药药源性疾病往往是药物因素、机体因素、给药途径不当等多种因素的叠加，

各种因素的作用比例很难认定。三是中药多采用复方，讲究君、臣、佐、使，性味归经，中医又是辨证论治，即使是同一种病也因证而异，属个体化诊治，法律意义上的用药规范难以建立。四是《医疗事故处理条例》以西医医疗行为过失为基础进行法律制度构建，中药药源性疾病的过失认定很难找到对应的法律依据。由于医疗损害是一种侵权责任，所以对中药药源性损害的责任也应以侵权责任的四构成要件（即损害事实、因果关系、行为的违法性、行为人主观过错）来作出认定。

（一）以临床表现为基础确定中药药源性疾病的损害事实

西医医疗行为的损害事实，往往可以很直观地表现出来，中药药源性疾病损害的临床表现有时不太直观，应结合临床总结中药药源性不良反应与药源性损害的表现，来综合认定机体损害是中药药源性的还是病理性的。

（二）以临床原因为基础确定中药药源性损害的因果关系

临床因果关系是一种事实上的因果关系，它与法律上的因果关系是有一定区别的。事实因果关系是一种引起与被引起关系的客观存在，而法律因果关系是这一客观存在所表现的法律特性，在中药本身与机体特异性并存的多因一果的中药药源性疾病损害中，尽可能对因果关系进行量化分析，分清主要原因与次要原因。

（三）以法律法规及中药用药常规来确定用药行为的违法性

相关的法律包括《中华人民共和国药品管理法》《中华人民共和国中医药法》等。用药常规是中医药发展过程中形成的一种"公认"，比如违反配伍禁忌，目前共同认可的配伍禁忌除"十八反""十九畏"之外，还有《本草纲目》中的"相反诸药三十六种"等。

（四）以是否违背"标准药师水准"来判定是否存在过错

中药用药是高度技术性、高度专业性的行为，为保护患者的生命健康权，中药师负有"最善的注意义务"。在是否违背此义务的判断基准上，相应地不再适用普通侵权责任的"普通人的水准"，而应适用"标准药师水准"。

当然，由于学术界限，这些概括性的原则不足以让法官等医疗纠纷处理第三方在个案中对中药药源性损害赔偿的责任作出正确的认定。有学者提出中医应有独自的医疗事故界定标准，建立中医中药独立的医疗事故界定标准及鉴定体系，更有利于对中药药源性损害赔偿责任作出认定。

（五）中药药品缺陷的责任认定

《中华人民共和国产品质量法》规定："本法所称缺陷，是指产品存在危及人身、他人财产安全的不合理的危险；产品有保障人体健康和人身、财产安全的国家标准、行业标准的，是指不符合该标准。"可见，缺陷包括"不合理的危险"和"不符合标准"两个因素。对于药品而言，"不合理的危险"是指药品存在明显或者潜在的以及被社会普遍公认不应当具有的危险；"不符合标准"是指药品不符合我国《中国药典》所规定的药品标准以及我国卫生行政部门和食品药品监督管理部门颁布的药品标准，即部颁标准和局颁标准。因此，药品缺陷就是某种药品存在包括明显或者潜在的不合理的危险，或不符合国家现行有效的药品标准，包括假药和劣药。司法实践中，如果有证据证明药品包装或说明书不符合法律规定，足以误导公众药品使用并造成患者人身损害的，某些人民法院会通过司法鉴定认定其违法性，视同药品缺陷。

（六）中药不良反应侵权责任认定

我国立法现状导致某些中药不良反应案件难以定责，我国司法实践中对于中药不良反应责任人的认定存在缺位现象，立法的缺位导致司法的缺乏依据。

《医疗事故处理条例》第二条规定，"本条例所称医疗事故，是指医疗机构及其医务人员在医疗活动中，违反医疗卫生管理法律、行政法规、部门规章和诊疗护理规范、常规，过失造成患者人身损害的事故"。从其构成要件看，首先要有损害结果，其次主观上医护人员要有过失，最后损害与过失之间存在因果关系。而药品不良反应并不存在医务人员的主观过失因素，两者有本质区别。通过《医疗事故处理条例》第三十三条规定，我们知道在医疗活动中由于患者病情异常或者患者体质特殊而发生医疗意外的；在现有医学科学技术条件下，发生无法预料或者不能防范的不良后果的不属于医疗事故，药品不良反应就属于"无法预料或者不能防范的不良后果"，因此不受《医疗事故处理条例》等相关规范调整。现行的《药品不良反应报告和监测管理办法》第五十七条规定："药品不良反应报告的内容和统计资料是加强药品监督管理、指导合理用药的依据，这一条体现了现行法律系统不支持单纯以中药不良反应提起医疗人身伤害诉讼的原则立场。

2011年，我国卫生部和国家食品药品监督管理局颁布的《药品不良反应报告和监测管理办法》对于药品不良反应的报告和监测作出明确规定，使得我国各级行政管理及相关部门对于药品不良反应的监测及报告有法可依，从而加强了药品管理的力度。但我国目前对ADR所造成损害的救济尚无专门的法律规定，大多只能适用《中华人民共和国民法典》《中华人民共和国产品质量法》《中华人民共和国消费者权益保护法》等相关法律法规，也未涉及中药不良反应认定体系。

从《中华人民共和国产品质量法》的角度看，中药不良反应属于使用性能的瑕疵，但本瑕疵不影响中药应当具备的使用性能，生产者有义务作出说明。

我国《中华人民共和国药品管理法》第八十一条规定："药品上市许可持有人、药品生产企业、药品经营企业和医疗机构应当经常考察本单位所生产、经营、使用的药品质量、疗效和不良反应。发现疑似不良反应的，应当及时向药品监督管理部门和卫生健康主管部门报告。具体办法由国务院药品监督管理部门会同国务院卫生健康主管部门制定。对已确认发生严重不良反应的药品，由国务院药品监督管理部门或者省、自治区、直辖市人民政府药品监督管理部门根据实际情况采取停止生产、销售、使用等紧急控制措施，并应当在五日内组织鉴定，自鉴定结论作出之日起十五日内依法作出行政处理决定。"第一百四十四条规定："药品上市许可持有人、药品生产企业、药品经营企业或者医疗机构违反本法规定，给用药者造成损害的，依法承担赔偿责任。因药品质量问题受到损害的，受害人可以向药品上市许可持有人、药品生产企业请求赔偿损失，也可以向药品经营企业、医疗机构请求赔偿损失。接到受害人赔偿请求的，应当实行首负责任制，先行赔付；先行赔付后，可以依法追偿。生产假药、劣药或者明知是假药、劣药仍然销售、使用的，受害人或者其近亲属除请求赔偿损失外，还可以请求支付价款十倍或者损失三倍的赔偿金；增加赔偿的金额不足一千元的，为一千元。"也就是说，药品上市许可持有者、药品生产者、经营者和医疗机构若违反《药品管理法》第八十一条规定，未按要求报告疑似或严重药品不良反应，给使用者造成损害的，应当依法承担赔偿责任。另外，第四十九条规定："药品包装应当按照规定印有或者贴有标签并附有说明书。标签或者说明书应当注明药品的通用名称、成份、规格、上市许可持有人及其地址、生产企业及其地址、批准文号、产品批号、生产日期、有效期、适应症或者功能主治、用法、用量、禁忌、不良反应和注意事项。标签、说明书中的文字应当清晰，生产日期、有效期等事项应当显著标注，容易辨识。麻醉药品、精神药品、医疗用毒性药品、放射性药品、外用药品和非处方药的标签、说明书，应当印有规定的标志。"可见，药品生产企业若违反《中华人民共和国药品管理法》第四十九条和《药品说明书和标签管理规定》第十四条规定，未按要求注明药品不良反应的应依法承担赔偿责任。从药品不良反应的分类上看，上述两种情况下发生的药品不良反应都属于可预见的药品不良反应。可以看出，在上报人未按规定履行不良反应上报义务以及药品生产企业未按规定履行说明义务的情况下，药品的生产企业或经营企业或医疗机构是存在过错的，应当承担民事责任；但不良反应上报人履行了上报义务且说明书告知完备的情况下发生的可预见的药品不良反应，并不属于此列。

不可预见的药品不良反应属于不可抗力，《中华人民共和国民法典》第五百九十条当事人一方因不可抗力不能履行合同的，根据不可抗力的影响，部分或者全部免除责任，但是法律另有规定的除外。不可抗力是民事责任的免责条款。依据前文对药品不良反应是否可以预知所作的分类，可预见的药品不良反应是已知的，那就不存在"不能预见"性，不属不可抗力；而不可预见的药品不良反应，完全具备"不能预见、不能避免并不能克服"的属性，应当属于不可抗力，予以免责。

《药品不良反应报告和监测管理办法》对"新的药品不良反应"也作出明确界定"是指药品说明书中未载明的不良反应。说明书中已有描述，但不良反应发生的性质、程度、后果或者频率与说明书描述不一致或者更严重的，按照新的药品不良反应处理"。由于新的药品不良反应未在说明书中载明，其法律性质属于不良反应还是药品缺陷存在争议。

五、中药药源性疾病损害的抗辩事由

据《医疗事故管理条例》规定，在医疗损害赔偿案件中可以适用的抗辩事由包括：在紧急情况下为抢救垂危患者生命而采取紧急医学措施造成不良后果的；在医疗活动中由于患者病情异常或者患者体质特殊而发生医疗意外的；在现有医学科学技术条件下，发生无法预料或者不能够防范的不良后果；因患方原因延误诊疗导致不良后果的；因不可抗力造成不良后果的。

1. 难以预见的中药药源性损害 《中华人民共和国民法典》第五百九十条当事人一方因不可抗力不能履行合同的，根据不可抗力的影响，部分或者全部免除责任，但是法律另有规定的除外。虽然临床关于中药不良反应的研究一直没有停止过，但有些中药的不良反应尚处于未知之中，患者对某种中药的高敏性与特异体质也是不可预见的，对由此原因而造成的中药药源性损害，药师不应承担侵权责任。

2. 告知危害性获得患者同意 《中华人民共和国民法典》第一千二百一十九条医务人员在诊疗活动中应当向患者说明病情和医疗措施。需要实施手术、特殊检查、特殊治疗的，医务人员应当及时向患者具体说明医疗风险、替代医疗方案等情况，并取得其明确同意；不能或者不宜向患者说明的，应当向患者的近亲属说明，并取得其明确同意。医务人员未尽到前款义务，造成患者损害的，医疗机构应当承担赔偿责任。也就是说医院在得到患者同意的条件下，对于此种故意侵害人身权的行为，作为受害人的患者愿意自行承担相

应后果，因此成为免除医院侵权责任的事由。

3. 患者自身的过错　现代医患关系的模式已经由主动与被动的模式转变为参与和协商的模式，患者虽然有了决定自己命运的权利，但有时也难免决定错误而给自己造成不应有的损害。特别是中药治疗存在着大量的民间偏方与错误认识，由患者自身过错而造成的中药药源性损害也较多，比如人参具有滋补药效，但长期大剂量服用，可引起不良反应甚至导致死亡。

4. 中药生产者的过错　中药生产者存在一般过失包括以下几种情况：一是药品生产者在上市前研究中应当发现某种严重不良反应存在，由于没有进行应当进行的相关安全性研究或因相关安全性研究中的失误而没有发现，造成国家批准该药品时未能充分考虑该项严重不良反应的存在，批准的药品说明书也未反映出该项不良反应；二是在上市后继续研究或不良反应监测中应当发现某种严重不良反应存在，因过失未发现，也未向药品监督管理部门报告并及时申请修改说明书，致使该严重不良反应风险未在说明书中告知；三是药品生产者过失地将药品说明书中应当标识的某项不良反应遗漏未予标识或标识错误，误导患者用药。在这些情况下，药品生产者存在着严重的过错，可以借鉴美国"费尔德曼诉莱德利实验室"案，让生产者承担民事赔偿责任。上述"应当发现"，是根据药品生产者在当时科学技术条件下所作的推定。设立"应当发现"的规定是为了防止药品生产者逃避法律责任。药品生产者存在一般过失并造成药品不良反应风险未在说明书中告知，药品生产者应当承担赔偿责任。这样的责任设置，有利于促进药品生产者认真对待药品上市后继续研究和不良反应监测，及时将最新科学研究中发现的不良反应信息补充到药品说明书中去，及时控制药品不良反应危害。

第四节　中药药源性疾病医疗纠纷的风险管理与防范

中药药源性疾病医疗纠纷引起的原因较多，药患纠纷的发生，不仅影响正常医疗秩序，损坏和谐健康的医患关系，也造成医疗资源的浪费，严重危害患者健康生命权。因此，应多方位规避中药药源性疾病发生，提高人们对中药药源性疾病危害性的认识，加强中药两重性宣传，普及合理用药知识，重视中医的辨证施治，提高防范中药药源性疾病的自我保护能力，重视中药不良反应的研究，从严管理中药材生产、中药新药审评、流通等环节，提高中药从业人员的专业技能，减少和防范中药药患纠纷。

（一）加强中药材质量监管

中药材的养殖、种植及加工关系到中药制剂以及中药饮片的使用安全。中药材生产具有地域性、季节性、传统性等特点，中药材质量不合格是产生中药药源性疾病的重要根源。尽管我国中药材市场发展取得了很大成效，但仍存在一些问题，如中药材人为掺假，伪品代替真品，不同品种混用，中药植物非药用部位掺入超过标准要求，中药材种植、收购、加工、销售人员缺乏中药材相关知识技能，导致品种混乱、炮制不当、运输储存不当，市场管理人员工作能力不足等，是中药安全的潜在隐患。因此，重视中药材质量监管是从源头上杜绝中药药源性疾病的关键环节。

全面加强中药材质量监管是我国药品安全监督管理的一项重要内容，为保障人民生命健康，防范中药药源性疾病及纠纷，应完善中药材及饮片的质量标准，建立中药质量的量化标准，建立健全中药饮片生产技术、质量管理、炮制规范的标准体系和溯源；逐步建立中药材生产准许制度，规范中药材采收加工，加强从业人员的中药材知识技能培训，从而实现中药材的安全有效。

（二）加快法律法规修订，加强药品审评队伍建设，提高上市中药质量，保证临床用药安全

严格中药临床前研究和中药临床试验的质量管理规范认证，加强临床试验全过程监管，确保临床试验数据真实可靠，严肃查处注册申请弄虚作假行为，申请人、研究机构在注册申请中，如存在报送虚假研制方法、质量标准、药理及毒理试验数据、临床试验结果等情况，对其药品注册申请不予批准，已批准的予以撤销；对直接责任人依法从严处罚，对出具虚假试验结果的研究机构取消相关试验资格。

提高中药药品审批标准，建立更加科学、高效的审评审批体系，使批准上市中药的有效性、安全性、质量可控性达到或接近国际先进水平，提高中成药质量水平，淘汰标准低、质量不可靠的中药，积极推进中药注射剂安全性再评价工作。健全审评质量控制体系，参照国际通用规则制定良好审评质量管理规范，组建专业化技术审评项目团队，明确主审人和审评员权责，完善集体审评机制，强化责任和时限管理。建立复审专家委员会，对有争议的审评结论进行复审，确保审评结果科学公正。加强技术审评过程中共性疑难问题研究，及时将研究成果转化为指导审评工作的技术标准，提高审评标准化水平，减少审评自由裁量权，提高审评审批透明度。

（三）规范临床医师职业道德，提高医疗安全质量

医务人员职业道德直接关系到用药安全和医疗效果。当今中国，在商业化冲击下，一些人面对金钱的诱惑，违反了医学从业人员的职业道德、伦理准则和社会责任，利润动机导致用药安全忽视，中药药源性疾病发生率上升，伤害了患者的生命健康权利，医疗信任出现危机，公众对社会医疗分配正义表现不满，医患矛盾激化，最终演变成药患、医患纠纷。

规范管理我国医疗体系，重视医生职业道德的相关研究，包括医德内容、医患关系和医德教育，借鉴国外"以法治医"的医德建设模式，使医患关系建立在法律规定的基础上，以法律来支持和保障医德建设。特别强调的是，医德建设的重要内容之一是加强医生专业技术学习，通过不断理论学习、临证、总结等过程丰富临床经验，提升业务能力。医生因拥有医学知识和专长而在医疗活动中起主导角色，良好的医术与医生职责"服务患者，消除患者病痛"有密切关系，医生不能保证治愈每个患者，但却能通过不断的学习，避免用药失误带给患者的中药药源性疾病痛苦。

理、法、方、药是中医学的四大宝库，中药是中医学的重要组成部分，中医师应全面了解中药学，充分认识滥用和误用的危害性，正确运用中药的有毒成分，做到临床合理用药。尤其要注意的是：①选药时不仅针对适应证，还要掌握中药的配伍禁忌。"十八反""十九畏"中药物毒副作用较大，使用要辨证准确，用量适宜，中病即止，不宜长期服用；对于相反相畏的中药，若无充分依据和丰富的临床经验，需避免盲目配伍造成失误。②避免不合理的联合用药，联合用药时要避免中药相互作用可能引发的不良反应，避免与西药的不合理联合用药，如有机酸含量高的中药不宜与磺胺类药物合用，以免加重磺胺类药物对肾脏的损害；不宜将含 Ca^{2+} 高的中药制剂与强心苷类合用，以免诱发或加重强心苷中毒。③根据所选中药的药效学（或药动学）特点，制订合理的用药方案，防止中药蓄积中毒。④使用中药新药时，应先熟悉其药效学（或药动学），切忌盲目使用。⑤注意用药剂量，根据疾病性质、患者体质、中药四气五味和常用剂量以及地区季节等因素确定用药剂量，对一些药性峻猛的中药，应从小剂量开始，逐渐加大剂量；对药物敏感和体质虚弱的患者，用药剂量也应从小剂量开始，逐渐加大至合适的剂量。

（四）加强药学职业道德规范，提供优质的中药临床药学服务

我国有关药学技术人员的管理立法起步较晚。1998年，《中华人民共和国药品管理法》颁布，其中规定药品经营企业、医疗机构必须具有依法经过资格认定的药学技术人员。随后开始了药师法立法的酝酿活动。1994年人事部和国家医药管理局发布《执业药师资格制度暂行规定》，于1995年开始实施执业药师资格考试和注册制度。1999年，人事部和国家药品监督管理局发布了修订的《执业药师资格制度暂行规定》及《执业药师资格考试实施办法》，明确了药学技术人员的职责、义务和法律责任，规范了药学职业道德。

随着中医药现代化、国际化进程的加快，人们对中医药用药的安全性、科学性和经济性提出了更高的要求，加之全球现代医疗模式的转变，促使中药师职能从传统单纯的照方取药的药品调剂模式，转向以患者为中心的药学服务模式，以合理用药为核心参与临床疾病的诊断、治疗，协助医师选择治疗药物，制订个体化给药方案。中药师为中药患者提供个体化的用药咨询和指导，提供中药临床药学服务，不仅可以降低用药差错和中药药源性疾病的发生，而且可以提高患者用药的依从性，达到良好的治疗效果。中药师提供中药临床药学服务的主要任务包括：审核处方；为临床提供药品信息，及时为医护人员和患者提供药物治疗作用和相互作用、配伍禁忌、不良反应等中药用药咨询，中药合理用药宣传，中药注射剂安全性管理；对患者进行用药监测，对老年人和器官功能受损等特殊患者还应实施药学监护，搜集整理中药不良反应等。中药师的药学服务质量直接关系到患者用药的安全性和有效性。

当前，我国医疗机构正在逐步建立中药师全程化药学服务与中药临床药学监护体系，提高中药合理用药水平，但由于我国临床药学的发展还处于起步阶段，尚存在一些问题和难点，如缺乏固定的模式指导药师开展药学服务，特别是采取何种措施开展临床药学服务成为临床关注的焦点；从事临床中药学工作的人员都是接受传统中药学教育模式，缺乏中医治疗学知识、临床技能及医患沟通技能；医师与药师的衔接不到位，药师在中药治疗上处于"话语权"弱势。如中医往往认为当前的中药饮片质量不如从前，所以应该加大剂量，开出的处方超过了《中国药典》的规定剂量，药师虽然可以提出质疑，但最后还是经常屈从于医师的决定，事实上的医师与药师的交流缺乏。

1. 加强药师是处方审核"第一责任人"意识，认真履行处方审核职责　为规范医疗机构处方审核工作，促进合理用药，保障患者用药安全，国家出台了《医疗机构处方审核规范》（以下简称《规范》），依据《规范》，处方审核是指药学专业技术人员运用专业知识与实践技能，根据相关法律法规、规章制度与技术规范等，对医师在诊疗活动中为患者开具的处方，进行合法性、规范性和适宜性审核，并作出是否同意调配发药决定的药学技术服务。药师是处方审核工作的第一责任人。为了给患者提供优质的中药临床药学服务，中药师应当自觉接受长效培训和考核管理，包括培训、研修、学术会议、学术讲座、专题研讨会、专题调研或考察等，及时学习研究药学专业知识，提高处方的审核能力，培养自身对患者使用中药的风险效益评估能力，加强与患者沟通交流以减少中药药源性疾病的发生。

中药师对中药处方进行审核和查对，发现药品用量过大、用法不清等现象时，应及时与中医师沟通，在不影响患者治疗前提下对处方进行修改；如出现用药错误和配伍禁忌，应拒绝调剂，会请中医师重新开方，确保患者用药安全；及时发现中西药联用配伍问题，帮助临床医师优化治疗方案，预防中药药源性疾病的发生；对于需要先煎、包煎等特殊处理的中药，中药师应特别提醒患者注意煎法等事项，以保证患者用药的合理性。

2. 加强中药师的"告知义务"　医方的告知义务来源于患者的知情同意权。在医疗领域，告知义务是具有侵袭性的医疗行为获得正当性的基础，而患者的知情同意权是阻止侵袭性医疗行为违法性的法定事由。告知义务的范围主要是对患者作出具有决定性影响的信息，告知必须是全面的、通俗的、精确的、真实的。目前在中医药治疗中，告知义务比较欠缺，如中成药的说明书，生产企业为保密处方而不完整列出处方中药，使医师和药师无从得知这种中成药所含成分是否和其他中药有配伍禁忌，还有不标明与其他中药或者西药的配伍禁忌。更为严重的是，中成药说明书中很少提及不良反应及禁忌证，有的中医师为了保护自己处方的知识产权，把中药用代码标注。中药药源性损害告知义务的履行瑕疵，使患者对中药只知其用，不知其害。

对告知义务，我国现行的法律、法规体现在《中华人民共和国医师法》《医疗机构管理条例》等有关医师的执业规范之中，这让药师造成了一种误解：告知义务是医师的事情。而事实上，基于中药师的职责，对中药可能造成的药源性损害应该由中药师来履行，特别是患者使用偏方取药的情况，由中药师来告知尤为必要。所以，中药师应当转变告知理念，根据每个患者的用药情况进行可能的药源性损害告知，完善告知形式，对风险较大的含有毒性中药的配方和有与其他中药配伍禁忌的配方，尽可能以书面告知为主。书面告知应一式两份，一份存病历，一份交患者。在医疗侵权纠纷适用"举证责任倒置"的情况下，这种完备的告知形式可以让药师在发生药患纠纷时，举出有力证据，减少败诉风险。

（五）逐步建立适合我国国情的药源性疾病救济制度

中药药源性疾病不可避免，包括由中药质量缺陷、合格药品使用过错（超剂量中毒、用错药和不合理用药等）和合格药品在按说明书正常使用的情况下发生的不良反应，这些损害理应给予受害人适当的救济，尤其是中药不良反应引发的药源性疾病损害。但由于我国相关法律目前存在缺陷，法律依据缺乏，药源性疾病救济的法律法规处于空白状态，导致实务中法律适用的困惑，受害者的权益无法得到保护。典型的案例是：某中药是按照《中国药典》标准生产的产品，其危及人身安全的不良反应是否属于产品缺陷很难认定，在我国目前现有的法律中难以找到索赔依据，最终不能得到赔偿。药源性疾病损害救济制度是中国社会保障体系的补充，对社会稳定将起到积极作用，因此，有必要完善中药产品质量法或建立相应的救济机制保护中药不良反应受害人的合法权益。

国际上关于药品损害赔偿的相关研究工作发展迅速，国外一些国家和地区已经对药品损害进行了大规模和专业化的研究，对其损害救济制度的构建也有了显著的成效，比如瑞典、德国、美国和日本等都根据自身特点建立了药品损害补偿救济制度，如互助救济基金赔偿制度、药品强制保险制度、保险与基金相结合制度，有专门的法律规范维护患者权益，使药品损害造成的各方损失降到最低。

1. 建立以补偿形式为主的救济模式　我国的制药企业绝大多规模较小，创新、盈利能力较差，企业利润较低。而我国保险业尚不成熟，对于企业风险的保险较少。如果单纯采用赔偿模式，制药企业存在破产倒闭风险极大，并不能真正保护受害人的合法权益。一般地说，中药药源性疾病是由于科学技术水平的有限而无法预知和避免的，为保护中药生产商的研发热情和促进中医药事业的发展，在我国应建立药害救济基金来保护受害人的合法权益。根据我国的国情，建立适合我国的药源性疾病的补偿制度，措施可以包括：

（1）建立以基金形式为主、保险形式为辅的补偿机制：中药药源性疾病中，包括合格中药在按说明书正常使用的情况下发生的不可预见的药源性疾病或特异体质药物过敏不良反应，对于后者，可采用保险方式来规避风险。

救济基金模式可以和企业的产品质量及药品不良反应监测相结合，如发生药品质量事故或药品不良反应发生率高的企业可以调高次年的征收比率，由此激励企业加强产品的质量管理，加大中药上市前的设计研究投入，加大中药不良反应的监测力度，改进生产工艺，从而减少药源性疾病事件的发生，促进整个中医药行业的发展。

（2）明确救济适用范围：药源性疾病救济基金会应对救济的范围予以限制，赔偿范围仅限于医学无法预期的药品不良反应，对于医学上可以预期的药品不良反应不适用基金救济制度。同时，申请药品基金的药品不良反应受害人在服用药品过程中服用药品的方式须得当，不遵守医嘱或不按照药品说明书服用药品的不适用基金补偿；对于受害人的损害程度也应予以相应的规定。

（3）补偿的给付范围应予明确：救济基金补偿的范围应予以明确。应仅限于因药品不良反应所引起的人身损害，不应包括财产损害和精神损害。补偿范围对身体受到伤害者可明确为医药费、误工费、营养费、护理费和残疾赔偿金，对于死亡者还包括丧葬费、生前抚养人员生活费、死亡赔偿金等，给付上述费用时须依照不同的损害程度给付相应的款项，并对补偿总额予以限制。同时，考虑到药品不良反应是药品生产中无法预料、不可避免的风险，因此，补偿给付不应该包括精神损害赔偿。

2. 有限度地使用赔偿模式　建立以补偿模式为主的救济制度并不意味着绝对排斥诉讼制度，只是以补偿模式为主，由诉讼制度为辅。在特定条件下，受害人可以行使诉讼权利。中药不良反应的发生确实有一部分由科学技术水平的局限所引起，生产企业尽了注意的义务，也无法完全避免。目前我国企业经营风险保险体系不完善，一旦发生药品不良反应，昂贵的赔偿金往往使企业面临破产风险。因此，确立以补偿为主、诉讼为辅的救济模式，对惩罚性赔偿数额规定最高限额。总之，应采取适合我国国情的方法措施，防范中药药源性疾病对公民的健康损害，维护社会正义，保护受害人的合法权益。

参 考 文 献

［1］周小虎. 中西药联合用药的作用机制及药源性疾病分析. 中国中医药现代远程教育，2013，11（4）：48-49.

［2］李静. 中药药源性疾病的防范与处理体会. 中国误诊学杂志，2010，10（28）：7042-7043.

［3］李宏. 医疗机构用药风险的存在及防范. 中国执业药师，2009，6（9）：15-17.

［4］李荣慧. 中药注射剂应用风险与防范. 基层医学论坛，2013，17（22）：2958-2959.

［5］庞锦华. 缺陷药品侵权责任研究. 海口：海南大学，2014.

［6］谈在祥. 医疗过失行为的刑法规制研究. 上海：华东政法大学，2014.

［7］李宗. 我国药品不良反应监测体系的现状、问题与对策研究. 厦门：厦门大学，2014.

［8］邹萍.我国药品不良反应监测体系的研究.哈尔滨：黑龙江中医药大学，2010.

［9］干欣彦.药品不良反应民事责任研究.上海：复旦大学，2008.

［10］刘青松.药品不良反应民事责任研究.长沙：湖南师范大学，2010.

［11］胡静娜，郭敬波.中药药源性损害的法律责任与防范.中医药管理杂志，2010，18（5）：401-403.

［12］宋跃晋.论药物的损害救济——以药物不良反应为视角.河北法学，2014，32（9）：130-137.

［13］姚昱，田侃.中药不良反应的监管对策分析.南京中医药大学学报（社会科学版），2010，11（1）：34-37.

［14］袁飞.临床中药师的定位及培养.北京：北京中医药大学，2009.

［15］莫海红.药害事件损害救济制度研究.上海：上海交通大学，2010.

［16］李雅琴.临床不合理用药的民事责任及其救济.医学与哲学，2010，31（9）：51-53.

［17］翁三川.我国药品不良反应补偿救济制度初探.上海：复旦大学，2008.

［18］彭文进，黄黉.建立我国药品不良反应国家救济制度初探.法制与社会，2009（16）：220-222.

［19］张芬.药品不良反应损害补偿制度研究.武汉：华中科技大学，2009.

下篇 各 论

第十章 中药药源性消化系统疾病与防范

中药传统上以汤剂、丸剂、膏剂、散剂等口服制剂为主，且以汤剂应用最为广泛。也正是由于中药以口服给药途径最为常见，因而许多中药使用不当所致的消化系统不良反应和消化系统中药药源性疾病就必然成为中药常见的、多发的不良反应和药源性疾病。如何防治或避免中药药源性消化系统疾病是摆在医药工作者特别是中药临床药师面前的一项重要任务。

第一节 概 述

中药药源性消化系统疾病是指患者在治疗中应用中药所引起的食管、胃、肠、肝、胆、胰等消化器官功能失调或实质性损害而发生的疾病。在临床上中药药源性消化系统疾病最为常见。

中药主要来源于大自然的动物、植物以及矿物，其成分复杂，将其提取、纯化制备成注射剂等非口服制剂有一定困难，而传统的中药汤剂等口服给药方式具有方便、经济、安全等优点，且适宜大多数患者、大多数疾病，这决定了中药是以口服给药作为最常见和最主要的给药途径。口服中药必须经过胃肠道的吸收（主要吸收部位在肠道），吸收后的药物由门静脉经过肝脏才能进入体循环，而肝脏是人体进行解毒及药物转化的主要器官，也容易受到药物的损害而致病。所以胃肠道及肝脏等消化系统器官就不可避免地成为中药不良反应发生的主要部位，消化系统不良反应和药源性疾病自然占多数。中药消化系统不良反应发生率约占所有不良反应的20%，仅次于皮肤及附件系统损害；也有报道其发生率高于皮肤及附件系统损害，居中药不良反应首位。可引起消化系统不良反应的中药众多，临床表现形式也多样。

（一）中药药源性消化系统疾病的主要临床表现

中药引起消化系统损害的临床表现与其他病因（病毒、细菌、饮食、肿瘤、精神因素等）所致消化系统疾病的临床症状基本类似，几乎涉及消化系统的所有症状。包括恶心、呕吐、嗳气、反酸、腹痛、腹胀、腹泻、呕血、便血、便秘、食欲减退、厌食、胃灼热、吞咽困难、肝炎、黄疸等。过敏反应所致者可出现发热、皮疹、乏力、肌痛、关节痛等消化系统以外的表现。

恶心和呕吐是消化系统疾病两个最常见的症状，两者常先后出现，一般恶心在前，呕吐在后（有时恶心也可单独出现）。如马鞭草、大戟、决明子、苦参等中药可引起恶心；

白矾、天南星、半夏等可引起呕吐。

嗳气、反酸是指胃中空气及酸性物质经食管向上排出至口腔，多由胃肠蠕动减慢，消化不良等所致。导致反酸、呕吐的中药有双黄连注射剂、生脉注射剂、穿琥宁注射剂、复方丹参注射剂、猪苓多糖注射剂、华蟾素注射剂、心可舒、地奥心血康胶囊、追风透骨丸、牛黄解毒片、僵蚕、鲜竹沥、薤白、苦杏仁、马兜铃、北豆根、蟾酥、夹竹桃等。

腹痛多为中药刺激胃肠道黏膜，引起平滑肌张力增高或痉挛、器官膨胀、蠕动异常等导致。导致腹胀的原因多为中药引起的胃肠蠕动异常、胃肠积气、积食、积粪、积水等。腹泻则是由于肠道的分泌与吸收功能异常，肠蠕动过快，致使排便频率增加，常表现为水样便、糊状便、脂肪泻、黏液脓血便、血性水样便，或可见假膜，常伴有腹痛、恶心、呕吐、腹胀。导致腹痛、腹胀、腹泻的单味中药有薤白、僵蚕、乳香、没药、雷公藤、斑蝥、番泻叶、茯苓、甘草、何首乌、三七、水蛭、巴豆、木薯、商陆、苦杏仁、板蓝根、旋覆花、鸦胆子、广豆根、蟾酥等；中成药有穿琥宁注射剂、双黄连注射剂、生脉注射剂、复方丹参注射剂、猪苓多糖注射剂、华蟾素注射剂、强力宁注射剂、葛根素注射剂、鱼腥草注射剂、血塞通注射剂、苦参素注射剂、天达盖福胶囊、地奥心血康胶囊、追风透骨丸、牛黄解毒片、茶素胶囊、肾宝胶囊、苦参胶囊、养发生血胶囊、小金丸、乳癖消、鲜竹沥糖浆、藿香正气水、复方青黛丸、感冒通胶囊、蛤蚧定喘丸、产妇康、三黄片、麝香膏、正红花油等。

药源性呕血与便血是指由于中药直接或间接损伤消化道黏膜及血管，引起黏膜糜烂、溃疡或血管破裂等病变，或者中药使机体凝血机制发生障碍，或者由于中药加重原有消化道病变而导致呕血与便血，消化道出血是药源性呕血与便血发生的主要因素之一。导致急性消化道出血的单味中药有丹参、苦楝皮、番泻叶等；中成药有灯盏花素注射剂、鲜竹沥糖浆、牛黄解毒片、复方青黛丸、蛤蚧定喘丸等。而导致便血的中药有龙骨、牡蛎等。

药源性便秘是指因服用中药而导致排便次数减少，或排便不畅，费力困难，粪便干燥且量少。导致药源性便秘的中药有洋金花、罂粟壳等。

食欲减退、厌食是消化系统最基本的临床表现。食欲减退既可伴随其他消化道症状一起出现，也可以单独出现。厌食说明消化功能减退或障碍。导致饮食减少的中成药有银杏叶片（达纳康）。胃灼热是指胸骨后或食管有烧灼感，主要表现为胸骨后或食管灼热、烧灼甚至灼热疼痛。口服刺激性大的中药，多可引起胃灼热，如白附子、巴豆、芫花、生天南星、生半夏等中药均可引起不同程度的胃灼热。

药源性吞咽困难的发生主要由两方面原因导致，一方面是由于中药对咽部、口腔、喉及食管的黏膜刺激作用，导致黏膜腐蚀性损伤，咽喉、口腔等出现红肿疼痛，因而不愿吞咽或吞咽困难。另一方面是由于部分中药可导致骨骼肌肉强烈收缩、肌肉痉挛强直，发生吞咽困难。如马钱子中毒初期即可出现咀嚼肌和颈部肌肉抽搐、强直，导致吞咽困难。

各种有肝毒性的中药如黄药子、苍耳子、川楝子、蓖麻子、红茴香、川乌等均能直接或间接损伤肝细胞，使肝细胞变性、坏死，造成肝功能损害，导致药源性肝炎、黄疸的发生。

中药药源性消化系统疾病除有上述消化系统症状以外，还可出现发热、皮疹、乏力、肌痛、关节痛等消化系统以外的症状，过敏反应所致的消化系统疾病可同时或先后出现上述症状。

（二）中药药源性消化系统疾病的分类

中药既可通过直接刺激消化道黏膜，也可通过影响神经体液等调节因素或通过其毒性作用引起消化系统的不良反应，加之消化系统器官众多，所以中药导致的消化系统药源性疾病不仅机制复杂而且非常常见。根据消化系统器官病变分类，其药源性疾病可以分为以下几类。

1. **药源性食管疾病** 中药制剂中的蜜丸、水丸、散剂，内服时遇水或唾液易黏附于食管壁，致使中药在食管滞留时间延长，易损伤食管壁，引起食管炎和食管溃疡等。主要临床表现有吞咽困难、吞咽疼痛、口咽部红肿疼痛甚或溃疡、胃灼热、反酸、呕血等。中药（水）半夏、魔芋等及中成药六应丸、必效散等容易引起药源性食管损伤。

2. **药源性胃病** 中药经口服由食管进入胃中消化吸收，停留胃中时间较长，易刺激损伤胃黏膜，造成药源性胃病。药源性胃病主要临床表现为上腹部不适或隐痛、恶心、呕吐、嗳气、反酸、胃灼热、食欲减退等消化不良症状以及上消化道出血、穿孔导致呕血、便血症状，如中药所引起的急性胃炎、胃溃疡、胃出血等。单味中药全蝎、蜈蚣、芫花、藜芦、白附子等及中成药六神丸、牛黄解毒片、胆石通胶囊、十味龙胆花颗粒（胶囊）、六应丸等可引起药源性胃病。

3. **药源性肠病** 中药对小肠、大肠等肠道损害而致的疾病统称为药源性肠病。主要临床表现有腹痛、腹胀、食欲不振、腹泻、便秘、便血等，如药源性肠炎、肠出血、肠梗阻，以及中药所引起全身出血性疾病在肠道的表现。单味中药番泻叶、苦参、芒硝、芦荟、芫花、巴豆等及中成药牛黄解毒片、云南白药等可引起药源性肠病。

4. **药源性肝病** 中药药源性肝损伤已成为目前临床较常见，且是后果较严重的中药药源性疾病。药源性肝病或中药致溶血常可引起药源性黄疸，前者常伴肝功能不全的其他表现，后者多有发热、贫血、肝脾肿大等伴随症状。中药药源性肝病主要临床表现有肝区隐痛、胀痛、压痛或其他不适感，肝大、黄疸、目黄、面黄、身黄、小便黄等。单味中药黄药子、雷公藤、何首乌等及中成药壮骨关节丸、牛黄解毒丸、六神丸等可引起药源性肝病。

5. **其他药源性疾病** 其他中药药源性消化系统疾病还有胆道疾病、胰腺疾病等，但在临床上出现的概率相对较小。胆道疾病主要表现为右上腹部疼痛，胰腺疾病主要表现为上腹部疼痛、消化不良和腹泻，肠系膜疾病主要表现为腹痛而后腹泻，如黄药子、川楝子、苍耳子等可引起药源性胆病，石蒜等可引起药源性胰腺病。

（三）中药药源性消化系统疾病发生机制

中药药源性消化系统疾病种类繁多，临床表现各异，其发生的病因病机复杂，主要由A型和B型两类不良反应所致。A型不良反应（剂量依赖型），指由于中药的药理作用增强所引起的不良反应，其程度轻重与用药剂量有关，其特点是可预测，发生率较高，而死亡率较低，如中药副作用、毒性反应等。B型不良反应（非剂量依赖型），指与中药常规药理作用无关的异常反应，难以预测，发生率较低，而死亡率较高，如过敏反应等。

1. **毒副作用**

（1）诱发或加重原有疾病：原有消化性溃疡或食管、胃底静脉扩张的患者，应用对消化道黏膜刺激、腐蚀作用强的川乌、草乌、巴豆、芫花、狼毒、云南白药等中药后，就容易引起消化道出血；又如将黄药子、细辛、艾叶、川楝子、丁香等对肝脏有一定毒性的中药应用于原有肝功能障碍的患者，就易导致肝细胞进一步损伤，加重肝功能障碍。因此，临床应用易导致消化系统药源性疾病的中药时，要注意询问患者是否原有消化系统疾病史，若有消化系统疾病史则应尽量避免使用或适当减量，以防诱发或加重原有疾病。

（2）对消化道黏膜刺激、损伤：许多单味中药可刺激、损伤消化道黏膜，引起黏膜充血、水肿等炎症病变，如半夏、附子、天南星、乌头、芫花、甘遂、大戟、巴豆、蜈蚣、川楝子、商陆、千金子、雄黄、白矾、雷公藤、常山等作用峻猛，可产生胃肠道刺激作用；而作用平和、无毒中药如泽泻、灵芝、丹参、肉桂、桔梗、熟地黄、延胡索、甘草等，若使用不当，也可刺激、损伤消化道黏膜。此外，中药汤剂及中成药如止痛丹、小活络丹等也对胃肠道有刺激作用，甚至非口服的其他给药途径中药如双黄连粉针剂静脉注射给药后，也可引起胃肠道刺激症状。

（3）对胃肠蠕动的影响：中药对胃肠蠕动的影响主要为两方面，一是促进胃肠道平滑肌张力增高，加快胃肠蠕动，进而出现肠鸣、腹痛、腹泻；另一方面是促进胃肠道平滑肌松弛，减慢胃肠蠕动，进而出现粪便干结、排便困难、腹部胀满。如番泻叶、大黄、大戟、芫花、甘遂、槟榔、牵牛子、商陆等中药能使胃肠蠕动增强，用药后可出现腹痛、腹泻等；而黄连、黄芩、罂粟壳、苦参等中药能抑制胃肠蠕动，用药后可引起大便秘结干燥、排便困难、腹胀、食欲不振等。

（4）对肝细胞损害：具有肝脏毒性的中药很多，其中以有毒或作用峻猛中药为主，如黄药子、半夏、细辛、斑蝥、雄黄、大黄、艾叶、苍耳子等，应用不当可能产生不同程度的肝脏毒性，引起肝细胞肿胀、变性、坏死，导致急性肝损伤。临床可表现急性肝细胞坏死、急性肝炎、黄疸等。

2. 过敏反应　应用一些中药，可因过敏反应而出现恶心、呕吐、腹痛、腹泻等胃肠道症状，同时伴有其他过敏症状。另有服用中药导致全身过敏反应，从而引起急性肝损伤，如口服壮骨关节丸引起荨麻疹、血尿等过敏反应，同时有肝损伤表现。

（四）中药药源性消化系统疾病的诊断

在临床工作中，凡遇到使用中药后出现恶心、呕吐、嗳气、反酸、腹痛、腹胀、腹泻、呕血、便血、便秘、食欲减退、厌食、胃灼热、吞咽困难、肝炎、黄疸等症状的患者，均应考虑中药药源性消化系统疾病的可能。对每一例中药药源性消化系统疾病的患者，均需从最基本的病史、用药史询问入手，分析用药情况，结合临床表现、实验室检查及影像学检查的特点，进一步确定中药药源性消化系统疾病的损害器官、严重程度以及可能的致病机制。

有关中药药源性消化系统疾病的临床诊断步骤可参见表 10-1。

表 10-1　中药药源性消化系统疾病的临床诊断步骤

1. 病史、用药史
（1）用药与特定消化系统疾病的关系
（2）用药与临床的关系

1）既往用药史	2）家族史
3）种族、年龄和性别	4）既往有无类似病史
5）发作与用药时间的关系	6）发作时的伴随症状
7）用药剂量与疗程	8）服药方式
9）中药剂型	10）停药诊断

2. 体格检查　重点是腹部和肛门体检
3. 实验室检查　血、尿、粪常规检验，肝功能试验，血淀粉酶测定，粪便培养
4. 影像学及内镜检查　早期检查有利于明确诊断

（五）中药药源性消化系统疾病的防治

中药药源性消化系统疾病的防治包括预防与治疗两部分，中药药源性消化系统疾病的预防又包括初发预防和再发预防两方面；中药药源性消化系统疾病的治疗则包括果断停药、加强支持治疗、饮食治疗、对症治疗、抗过敏治疗、手术治疗等。

1. 中药药源性消化系统疾病的预防　防范中药药源性消化系统疾病的发生首先要以预防为主，防患于未然，防止其发生。其预防包括初发的预防和再发的预防。在医生明确诊断后，通过对中药药源性消化系统疾病防治知识的了解，应教育患者正确认识中药的治疗作用与不良反应并存的中药二重性，并叮嘱患者要以正确方法煎煮、服用中药。同时，结合患者具体情况和中药具体情况，确定合适的中药及其剂量和疗程，如对既往有消化性溃疡病史患者，应避免使用甘遂、白附子、巴豆、大戟等对胃肠道黏膜刺激性强的中药，以免诱发或加重消化性溃疡；对既往有肝病病史的患者，应该避免使用黄药子、川楝子、细辛、朱砂、丁香等有肝脏毒性的中药，以免诱发或加重肝脏损害。非用不可时，也必须适当减轻用药剂量，适当缩短用药时间，并加强观察与实验室监测，以上内容均属初发预防的范畴。再发的预防是指对以往有过某种中药不良反应的患者及其亲属防止再发生。如一旦确诊为中药药源性消化系统疾病，就应注意预防消化系统反应的再发生，应告知患者致病中药与所致消化系统疾病的关系，是毒性反应所致，还是过敏或特异质反应；若属过敏或特异质反应，应严格劝告患者不再继续使用该中药。中药药源性消化系统疾病的结论还应在门诊病历或出院诊断书中写清楚，并做出醒目标志，以预防再次用药发生。

2. 中药药源性消化系统疾病的治疗

（1）及时停药：对于中药药源性消化系统疾病来说，果断停药无疑是去除病因的治本方法。所以，用药时要结合中药可能发生的不良反应重点密切观察。一旦怀疑出现药源性疾病，就应果断停药，并采取相应治疗措施。

（2）加强支持治疗：加强支持治疗对于中药药源性消化系统疾病的治疗是十分重要的。积极补充液体、维生素和营养物质，维持水、电解质和酸碱平衡，卧床休息，加强护理，解除患者心理负担，使患者心情愉快，增强战胜疾病的信心。

（3）饮食治疗：饮食治疗有章可循，宜食用可口、清淡、易消化的食物，以流质温食为宜。食管出血或严重狭窄、胃肠出血或梗阻应暂停进食，禁用有刺激性、难消化、质硬的食物。

（4）对症治疗：中药药源性消化系统疾病有些病情较轻，停药后无须作特别的治疗和处理，患者症状可以逐渐减轻并自愈。但有些中药药源性消化系统疾病再停药后还必须及时治疗，防治病情恶化，促进疾病康复。由于中药的情况、疾病的情况、患者的情况不同，治疗方法也各有差异。若用药时间较短，中药尚停留在胃肠道，可采用催吐、洗胃、导泻的方法清除药物，防止药物继续损害机体；已进入肠道的中药，可采用内服蛋清、药用炭、牛奶等，减少药物吸收；已吸收进入血液循环的药物可采用补充液体、利尿等方法，加快药物从肾脏排出。如发生消化道出血，必须立即止血；如发生消化道大出血，患者血压过低，应补充血容量，必要时可用升压药；如发生药源性消化性溃疡，可应用保护溃疡面、促进溃疡愈合的药物；如发生药源性肝损伤时，应积极使用保肝、护肝药物，以促进肝功能的恢复。

（5）抗过敏治疗：因变态反应所致中药药源性消化系统疾病应采用抗过敏治疗，如使用维生素 C、氯苯那敏、阿司咪唑、苯海拉明等。

（6）手术治疗：当非手术治疗药源性胃肠损害（如出血、溃疡、梗阻等）无效时，或合并穿孔等外科并发症时，应积极采取手术治疗。手术方法包括修补术、病灶切除术、术中减压、腹腔清理等。对非手术治疗药源性胃肠道结石、药源性胆石等其他中药药源性消化系统疾病无效时，亦可考虑手术治疗。

第二节　中药药源性食管疾病与防范

一、临床表现及诊断

（一）临床表现

中药药源性疾病症状可轻可重，临床表现形式多样，但都有相似的起病过程。通常表现为在患者服药后 4~12 小时内出现突发急性胸骨后疼痛，吞咽疼痛和吞咽困难。据统计，在所有药源性食管损伤患者中，胸骨疼痛占 61%~72%，吞咽疼痛占 50%~74%，吞咽困难则占 20%~40%。

药源性食管病常见症状为食管损伤和食管炎。吞服固体制剂时没有足够饮水，干吞强咽，或卧位服药使中药黏附于食管壁容易导致食管损伤。而药源性食管炎多由腐蚀性的中药引起。食管损伤常见的部位为主动脉弓压迹处和食管狭窄处。临床表现主要为服用中药后 1~4 小时出现心窝部位灼热感、胸骨后疼痛及吞咽困难，严重者可致食管溃疡、穿孔、呕血等，多见于老年人。内镜检查可见正常黏膜上有孤立或成群的小溃疡，黏膜红，质脆，糜烂，狭窄等病变。

1. 食管运动障碍　患者自觉食管梗塞感，或诉咽下困难，或胸骨后烧灼感、隐痛等症状。

2. 药源性食管炎　由中药引起的食管炎症病变，常分为暂时性和持续性食管炎，后者可导致食管狭窄。

3. 食管真菌病（真菌性食管炎）　中药中极少出现，通常由长期应用激素、抗生素、免疫抑制剂及抗肿瘤药物引起机体抵抗力下降，进而并发食管真菌病。尤多见于高龄和体弱多病长期卧床者。致病菌可为白念珠菌、曲霉、组织胞浆菌、芽生菌及隐球菌，其中 90% 以上为白念珠菌。

（二）诊断

中药药源性食管病的诊断可根据患者的药物史、服药方法和体位以及临床症状进行判断，如患者有服用易损伤食管的药物史，服药方法和体位不正确，中药经口服后出现胸骨后疼痛、吞咽困难，严重者吐血、低热，内镜检查可发现食管黏膜浅表溃疡等症状，即可诊断为本病。

1. 内镜检查　内镜检查是诊断药源性食管病的常用方法，不仅可以直接观察到食管黏膜损害，而且还可以通过活检、细胞学、微生物学等手段进行鉴别诊断。急性持续性吞咽疼痛和吞咽困难是内镜检的指征。早期内镜检不仅可以观察黏膜早期病变，而且还可以发现不完整的药片或残留物。

2. X 线检查　X 线检查应在急性炎症消退后，患者能吞服流质方能造影检查。如有可疑食管瘘或穿孔，最好选用碘油造影。单用对比食管造影仅在严重病例可见深溃疡或狭窄，容易漏诊，而双重对比检查可显示早期黏膜浅表糜烂和溃疡。

3. 组织病理学　食管活检显示急性炎症、溃疡及水肿，无病毒包涵体、肿瘤细胞等。

二、可诱发疾病的中药

可刺激食管引发食管损伤的单味中药有（水）半夏、干漆、魔芋、野芋、泽漆等。中成药有六应丸、咽喉丸、六神丸、蟾酥丸、七珍丸、必效散等，这些中成药往往含有巴豆霜、蟾酥、千金子霜、轻粉、斑蝥、雄黄等有毒中药成分，若黏附于食管则也容易发生毒副作用。鱼腥草注射液发生过敏反应时可导致喉头水肿过敏性喉痉挛、六味地黄颗粒（口服液、片、丸、胶囊、浓缩丸、软胶囊）也可致咽喉炎等。

三、发病机制

药源性食管病的发病机制与食管因素、中药本身、服药方法和体位有关，而且常是几种因素共同作用的结果。

1. 食管因素　食管本身有运动障碍的，如胡桃夹食管、食管痉挛等，中药易停留于食管内。食管憩室以及食管裂孔疝患者服药时，中药容易进入憩室或疝囊，使中药停留于食管中。心房肥大、纵隔肿瘤等病变压迫食管，胸部手术后食管移位，亦会造成食管狭窄。

2. 中药因素

（1）物理化学性质：中药 pH、渗透压、溶解速率、化学毒性等均为食管损伤的因素之一。

（2）剂型类别：体外实验提示，剂型黏附力顺序为：硬胶囊＞薄膜衣片（素片）＞糖衣片。硬胶囊黏附力最高，约为糖衣片的 6 倍；软胶囊黏附力明显低于硬胶囊，与大多数片剂相似。

（3）片剂外形：体外实验研究表明，片剂中以扁平片剂黏附力最高，双鼓面次之，以胶囊型片剂最小。

（4）蜜丸、水丸、散剂，内服时遇水或唾液即产生黏性，易黏附于食管壁。

3. 服药方法与体位　多数食管损伤病例是由于睡眠时服用中药引起的，睡眠前服药对早期症状如胸骨疼痛、低热等敏感性降低，加上睡眠后的长时间卧位，使中药较长时间与食管黏膜接触，可加重食管损害。

服药时的用水量也是引起药源性食管损伤的因素，在湿润的食管中，硬胶囊本身的明胶溶解，使胶囊表面发黏而附着在食管表面，再加上为药片快速溶解而添加的许多亲水性膨化剂与少量水接触后变得黏稠，更促进中药在食管中的黏附。

四、救治方法

中药药源性食管病的发生较少见，当发现服用中药引起食管损害时，及时得当处理，常可完全治愈。具体救治措施如下：

1. 立即停止使用可致病的中药，若必要，可考虑更换液体或肠道外给药剂型。

2. 出现胃食管反流加重损害时，可加服或静脉给予制酸剂、H$_2$受体拮抗剂或质子泵抑制剂，以利于食管创面的修复。

3. 病情严重者应禁食、补液，上消化道出血者应给予止血药物。食管狭窄者可考虑做食管探条扩张术。食管炎症严重并伴酸反流者，酌情给予抑酸治疗。

4. 食管真菌感染者应立即停用致病中药，并同时进行抗真菌治疗。局部可用制霉菌素、两性霉素 B、克霉唑等。制霉菌素以甘油调成糊状制剂，100 万 U，每天 3~4 次。缓慢咽下，2 周为一疗程。全身用药可予氟康唑、伊曲康唑等口服。重症病例可用氟康唑静脉滴注，并注意做好对症支持治疗。

5. 若有并发大出血、食管穿孔者应尽早开胸做修补术。

五、预防方法

药源性食管病的预防需要医务人员和患者的共同努力。医务人员教育患者正确的服药方法是预防中药副作用和不良反应发生的重要措施，用药前应提醒患者仔细阅读说明书，详细告知患者用药注意事项。

中药药源性食管病预防的具体措施如下：

1. 服用中成药药丸或药片时送水量一般 100ml 以上，不宜干吞强咽。

2. 嘱咐患者服药时取立位或坐位，不宜卧床服。

3. 睡前服药容易发生中药停滞于食管，服用味苦且有刺激性成分的中药时，应特别提醒患者做到以上两点。

4. 如发生药源性食管损伤应立即停用引起损伤的可疑中药，对症治疗。

第三节　中药药源性胃病与防范

一、临床表现及诊断

（一）临床表现

药源性胃病是患者经过药物治疗后，由药品不良反应引起的胃部不适症状，其发病轻重与药物的刺激性程度有关。若患者有胃炎或溃疡病史，则易发生药源性胃病，年龄大者等易发生。

中医学认为药源性胃病的临床证候主要有以下四种症状：嘈杂、脘胀、隐痛、泛涎。嘈杂似饥，食后略适，食已复嘈，成灼热或懊恼，喜按抚而不可名状；脘胀特点是满而喜按，食消满除，嗳气或矢气舒适；隐痛性质是隐隐时作，食后暂停，得嗳则减；泛涎为泛吐清水，少有吞酸，以上四症多夹杂发生，亦可单独出现。其他伴随症状有纳食减退、呕吐频作、神疲乏力、头晕目眩等。症状轻重的差异很大，轻则胃脘部仅有嘈杂感，重则痛、呕、胀、嘈同时出现。

根据临床表现、病理变化以及病程轻重程度的不同，可将药源性急性胃炎分为急性单纯性胃炎、急性糜烂性胃炎和急性腐蚀性胃炎，其中以急性单纯性胃炎较为常见，且症状较轻，而急性腐蚀性胃炎病情为三者中最严重。

急性单纯性胃炎是药物引起的胃黏膜急性非特异性炎症。临床症状轻重不一，轻者表现为胃脘部胀痛不适、食欲减退，偶感恶心；重者上腹部胀满疼痛、恶心、呕吐，伴有腹泻、发热。

急性糜烂性胃炎是药物引起的胃黏膜出血性、糜烂性炎症。其临床表现除恶心、呕吐、上腹部胀痛、胃脘部压痛、食欲减退等一般胃炎症状外，还可出现间歇性呕血、便黑。

急性腐蚀性胃炎是因服用某些具有强烈腐蚀性的药物引起的胃黏膜腐蚀性炎症，损伤部位以食管和胃为主，尤其幽门和胃小弯最为严重。临床表现首先出现口腔、咽喉、食管因腐蚀性损伤而引起的疼痛和烧灼感，常伴有吞咽困难、吞咽疼痛，上腹部剧烈疼痛，并有明显压痛，恶心呕吐，呕吐物中带有血液或黏膜腐片，严重者可出现胃穿孔症状。

（二）诊断

药源性胃病的诊断主要依靠患者的服药史。如急性胃黏膜病变，出血一般发生在服药之后，而出血前多无上消化道症状，但有胃病史者，病情迅速加重，出血常表现为突发性，往往兼有呕血及黑便等症状。

1. **急性单纯性胃炎** 胃黏膜的炎症病变可为弥漫性，也可局限于胃窦局部。病变部位黏膜充血水肿，表面覆盖炎性渗出物和黏液，或有点状出血和轻度糜烂。实验室检查：血常规中性粒细胞增多。胃镜检查：胃黏膜充血水肿，严重者可见点状出血、糜烂。急性单纯性胃炎一般预后良好，停止应用致病中药后，胃黏膜的炎症病变即可消退，病程一般不长。

2. **急性糜烂性胃炎** 病变部位或为全胃，或为局部，尤以胃底部位较多见。急性胃黏膜病变表现为多发性糜烂和浅表性溃疡，或伴有点状出血病灶。胃镜检查：胃黏膜糜烂、出血或浅表溃疡。急性糜烂性胃炎及时停药、及时治疗，预后一般较好，但部分伴有上消化道大出血或反复出血的患者，病情多急重，治疗不及时恰当，会危及生命。

3. **急性腐蚀性胃炎** 药物的腐蚀性越强，胃黏膜的病变越严重，且空腹内服较非空腹严重，主要表现为胃黏膜充血、水肿，严重者胃黏膜糜烂坏死，形成不同程度的溃疡，甚至发生胃穿孔。急性腐蚀性胃炎的预后因腐蚀药物的不同、胃黏膜损伤程度的不同，而有较大差异，一般预后尚可。极少数出现胃穿孔的严重病例，预后凶险；后期若黏膜损伤严重，则容易导致食管、贲门、幽门斑痕性狭窄。

二、可诱发疾病的中药

单味中药雷公藤、甘遂、巴豆、鸦胆子、山慈菇、麻黄、附子、乌头、曼陀罗、吴茱萸、昆明山海棠、雪上一枝蒿、泽漆、全蝎、蜈蚣、川楝子、白果、瓜蒂、毛茛、天南星、白附子、半夏、藜芦、大戟、芫花、商陆、千金子、牵牛子、常山、夹竹桃、雄黄、砒霜、狼毒、白矾、旋覆花、白头翁、苦参、肉桂、泽泻、茵陈、红花、苏木、延胡索、青蒿等使用不当均会产生胃肠道刺激症状，可引发药源性胃病。而活络丹、感冒通、六神丸、速效感冒胶囊、牛黄解毒片、元胡止痛片、鲜竹沥、胆石通胶囊、六应丸等中成药可引起胃黏膜损伤。另双黄连颗粒、十味龙胆花颗粒（胶囊）、至灵胶囊、金水宝胶囊、再障生血片、血府逐瘀胶囊（口服液）、乌灵胶囊、复方丹参滴丸、活心丸、心元胶囊、益心胶囊（口服液、颗粒）、正天丸、血脂康胶囊、跌打丸等中成药也可引起腹部不适。清热解毒颗粒、痛血康胶囊、精黄片、江南卷柏片、血康口服液、血美安胶囊、复方海蛇胶囊、脉络通胶囊、心达康片（胶囊）、振源胶囊、活血通脉胶囊（片）、蒂诺康胶囊、健胃益肠片、六味木香胶囊、赛胃安胶囊、胃复春片、开胸顺气丸、香连浓缩丸（片）、三黄片、中风回春丸、石淋通片、前列通片、尿毒清颗粒、前列安栓、昆明山海棠片、小金丸、癃闭舒胶囊、复方青黛丸等中成药则可引起恶心、呕吐、腹泻、便秘等与胃病相关症状。

三、发病机制

中药药源性胃病的发病机制包括中药对胃黏膜刺激的直接作用、中药功效影响胃酸等分泌的间接作用以及由过敏反应导致的胃病。

1. 物理性、化学性刺激　中药对胃黏膜产生的物理性、化学性刺激，破坏了胃黏膜的屏障作用，引起胃黏膜的急性炎症，属于中药的直接作用。

2. 其他途径间接作用　如促进胃酸的分泌，促进组胺释放等，引起胃黏膜急性炎症，导致胃黏膜的屏障破坏，胃黏液分泌减少，胃黏膜通透性增加，胃黏膜修复变慢，因而发生急性胃黏膜炎症病变。一般先发生急性溃疡性变化（黏膜出血、糜烂、溃疡等），最后导致急性胃黏膜病变。

3. 过敏反应　某些中药可致机体发生过敏反应，释放组胺等使胃黏膜下血管痉挛，小静脉压升高，毛细血管通透性增加，黏膜缺血缺氧。

4. 中医认为其病机除了中药本身的刺激性外，与患者的脾胃气机阻滞，运化失常，升降紊乱密切相关，其中胃气虚弱是主要的病理基础，而患者对中药毒副作用的拮抗力的大小、耐受阈高低是药源性胃病发生的关键。

四、动物实验研究

可引起胃损伤的中药相关动物实验研究见表 10-2。

表 10-2　可引起胃损伤的中药相关实验研究

中药	相关实验研究结论
常山	应用剂量过大，对消化系统有刺激作用，急性、亚急性实验表明，小鼠口服常山碱后可出现腹泻、便血，解剖可见胃肠黏膜充血或出血；黄常山碱乙诱导猫、犬呕吐的剂量分别为0.15mg/kg 及 0.04mg/kg，其催吐作用主要是通过刺激胃肠道的反射作用实现
白头翁	40% 鲜白头翁汁做斑贴实验，局部可见边界清楚的水肿、红斑，皮肤稍有灼热疼痛；若以50% 鲜白头翁汁做斑贴实验，实验部位可见明显的肿胀、红斑，皮肤有绿豆大小的水疱，局部皮肤灼痛和间断性刺痛
甘遂	甘遂粉给犬灌服，可引起胃肠剧烈收缩，其泻下活性成分对胃肠黏膜有强烈刺激作用，引起炎症性充血及肠蠕动增加，造成峻泻
山慈菇	山慈菇可引起胃肠功能紊乱，抑制胃肠道黏膜肿胀、充血、溃烂；动物急性中毒首先出现胃肠功能紊乱，出现严重的腹泻呕吐
瓜蒂	瓜蒂内服可刺激胃黏膜感觉神经末梢，反射性地兴奋延髓呕吐中枢，引起呕吐
肉桂	应用桂皮油导致动物死亡后，解剖可见胃肠道黏膜明显炎症和腐蚀

五、救治方法

1. 中医药救治方法 中医治疗药源性胃病的治疗原则立足于补中寓里、养中寓和，有补气健胃、养阴益胃、理气和胃、温中暖胃四种方法。四种方法可单用，也可联合进行。中药宜选平和之剂，忌耗气及苦寒败胃之品。补气健脾常用西洋参、白术、茯苓、怀山药、黄精；养阴益胃常用太子参、百合、枸杞、玉竹、白芍；理气和胃选柴胡、枳壳、大腹皮、佛手、陈皮；温中暖胃用法半夏、高良姜、香附子等。如果药源性胃病患者，造成中气下陷，治疗宜在补益方药中佐以提升中气药调理气机。

党参提取物、胃康胶囊（主要成分为黄连、蒲公英、吴茱萸、白及等）、养胃散（主要成分为干姜、丹参、党参、石斛、炙甘草、九里香、山楂等）、胃泰胶囊（主要成分为黄芪、白术、丹参、黄芩、枳壳等）、胃肠乐（主要成分为党参、白术、田七、丹参、香附等）、半夏泻心汤、和胃汤（主要成分为党参、白术、茯苓等）等中成药对损伤的胃黏膜有保护作用。复方丹参注射液、丹参饮加味能通过改善胃黏膜血流和微循环治疗胃溃疡。中成药香砂六君丸、木香顺气丸同时嚼碎服用，也可防治药源性胃病。

2. 西医药救治方法 西药选择抑制 COX-2 的非甾体抗炎药，可减少药源性溃疡，如双氯芬酸可减少溃疡的发生。H_2 受体拮抗药、米索前列醇、质子泵抑制药也可减少接受非甾体抗炎药治疗患者的溃疡发生率。

六、预防方法

1. 严格掌握用药指征及用药剂量，合理用药，剂型恰当，避免不必要的联合用药。

2. 对胃有刺激的中药应在饭后 15~30 分钟服用。高血压患者不宜长期服用复方降压片。有胃病史的患者慎用有刺激性的中药，最好改用肠溶片减少对胃的刺激，必要时也可与抗酸药物同时服用，减轻胃黏膜损伤。

3. 在服药过程中如果出现消化道不适症状，应及时就医检查，停止用药或减少剂量，以避免胃黏膜病变的发生。

第四节 中药药源性肝病与防范

一、临床表现及诊断

（一）临床表现

药源性肝损伤的临床表现复杂多样，常为基本病所掩盖，极易误诊，中药药源性肝损伤临床类型、肝组织损伤程度以及预后与西药相比并无明显差异，在药物性肝衰竭患者中，50% 以上为中草药所致，显示中草药同样容易出现严重肝损伤甚至肝衰竭，值得临床重视。

胃肠道症状往往是中药药源性肝病较早出现的症状，如胃脘不适、恶心、呕吐、食欲不振、腹痛、腹胀、腹泻、急性胃黏膜病变、吐血、便血、发热、皮疹、皮肤瘙痒、黄疸、肝功能异常、肝大、中毒性肝炎、肝硬化、肝昏迷等。根据其临床表现将肝损伤分为以下几种类型。

1. 急性药物性肝病 国际医学科学组织委员会（CIOMS）认为：如肝功能异常持续时间不超过 3 个月，为"急性肝损伤"。我国临床上一般以第一次发病，肝功能异常持续半年以内的肝损伤为急性。

（1）对肝脏的一般性损害：是急性药物性肝病中最常见，可引起肝脏一般性损害的中药也较多，如服用桑寄生、姜半夏、蒲黄可出现肝区不适、肝区疼痛、肝功能部分指标异常；黏膜及创面（如肛肠与口腔、烧伤）吸收过量含鞣质的中药（如五倍子、诃子、大黄、石榴皮等）可引起肝小叶坏死；食用生棉籽油导致肝大；半夏、莪术引起转氨酶升高；喜树所含的喜树碱对肝脏有强毒性；夏枯草、蟾蜍、芫花可分别导致不同程度的肝脏损害；栀子和乌头在动物实验中也表现出较明显的肝损伤作用。

（2）肝病性黄疸：由于中药中有毒成分可干扰胆红素代谢，导致毛细胆管内胆栓形成、管腔扩大，肝细胞及库普弗细胞内胆色素沉着，慢性淤胆时小胆管增生及纤维化可加重淤胆，肝细胞呈羽毛状变性，部分胆汁淤积可伴有炎症。临床多表现为巩膜、皮肤等黄染。临床上可引起肝病性黄疸的中药有何首乌、葛根、野百合、四季青、贯众、决明子、大黄、昆明山海棠、土荆芥、泽泻、川楝子、菊叶三七、艾叶、穿山甲、毛冬青、钩吻、斑蝥、铅丹/粉、大青叶、青黛等。

（3）中毒性肝炎（又称药物性肝炎）：中药中的有毒成分可导致肝实质细胞的损害，包括肝细胞的坏死，汇管区与小叶内炎细胞浸润，肝内淤胆及库普弗细胞增生，肝细胞还可见空泡变性及核溶解。实验室、临床检查指标包括血胆红素升高、转氨酶升高、黄疸、肝大、肝区疼痛等，易与病毒性肝炎混淆。临床可引起药物性肝炎的中药有黄药子、雷公藤、苍耳子、川楝子、蓖麻子、麻黄、金不换、野百合、白屈菜、地榆、朱砂、红粉、轻粉、雄黄、密陀僧、砒石、槲寄生、柴胡等。

（4）肝脂肪变：中药中的毒性成分可干扰破坏肝细胞的能量供应系统，影响肝细胞的脂肪代谢，导致细胞内脂肪沉积，表现为气球样变性。细胞内出现大大小小的脂肪滴，以肝小叶中央区为主，可波及整个肝小叶，或伴有炎症及坏死，严重者可发展为脂肪肝，广泛脂肪浸润还可致肝衰竭。临床上可引起肝脂肪变的中药有苍耳子、石榴皮、五倍子、三七、鸦胆子、艾叶、大风子、斑蝥、蓖麻子、砒石、雄黄等。

（5）静脉狭窄、闭塞：中药的毒性成分可刺激血管导致血管痉挛，损伤血管内皮细胞导致血栓形成；或者增加血管通透性导致组织水肿，压迫血管，表现为静脉狭窄和闭塞。临床上可引起静脉狭窄、闭塞的中药有野百合、菊叶三七、麻黄、大白顶草、大白屈菜、金不换等。

（6）局灶性坏死：由于中药相关成分在肝脏的分布不均，或者不同部位肝细胞的敏感性差异，造成相对分散的坏死灶。可引起局灶性坏死的中药有虎杖、鱼胆、金不换、薄荷等。

（7）暴发性肝衰竭：由于中药中的毒性成分特别强，或者一次性浓度特别高，在短时间内迅速耗竭肝脏的还原性物质（如谷胱甘肽），造成大部分甚至全部肝细胞的不可逆损伤、坏死，炎症反应剧烈，预后较差，死亡率较高。临床上可引起暴发性肝衰竭/肝坏死的中药有麻黄、薄荷油、白屈菜、苍术、相思子、雄黄等。

2. 慢性中毒性肝损伤 一般认为肝功能异常持续时间超过 3 个月为"慢性肝损伤"，我国临床上一般以两次以上发病或肝功能异常持续半年以上者为慢性。

（1）肝硬化/纤维化：多由长期服用中药导致的慢性中毒性肝炎迁延而来，肝细胞呈碎屑样坏死或桥接样坏死，可伴炎症细胞浸润、胶原及纤维组织增生，肝脏正常的纤维支架破坏殆尽，肝细胞再生结节（假小叶）的形成，标志着肝硬化的开始。此外，亚急性重型肝炎也可发展为坏死后肝硬化。临床可引起肝硬化/纤维化的中药有麻黄、千里光、白屈菜、菊叶三七、石榴皮、五倍子、鱼藤、斑蝥等。

（2）诱发肝癌：动物实验表明，长期应用含有下列成分者，可诱发肝癌：含黄樟醚，如桂皮、花椒、大茴香、小茴香、石菖蒲、土荆芥、细辛、肉豆蔻等；含 N- 硝基类化合物，如青木香、马兜铃、朱砂莲、关木通、紫花茄、硝石等；含鞣质，如五倍子、诃子、虎杖、四季青、地榆、毛冬青、石榴皮等；含双稠吡咯啶生物碱，如千里光、土三七、鱼藤、大白顶草、三七、野百合等；其他：如斑蝥、蜈蚣、雄黄、砒石、黄丹、铅丹/粉、栀子等。

3. 免疫性肝损伤

（1）变态反应性肝损伤：中药或其代谢产物作为半抗原，与肝细胞中的大分子物质结合成半抗原 - 载体复合物，而获得抗原性，通过免疫反应介导肝组织损伤。临床特点是发病急，多在其他过敏症状如皮疹、胃肠不适之后出现，表现为一过性肝功能异常、黄疸、肝大等。由于中草药成分的复杂性和个体遗传的多态性，理论上，任何中草药都可能引起变态反应。临床上可引起变态反应性肝损伤的中药有雷公藤、紫金牛、柴胡、苍耳子、三七、穿山甲、海藻、白果、蜈蚣、何首乌、金不换、白屈菜等。其中何首乌引起的肝损伤发病迅速，但预后良好，其原因可能与患者的遗传性肝脏代谢酶缺陷有关。

（2）自身免疫性肝炎：中药所含的某种成分或其代谢产物，直接激活了机体内原本处于静息状态的自身免疫细胞或免疫介质，导致自身免疫性疾病。临床上可引起自身免疫性肝炎的中药有白屈菜、麻黄等。

（二）诊断

中药药源性肝病的诊断可根据服药史、临床症状、血象、肝功能试验、肝活检以及停药后的效应作出综合诊断。

药物性肝损伤的诊断标准为：

1. 服药开始后 1~4 周及最后一次用药 15 天之内，出现肝功能障碍。

2. 首发症状主要为发热、皮疹以及皮肤瘙痒和黄疸等。

3. 发病初期见外周血嗜酸性粒细胞上升（6% 以上）或白细胞增加。

4. 药物敏感试验（淋巴细胞培养试验、皮肤试验）为阳性，血清中有自身抗体。

5. 偶然再次用药时可再引起肝病。

同时具 1 和 4，或 1 和 5 者，可以确诊；具 1 和 2，或 1 和 3 者可发拟诊。需要在排除其他肝病，如各种病毒性肝炎、酒精性肝病、非酒精性脂肪肝、血色病、自身免疫性肝病和西药所致的肝损伤后，才能做出诊断。必要时需做肝穿刺活组织检查。患者多有对其他药物的过敏史。

中药肝毒性氧化损伤机制主要检测指标为丙二醛（MDA）、超氧化物歧化酶（SOD）、过氧化氢酶（CAT）、谷胱甘肽过氧化物酶（GSH-Px）、谷胱甘肽（GSH）等，其中丙二醛（MDA）、超氧化物歧化酶（SOD）、谷胱甘肽过氧化物酶（GSH-Px）、谷胱甘肽（GSH）呈现一定的剂量依赖关系，尤其是丙二醛（MDA）含量升高与给药剂量呈正相关，谷胱甘肽过氧化物酶（GSH-Px）含量降低与肝毒性氧化损伤机制相关性比较大，指标灵敏性强。

二、可诱发疾病的中药

可引起肝损伤的植物中药主要有雷公藤、昆明山海棠、土三七、苍耳子、款冬花、千里光、石菖蒲、番泻叶、苦参、山豆根、重楼、野百合、虎杖、何首乌、黄药子、粉防己、绵马贯众、夏枯草、川楝子、苦楝皮、马钱子、鸦胆子、罂粟壳、土茯苓等；矿物药有朱砂、雄黄、砒霜、轻粉、密陀僧、铜绿等。

可引起肝损伤的中成药主要有牛黄解毒丸、六神丸、壮骨关节丸、克银丸、复方青黛丸、天麻丸、血毒丸、追风透骨丸、鱼腥草注射液、双黄连注射液、穿琥宁注射液、葛根素注射液、复方丹参注射液、防风通圣散、昆明山海棠片、骨仙片、养血生发胶囊、补肾乌发胶囊、湿毒清、消咳喘、壮骨伸筋胶囊、增生平、地奥心血康胶囊、消核片、速效感冒胶囊、脉络宁、癃闭舒胶囊、雷公藤多苷片、首乌片/丸、感冒通片、荷丹片等。

根据引起肝损伤的主要毒性物质和毒理特点分类如下：

1. 生物碱类

（1）吡咯里西啶生物碱：可引起典型的肝脏毒性，千里光、土三七中含量较为丰富，其急慢性中毒可以引起肝脏的肝窦阻塞综合征、肝巨红细胞症或肝纤维化。吡咯里西啶生物碱在细胞色素P450的作用下，转化为不稳定的吡咯代谢物而产生毒性。吡咯代谢物可使DNA、RNA和蛋白质等发生烷基化作用；还能使嘌呤、嘧啶碱基、核苷以及细胞骨架蛋白肌动蛋白加合，导致细胞的凋亡或死亡，引起细胞不可逆的损伤。

（2）延胡索乙素（左旋四氢帕马丁）：导致肝损伤的机制尚不明确，延胡索、金不换等含有延胡索乙素，有一定肝毒性，但其肝毒性机制尚不清楚，生物碱可能直接损伤肝细胞，也可能是患者的特异性体质造成。

（3）石蒜素及双氢石蒜碱：口服后经门静脉至肝，可引起肝内重度淤胆及严重全身反应。

2. 萜类 川楝子主要含川楝素，是含萜类中药导致肝损伤最典型的一种中药；川楝子所含柠檬苦素类3个成分（1-O-tigloy-1-O-debenzoylohchinal，meliasenin B，trichilinin D）的体外毒性实验发现它们均对HepG2细胞具有量-毒关系，其48小时的IC$_{50}$分别为（48.94±3.81）μmol/L、（8.80±0.49）μmol/L和（75.42±7.66）μmol/L，提示这3个化学成分可能会引起肝毒性。雷公藤毒性成分主要为二萜类。黄药子也含二萜内酯类黄药子萜A、黄药子萜B、黄药子萜C等。甜薄荷萜是薄荷油的主要成分，这些成分或能使谷胱甘肽耗尽，或其代谢物对肝细胞有毒性作用。苦楝、艾叶、决明、贯众等也含有萜类及内酯类成分，这些萜类成分主要损伤心、肝、胃肠道及骨髓，可表现为纳差、呕吐、腹泻、肝大及黄疸等，甚至引起休克或呼吸麻痹等症状。服用大剂量的薄荷油可导致大鼠肝损伤，表现为血清中ALT、AST等的升高，肝组织中MDA升高，SOD活性和ATP酶活力下降。柴胡挥发油可导致大鼠肝组织中CAT、GSH-Px活性显著降低，XOD的活性显著升高，最终导致自由基堆积，出现肝脏的损伤。

3. 苷类 以皂苷类引起肝脏损伤最常见。黄药子中所含的薯蓣皂苷和薯蓣毒皂苷为主要毒性成分，是公认的可引起肝损伤中药。香加皮中的杠柳毒苷及其代谢产物杠柳次苷可以通过肝肠循环增强其毒性反应。苍术所含苍术苷可抑制线粒体氧化磷酸化和三羧酸循环，可能与其肝毒性有关。番泻叶中的番泻苷经肠道细菌作用，其分解产物的化学结构类似二羟蒽醌，为已知的损肝性泻药。栀子苷可能通过抑制 CYP3A2 酶，使毒性成分代谢减慢，在大鼠体内蓄积，从而引起肝毒性。

4. 毒性植物蛋白　毒性植物蛋白主要存在于种子药中，一般认为其具有细胞原浆毒作用，如苍耳子、蓖麻子、相思豆、望江南子等，蓖麻毒蛋白和相思豆蛋白可以阻断蛋白质或细胞 DNA 合成，可使肝脏坏死。望江南子含大黄素和毒蛋白，亦可引起肝损伤。毒蛋白类有毒成分能损害心、肝、肾等内脏及引起脑水肿，尤以肝损伤为重。

5. 鞣质　鞣质广泛存在于五倍子、石榴皮、诃子等中药中。可水解鞣质对肝脏的直接毒性较高，长期或大量应用，可引起肝小叶中央坏死、脂肪肝、肝硬化。五倍子中含有大量可水解鞣质，极大量使用，可引起灶性肝细胞坏死。

6. 矿物药

（1）含汞矿物药主要有朱砂、轻粉、白降丹等，一般仅作外用，常以汞化物形式存在，朱砂主要成分是硫化汞，毒性与其溶解度有关，硫化汞类较氯化汞类在水中的溶解度小，因此毒性较低。但朱砂中含有的杂质游离汞，可与血液中血红蛋白的巯基结合，造成蓄积中毒。

（2）含砷矿物药有砒石、雄黄、代赭石等，其毒性成分主要是三氧化二砷即"砒霜"，其原浆毒作用可使肝脏发生脂肪变性，肝小叶中心坏死。

（3）含铅矿物药主要有铅丹、密陀僧等。铅是泛嗜性毒物，在体内的蓄积可致使肝脏损伤。

7. 动物性胆汁毒素　鲤鱼胆、鲫鱼胆等多供外用，如误服后，胆汁毒素直接作用于肝脏造成损害，引起肝功能障碍，病理表现为肝细胞水肿，部分细胞水样变性或胞质嗜酸性增强，可见点状灶乃至坏死。

8. 其他　独活的有效成分欧芹属素乙、异补骨脂素和花椒毒素等，均可引起实验动物的肝损伤。苦楝子所含的苦楝素，经胃黏膜吸收后可损伤肝脏，并能引起神经系统和心血管损害甚至休克和呼吸中枢麻痹。

三、发病机制

药物性肝损伤可包括肝实质性损伤及肝血管性损伤，前者主要包括急性药物性肝炎、亚急性药物性肝炎、慢性药物性肝炎等，后者主要包括肝静脉阻塞症、肝静脉血栓等。

1. 肝实质性损伤　肝实质性损伤即药物性肝炎，一般分为可预测性和不可预测性两种。

（1）可预测性药物性肝炎：主要是中药的直接毒性作用所致，通过自由基或代谢介质使细胞膜脂质过氧化，改变细胞膜或细胞内分子结构，激活凋亡途径等方式，导致肝细胞损伤。直接毒性常可预测，有一定规律，毒性与剂量呈正比，暴露药物到出现肝损伤之间潜伏期通常很短。近年来，由于对新药筛选越来越严格，对药品不良反应监测更加严密，直接肝细胞毒性药物引起的肝损伤逐渐减少。

（2）不可预测性药物性肝炎：大多数药物性肝损伤系不可预测性，其发生机制又可以分为：代谢特异体质和过敏特异体质两类。代谢特异体质导致的肝损伤主要与细胞色素 P450 遗传多态性相关，由于细胞色素酶活性降低或消失，细胞色素酶激活产生的亲电子和自由基代谢物，出现细胞色素酶中间代谢物与多种蛋白质和 DNA 组成复合物的抗体等因素，导致肝毒性代谢产物增多，从而形成肝损伤。过敏特异体质导致的肝损伤主要表现为免疫介导，有新抗原形成及过敏反应的存在，肝损伤有以下特点：不可预测性；仅发生在某些人或人群，或有家族集聚现象；与用药剂量和疗程无关；在实验动物模型上常无法复制；具有免疫异常的指征；可有肝外组织器官损害的表现。

由于中药成分复杂，且作用机制不清楚，导致上述两种间接毒性难以区分，甚至可以同时发生。为了更好地解释药物性肝损伤的发病机制，有研究提出药物性肝损伤的三步损伤模型，依据该模型，药物性肝损伤的发病机制主要包含了 3 个步骤：第一，药物引起直接细胞应激，直接抑制线粒体和 / 或特定的免疫反应导致初始损伤；第二，初始损伤可导致线粒体通透性转换的发生；第三，线粒体通透性转换后，使大量质子通过线粒体内膜终止线粒体 ATP 的合成，使细胞色素 C 和线粒体蛋白等进入细胞质，从而启动细胞坏死或凋亡通路。

2. 肝血管性损伤　中药导致血管性病变以肝静脉阻塞症（hepatic veno-occlusive disease，HVOD）最有代表性，且临床报道较多，该病症近些年又称为肝窦阻塞综合征（hepatic sinusoidal obstruction syndrome，HSOS）。菊科的千里光属、橐吾属、泽兰属、菊三七属、蜂斗菜属，紫草科的所有属，豆科的猪屎豆属，兰科的羊耳蒜属等中草药含有吡咯里西啶生物碱（pyrrolizidine alkaloids，PAs），PAs 本身无毒性，当 PAs 到达肝脏，在细胞色素 P450 的催化下，脱氢后形成毒性代谢产物，如脱氢吡咯烷生物碱和脱氢裂碱，当体内谷胱甘肽（GSH）含量减少时，这些代谢吡咯可与组织中亲核性的酶、蛋白质、DNA、RNA 结合引起各种损伤。由于这一过程在肝脏中进行，所以代谢产物造成的毒性以肝脏最重。肝小叶第三带 GSH 含量少，细胞色素 P450 含量丰富，该带的窦状隙内皮细胞 GSH 含量更低，从而导致肝小叶第三带肝细胞更易受到代谢吡咯的损伤，病情继续发展，可累及肝小静脉，小静脉壁逐渐硬化闭塞，周围肝细胞坏死，出现肝小静脉闭塞。

四、动物实验研究

可引起肝损伤研究较多的单味中药有黄药子、雷公藤等，除此之外还有何首乌、苍耳子、重楼、三七、紫菀、细辛、艾叶等，中成药有雷公藤多苷片、壮骨关节丸等。

1. 黄药子　黄药子按生药量计算，小鼠腹腔给药半数致死量（LD_{50}）为 25.49g/kg，口服给药 LD_{50} 为 79.98g/kg。黄药子造成的肝损伤从形态学上观察发现动物毛色枯槁，没有光泽，身体消瘦，活动减少，犬表现出食欲减退、厌油腻、恶心、呕吐和肝功能不正常，与临床患者表现出的症状一致。

黄药子对肝脏的损伤主要是对肝细胞的直接损伤。黄药子可破坏体内氧化与抗氧化系统的平衡，氧自由基生成增多；损伤细胞生物膜，细胞膜通透性升高，流动性降低；并降低线粒体膜电位，引起线粒体功能障碍。电子传递链电子外漏率增加，造成细胞能量代谢障碍，启动线粒体依赖性细胞质凋亡通路，引起细胞凋亡。同时，黄药子可破坏内质网膜的完整性，导致葡萄糖 -6- 磷酸酶（G-6-P）活性抑制，这一机制可能与肝细胞内糖原增多有关。黄药子可通过诱导 P450 酶系的 CYP1A2 和 CYP2E1 的 mRNA 表达，使其本身的前毒物转化为肝脏毒性物质，从而导致肝中毒。病理状态下见汇管区炎细胞浸润，小胆管水肿、增生等。可推测其毒性产生的机制除直接肝毒作用、影响肝细胞代谢外，与引起胆汁淤积、胆盐的刺激有关。

服用黄药子后，小鼠肝细胞基因表达谱发生了明显的变化。黄药子可使肝细胞骨架相关蛋白合成受阻；细胞骨架结构遭到破坏，可导致小鼠肝细胞核酸与蛋白合成受阻，并可能抑制肝细胞的自我修复与再生能力。中毒后期小鼠有肝纤维化、肝硬化趋势，甚至有癌变趋势。配伍当归和五味子，具有减毒增效作用，以黄药子∶当归（1∶2）组减毒增效作用较好。

黄药子的肝毒性研究较为全面，分别从整体动物、离体肝灌流和细胞基因水平对其进行了研究。黄药子对肝脏的损伤既有对肝细胞的直接损伤，导致细胞膜损伤和钙平衡破坏、线粒体损伤、细胞色素 P450 代谢异常和细胞凋亡；也可引起胆汁淤积，对肝细胞产生间接损伤。但关于黄药子肝毒性成分的确定、分离及结构鉴定的研究还不够透彻。

2. 雷公藤　雷公藤致小鼠肝损伤研究中发现，肝组织病理存在有脂肪变和浊肿两种现象，所以制订了脂肪变性和浊肿的半定量标准。模型组小鼠出现了不同程度的肝细胞浊肿、大小不等的脂肪滴，其中一半数量的小鼠出现严重的肝细胞浊肿和大量的脂肪滴，且肝细胞核被挤压一边，有充血现象，提示雷公藤引起了严重的肝毒性。以雷公藤多苷灌胃建立小鼠急性肝损伤模型时，观察到正常剂量的 10、20、30 倍剂量时，可出现肝损伤；20 倍剂量时，小鼠 ALT、AST 升高约为空白组的 3 倍，肝细胞出现显著脂肪变性、水肿（气球样变）及散在的嗜酸性变；30 倍剂量时，小鼠死亡率达 40%，ALT、AST 升高超过空白组的 3 倍，肝细胞出现严重的脂肪变性，浊肿广泛，肝窦几乎消失。中药雷公藤造成肝损伤，轻者可出现肝细胞浊肿或脂肪变性，重者出现肝脏出血、肝细胞坏死。

雷公藤引起肝损伤的机制：与其引起脂质过氧化反应有关：雷公藤多苷引起小鼠肝损伤时，血清中的超氧化物歧化酶（SOD）及谷胱甘肽还原酶（GSH-Px）明显降低，肝匀浆中过氧化脂质（LPO）明显升高，提示雷公藤多苷可引起脂质过氧化反应从而导致肝毒性。雷公藤内酯醇致小鼠肝损伤时，小鼠肝组织中丙二醛（MDA）含量明显增加，SOD 活性明显降低；雷公藤多苷造成小鼠急性肝损伤时，其机制与氧自由基产生有关。与其引起免疫性损伤有关：应用雷公藤多苷灌胃后，小鼠血清 IL-18 水平明显升高，说明其所致的肝毒性与 IL-18 有较大关系；IL-18 能够诱导产生多种与肝细胞损害有关的细胞因子，并能增强 FasL 的表达，而 Fas-FasL 系统与某些肝损伤也密切相关。与其引起肝细胞过度凋亡有关：雷公藤多苷灌胃后小鼠肝细胞凋亡程度严重，说明其可通过各种途径诱导小鼠肝细胞发生凋亡，而表现出肝毒性；以雷公藤甲素建立大鼠肝毒性模型，免疫组织化学检测到 Bcl-2 蛋白表达微弱，Bax 蛋白表达增强，提示雷公藤甲素可能是通过改变凋亡蛋白 Bcl-Bax 比例，诱导肝细胞凋亡，从而表现肝毒性；利用微阵列技术分析雷公藤引起小鼠肝毒性的基因表达变化，发现雷公藤所致的肝毒性的发生发展与细胞过度凋亡密切相关。与 P450 酶系代谢异常有关：P450 酶系中 CYP3A4 和 CYP2C19 可能参与雷公藤甲素的代谢，P450 是其主要代谢酶。雷公藤甲素在大鼠肝微粒体中代谢主要由 CYP3A4 介导，其次由 CYP2C 和 CYP2B 介导。经口分别给予 P450 酶基因敲除小鼠、正常小鼠 0.5mg/kg 的雷公藤甲素后，前者 5 天内全部死亡，而后者全部存活，P450 酶基因敲除小鼠发生了严重的肝毒性，毒性反应和病理组织学观察所见病变程度更为严重，雷公藤甲素血浆药代动力学变化和组织分布动力学表明，雷公藤甲素在 P450 酶基因敲除小鼠体内的清除速率明显减慢，在肝脏内分布含量明显升高。提示雷公藤肝毒性作用与 P450 酶系代谢能力降低有关。

3. 其他可引起肝损伤的中药相关动物实验研究见表 10-3。

表 10-3 其他可引起肝损伤的中药相关实验研究

中药	相关实验研究结论
何首乌	何首乌水煎液能够升高不同阶段的大鼠血清 AST、ALT、ALP 等，对 TBIL、CHO、凝血时间等影响较小
	生何首乌与制何首乌均可造成大鼠肝脏早期肝内胆汁淤积，并伴有轻度炎症损伤，对肝脏 Mrp3 转运蛋白基因表达影响显著
	何首乌的游离蒽醌类成分对肝细胞的毒性作用最强，其体内成分对肝细胞的影响存在时间差异性
苍耳子	苍耳子水萃取物能够影响大鼠被毛、摄食量和活动情况，降低大鼠体重，升高大鼠血清 AST、ALT、ALP 等；增加大鼠肝脏指数和病理评分
	苍耳子水萃取物致大鼠肝损伤与其浓度和作用时间有关，大剂量和长时间用药可加重肝损伤
重楼	大鼠亚急性毒性实验，重楼总皂苷用量为 265mg/kg 时可导致肝细胞坏死
	小鼠口服重楼皂苷的 LD_{50} 为 2.68g/kg，此时有较强的溶血性，具有一定的肝细胞毒作用，对肝线粒体细胞膜有破坏作用。中毒时可见肝组织内有散在组织坏死，周围肝细胞体积增大
三七	大鼠静脉注射三七总皂苷的 LD_{50} 为（425 ± 19.26）mg/kg，属中等毒性物质
	三七对肝上皮细胞可造成损伤
苦楝	苦楝素 20mg/g 给兔灌胃 2 次，发现兔肝细胞中度变性，当剂量增至 40mg/kg 时，兔肝细胞重度肿胀，胞核缩小，染色质融合成片，肝窦狭窄
	苦楝素 20g/（kg·d）给猴连续灌胃 3 天后，动物死亡，镜检可见动物肝细胞索离散，胞核消失，库普弗细胞明显肿大，毒性可随单次剂量增加而增加，作用慢而持久，具有累积性
紫菀	给予小鼠紫菀毒性部位 Fr2，LD_0 剂量时小鼠血清 ALT、AST 均有显著升高，TBIL 没有显著差异
	紫菀毒性部位 LD_0 剂量，可引起小鼠肝脏轻度细胞水肿，可见肝细胞点状坏死，肝小叶及汇管区见有炎细胞浸润；LD_{100} 剂量下，可引起小鼠肝细胞呈不同程度脂肪变性、细胞水肿，可见肝细胞坏死，肝小叶及汇管区均见有炎细胞浸润
细辛	大鼠长期大量给予细辛，可影响大鼠的饮食和体重，表现为饮食减少和体重减轻，但停药后即可恢复
	细辛长期大剂量使用，可致肝脏急性肝炎样损伤，表现为细胞膜通透性增加甚至坏死，ALT 升高，影响肝脏对胆红素的摄取、结合和排泄功能，表现为 TBIL 升高；对肝脏的合成功能没有明显影响，不会致肝脏慢性肝炎演化
	细辛对大鼠造成的肝损伤是一种可逆性损害，停药恢复 2 周后，肝功能明显好转，肝组织的损害也明显减轻
艾叶	给鼠或家兔注入 5% 苦艾素乙醇溶液 0.03~0.06ml 后，肝脏外观肿大，镜检可见肝细胞浆内有颗粒样变性或脂肪变性
壮骨关节丸	壮骨关节丸可引起动物肝脏急性出血性坏死、浑浊、脂肪变性

五、影响因素

1. 患者因素　药物性肝损伤较多见于女性，可能由于男性肝微粒体内的药酶活性略高于女性。老年人由于肝功能降低导致药物代谢清除率下降，药物血浆半衰期延长，再加上老年人用药品种多，用药时间长，从理论上讲较青年人更易发生药源性肝病；儿童，特别是婴幼儿由于其细胞色素 P450 酶系尚不健全，也较成年人易发生药源性肝病。

2. 未按中医辨证论治原理使用　如肝炎患者属"湿热壅盛"证候者，误服补益中药，会加重肝损伤。

3. 中药超剂量、超疗程的使用诱发的肝损伤是医源性因素。如治疗乳腺增生服用中成药"消核片"，造成 12 例肝损伤，约 40% 患者服用该药品时间长达 6~12 个月之久，疗程过长，药物毒性累积，可能是重要因素之一。

4. 滥用误用　患者有时未经医生处方滥用中药导致肝损伤。中药何首乌补肾黑发的作用广为人知，因治疗白发滥用何首乌造成肝损伤的病例屡见不鲜；其原因在于不知何首乌有生首乌和制首乌之别，前者未经过加工炮制，补肾黑发效弱且有一定毒性；而制首乌是经过加工炮制的，有补肾黑发之效而毒性小。

六、救治方法

1. 常规救治　停用致病中药。支持疗法：卧床休息，给予高热量、高蛋白（无肝性脑病先兆时）、丰富维生素及低脂肪饮食。

2. 中医药救治方法　中药药源性肝病在中医中多属于"黄疸""胁痛"范畴，根据临床症状，可将药物性肝损伤辨证分为四个证型。

（1）肝郁脾虚：症见胁肋胀痛不适，腹胀、纳差，恶心、呕吐，厌油，倦怠乏力，或有腹泻，舌质淡、苔薄白，脉弦。治疗以疏肝健脾为主。方用柴胡疏肝散和六君子汤或逍遥丸加减，方药：柴胡、陈皮、川芎、枳壳、白芍、法半夏、茯苓、白术、党参、砂仁、当归、怀山药等。

（2）气滞血瘀：症见胁下胀痛或刺痛，面色晦暗，腹胀纳差，或有皮疹，淋巴结肿大，舌质暗或有瘀点、瘀斑，脉弦涩。治以疏肝通络，活血祛瘀。方用复元活血汤加减，方药：柴胡、当归、桃仁、红花、郁金、三棱、炮三甲、鸡内金、大黄、甘草等。

（3）肝胆湿热：症见身黄、目黄，皮肤瘙痒，胸闷胁痛，口干口苦、纳差、恶心呕吐，大便干结、小便黄赤，舌红、苔黄腻，脉弦滑数。治以清热利湿退黄。方用茵陈蒿汤加减，方药：茵陈、大黄、黄芩、栀子、泽泻、金钱草、虎杖、丹参、当归、柴胡等。如黄疸急剧加深，伴有鼻血、便血，或皮肤出现瘀斑，甚至出现神昏谵语，治疗以清热解毒，凉营开窍，方用犀角散加味，可配服安宫牛黄丸。

（4）肝肾阴虚：症见胁肋隐痛，头晕、乏力，心中烦热、失眠，口干咽燥，舌红、苔少，脉弦细数。治以滋补肝肾。方用一贯煎加味，方药：生地黄、沙参、麦冬、五味子、枸杞子、当归、柴胡、白芍、黄精、墨旱莲等。

3. 西医药救治方法

（1）肝细胞损伤的保护与治疗：可采用还原型谷胱甘肽、甘草酸制剂、S-腺苷甲硫氨酸保护肝细胞，减轻肝细胞损伤。

（2）激素治疗：对有明显肝细胞损伤及胆汁淤积表现者可短期应用，尤其适用伴有发热、皮疹、关节疼痛等药物过敏表现者。

（3）人工肝支持系统：替代肝脏的部分功能，有效清除积聚在体内的药物及其代谢产物，阻断其对肝脏的进一步损害，为肝细胞提供一个良好的再生环境。

（4）肝移植：必要时可进行肝移植。

七、预防方法

中药的毒性成分复杂，引起肝损伤的原因多种多样，应全面考虑如何预防中药药源性肝病的发生，完善相应的预防措施及方法。

1. 重视中药的肝毒性　医生在使用具有肝毒性中药时，应坚持合理用药，防止因使用不当而导致的肝损伤。

2. 配伍减毒　许多具有肝毒性的中药，都以复方的形式入药，与其他中药配伍使用，以达到增效减毒的效果。如白芍与川楝子配伍后，能对抗川楝子导致的 ALT、AST 和碱性磷酸酶（ALP）水平升高。当归配伍黄药子，可对黄药子引起的 ALT、AST、ALP 等的升高及病理改变有明显抑制作用，肝微粒体中 SOD、谷胱甘肽 -S- 转移酶（GPT）活性增强，同时，黄药子配伍当归后抑制 *CYP1A2*、*CYP2E1* 基因 mRNA 表达，这是当归拮抗黄药子肝毒性的作用机制之一。甘草复方可对抗雷公藤乙酸乙酯提取物所致的大鼠肝、睾丸组织中 MDA 含量升高，ALT、γ-GT 升高。白芍总苷对雷公藤造成的肝损伤具有保护作用。黄芪配伍苍耳子后，可以在一定程度内降低 MDA 的含量，提高 GSH-Px 和 GST 的活力，从而降低其对肝脏的毒性作用。

3. 谨慎使用补益药、疏肝药和利胆药　传统中医所认为的补肝肾、养血生发的上品，常常在使用不当或过量使用时导致肝损伤，如何首乌。一些疏肝药、利胆药，在治疗肝胆疾病时经常使用，如柴胡、黄芩、虎杖、金钱草等，临床在使用这些中药时需谨慎。

4. 有肝损伤病史或过敏体质者慎用药物　对有药物性肝损伤病史的患者，应避免再度给予相同或含有相似化学成分的中药，对以往有药物过敏史或过敏体质的患者，用药期间应及时监测肝功能，对患者进行严密观察，一旦发现患者肝功能异常或出现乏力、纳差、黄疸等症状，或出现皮疹、发热等过敏表现，及时停药。

5. 加强基础性研究　加强中药分子药理学、毒理学研究工作，开展对有关中草药导致肝病的发生率、中药品种、疾病的类型及疾病转归等大范围流行病学的研究，筛选出对肝损伤敏感的特异性体质的人群。

第五节　中药药源性胆病与防范

一、临床表现及诊断

（一）临床表现

胆的主要功能为贮藏和排泄胆汁，与肝共同促进食物的消化和吸收。若中药服用不当致使胆道阻滞或胆气失降，使胆汁排泄受阻，则出现口苦、嗳腐、上腹部疼痛、食欲减退、呕吐，甚至胆汁外溢而引起黄疸并伴有皮肤瘙痒。

（二）诊断

中药药源性胆病的诊断可根据患者既往病史、服药史、临床症状、血象、血清生化、影像学检查、便常规、粪隐血（便潜血）、肝肾功能、凝血功能等停药后的效应等作出综合诊断。

1. 患者用药前无消化系统疾病既往史，用药后出现发热、食欲减退、右上腹部疼痛并有压痛、皮肤黏膜黄疸并伴有皮肤瘙痒等症状。

2. 停药后症状缓解或消失，再次用药后症状重新出现。

3. 患者用药后血清碱性磷酸酶、γ-谷氨酰转移酶、胆红素升高。

4. 用药后十二指肠引流检查，引流液颜色、性状等发生改变。

二、可诱发疾病的中药

可引起药源性胆病的单味中药有黄药子、川楝子、苍耳子、雷公藤、何首乌、鱼胆汁、金果榄、洋地黄毒苷、葛根、贯众、昆明山海棠、钩吻、青黛、野百合、大青叶、斑蝥、麻黄、槲寄生等。

可引起药源性胆病的中成药有壮骨关节丸、复方青黛丸、地奥心血康胶囊等。

根据引起药源性胆病的主要毒性物质和毒理特点分类如下：

1. 生物碱类　如大量或长期服用金果榄可出现黄疸，其主要成分为掌叶防己碱；石蒜主要成分为高石蒜碱，长期服用可引起肝内重度淤胆。

2. 萜类　如川楝子主要成分为川楝素，长期服用可使患者胆红素升高，周身皮肤发黄、目黄，右胁下胀痛。

3. 苷类　如苍耳子主要成分苍耳苷，会使患者食欲减退、腹痛、血胆红素升高。

4. 动物性胆汁毒素　如内服鱼胆汁后，患者胆红素升高，出现急性黄疸。

三、发病机制

胆汁的代谢包括胆汁生成、流通、肝肠循环等多个环节，若中药服用不当，可能会引起多个环节的病变，从而出现药源性胆病。

1. 泌胆功能障碍　某些中药可选择性损害肝细胞部分亚微结构，使肝细胞破裂、坏死，引起肝细胞泌胆功能障碍，病理可见单纯淤胆型肝小叶中央区胆汁淤积，毛细胆管内有胆栓，肝细胞和星状细胞内胆色素沉着。淤胆伴炎症型，其肝细胞、星状细胞和毛细胆管内有胆汁淤积。

2. 胆汁流通障碍　某些中药可致胆汁排出障碍，胆囊因胆汁积聚而扩张，胆囊张力增高。胆囊排空时，胆囊剧烈收缩而发生痉挛性疼痛。

四、动物实验研究

单纯引起药源性胆病的中药相关动物实验研究较少，研究较多的中药多为损害肝细胞而导致肝细胞泌胆功能障碍，继而引发药源性胆病，如苍耳子、川楝子、何首乌、黄药子等（见表10-4）。

表 10-4　可引起药源性胆病的中药相关实验研究

中药	相关实验研究结论	分级
苍耳子	苍耳子水萃取物能够影响大鼠摄食量，升高大鼠血清肝脏 AST、ALT、ALP 等；升高血胆红素	IV
何首乌	生何首乌与制何首乌均可造成大鼠肝脏早期肝内胆汁淤积，并伴有轻度炎症损伤	IV
川楝子	川楝素以 40mg/kg 给家兔灌胃给药 2 次，可使家兔肝细胞中度肿胀，肝窦狭窄，血胆红素升高	IV

五、影响因素

1. 患者因素　女性相对于男性更易发生胆囊结石，且差别与年龄有关，50 岁以下的女性发病率几乎是男性的 4 倍，50 岁以上者仅为男性的 2 倍。胆与精神情志活动密切相关，若长期忧思过重，情志不舒，气机郁滞，会伤及肝胆，更易引发药源性胆病。若饮食不节，酗酒过度或饥饱失常，皆能损伤脾胃，致运化功能失常，湿浊内生，郁而化热，湿热熏蒸于肝胆，致胆道不利。

2. 未按中医辨证论治原则使用　如脾胃虚寒或病后脾阳受损者，更易发生药源性胆病，故应结合中医辨证论治原理，谨慎使用中药。

3. 中药超剂量、超疗程使用　若应用时间过长或剂量过大，中药在体内蓄积，肝胆毒性增加，可能是药源性胆病发生的主要因素之一。

4. 滥用误用　如很多人相信鱼胆具有清热明目的功效，结果常常因此误服生鱼胆而发生中毒，可出现急性黄疸等肝胆损伤。

六、救治方法

1. 常规救治　一旦明确诊断，应立即停用可能造成药源性胆病的中药或可疑中药，并防止再次使用此类中药。症状明显的患者应卧床休息，注意营养，必要时给予血浆、白蛋白。

2. 中医药救治方法　中药药源性胆病在祖国医学中多属于"胁痛""黄疸"范畴，外因多与感受外邪、饮食不节有关，内因多与脾胃虚寒、肝郁不舒有关。根据临床症状，将药源性胆病分为以下几个证型：

（1）肝胆湿热型：肝位于右胁，胆附于肝。肝与胆有经脉属络，互为表里。湿热熏蒸于肝胆，致胆道不利，胆汁外溢而引起黄疸。患者多身目俱黄，发热口渴，脘腹胀满，苔黄腻，脉弦。治以利湿化浊为主，可用茵陈蒿汤加减治疗。

（2）胆热瘀结型：热瘀胆腑、胆失通降，不通则痛，故胁痛；胆汁瘀滞，泛溢肌肤而发黄疸；胆热炽盛，易高热烦躁；胆胃不和，则口苦恶心；腹胀不通，则腹胀便秘。治以清热解毒、利胆退黄为主，可用清胆汤加减治疗。

（3）脾虚血亏型：脾虚则运化失健，故大便溏泻；血亏则气血不足，血不华色，身目发黄。患者舌淡，苔薄白，脉濡细。治以益气健脾、温中补虚为主，可以黄芪建中汤加减治疗。

（4）瘀血阻滞型：肝郁日久，气郁血瘀，致瘀血阻滞胆道，胆汁外溢而引发黄疸。患者面色黝黑，舌质紫暗有瘀斑，脉弦涩。治以疏肝活血、通瘀散结为主，可用鳖甲煎丸加减治疗。

3. 西医药救治方法　西医药治疗以加强利胆，减少肝肠循环，加强利尿为主，可选用以下方法治疗：

（1）激素：选用泼尼松等药物，能使门脉区炎症消退，小叶间胆管的胆汁流量增加，增加胆酸非依存部分的胆汁流动，而起到利胆作用。

（2）胰高血糖素 - 胰岛素疗法：胰高血糖素和胰岛素以 1∶10 的比例用于患者，可明显促进胆汁分泌，增加胆汁流量及肝脏血流量。

（3）酶诱导剂：如用苯巴比妥等肝药酶诱导剂，能够诱生尿嘧啶、磷酸葡萄糖转移酶及肝内 γ 蛋白，提高肝细胞对胆红素的摄取和排泄能力，增加胆汁酸的生成。

（4）熊去氧胆酸：为分泌性利胆剂，有利胆作用，能在肝内蓄积，增加胆汁流量，溶解结石。

（5）手术治疗：手术治疗是肝外胆汁淤积的重要治疗方法，根据具体病因选择手术方式。

七、预防方法

应重视中药对肝脏及胆道的毒性，注意剂量及疗程，按中医辨证论治原则合理用药，防止因使用不当而导致的肝胆损伤。患者应保持心情舒畅，避免情志刺激，防止肝气郁滞，同时注意养成良好的生活习惯，加强锻炼，低脂饮食。

第六节　中药药源性胰腺病与防范

一、临床表现及诊断

（一）临床表现

胰腺是人体的第二大消化腺，能够分泌多种消化液，中和胃酸，保护肠黏膜，消化食物中的淀粉、蛋白质和脂肪等。有些中药对胰腺具有毒性作用，若使用不当可能会导致药源性胰腺病的发生，患者多表现为腹痛、腹胀、恶心、呕吐，严重时甚至出现黄疸。

（二）诊断

中药药源性胰腺病的诊断可根据患者既往病史、服药史、临床症状、实验室检查、影像学检查、便常规、粪隐血（便潜血）、肝肾功能、凝血功能等停药后的效应等做出综合诊断。

1. 患者用药前无胰腺病既往史，用药后 2~5 周或 3~5 个月内出现，以腹痛为首发或主要症状的表现，并伴有恶心、呕吐等症状。

2. 停药或停药配合对症治疗，可使病情好转或痊愈；再次应用同样中药可重新诱发。

3. 患者用药后实验室检查血和尿中淀粉酶含量增高。

4. 影像学检查胰腺肿大，质不均，胰外有浸润。

二、可诱发疾病的中药

可引起药源性胰腺病的化学药物非常多，但有关中药的报道相对较少，祖国医学对于胰腺的记载较少，从解剖位置和生理功能的角度，提出"胰脾一体"的观点，故某些损伤脾脏的中药使用不当可能会引起药源性胰腺病，如石膏等。还有一些导致胆汁淤积、胆管阻塞的中药也可能会引起药源性胰腺病，如石蒜等。

三、发病机制

中药引起药源性胰腺病的发病机制可能与以下几个方面有关：

1. 某些药物的毒性直接作用于胰腺细胞。

2. 某些药物可能会使胰腺内压增高，胰腺泡破裂，胰酶进入间质后被激活，使胰管阻塞或胰液排泻不畅而引起药物性胰腺炎。

3. 某些药物可致胰腺缺血，进而发生腺泡坏死，胰酶被激活从而导致药物性胰腺病。

4. 使胆汁淤积、胆管阻塞的药物能够使胆管内压力超过胰管压力，胆汁反流至胰管，激活胰酶造成药物性胰腺病。

四、动物实验研究

目前，引起药源性胰腺病的化学药物报道较多，而引起药源性胰腺病的中药相关的动物实验研究较少，但有一些中药在临床确有引发胰腺炎的报道，如来源于夹竹桃科植物长春花的长春碱可以直接损伤胰腺细胞而引起急性胰腺炎。

五、影响因素

中药药源性胰腺病相对来说比较少见一些，其发生与肝、胆、脾、胃、肠等脏腑关系密切，如若不按中医辨证思想论治，超剂量、超疗程使用中药，使药物在体内蓄积，毒性增加，直接损伤胰腺或由其他脏器器官累及胰腺，导致中药药源性胰腺病。此外，某些高敏体质、情志不畅、忧思过重、饮食不节、暴饮暴食及有酗酒的患者更易发生药源性胰腺病。

六、救治方法

1. 常规救治 一旦明确诊断，应立即停用可能造成药源性胰腺病的中药或可疑中药，并防止再次使用此类中药。同时患者应注意休息，治疗初期禁食，补充液体和电解质。

2. 中医药救治方法 中药药源性胰腺病在祖国医学中多属于"胁痛""胃脘痛""膈痛"等病证范畴，根据临床症状，将药源性胰腺病分为以下几个证型：

（1）肝郁气滞型：脘腹胀闷疼痛，痛及两胁，患者舌质淡红，舌苔薄白或微黄，脉弦，同时伴有低热、口苦、嗳气、干呕等症状。治以疏肝解郁、理气止痛为主，可以柴胡舒肝散加减治疗。

（2）胃肠热结型：脘腹胀满作痛，牵及腰背，按之痛甚，高热烦渴，大便干结，恶心呕吐。患者舌质红，舌苔黄厚，脉沉实或弦滑数。治以通腑泄热、理气止痛为主，可用大柴胡汤加减治疗。

（3）胆胰湿热型：中上腹胀痛，身热不扬，渴不欲饮，口干而黏，恶心呕吐，周身黄重，或见黄疸，口苦口腻，舌质红，舌苔滑腻，脉滑数。治以清热利湿、散结止痛为主，可用龙胆泻肝汤加减治疗。

（4）热毒蕴结型：上腹部剧痛、拒按，烦躁高热，呕吐频繁，可见皮肤瘀斑，便结尿黄，舌质绛，舌苔黄或灰黑，脉滑数。治以清热凉血、解毒散结为主，可用黄连解毒汤合犀角地黄汤加减治疗。

3. 西医药救治方法　对于药源性胰腺病，常选用以下方法治疗：

（1）改善微循环：适量输入右旋糖酐，并给以扩张微血管的药物如山莨菪碱等，同时根据电解质变化，补充钾、钙离子，纠正酸碱失衡。

（2）抑制胰腺分泌：可用雷尼替丁等 H_2 受体拮抗剂，减少胃酸的分泌，并抑制胰酶的作用。

（3）解痉止痛：药源性胰腺炎患者腹痛剧烈，并可能会通过迷走神经的反射，发生冠状动脉痉挛。故适时给予解痉止痛药物如阿托品等，解除奥迪括约肌痉挛。

（4）抗生素：发生药源性胰腺病的时候，为预防继发性感染，合理使用抗生素也是必要的。

七、预防方法

重视中药对胰腺的毒性，坚持中医辨证论治，合理用药，防止超剂量、超疗程等使用不当而导致的胰腺损伤。患者应保持心情舒畅，防止肝气郁滞，忌暴饮暴食，忌大量饮酒，养成良好的饮食习惯。

第七节　中药药源性肠病与防范

一、临床表现及诊断

（一）临床表现

消化和吸收是人体维持各种生理活动的必要基础，食物只有经过胃肠道的分解、消化等过程，有用的物质才能被吸收，为人体其他生命活动提供必需的营养和能量。口服是中药最常见的给药途径，而肠道是人体最主要的吸收器官，因而许多药物使用不当时就会引起肠道不良反应和药源性肠病。

中药引起的药源性肠病主要表现有腹痛、腹胀、食欲不振、腹泻、便秘、便血等。根据患者的临床表现，将其主要分为以下几种类型：

1. 药源性急性肠炎　应用中药所引起的药源性急性肠炎多与急性胃炎同时发生，或短期内先后发生，为药物引起的肠黏膜的弥漫性急性肠炎，肠黏膜充血、水肿，渗出增加，肠蠕动加快，临床表现为腹部疼痛、腹泻，严重者腹泻频繁，大便呈水样便、稀软便、胶冻状便、黑色便或带血便等，多伴有恶心、呕吐。临床上可引起药源性急性肠炎的中药有雷公藤、甘遂、巴豆、鸦胆子、山慈菇、刀豆、土荆皮、千金子、小叶莲、大黄、白头翁、白果、龙葵等。

2. 影响胃肠蠕动　药物对胃肠蠕动的影响主要有两方面，一是使胃肠平滑肌张力增高，促进胃肠蠕动，引起腹泻；二是使胃肠平滑肌松弛，胃肠蠕动减慢，引起便秘。

（1）药源性腹泻：腹泻是中药最常见的不良反应之一，某些药物引起肠腔内渗透压增高，肠内水分不被吸收，同时使肠外水分向肠腔内运动，从而使肠内容积增大，刺激肠壁传入神经，反射性引起肠蠕动增强，肠内容物通过加快，即可导致大便溏泻。如大黄、番泻叶、芒硝、芦荟、芫花、巴豆、商陆等攻下药和峻下逐水药，都可以促进胃肠蠕动，当其不作为泻下药使用时，所引起的腹泻就成为不良反应。还有一些具有抗原性质的药物，过敏体质患者应用后可引起变态反应性腹泻，如双黄连粉针剂。中药所引起的腹泻，大多属于急性腹泻，多于用药后不久发生，来势较猛，但持续时间较短，停药后即可恢复；另有一小部分属于慢性腹泻，发病较晚，多于长期用药后出现，大多数病情较轻，或时轻时重，停药后不易恢复。

（2）药源性便秘：某些中药可以使胃肠蠕动减弱，胃肠平滑肌松弛，胃肠内容物通过减慢，粪团中的水分被过度吸收，因而出现粪便干结、排便困难、腹胀、食欲减退等症状。药源性便秘可分为急性药源性便秘和慢性药源性便秘两种，以慢性较为多见。急性便秘起病急，来势快，症状明显；慢性病因复杂，发病缓慢，症状多不明显，典型者表现为腹胀、阵发性下腹疼痛、排气多、食欲减退等胃肠道症状，可能还伴有因排便困难导致的头晕、头痛等神经症。一些苦寒类中药，如黄连、黄芩、苦参、钩吻等，有伤津化燥副作用，若应用时间过长或剂量过大，使肠道分泌减少，水分吸收过多，可能会使津亏肠燥，大便秘结；具有 M 受体拮抗作用的中药，如颠茄、洋金花等，可阻断胃肠平滑肌 M 受体，使胃肠蠕动减慢，大量水分被吸收而导致便秘。

3. 药源性下消化道出血　临床上以屈氏韧带为界将消化道出血分为上消化道出血和下消化道出血，屈氏韧带以上的食管、胃、十二指肠、上段空肠以及胰管和胆管的出血属于上消化道出血，屈氏韧带以下的空肠下段、结肠、直肠等部位的出血属于下消化道出血。

下消化道出血主要表现为便血，多为鲜红或暗红色的血便，若出血量少则表现为粪中带血，上消化道出血也可表现为便血，当上消化道出血量比较大，血液进入肠道，随大便排出体外，多表现为黑便或柏油样大便。临床上可引起药源性下消化道出血的中药有牙皂、白头翁、仙茅、狼毒、大戟、苍耳子、商陆、吐根、芫花、陈皮、番泻叶、红花、斑蝥、莽草等。

（二）诊断

中药药源性肠病的诊断可根据患者既往病史、服药史、临床症状、血象、便常规、粪便隐血实验、凝血功能、便常规、粪隐血（便潜血）、肝肾功能、凝血功能等停药后的效应等做出综合诊断。

1. 患者用药前无消化系统疾病既往史，用药后早期以恶心、呕吐、腹痛、腹泻等消化道刺激症状为主。

2. 患者服药后出现腹部绞痛，排便次数增多，泻下水样大便，甚至出现便血。

3. 停药后症状缓解或消失，再次用药后症状重新出现。

4. 粪隐血实验阳性。

二、可诱发疾病的中药

可引起药源性肠病的单味中药有雷公藤、虎杖、鸦胆子、苍耳子、番泻叶、苦参、芒硝、芦荟、芫花、巴豆、仙茅、狼毒、大戟、红花、斑蝥、莽草、黄连、黄芩、钩吻、马兜铃、常山、甘遂等。

可引起药源性肠病的中成药有六神丸、牛黄解毒片、云南白药、双黄连粉针剂、清开灵注射液、穿琥宁粉针、复方丹参注射液、茵栀黄注射液、小活络丹等。

根据引起药源性肠病的主要毒性物质和毒理特点分类如下：

1. 生物碱类

（1）阿托品类生物碱：常见的此类中药有颠茄、莨菪（叶、根）、曼陀罗（花、果、种子）、天仙子、华山参等。此类中药中毒后可出现口干、咽灼热、吞咽困难、腹痛、便秘等胃肠道症状，主要是由于此类中药能够阻断胃肠道平滑肌上的 M 受体，使胃肠平滑肌松弛，胃肠蠕动减慢，大量水分被吸收而导致便秘。

（2）乌头碱：常见的此类中药有川乌、雪上一支蒿、草乌、附子等，引起药源性肠病的具体机制尚不明确，可能与兴奋迷走神经以及直接刺激有关。

（3）阿片类生物碱：此类中药主要引起便秘，如鸦片、罂粟壳等中药。主要与以下几个方面的作用有关：一是通过提高胃窦部和十二指肠起始部平滑肌的张力并抑制其蠕动，使胃排空时间延长；二是通过提高回盲部和肛门括约肌的张力，抑制结肠推进型蠕动；三是抑制胃液、胰液、胆汁的分泌。以上作用使胃肠内容物通过减慢，食糜中的水分被大量吸收，粪便干结；加之此类生物碱能够抑制中枢神经系统，使患者对正常的排便反射不敏感，因而引起便秘。

（4）其他：如苦参所含的苦参碱、藜芦的主要成分藜芦碱、黄连的有效成分小檗碱等，均对胃肠道黏膜有刺激作用，如果服用不当或剂量过大，可能会造成药源性肠病。

2. 苷类　以含皂苷类的中药比较多见，如商陆、桔梗、白头翁等，对胃肠道黏膜具有强烈的刺激性，故可引起恶心、呕吐、腹痛、腹泻等，严重者可出现便血。含其他苷类的一些中药服用不当也可能会造成药源性肠病，如大黄中所含的蒽醌苷类成分在体内水解成大黄素，既减少大肠的分节运动，又能增加周期性蠕动，加速肠内容物的运行，并能抑制肠黏膜对水分和电解质的吸收，产生泻下作用。

3. 挥发油　如肉桂中所含肉桂油，能够刺激胃肠道黏膜，促进消化液的分泌，如果应用时间过长或剂量过大，刺激作用增强，导致黏膜发生炎症反应，并使胃肠蠕动增强，引起恶心、呕吐、胃脘部烧灼感、腹痛、腹泻等。其他如艾叶、樟木、侧柏、大蒜、鸦胆子等含挥发油的中药，剂量过大也可能会导致腹痛、腹泻等胃肠道症状。

4. 毒蛋白

（1）植物毒蛋白：常见于植物种子，如巴豆、蓖麻子、相思子等，能够直接作用于肠道平滑肌，刺激肠黏膜使肠蠕动增强，还能增加胆汁和胰液的分泌，导致急性肠炎发生，出现恶心、呕吐、腹痛、腹泻等症状，严重者胃肠黏膜腐蚀糜烂，出现泻下水样便或黏液血便，甚至因呕吐腹泻频繁导致脱水、血压下降、休克。

（2）动物毒蛋白：如蟾酥中所含的蟾蜍毒素，对胃肠道黏膜有直接刺激作用，且能兴奋肠道平滑肌，出现腹痛、腹泻、泻下水样便等症状，严重者可导致脱水、电解质紊乱、酸中毒。斑蝥内服引起消化道出血，可能与其所含斑蝥素的全身毒性及对消化道的局部刺激作用有关。

5. 矿物药　包括含砷矿物药，如砒霜、雄黄等，毒性成分主要是三氧化二砷，若从消化道进入引起急性中毒，则会出现恶心、呕吐、腹痛、腹泻、水样便甚至黏液血便等症状，严重者出现脱水、休克、酸中毒。朱砂、水银等主要含有汞，急性中毒后，会损伤消化道黏膜，上腹部有烧灼感，腹泻严重时，有里急后重及脓血便，甚至消化道穿孔形成腹膜炎。还有一些中药含有碳酸盐类矿物，如钟乳石，古人认为其有温补肺肾、强身健体作用，因而主张长期服用，但如应用时间过长会因为其主要成分碳酸钙中和胃酸产生氯化钙，在碱性肠液中形成碳酸钙、磷酸钙而引起便秘。其他一些含有锰、铁、铅、铜、铝等矿物的中药，如白矾、绿矾、密陀僧等，长时间服用也可导致药源性肠病的发生。

6. 其他　板蓝根的有效成分靛玉红在消化道吸收缓慢，容易造成药物蓄积于胃肠道，而使其直接刺激作用增强，出现胃肠绞痛和消化道出血。莽草所含的莽草毒素对消化道黏膜有刺激作用，而且还能导致毛细血管通透性增加，引起组织充血、水肿。

三、发病机制

中药药源性肠病是中药最常见、最多发的不良反应，其原因包括药物和机体两方面。就药物而言，主要表现为药物对消化器官的直接作用；就机体而言，可能有原有消化系统疾病病变的基础。

1. 药物因素　中药自身的特性，决定了口服是其主要的给药途径，不少中药都具有一定刺激性，中药直接作用于胃、十二指肠等消化道黏膜，引起黏膜充血、水肿等病变，诱发药源性胃炎、肠炎等疾病。中药对消化道黏膜的刺激作用还能反射性地促进平滑肌蠕动增强，使平滑肌张力增高，出现腹痛、腹泻等症状。一些具有强烈刺激性、腐蚀性的中药还能对消化道造成损伤，引起黏膜水肿、充血、糜烂，发生药源性消化道出血。

2. 机体因素　应用某些有轻微毒性的中药时，可能对消化系统产生轻微的刺激或毒性作用，尚不至于出现严重的不良反应和药源性疾病。但当患者患有某些消化系统疾病时，在中药的作用下，就可能使原有疾病重新发作、加重甚至恶化，出现严重的不良反应和药源性疾病。如原有消化性溃疡或食管、胃底静脉扩张的患者，应用对消化道黏膜有刺激性的中药或促进胃肠蠕动及活血类中药时，容易引发消化道出血。另外一些长期应用某些影响机体凝血功能药物的患者，应用活血类中药时也可能通过导致机体凝血功能障碍，而造成消化道出血。

四、动物实验研究

可引起药源性肠病研究较多的单味中药以大黄、番泻叶等攻下药为主，黄连、红花、山慈菇、鸦胆子、商陆、雷公藤等中药对胃肠道的影响研究也较多，中成药有六神丸、牛黄解毒片等（见表10-5）。

表 10-5　可引起药源性肠病的中药相关实验研究

中药	相关实验研究结论	分级
大黄	大黄给小鼠灌胃给药的半数致死量（LD_{50}）为（153.5 ± 4.58）g/kg。用 200% 大黄煎液给大鼠灌服，每日 3~4.5ml，4~5 日扫描电镜观察到其胃、大肠有不同程度的刺激性炎症 用 0.02% 大黄酸等碳酸盐缓冲液灌洗处理大鼠结肠，扫描电镜见黏膜表面突起，错综不匀，杯状细胞增生，由吸收状态转为分泌状态	I
番泻叶	番泻叶按生药量计算，给小鼠灌胃给药 LD_{50} 为 50.3g/kg。超微结构显示，结肠表皮脱落增加，脱落物集中于肠系膜固有层或被基质巨噬细胞所吞噬，转变为深褐色 长期应用，可能会使肠道合成产物降低或加速肠道神经肽的衰减，引起肠道神经组织的损伤	I
黄连	黄连水煎液给小鼠灌胃达 3g/kg 以上时，可引起动物死亡，LD_{50} 为 4.89g/kg，黄连 10% 水混悬液对小鼠腹腔注射的 LD_{50} 为 730mg/kg 黄连煎剂低浓度使离体兔肠的紧张度上升，浓度过高反引起迟缓	II
山慈菇	小鼠单次腹腔注射山慈菇制剂秋水仙碱的 LD_{50} 为 2.6~2.8mg/kg，静脉注射的 LD_{50} 为 2.7~3.03mg/kg 山慈菇制剂秋水仙碱和秋水仙胺动物毒性研究表明，可引起胃肠功能紊乱、胃肠道肿胀、充气、蠕动减少，以致充血溃烂 山慈菇含大量秋水仙碱，进入体内迅速氧化成二秋水仙碱，具有强烈的毒性。中毒后由于神经末端小体与秋水仙碱结合，干扰了神经而引起胃肠道反应	IV
红花	红花煎剂小鼠腹腔注射最小致死量（MLD）为 1.2g/kg，小鼠静脉注射红花醇提液，按生药量计算，LD_{50} 为 5.3g/kg	IV
鸦胆子	鸦胆子油小鼠尾静脉注射 LD_{50} 为 6 250mg/kg，去油鸦胆子猫口服的 MLD 为 0.1g/kg 鸦胆子为剧烈的细胞原浆毒，对中枢神经有抑制作用，并能使动脉及内脏血管显著扩张，引起出血	IV
商陆	商陆根水煎剂、酊剂给小鼠灌胃给药的 LD_{50} 分别为 26g/kg、28g/kg、46.5g/kg；腹腔注射的 LD_{50} 分别为 1.05g/kg、1.3g/kg、5.3g/kg 商陆毒素对交感神经有刺激作用，促进胃肠道蠕动，并可刺激肠黏膜，引起腹痛、腹泻等	III
雷公藤	雷公藤萜类制剂、总生物碱、雷公藤苷给小鼠灌胃给药 LD_{50} 分别为 18.40~26.55g/kg、169mg/kg、159.7mg/kg；腹腔注射的 LD_{50} 分别为 4.81g/kg、277mg/kg、93.99mg/kg 雷公藤微囊 35mg/kg 可对大鼠和犬多个脏器，尤其是胃肠道、肝、脾等产生严重病理损害	IV
六神丸	比格犬灌胃给予六神丸的最大耐受剂量为 6.8mg/kg，LD_{50} 为 48.6mg/kg，毒性靶器官为胃肠道和心脏	IV

五、影响因素

1. 患者因素　中药毒性成分吸收后作用的强弱，与患者自身机体的功能状态密切相关，肝硬化、慢性肝炎、阻塞性黄疸等患者，由于肝细胞损害，肝微粒体细胞色素 P450

酶系含量降低，毒物的生物转化过程受阻，更易发生药源性肠病。老年人代谢功能降低，分泌及排泄功能减退，对药物的耐受性降低，较年轻人更易发生药源性肠病。既往有消化性溃疡病史的患者，如使用巴豆、甘遂、大戟、瓜蒂等对胃肠道黏膜有刺激性的中药，更易引起消化道充血、水肿、糜烂。

2. 未按中医辨证论治原则使用 如脾胃虚寒或阴虚津伤者，更易发生药源性肠病，故应结合中医辨证论治原理，谨慎使用中药。

3. 中药超剂量、超疗程使用 如治疗量的桂皮能促进消化液的分泌，增强消化功能，促进肠蠕动，排出胃肠道积气，解除胃肠道平滑肌痉挛。但应用时间过长或剂量过大，则对胃肠道黏膜产生强烈的刺激性，导致黏膜发生严重的炎症反应。

4. 滥用误用 如很多人认为人参可以"延年益寿"，故以此为目的长期大剂量服用，结果导致胃肠道功能紊乱、胃溃疡甚至消化道出血。

六、救治方法

1. 常规救治

（1）停用致病中药：用药时要结合中药可能发生的不良反应密切观察患者，一旦怀疑为药源性肠病，必须果断停药。对于病情较轻的，停用后患者一般可自行恢复，无须做特别的治疗和处理；若症状严重，还需采取相应措施，防止药物继续损害。如对于用药时间较短，尚停留于胃肠道的中药，采用催吐、洗胃、导泻等方法清除毒物；对于已进入肠道的中药，可采用内服蛋清、药用炭、牛奶等，减少毒物的吸收；对于已吸收入血的药物，可采取补充液体、利尿等方法，加快药物从肾脏排泄。

（2）对症治疗：如发生消化道出血，必须立即止血，必要时补充血液或血浆；如药源性消化性溃疡，要注意使用能够保护溃疡面、促进溃疡愈合的药物。如腹泻严重者，应积极使用止泻药。

2. 中医药救治方法 中医认为，湿邪内蕴、气血壅滞、脾肾亏虚是引起药源性肠病的原因所在，根据临床症状，将药源性肠病分为以下几个证型：

（1）肠燥津亏证：肠燥津亏证是指由于大肠阴津亏虚，传导不利，表现以大便燥结、排便困难为主症的证候。大便秘结，干燥难下，数日一行，口干，或口臭，或伴见头晕，舌红少津，苔黄燥，脉细涩。肠道阴津亏虚，失于滋润，传导失职，故大便干燥秘结，难以排出，甚或数日一行。中医认为久服泻剂最易伤人中气，损耗津液，使中气伤而肠道蠕动减弱，津液耗而失濡润滑利，致越泻越秘，久而久之，不服用便不能自行排便。苁蓉通便口服液能够滋阴补肾，润肠通便，以补为通，服用后能排出成形软便。

（2）肠道湿热证：肠道湿热证是指由于湿热侵犯肠道，传导失职，表现为以泄泻下痢为主的证候。中药服用不当，会使湿热秽浊之邪蕴结肠道，壅阻气机，故腹中疼痛；熏灼肠道，脉络受损，故见下痢脓血。治以清热利湿为主，常用木通、滑石、苡仁、栀子等为主组成方剂，如八正散、三仁汤等。

（3）脾胃虚寒证：脾主运化而升清，胃主受纳而降浊，脾胃阳虚，则运化失司，因而出现腹胀腹痛、食欲不振、恶心呕吐、肠鸣腹泻。病属虚寒，非补则虚证不去，非温则寒凝不除，故宜以温中祛寒、补气健脾为治法。可以理中汤加减治疗。

（4）肠热腑实证：肠热腑实证是指由于邪热入里，与肠中糟粕相搏，燥屎内结所表现的里实热证候。实热内结，故舌质红，苔黄厚而干燥，或焦黑起刺，脉沉数有力，或沉实有力。诊断以腹满硬痛、便秘及里热炽盛见症为要点。治疗以通腑泄热为主，方药选用调胃承气汤加减或麻子仁丸加减。

3. 西医药救治方法

（1）药物治疗：柳氮磺吡啶是治疗肠病的常用药物，经口服后可在结肠内分解为 5-氨基水杨酸（5-ASA）和磺胺吡啶，其有效成分是 5-ASA，能有效缓解症状。肾上腺糖皮质激素（GCS）是单一最为有效的抑制急性活动性炎症的药物，近期疗效好，有效率可达90%，它能够控制炎症，抑制自身免疫反应，减轻中毒症状。

（2）生物治疗：由于传统药物在治疗药源性肠病方面有一定程度限制性，随着对其发病机制的进一步了解，生物治疗成为研究的新方向。如 20 世纪 90 年代英夫利西单抗（infliximab，IFX）（一种人鼠嵌合型 TNF-α 单抗）问世，10 余年的临床应用证实，其无论对活动性或缓解期肠炎在临床症状、内镜下病变改善、溃疡及瘘管愈合等方面均有明确的疗效。随着 IFX 临床应用经验的不断积累以及纯人源化抗 TNF-α 的 IgG 单抗阿达姆（adalimumab）、人源化抗 α24 整联蛋白（integrin）的 IgG4 单抗 natalizumab 和聚乙二醇化人抗 TNF-α 抗体 Fab 片段产品赛妥珠（certolizumabpegol）等新一代药物的出现，生物制剂的疗效越来越被人们所认同。

（3）微生态治疗：由于肠道菌群失调和肠内抗原刺激是肠炎触发和复发的重要原因，故应用促生态制剂以改善肠道微环境，恢复机体正常菌群，下调免疫反应，以达控制肠道炎症的目的。微生态制剂包括益生菌制剂、益生元制剂和合生元制剂等。

（4）手术治疗：有危及生命并发症的患者，如肠穿孔、反复消化道出血及中毒性巨结肠，药物治疗无效时，需行急诊手术治疗。

七、预防方法

1. 重视中药对胃肠道黏膜的损伤及对消化道的毒性，医生在使用中药时，需注意剂量及疗程，坚持合理用药，防止因使用不当而导致的胃肠道损害。

2. 谨慎使用泻下药、峻下逐水药和活血类中药，如大黄、番泻叶、芫花等泻下药和峻下逐水药，都具有促进胃肠蠕动的作用，当不作为泻下通便中药使用时，所引起的腹泻就成为其不良反应。长期使用此类中药，会有干扰肠道正常活动和吸收的副作用，降低肠壁神经感受细胞反应性，致使不服泻剂或灌肠就难于排便，使其成瘾，形成依赖泻剂排便的顽固性便秘。长期使用某些能影响机体凝血功能的中药，如抑制血小板聚集、抑制凝血酶原生成的中药，可导致凝血功能障碍而出现消化道出血。因此，临床使用这些中药时必须谨慎。

3. 对既往有消化性溃疡病史的患者，应尽量避免使用对胃肠道黏膜刺激性强的中药，非用不可时，必须适当减少用药剂量，缩短用药时间，并密切观察患者反应。

4. 开展对易导致药源性肠病的中药的相关循证医学研究。

第八节 其他中药药源性消化系统疾病与防范

一、临床表现及诊断

（一）临床表现

1. 恶心、呕吐 恶心和呕吐是中药药源性消化系统疾病中两个最常见的症状，两者常先后出现，一般恶心在前，呕吐在后，有时恶心也可单独出现，且多伴有头晕、流涎、脉搏缓慢等迷走神经兴奋的症状。剧烈而频繁的呕吐可引起水电解质紊乱、酸碱平衡失调等严重后果。

2. 食欲减退、厌食 食欲减退、厌食是中药药源性消化系统疾病最基本的临床表现，食欲减退既可伴随其他消化道症状一起出现，也可单独出现。

（二）诊断

其他中药药源性消化系统疾病的诊断可根据患者既往病史、服药史、临床症状、便常规、粪隐血（便潜血）、肝肾功能、凝血功能等停药后的效应等做出综合诊断。

1. 患者用药前无消化系统疾病既往史，无不洁饮食史，用药后30分钟到8小时之内出现恶心、呕吐、口苦、胃脘部不适、食欲减退等症状。

2. 停药后症状缓解或消失，再次用药后症状重新出现。

二、可诱发疾病的中药

可引起恶心的中药有大戟、马鞭草、决明子、青木香、苦参、白头翁等；可引起呕吐的中药有半夏、天南星、鸦胆子、白矾、苦参、山豆根等；可引起食欲减退的中药有肉桂、艾叶、桔梗、马兜铃、大黄、鹅不食草等。

可引起其他药源性消化系统疾病的中成药有牛黄解毒片、小活络丹、双黄连粉针剂等。

三、发病机制

中药引起恶心呕吐主要有两方面的原因：

1. 反射性呕吐 中药刺激咽部，刺激胃肠道黏膜，引起延髓呕吐中枢兴奋而发生呕吐。症状出现较快，多于用药后不久或立即发生。

2. 中枢性呕吐 由于中药毒性成分的作用，引起中枢神经系统功能的失调，延髓呕吐中枢兴奋而呕吐。中枢性呕吐必须在中药经胃肠道吸收后才能引起，故一般较刺激性呕吐出现晚。

中药引起食欲减退可能是由于全身神经体液的调节障碍，也可能是由于中药使消化器官出现了功能损害或器质病变，中药直接或间接影响消化功能，使消化能力减弱。

四、动物实验研究

可引起其他药源性消化系统疾病研究较多的单味中药有甘草、丹参、大戟、马鞭草、决明子、青木香、苦参、白头翁、半夏、天南星、鸦胆子、芦荟、商陆、白矾、肉桂、艾叶、桔梗、马兜铃、大黄、鹅不食草、雷公藤、山慈菇、何首乌等。中成药相关的动物实验研究不多，但是已有临床报道患者口服小活络丹、牛黄解毒片时出现消化道刺激症状，静脉滴注双黄连粉针剂时半数以上患者在用药后 30 分钟内出现上腹部不适、恶心、呕吐等症状。

五、影响因素

1. 中药因素 药品质量不合格或者质量低劣是导致其他药源性消化系统疾病不可忽视的重要因素之一，另外药品贮藏、保管不当，造成药品变质也可能会导致恶心、呕吐等症状的发生。

2. 患者因素 如老年人和儿童更容易引起恶心、呕吐、食欲不振等，女性相对于男性更加容易出现其他药源性消化系统症状。在一些病理状态下，如有消化系统病史、免疫力低下的患者更易发生消化道不适的症状。

3. 环境因素 患者所处的环境，如居住条件、温度、湿度等能间接影响机体状况，从而影响中药的作用，如在炎热的夏季，更易出现胃脘部不适、厌食等症状；在寒冷的冬季和高寒地区，应用苦寒清热泻火药，则容易损伤脾胃而导致食欲减退。

六、救治方法

1. 常规救治 用药后若患者出现了恶心、呕吐、食欲减退等症状，可立即停药。一般停用后患者自行恢复，无须做特别的治疗和处理。若呕吐频繁，须适当补充液体和电解质，防止机体脱水。

2. 中医药救治方法 中医认为，恶心、呕吐是胃失和降，胃气上逆。引起呕吐的原因是实邪所致或阴虚致吐，并分为饮食内停、情志失调、痰饮留滞、脾胃虚寒、外邪犯胃等多种证候，中医根据不同病机给予恶心呕吐的辨证治疗。

（1）脾胃虚弱型：患者用药后易呕吐，时作时止，胃纳不佳，脘腹痞闷，口淡不渴，面白少华，倦怠乏力，舌质淡，苔薄白，脉濡弱。治以益气健脾，和胃降逆为主，可用香砂六君子汤加减治疗。

（2）胃阴不足型：症见呕吐反复发作，但呕吐量不多，或仅吐唾涎沫，时作干呕，口燥咽干，胃中嘈杂，似饥而不欲食，舌红少津，脉细数。治以滋养胃阴，和胃降逆为主，可用麦门冬汤加减治疗。

（3）外邪犯胃型：用药后即恶心、呕吐，起病较急，常伴有恶寒发热，胸脘满闷，不思饮食，舌苔白，脉濡缓。治以疏邪解表、和胃降逆为主，可用藿香正气散治疗。

（4）痰饮内停型：患者呕吐物多为清水痰涎，胸脘满闷，不思饮食，头眩心悸，或呕而肠鸣，苔白腻，脉滑。治以温化痰饮、和胃降逆为主，可用小半夏汤合苓桂术甘汤治疗。

（5）肝气犯胃型：患者用药后呕吐吞酸，嗳气频作，胸胁胀满、烦闷不舒，舌边红，苔薄白，脉弦。治以疏肝理气、和胃止呕为主，可用四逆散合半夏厚朴汤治疗。

3. 西医药救治方法 对于中药引起的恶心、呕吐，一般无须特别治疗，但若症状严重，可给予昂丹司琼等止吐药进行治疗。

七、预防方法

1. 注意禁忌证 如患者原有胃肠道疾病，须谨慎使用有刺激性等可引起其他消化系统疾病的中药。

2. 注意用药剂量 一般来说，剂量越大，越容易出现恶心、呕吐等消化道症状，临床用量一定要适宜。

3. 注意配伍 有些中药之间可相互作用，产生毒性，对胃肠道造成刺激，出现恶心、呕吐等症状，临床使用时一定要注意。

参 考 文 献

［1］朱峰，郭代红，袁凤仪，等. 123 所医院 5 188 例中药疑致不良反应报告评价与分析. 中国药物应用与监测，2015，12（2）：94-97.

［2］姚苑梅，徐玉红，吴斌，等. 1 768 例中药制剂不良反应报告分析. 中国药物警戒，2011，8（9）：566-569.

［3］杨君燕，徐璐敏，汤宇华. 中成药致药源性疾病的探析. 海峡药学，2008，20（11）：142-145.

［4］张昌禧. 试论中药的不良反应. 中医药学报，1986（3）：38-41.

［5］赵文，陆军. 近 10 年来常用中药及其中药制剂不良反应分析. 山西中医学院学报. 2009. 10（6）：4-7.

［6］彭燕. 李昌平. 丁士刚. 药源性消化系统疾病研究进展. 国外医学（消化系疾病分册）. 2003. 23（3）：141-144.

［7］张冰. 徐刚. 中药药源性疾病学. 北京：学苑出版社，2001.

［8］李健，王修齐，杨桂仙，等. 药源性消化系统疾病. 北京：科技出版社，2001.

［9］张世能，李国成. 消化系统药源性疾病. 广州：中山大学出版社，2008.

［10］侯连兵，秦飞. 中药药源性疾病的现状及其防治对策. 中国药师，2015，18（8）：1320-1324.

［11］顾金森，潘学仙. 药源性口腔—食管—胃肠疾病及防治. 中国临床药学杂志，2001，10（3）：197-199.

［12］苗明三，朱飞鹏. 中成药不良反应与安全应用. 北京：人民卫生出版社，2008.

［13］唐学游. 药源性胃病的临床治疗. 陕西中医，1990（7）：334.

［14］刘军英，范美鸣，李玉凤. 药源性急性胃粘膜病变 51 例. 新消化病学杂志，1997（3）：39.

［15］古春慧，张克涛. 药源性胃病发病机制及预防措施探讨. 临床合理用药杂志，2010，3（19）：106.

［16］赵存方，张岩岩，刘丽红，等. 类风湿性关节炎药源性胃黏膜损伤与中药防治进展. 临床误诊误治，2009，22（10）：81-84.

［17］梅全喜. 现代中药药理与临床应用手册. 北京：中国中医出版社，2008.

［18］臧红，游绍莉，柳芳芳，等. 中药药物性肝损害的临床特征及预防. 实用预防医学，2013，20（9）：1025-1027.

［19］沈淑馨，赵飞鹏，贺松其. 中草药致肝损害作用的常见因素及防治策略. 新中医，2010，42（8）：140-141.

［20］夏琳，周新民，吴开春. 中药所致的肝损害. 临床内科杂志. 2012. 29（2）：82-84.

［21］孙蓉，李素君，黄伟. 等. 氧化损伤相关指标在中药肝毒性损伤机制中作用与研究进展. 中药药理与临床，2009，25（1）：80-81.

［22］李晨，辛绍杰，游绍莉. 中草药致肝损害研究进展. 实用肝脏病杂志，2013，16（3）：278-281.

［23］李秀玉，李超群，张志敏，等. 中药相关性肝损害研究——从理论到临床. 转化医学杂志，2015，4（4）：244-249.

［24］马昆，刘燕玲.中药引起的药物性肝损伤研究进展.光明中医，2015，30（4）：907-911.

［25］赵筱萍，葛志伟，张玉峰，等.川楝子中肝毒性成分的快速筛查研究.中国中药杂志，2013，38（11）：1820-1822.

［26］陈晨，王蓓，余黎，等.中药肝毒性成分研究进展.药学与临床研究，2012，20（2）：148-151.

［27］顾立强，马冰洁，孟夏，等.中药肝毒性及肝脏保护作用的研究方法进展.中国药物警戒，2013，10（7）：408-410.

［28］胡义扬，黄莆.中草药与药物性肝损伤.中华肝脏病杂志，2012，20（3）：173-175.

［29］柴智，周文静，高丽，等.雷公藤肝毒性及其作用机制的研究进展.中国实验方剂学杂志，2011，17（7）：243-246.

［30］陈庆堂.(制)何首乌对大鼠肝脏损伤机制的研究.广州：广州中医药大学，2012.

［31］武斌，曹敏，刘树民，等.苍耳子水萃取物对大鼠肝脏毒性作用的实验研究.药物不良反应杂志，2010，12（6）：381-386.

［32］刘若囡，徐立，时乐，等.常用皂苷类中药致肝损伤的毒理学研究进展.中南药学，2010，8（12）：916-919.

［33］王蕾，张勉，金晶，等.紫菀的毒性部位及对小鼠的急性肝损伤作用研究.时珍国医国药，2010，21（10）：2526-2528.

［34］李晶晶.细辛长期毒性对 SD 大鼠肝组织形态学及肝功能的影响.武汉：湖北中医学院，2007.

［35］禄保平，苗明三，杨晓娜.应用雷公藤多苷灌胃建立小鼠急性肝损伤模型的研究.中药药理与临床，2007，23（2）：75-77.

［36］陈莹蓉，杨水新.中药肝毒性及配伍减毒研究进展.浙江中医杂志，2012，47（7）：536-538.

［37］王玉生，程占刚.中西医结合治疗药源性急性结石性胆囊炎 43 例.中国药业，2009，18（22）：65.

［38］苗明三，朱飞鹏，朱平生.实用中药毒理学.上海：第二军医大学出版社，2007.

［39］夏丽英，现代中药毒理学.天津：天津科技翻译出版公司，2005.

［40］王凯，钱秋海，吕波.中西医结合专科病诊疗大系：肝胆病学.太原：山西科学技术出版社，1997.

［41］孙建明.药源性胰腺炎及其防治.中国实用医药，2011，6（30）：226-228.

［42］晏妮，吴胜林，王懿睿，等.药源性胰腺炎.药物流行病学杂志，2011，20（10）：541-543.

［43］靳松，刘新月，朱珠.药源性胰腺炎及其防治对策.抗感染药学，2010，7（2）：84-89.

［44］王兴鹏，李兆申，袁耀宗，等.中国急性胰腺炎诊治指南（2013，上海）.中国实用内科杂志，2013，33（7）：530-535.

［45］张世应.雷公藤的毒性研究.湖北中医杂志，2015，37（3）：71-73.

［46］池里群.对中药药源性疾病及中药不良反应的探讨.中国医院用药评价与分析，2011，11（1）：74-75.

［47］纪建红，王春艳，彭静.药物所致胃肠道反应的研究与分析.黑龙江医药，2015，28（2）：309-310.

［48］李春雨，项宗尚，宋紫辉，等.浅谈中药不良反应及预防.药物评价研究，2011，34（1）：67-70.

第十一章　中药药源性呼吸系统疾病与防范

第一节　概　述

中药药源性呼吸系统疾病是指在使用中药进行治疗和预防疾病时，由所用中药直接或间接引起的呼吸系统疾病，主要为中药药源性肺病。中药药源性肺损伤呈现多样性，主要分为阻塞性肺病和限制性肺病两类。症状主要表现为咳嗽、呼吸困难、喘息甚至呼吸衰竭等。根据临床表现阻塞性肺病又可进一步分为支气管炎、肺气肿、哮喘、支气管扩张与慢性阻塞性肺疾病；而限制性肺病分为肺纤维化、胸腔积液、过敏性肺炎和胸膜炎等。

第二节　中药药源性肺病与防范

一、临床表现及诊断

（一）临床表现

1. 阻塞性肺病的临床表现　阻塞性肺病临床表现有轻重之分，并以起病突然、脑缺氧等一系列表现为主，并伴有患者突发的不明原因的虚脱、面色苍白、出冷汗、呼吸困难、胸痛、咳嗽，甚至出现晕厥、咯血等症状。根据其药源性临床表现，阻塞性肺病又可进一步分为支气管炎、肺气肿、哮喘、支气管扩张与慢性阻塞性肺疾病。

（1）中药药源性支气管炎的临床表现：中药药源性支气管炎是指气管、支气管黏膜及其周围组织由于服用中药而引起的慢性非特异性炎症。发病初期常常表现为咳嗽，可为阵发性，有时呈持久性咳嗽。咳嗽剧烈时常常伴有恶心、呕吐及胸部、腹部肌肉疼痛。如伴有支气管痉挛，可有哮鸣和气急。一般而言，急性支气管炎的病程有一定的自限性，全身症状可在 4~5 天内消退，但咳嗽可随服药周期延长数周。该病早期多无特殊体征，在多数患者的肺底部可以听到少许湿啰音或干啰音。有时在咳嗽或咳痰后可暂时消失。由于长期服药而发作的病例可发现有肺气肿的征象。

（2）中药药源性肺气肿的临床表现：中药药源性肺气肿具有非心源性肺气肿的特点，一般表现为呼吸窘迫、低氧血症及肺广泛渗出征象。在一些病情严重的患者，可能会发生肺泡毛细血管膜损害，随着富含蛋白质的液体渗入肺泡壁和肺泡内而导致肺硬化，并且损害气体交换。随着水肿液的聚积，肺顺应性和肺容量减少，导致肺内（特别是底部）小气道阻塞，致使肺下叶可听到细湿啰音。可发生多种器官衰竭，其死亡率通常为 80%~90%。

（3）中药药源性支气管哮喘的临床表现：中药药源性支气管哮喘是由多种细胞和细胞组分参与的气道慢性疾病，这种慢性疾病与长期服用中药而导致的气道高反应性相关，通常出现广泛而多变的可逆性气流受限，导致反复发作的喘息、气促、胸闷和 / 或咳嗽等症状，多在夜间和 / 或清晨发作、加剧，发作性伴有哮鸣音的呼气性呼吸困难或发作性咳嗽、胸闷；严重者被迫采取坐位或呈端坐呼吸，干咳或咳大量白色泡沫痰，甚至出现发绀等，有时咳嗽可为唯一的症状（咳嗽变异型哮喘）。哮喘症状可在数分钟内发作，持续数小时至数天，用支气管舒张剂或自行缓解。某些患者在缓解数小时后可再次发作。服用中药后的夜间及凌晨发作和加重常是哮喘的特征之一。

（4）中药药源性支气管扩张的临床表现：中药药源性支气管扩张是支气管及其周围肺组织由于服用中药后引起的慢性化脓性炎症和纤维化，使支气管壁的肌肉和弹性组织破坏，导致支气管变形及持久扩张。典型的症状有慢性咳嗽、咳大量脓痰和反复咯血。咳痰在晨起服药、傍晚服药和就寝时最多，每天可达 100~400ml。咳痰通畅时患者自感轻松；痰液引流不畅，则感胸闷，全身症状亦明显加重。90% 患者常有咯血，程度不等。有些患者，咯血可能是其首发和唯一的主诉，临床上称为"干性支气管扩张"，常见于结核性支气管扩张，病变多在上叶支气管。若反复继发感染，患者时有发热、盗汗、乏力、食欲减退、消瘦等。当支气管扩张并发代偿性或阻塞性肺气肿时，患者可有呼吸困难、气急或发绀，晚期可出现肺心病及心肺功能衰竭的表现。

（5）中药药源性慢性阻塞性肺疾病：中药药源性慢性咳嗽是最早出现的慢性阻塞性肺疾病的症状，随病程发展可终身不愈，常晨间咳嗽明显，夜间有阵咳或排痰。当气道严重阻塞，通常仅有呼吸困难而不表现出咳嗽。咳痰一般为淡黄色黏液或浆液性泡沫痰，偶可带血丝，清晨排痰较多。急性发作期痰量增多，可有脓性痰。同时表现出气短或呼吸困难，早期在劳力时出现，后逐渐加重，以致在日常生活甚至休息时也感到气短。但由于个体差异，部分人可耐受。部分患者特别是重度患者或急性加重时会出现喘息和胸闷。还有疲乏、消瘦、焦虑等常在慢性阻塞性肺疾病病情严重时出现。

2. 限制性肺病的临床表现　限制性肺病是一组不同类型的非特异的侵犯肺泡壁及肺泡周围组织的疾病。目前，根据中药药源性疾病的临床表现主要将其分为肺纤维化、胸腔积液、过敏性肺炎和胸膜炎等。

（1）中药药源性肺纤维化的临床表现：中药药源性肺纤维化主要表现为弥漫性肺泡炎、肺泡单位结构紊乱和肺间质纤维化，其病理改变以大量的成纤维细胞聚集、细胞外基质沉积并伴有炎症和组织损伤所致的结构破坏为特征。肺间质纤维化早期以肺泡炎为主，包括多种细胞因子的渗出和大量炎性细胞的浸润，后期成纤维细胞大量增生，胶原沉积，逐渐发展为不可逆的肺间质纤维化。

（2）中药药源性胸腔积液的临床表现：积液量少于 0.3L 时症状多不明显；若超过 0.5L，患者可感到胸闷。医生在给患者进行体格检查时，会发现局部叩击呈浊音，呼吸的声音减低。积液量多时，两层胸膜隔开，不再随呼吸摩擦，胸痛亦渐缓解，但呼吸困难会逐渐加剧。若积液进一步增多，使纵隔脏器受压，患者会出现明显的心悸及呼吸困难。

（3）中药药源性过敏性肺炎的临床表现：中药药源性过敏性肺炎急性期的改变为肉芽肿性间质肺炎，主要累及细支气管，有时可伴有阻塞性细支气管炎。慢性期表现为弥漫性间质纤维化，可发展到肺气肿和蜂窝肺。肺部病灶进行显微镜下观察可见肺内充满嗜酸性细胞质块，并有组织细胞和巨细胞合并存在，小支气管和细支气管壁可能有嗜酸性粒细胞和浆细胞浸润。

（4）中药药源性胸膜炎的临床表现：中药药源性胸膜炎的主要表现为胸痛、咳嗽、胸闷、气急，甚则呼吸困难。胸痛是胸膜炎最常见的症状。常突然发生，程度差异较大，可为不明确的不适或严重的刺痛；或仅在患者深呼吸或咳嗽时出现，也可持续存在并因深呼吸或咳嗽而加剧。也可表现为腹部、颈部或肩部的牵涉痛。深呼吸可致疼痛，引起呼吸浅快，患侧肌肉运动较对侧为弱。

（二）诊断

1. 中药药源性阻塞性肺病的临床诊断

（1）中药药源性支气管炎的临床诊断：中药药源性支气管炎查体有时可发现干啰音，咳嗽后消失；肺底部偶可听到湿性啰音，伴有支气管痉挛时，可听到哮鸣音。通常白细胞计数正常，胸部 X 线片检查也无异常发现。

（2）中药药源性肺气肿的临床诊断：中药药源性肺气肿的临床表现为 X 线检查发现胸腔前后径增大，胸骨前突，胸骨后间隙增宽，横膈低平，肺纹理减少，肺野透光度增加，悬垂型心脏，肺动脉及主要分支增宽，外周血管细小。肺功能测定表现为残气和肺总量增加，残气/肺总量比值增高，FEV_1/FVC 显著降低，弥散功能减低。

（3）中药药源性支气管哮喘的临床诊断：中药药源性哮喘发作期胸部呈过度充气状态，胸廓膨隆，叩诊呈过清音，多数有广泛的呼气相为主的哮鸣音，呼气延长。哮喘严重发作时，PaO_2 和 SaO_2 降低，由于过度通气可使 $PaCO_2$ 下降，pH 上升，表现呼吸性碱中毒。X 线检查哮喘发作早期可见两肺透亮度增加，呈过度充气状态；在缓解期多无明显异常。

（4）中药药源性支气管扩张的临床诊断：中药药源性支气管扩张体检肺部听诊有固定性、持久不变的湿啰音，杵状指（趾）。X 线检查示肺部纹理增多、增粗，排列紊乱，其中可见到卷发状阴影，并发感染，CT 典型表现为"轨道征"或"戒指征"或"葡萄征"。确诊有赖于胸部的高分辨率 CT（HRCT）检查。

（5）中药药源性慢性阻塞性肺疾病的临床诊断：根据 FEV_1 占预计值的百分比进行功能分级。COPD 肺功能分级，$FEV_1 \geq 80\%$ 预计值，Ⅰ级（轻度阻塞）；$50\% \leq FEV_1 < 80\%$ 预计值，Ⅱ级（中度阻塞）；$30\% \leq FEV_1 < 50\%$ 预计值，Ⅲ级（重度阻塞）；$FEV_1 < 30\%$ 预计值或 $FEV_1 < 50\%$ 预计值伴呼吸衰竭，Ⅳ级（极重度阻塞）。

2. 中药药源性限制性肺病的临床诊断

（1）中药药源性肺纤维化的临床诊断：中药药源性肺纤维化查体时有进行性气急、干咳、肺部湿啰音或捻发音。早期 X 线胸片可能基本正常；中后期出现两肺中下野弥散性网状或结节状阴影，偶见胸膜腔积液，增厚或钙化。可见红细胞沉降率增快，一般无特殊意义。可见肺容量减少、弥散功能降低和低氧血症。

（2）中药药源性胸腔积液的临床诊断：中药药源性结核性胸腔积液 pH 常 7.30；pH 7.00 者仅见于脓胸以及食管破裂所致胸腔积液。急性胰腺炎所致胸腔积液的 pH 7.30；若 pH 7.40，应考虑恶性胸腔积液。胸腔积液涂片查找细菌及培养，有助于病原诊断。胸膜炎胸腔积液沉淀后做结核分枝杆菌培养，阳性率仅 20%，巧克力色脓液应镜检阿米巴滋养体。渗出液的蛋白含量，胸腔积液/血清比值大于 0.5。恶性胸腔积液中癌胚抗原（CEA）水平升高较血清出现得更早且更显著。若胸腔积液 CEA 值 >15μg/L 或胸腔积液/血清 CEA>1，常提示为恶性胸腔积液。恶性胸腔积液中铁蛋白含量增高，可作为鉴别诊断的参考。乳糜胸时其胸腔积液中中性脂肪、甘油三酯含量较高（>4.52mmol/L），呈乳状混浊，苏丹Ⅲ染成红色，但胆固醇含量不高，可见于胸导管破裂时。胸腔积液乳酸脱氢酶（LDH）含量增高，大于 200U/L，且胸腔积液 LDH/血清 LDH 比值大于 0.6，提示为渗出液，胸腔积液 LDH 活性可反映胸膜炎症的程度，其值越高，表明炎症越明显。结核性与恶性胸腔积液时，T 淋巴细胞增高，尤以结核性胸膜炎为显著可高达 90%，且以 T4（CD⁺4）为主。恶性胸腔积液中的 T 细胞功能受抑，其对自体肿瘤细胞的杀伤活性明显较外周血淋巴细胞为低，提示恶性胸腔积液患者胸腔局部免疫功能呈抑制状态。系统性红斑狼疮及类风湿关节炎引起的胸腔积液中补体 C3、C4 成分降低，且免疫复合物的含量增高。

（3）中药药源性过敏性肺炎的临床诊断：中药药源性过敏性肺炎发作时，末梢血白细胞计数升高（15~25）×10⁹/L（15 000~25 000/mm³），伴中性粒细胞增高，但多无嗜酸性粒细胞升高，丙种球蛋白升高到 20~30g/L（2~3g/dl），伴 IgG、IgM 及 IgA 升高，血清补体正常，类风湿因子可为阳性。肺功能检查显示限制性通气障碍有肺活量下降，弥散功能降低，局部通气血流比例失调，无明显气道阻塞及血管阻力增加。

（4）中药药源性胸膜炎的临床诊断：白细胞计数正常或早期略增高，很少超 12×10⁹/L。红细胞沉降率增快。痰菌阳性。渗出液透明，草黄色，比重大于 1.018，利凡他试验阳性，蛋白定量大于 30g/L。胸部中、下肺野大片密度增深阴影，少量积液时仅表现肋膈角变钝。

二、可诱发疾病的中药

中药在疾病治疗过程中起到重要的作用，但其毒副作用和机体对药物的变态反应常常带来医源性的疾病。中药对肺产生的不良反应或造成永久性的损伤，称之为中药药源性肺病。中药药源性肺病主要表现在呼吸道症状方面的变化，严重者甚至可引起死亡。不同中药及中成药所引起的药源性肺损伤也不尽相同。中药药源性的呼吸道症状由轻到重主要表现为咳嗽、呼吸困难、呼吸衰竭，以及诱发药源性哮喘。能引起中药药源性肺病的单味中药有肉桂、青鱼胆、两面针、萝芙木、钩吻、鸦胆子、八角枫、独活、商陆、曼陀罗、马尾松、五味子、颠茄类、乌头类（川乌、草乌、附子）、闹羊花、苍耳子、马兜铃、蓖麻子、天南星、荆芥、山豆根、瓜蒂、苦楝皮、百部、山苍子、枇杷仁、苦参、雷公藤、白果、苦杏仁、半夏、蛇毒、马钱子、柴胡、甘草、麻黄、地龙、全蝎、侧柏叶等；中成药有六神丸、清开灵注射液、丹参注射液、复方丹参注射液、茵栀黄注射液、红花油、十全大补丸、杞菊地黄丸、桂枝茯苓丸、小柴胡汤等。

三、发病机制

由于中药的化学成分复杂，并且毒理学和药代动力学方面的研究不全面，因此，关于中药药源性肺病的发病机制仍未十分明确，目前认为主要与过敏反应和中药直接组织损伤作用有关。

1. 阻塞性肺病　重点论述中药易引起的药源性慢性阻塞性肺疾病与支气管哮喘的机制。

（1）中药药源性慢性阻塞性肺疾病：慢性阻塞性肺疾病（GOPD）是一种较为普遍的阻塞性肺病，特点为持续气流受限，其发病机制与肺对毒性颗粒或气体的慢性炎性反应增强有关。主要发病机制为①肺部炎症：在炎症反应过程中，各种炎性细胞被激活，释放多种炎症因子，破坏组织结构，降低了肺功能。②氧化/抗氧化失衡：氧化/抗氧化失衡是造成 COPD 的重要原因；异常炎症反应导致大量聚集的炎性细胞释放出过量活性氧；当肺组织的氧化负荷和抗氧化能力失衡时，局部环境改变会导致蛋白、脂质、二氧化碳乃至 DNA 改变；氧化应激直接损害血管舒张功能和内皮细胞增殖，直接损坏气道和肺组织。
③蛋白酶/抗蛋白酶失衡：蛋白酶/抗蛋白酶失衡时，将会使有丝分裂原激活的蛋白激酶（mitogen activated kinase，p38MAPK）活化；其涉及的 p38MAPK 信号通路可调控 TNF-α、IL-8 等炎症介质，而介导炎症反应。

（2）中药药源性支气管哮喘：中药药源性支气管哮喘是指临床上由于应用某些中药而引发的哮喘发作。麻黄、五味子、复方筋骨草、复方丹参注射液等单味中药或中药复方服用后均可导致哮喘。中药药源性哮喘的发病机制与中药的过敏反应有关。由于机体对中药中所含的某些成分过敏，致使机体进药后，自身生成免疫球蛋白 IgE 与嗜碱性粒细胞相结合，介导 I 型变态反应，从而引发支气管哮喘等一系列过敏反应。可能的作用机制还包括对呼吸道黏膜的局部刺激、正常的药理作用等。

2. 限制性肺病　重点论述中药易引起的肺纤维化与肺水肿的机制。

（1）中药药源性肺纤维化：中药药源性肺纤维化主要是由中药的毒性作用和过敏作用导致的。中药毒性成分直接损害血管内皮细胞、间质和肺泡上皮，导致细胞变性、坏死和肺泡毛细血管壁通透性增加，引起肺纤维化。过敏反应是非细胞毒性药物引起的肺损伤的主要原因，肺组织血管通透性亢进，间质水肿，炎性细胞浸润及胶原纤维增生，最终导致肺间质纤维化。

（2）中药药源性肺水肿：中药药源性肺水肿主要是药物进入机体后引发机体的过敏反应，导致支气管痉挛，使外界气体无法进入肺中，造成肺急性缺氧。此时组胺、5-羟色胺、激肽等物质将被释放。这些物质的释放增加了肺毛细血管的通透性，过多的液体从肺毛细血管内向肺间质、支气管和血管周围转移，而引起肺间质和终末气腔内液体含量增多，导致肺内液体大量聚集，引起肺水肿。雷公藤中具有药理活性的成分主要是生物碱和二萜环氧化合物，同时也具有较强毒性，可直接作用于心肌，引起肺水肿及心源性脑缺血综合征。

四、动物实验研究

能引起动物药源性肺损伤的相关单味中药及中成药见表 11-1。

表 11-1　能够引起动物肺损伤的相关单味中药及中成药

中药		药源性肺损伤的症状
单味中药	山豆根	山豆根急性毒性可引起大鼠呼吸困难，肺部出现轻度充血、水肿、间质增宽、间质水肿充血等现象，山豆根通过抑制呼吸中枢导致呼吸衰竭而引起呼吸停止
	蝮蛇毒	从白眉蝮蛇蛇毒中分离纯化得到的 L-氨基酸氧化酶（ABU-LAO），可损害血管内皮细胞和肺上皮细胞，血管通透性迅速增加，引起肺内出血、水肿、肺泡气肿，导致急性肺损伤
	八角枫	应用八角枫须根水煎液给小鼠灌胃，进行急性染毒，发现肺组织出现肺间质血管扩张、淤血、肺泡腔内出血等
	乌头类中药	比格犬麻醉状态下给予生草乌 2.49g（生药）/kg，2 小时后，雄性比格犬出现呼吸频率加快、呼吸幅度增大，然而其对雌性比格犬的呼吸无影响

中药		药源性肺损伤的症状
	细辛	细辛对呼吸中枢的影响与大鼠延髓背侧呼吸中枢神经元延迟外向整流钾通道激活密切相关，机制可能是由于升高了细胞外钾离子浓度，诱导呼吸相关神经元的凋亡，从而导致呼吸麻痹而死亡
	苍耳子	苍耳子水提取物毒性反应为静卧、竖毛、尾足发绀、震颤、呼吸抑制、间歇性惊厥、翻正反射消失、后腿抽搐等，其毒性成分主要是苍耳子苷，含于脂肪蛋白中
	钩吻	钩吻总碱I对豚鼠肺支气管平滑肌有显著的收缩作用
	木鳖子、制川乌、贯众	大鼠分别灌服木鳖子、制川乌、贯众（临床用量的100倍），3个月后，均出现肺指数增加，说明有肺脏水肿、炎症等病理变化
	闹羊花、马钱子	大鼠分别灌服闹羊花、马钱子（临床用量的100倍）3个月后及停药2周后，出现肺指数下降，说明肺有萎缩纤维化等病理变化
中成药	雷公藤多苷片	小鼠口服给予雷公藤多苷片的LD_{50}为166.34mg/kg，相当于70kg成人日用量的110.9（105.7~117.0）倍。主要毒性症状为怠动、俯卧、呼吸抑制，毒性发生时间较晚，持续时间长

五、影响因素

中药引起的肺损伤可能与以下原因有关：中药成分复杂，未知成分多，间接增加了肺损伤的风险。中药配伍机制复杂，若配伍不合理，非但达不到治疗效果，可能会产生毒副作用。中药是天然药品，并非完全无害，患者未在中医师的指导下误服、自服中药可导致肺损害。患者的健康状况、个体差异等原因也可能会引起肺损伤，其中个体差异主要以性别因素及年龄因素为主要。性别因素：男性用药人群更容易发生药物性肺损伤，其原因可能与男性的生理特征、生活习惯有关。年龄因素：45岁以上患者药物性肺损伤发生率较高，原因可能系老年患者存在较多的相关基础疾病，加上我国老年患者偏向使用中药偏方治疗疾病，则增加了应用中药及患有中药药源性肺病的机会；老年患者药物代谢酶的活性下降，同时抗氧化能力、修复能力、抗炎症反应等降低，增加了中药药源性肺病的风险；中药引起肺损伤的发生可能与不同年龄段酶的多态性有关。

六、救治方法

中药药源性呼吸系统疾病是一种由中药引起的呼吸系统的不良反应，由于起病症状隐匿，与常见的呼吸系统疾病难以鉴别，主要表现为咳嗽咳痰、呼吸困难以及肺功能的改变，严重者可以发生肺部纤维化，甚至危及生命。因此，对于中药药源性呼吸系统疾病的预防和救治就显得尤为重要。

常见的中药药源性肺病在临床早期通常表现为间质性肺炎或肺血管炎。对53例药源性间质性肺炎患者分析发现，一旦明确诊断出机体有药源性肺损伤现象后，应立即停用有关或可疑中药；严重者可以给予氧疗、机械通气、纠正酸碱平衡等处理；一般会在停药后逐渐好转，否则将发展成为肺间质纤维化。口服万年青后会引起过敏性肺炎；中药柴胡、甘草、麻黄等则会导致哮喘。一旦机体在用药后出现这些反应,应立即停药并采用肾上腺皮质激素治疗。中药药源性红斑狼疮样肺炎一般与长期或大量服用药物有关,通常伴有发热、咳嗽以及胸闷等临床现象;采用肾上腺皮质激素治疗大多数即可恢复,肾上腺皮质激素是治疗药源性肺损害的关键药物,尤其是对药源性间质性肺炎最为有效。对于肾上腺皮质激素治疗不佳或耐受者可以采用免疫抑制剂治疗,常用的免疫抑制剂有硫唑嘌呤、环磷酰胺或环孢素等。大部分患者在治疗以后会逐渐好转,预后较好,而部分肺纤维化患者的预后则较差。

七、预防方法

目前已发现口服万年青可发生过敏性肺炎;柴胡、甘草、麻黄、地龙、五味子、丹参注射液、茵栀黄注射液、蓖麻子均可致哮喘发作。一旦发现这些不良反应,应立即停药,并用肾上腺皮质激素治疗,同时给予对症处理。同一种中药引起的肺损伤个体反应不一,有人用小剂量可发生严重的肺损伤,反之大量也可安然无恙;同一中药引起的中药药源性肺损伤可有不同的临床表现,同一临床表现又可由不同中药所致,各类临床表现之间可相互重叠。

为了更好地预防中药药源性肺病,应开展有关中草药导致肺病的发生率、致病中药品种、疾病的类型及疾病转归等大范围流行病学的研究,筛选出对肺损伤敏感的特异性体质的人群。医生在临床工作中应保持对中药不良反应的警惕性,避免应用不必要的中药,尽量简化用药种类和剂量,做到合理用药。

参 考 文 献

[1] 李国安. 慢性阻塞性肺疾病临床评估新方法及肺气肿表型的 CT 肺功能研究. 北京: 北京协和医学院, 2012.

[2] 王亚亭. 毛细支气管炎的诊断、治疗和预防. 实用儿科临床杂志, 2008, 23 (10): 801-804.

[3] 方世平, 查仲玲. 药源性呼吸系统疾病. 药物流行病学杂志, 2002, 11 (3): 149-152.

[4] 曹晓焕, 李玉华, 司英奎, 等. 支气管哮喘的研究进展. 中国中医药现代远程教育, 2011, 9 (24): 153-160.

[5] 曹兰芳. 支气管哮喘的临床表现、诊断及鉴别诊断. 中华实用儿科临床杂志, 2008, 23 (4): 243-246.

[6] 曹照龙, 何权瀛. 慢性阻塞性肺病合并支气管扩张的临床研究. 中国医刊, 2008, 43 (1): 34-35.

[7] 吴玉靖. 支气管扩张症状分型临床研究. 广州: 广州中医药大学, 2013.

[8] 骆伟娟. 慢性阻塞性肺疾病并发急性肺栓塞 12 例临床分析. 杭州: 浙江大学, 2010.

[9] 孔勤, 陈民利. 特发性肺纤维化发病机制的研究进展. 中国比较医学杂志, 2012, 22 (8): 74-80.

[10] 罗永芬, 谢燕, 李琛, 等. 胸腔积液的超声诊断与临床表现的关系. 实用医技杂志, 2008, 15 (3): 306-307.

[11] 王健康, 董晓莉, 李忠东. 药源性肺部疾病的致病药物及临床类型. 药物不良反应杂志, 2005, 7 (5): 340-345.

[12] 金爱顺. 结核性胸膜炎的临床表现与诊断. 中国社区医师, 1988 (8), 8: 18-19.

[13] 钱伯初, 史红, 郑晓亮. 慢性支气管炎动物模型研究进展. 中国比较医学杂志, 2008, 18 (8): 53-57.

[14] 张伟宏, 蔡柏蔷, 王京岚, 等. 肺气肿的 CT 肺功能成像: CT 技术与肺功能检查的对照研究. 中华结核和呼吸杂志, 2002, 25 (3): 150-153.

[15] 蔡绣鸿. 咳嗽变异型哮喘证候特征与体质特点及其发病因素研究. 北京: 北京中医药大学, 2009.

［16］高丹. 支气管哮喘的临床经络诊察研究. 北京：北京中医药大学，2011.

［17］张晓岩. 外周血细胞对哮喘气道炎症表型的预测价值及难治性哮喘气道炎症表型和临床特征的研究. 北京：北京协和医学院，2014.

［18］尤小芳. CT 对弥漫性泛细支气管炎诊断及疗效评价的临床研究. 上海：第二军医大学，2012.

［19］陈维仁. 胸腔积液 200 例病因及诊断方法分析. 大连：大连医科大学，2012.

［20］齐人侣. 过敏性肺炎患者的 CT 诊断表现. 中国继续医学教育，2015，7（1）：147-148.

［21］邱玉英，陈露露，王永生，等. 24 例过敏性肺炎的临床、影像学及病理分析. 中国呼吸与危重监护杂志，2014，13（1）：38-43.

［22］范琳，肖和平. 结核性胸膜炎的临床诊断评估. 中国防痨杂志，2007，29（4）：330-333.

［23］孙旌文，魏从建. 86 例六神丸不良反应/事件文献分析. 中国药物警戒，2015，12（7）：428-431.

［24］薛开先. 蟾力苏、新斯的明对抗八角枫碱引起的呼吸麻痹的实验研究. 药学学报，1979，14（12）：738-741.

［25］孙侃. 北五味子对动物呼吸和血压的作用. 药学学报，1959，7（7）：277-282.

［26］王金勇. 乌头类中药呼吸系统体内外毒作用研究. 成都：四川大学，2007.

［27］张新荣. 温胆汤中半夏致呼吸困难 1 例报告. 中国中医药信息杂志，2007，14（9）：105.

［28］郭姗姗. 适合评价中药注射液过敏反应的动物模型研究. 北京：中国中医科学院，2011.

［29］大田健. 中药的药物性肺损害. 日本医学介绍，2007，28（3）：119-120.

［30］王宪华，范冰梅，李书亭. 药源性肺病. 中级医刊，1998，33（5）：39-40.

［31］谢文英，尚立芝，胡文豪，等. 慢性阻塞性肺疾病的发病机制及中医药治疗进展. 中国实验方剂学杂志，2015，21（9）：227-230.

［32］钟云青，王秀峰，刘春光. COPD 气道粘液高分泌分子机制研究进展. 临床肺科杂志，2014，19（6）：1094-1095.

［33］冷芳. 重视药源性哮喘促进合理用药. 中国医药指南，2014，12（30）：381-382.

［34］孙淑娟. 药源性呼吸系统疾病. 中国临床医生杂志，2009，37（3）：63-68.

［35］凌文哲，金学荣，张海宇. 药物过敏所致急性肺水肿的影像学特点分析. 山东医药，2012，52（23）：67-68.

［36］谷建俐. 山豆根毒效规律及靶器官毒性机制研究. 泸州：泸州医学院，2010.

［37］张长银，张礼俊，胡永良，等. 小鼠急性八角枫中毒的病理学观察. 法医学杂志，2009，25（5）：329-331.

［38］南京中医药大学. 中药大辞典. 2 版. 上海：上海科学技术出版社，2006.

［39］魏晓龙，魏继福，黄阗，等. 白眉蝮蛇蛇毒中 L-氨基酸氧化酶的分离及其诱导急性肺损伤的作用. 第四军医大学学报，2006，27（22）：2096-2099.

［40］黄伟，冯群，孙蓉. 雷公藤不同样品对正常小鼠急性毒性实验研究. 中国药物警戒，2014，11（1）：1-3，7.

［41］汪琼. 细辛含药血清对 SD 大鼠延髓背侧呼吸神经元 I_K 的影响. 武汉：湖北中医学院，2007.

［42］鄢良春，张婷婷，赵军宁，等. 苍耳子 4 种提取物小鼠急性毒性比较研究. 中国中药杂志，2012，37（15）：2228-2231.

［43］黄仲林，黎秀叶. 钩吻总碱 I 对豚鼠肺支气管平滑肌的作用分析. 右江民族医学院学报，1989，11（2）：9-11.

［44］向丽华，陈燕萍，张智，等. 24 味有毒中药长期毒性实验对大鼠脏器指数的影响. 中国中医基础医学杂志，2006，12（1）：35-36，52.

［45］任晓蕾，穆维静，詹轶秋，等. 242 例药物相关性肺损害病例分析. 中国新药杂志，2014，23（1）：110-114.

［46］金沢实. 药物性肺损害的危险因素及其预防. 日本医学介绍，2007，28（3）：104-107.

［47］段韶军.药物性肺损伤.护理研究（下旬版），2006，20（12）：1062-1063.

［48］孙明瑜，谢鸣.小柴胡汤诱发的间质性肺炎.中国中医药信息杂志，2002，9（7）：71-72.

［49］王学勤，李丰林，张维国.中药药物性肝损害研究进展.亚太传统医药，2015，11（5）：35-36.

［50］马昆，刘燕玲.中药引起的药物性肝损伤研究进展.光明中医，2015，30（4）：907-911.

［51］白文元，刘娜.药物性肝损伤的防范与思考.临床肝胆病杂志，2011，27（3）：245-247.

［52］侯连兵，秦飞.中药药源性疾病的现状及其防治对策.中国药师，2015，18（8）：1320-1324.

［53］池里群.对中药药源性疾病及中药不良反应的探讨.中国医院用药评价与分析，2011，11（1）：74-75.

［54］王意如，刘世坤，刘侨侨，等.83例中药致呼吸系统不良反应中文文献分析.药物流行病学杂志，2003，12（1）：21-22.

［55］徐仙娥，程亚军，陶加勤.49例药源性肺损害文献分析.中国药业，2006，15（16）：48-49.

［56］胡美绘，孙安修.53例药源性间质性肺炎的文献分析.中国药物警戒，2014，11（6）：347-350.

［57］黄庭汉.药源性呼吸衰竭12例分析及防范.中国社区医师（医学专业），2011，13（28）：246.

［58］王有国.小心药源性肺病.医药与保健，2003，11（2）：46-47.

［59］王晓芳，张运剑，夏国光.药源性间质性肺疾病.药物不良反应杂志，2012，14（4）：224-227.

［60］YU L，PENG GP，LI CY，et al. A rapid and low-cost approach to evaluate the allergenicity of herbal injection using HPLC analysis. Fitoterapia，2013，88：12-18.

［61］MüLLER NL，WHITE DA，JIANG H，et al. Diagnosis and management of drug-associated interstitial lung disease. British journal of cancer，2004，91（Suppl 2）：S24-S30.

第十二章 中药药源性循环系统疾病与防范

第一节 概　　述

中药药源性循环系统疾病是指使用中药进行诊断、治疗、预防疾病时，由所用中药直接或间接引起的循环系统疾病。主要包括中药药源性心律失常、中药药源性心绞痛、中药药源性心肌梗死、中药药源性高血压、中药药源性低血压、中药药源性心力衰竭等。

中药药源性循环系统疾病症状主要表现为①呼吸困难：是指呼吸时患者感到空气不足、憋气、呼吸费力；循环系统疾病患者出现呼吸困难主要见于左心功能不全，其产生的主要原因是肺淤血、肺组织弹性下降；其特点为活动、劳动时发生或加重，休息时缓解或减轻；仰卧时加重，坐位时减轻。②心悸：是指患者自觉心跳或心慌并伴心前区不适感。③胸痛：循环系统疾病时发生的胸痛常由心肌缺血、缺氧所致，暂时性的缺血引起心绞痛，典型特点是患者在体力劳动、情绪激动或饱餐等诱因作用下发生胸骨后或心前区疼痛，呈压榨、紧缩或憋闷感，可向左肩、颈、左上肢放射，疼痛一般持续数分钟，经休息或使用硝酸甘油制剂后缓解。④水肿：心源性水肿是右心功能不全的主要表现，心源性水肿的特点是首先出现在身体下垂部位。⑤晕厥：是一时性广泛脑组织缺血、缺氧引起的短暂、突然的可逆性意识丧失；导致晕厥发生的原因很多，除脑血管病变外，各种器质性心脏病均可引起晕厥；这类由于心排血量突然下降出现的晕厥称为阿-斯综合征。

第二节　中药药源性心律失常与防范

中药引起的循环系统损害，临床表现以心律失常最为常见。心律失常可单独出现，也可伴随其他疾病或症状出现。

一、临床表现及诊断

（一）临床表现

中药药源性心律失常几乎涉及临床上各种类型的心律失常，如心动过缓、心动过速、期前收缩、室上性心动过速、心房扑动、心房颤动、心室扑动、心室颤动、房室传导阻滞等等。中药药源性心律失常与非药源性心律失常症状类似，因服用中药引起心律失常的患者，少数发生时无自觉症状，多数患者则有头晕、晕厥、心悸等症状。中药药源性心律失常临床两个主要症状为心悸和晕厥。①心悸：是中药药源性心律失常中最常见的临床症状，患者平静状态下能感觉心跳、心慌，有时伴有心脏搏动时心前区的不适感；如服用的中药会引起心动过速、心动过缓、期前收缩等，都会引起心悸。②晕厥：表现为短暂的意识丧失；服用的中药会引起心脏高度抑制、心动过缓甚至心脏停搏，心排血量突然减少可引起脑组织暂时缺血缺氧，而发生暂时性意识丧失。

（二）诊断

中药药源性心律失常与非药源性心律失常症状类似，需要鉴别诊断。可根据患者服药史、临床症状、心电图、电生理检查及停药后的效应做出综合诊断。

如患者在服用中药前心律正常，而在中药治疗过程中出现心律失常，或在中药治疗过程中原有心律失常加重或出现新的心律失常，排除其他疾病影响及西药影响，可诊断为中药药源性心律失常。诊断前需要了解的信息：

（1）患者用药史：发病前3个月内服用过的中药、保健品。

（2）患者基础心脏疾病：是否有心功能不全，有些中药有负性肌力、负性频率作用，导致心肌细胞内代谢的改变，往往会加重心功能不全或诱发新的心律失常。

（3）肝肾疾病：中药大多经肝脏代谢和肾脏排泄。肝肾疾病时中药代谢排泄缓慢，血中药物浓度增加，可改变用药的预期效果，易发生新的心律失常。

（4）机体电解质：K^+、Mg^{2+} 失调可改变抗心律失常药物的作用，低 K^+ 能增加含洋地黄类中药诱发后电位，从而增加含洋地黄类中药对心脏的毒性。

二、可诱发疾病的中药

可引发药源性心律失常的中药主要有川乌、草乌、雷公藤、麻黄、藜芦、夹竹桃、山豆根、止痛丹、活络丸、复方宣乌片、风湿骨痛丸、活血壮筋丸、麝香丸、木瓜丸、蟾酥丸、壮筋丹、紫金龙、红花油、活血丹、舒筋活血丸等。

三、发病机制

1. 影响心肌电生理特性　主要药理作用是动作电位延长，复极延缓，Q-T 间期延长，或抑制传导功能而导致心率、心律和传导异常，这类心律失常停药后可消失，不遗留心肌损害。

2. 直接或间接的心肌毒性作用　由于中药的作用直接造成心肌损害，从而引起心脏电生理不稳定而诱发心律失常，通常与用药剂量和用药时间有关。即使停药，由于心肌已经有损伤，这类心律失常需要进行药物治疗。

3. 影响心脏自主神经系统　如对迷走神经有兴奋作用的中药可抑制心脏，抑制窦房结和传导系统，引起心动过缓、传导阻滞等。

四、救治方法

1. 一旦确诊为中药药源性心律失常，尽快停用相关致病中药。

2. 针对发生的心律失常类型进行抗心律失常治疗　缓慢型心律失常者，可给予阿托品、异丙肾上腺素治疗，必要时应用起搏器；室性心律失常者可选用苯妥英钠、利多卡因等；室上性心律失常者可选用维拉帕米；房颤、房扑者可选择胺碘酮；Q-T 间期延长型的尖端扭转型室性心动过速，可静脉滴注异丙肾上腺素或阿托品，应尽早增加其心率，也可用起搏器。洋地黄中毒者应补钾，给予地高辛抗体；对快速型心律失常，可给予电复律或电除颤治疗。

五、预防方法

1. 具有心脏毒性的中药饮片严格按照《中国药典》规定剂量给药。

2. 对原有心脏疾病的患者，应慎用可能导致心律失常的中药，如使用应严密监测心电图。

3. 监测患者的危险因素，如血钾、心率、肝肾功能，及时发现和处理容易引起心律失常的危险因素，如低钾血症、心动过缓及肝肾功能不全等。

4. 多数中药药源性心律失常发生于用药初期或增加剂量时，故在用药初期或增量时应严密观察。

第三节　中药药源性心绞痛与防范

中药药源性心绞痛是指由于服用中药引起心肌耗氧量增加或冠脉供血减少，引起发作性胸骨后或心前区压榨性疼痛，可放射至肩部、手臂、颈部、下颌部、牙齿，也可向下放射到上腹部，心电图显示 ST 段压低或抬高以及 T 波改变，停药后可缓解或恢复正常。

一、临床表现及诊断

（一）临床表现

心绞痛发作时许多患者面色苍白，停止活动，常伴大汗、血压及心率改变。可出现第四心音（最常见）或第三心音、二尖瓣反流性收缩期杂音，心尖部触及收缩期震颤。

（二）诊断

1. 在应用某些中药后，出现心前区疼痛、压榨或紧缩感，多向左肩放射持续数分钟（一般在 15 分钟以内），心电图示典型缺血改变；或原有稳定型心绞痛，在应用某些中药后，演变为不稳定型心绞痛，心绞痛发作次数增加或程度明显加重。

2. 停药后心前区疼痛症状缓解，心电图亦可恢复正常；重复用药后心绞痛症状及心电图缺血改变再次出现，可以确诊。

二、可诱发疾病的中药

不多见，主要为含乌头碱类中药的不当应用。

三、发病机制

中药药源性心绞痛发病机制与下列因素有关。

1. 导致心肌耗氧量增加　冠状动脉血流和心肌代谢需求之间的失衡是发生心绞痛的主要原因。临床上，当心肌氧的需求超过冠状动脉氧的释放能力时，即可引起缺血的临床症状。心肌耗氧量主要取决于心率、心肌收缩力、与左心室收缩压及左心室容量相关的室壁张力等因素。凡能增加这些因素的中药，尤其是增加心率及收缩期血压的中药都能导致心肌耗氧量增加。当耗氧量增加到一定程度，可出现暂时的血液供应不足，产生心肌缺血，引起心绞痛发作。

2. 冠状动脉痉挛　因冠状动脉痉挛所致的大冠状动脉暂时性狭窄可使冠状动脉阻力

增加，冠状动脉血流减少。凡能引起冠状动脉痉挛的中药，均可使人体出现一过性心肌缺血，导致心绞痛发作。

3. 冠状动脉灌注不足　冠状动脉灌流主要依靠主动脉的舒张压，凡是能引起血压明显下降、回心血量减少或心排血量降低的中药，均能导致舒张压下降，冠状动脉灌注不足诱发心绞痛。

4. 冠状动脉窃血现象　有些中药只能扩张非缺血区血管，而对缺血区已经扩张的小动脉不能扩张，使缺血区的血流通过侧支循环流向非缺血区，产生"冠脉窃血现象"，使缺血区的血供更加减少，从而引起心绞痛发作。

5. 反跳现象　有些中药长期或较大剂量应用，在骤然减量或停药后，可引起血流动力学反跳现象，可诱发心肌缺血导致心绞痛发作。

6. 药物过敏　中药引起的变态反应，可使体内释放较多的组胺。当变态反应时，冠状动脉外膜产生血管收缩物质，导致冠状动脉痉挛，产生心绞痛。

四、救治方法

1. 发生药源性心绞痛应立即停药，如因撤药出现反跳现象而导致心绞痛发生，应恢复原来剂量。

2. 休息，镇静，必要时吸氧。

3. 按心绞痛给予治疗。

4. 药源性心绞痛患者及时诊断与处理，一般预后良好，但也偶有发生急性心肌梗死者。

五、预防方法

1. 长期应用具有 β 受体拮抗剂作用的中药，应逐渐减量到停药。

2. 提倡合理联合用药。

第四节　中药药源性心肌梗死与防范

一、临床表现及诊断

（一）临床表现

中药药源性心肌梗死与非药源性急性心肌梗死类似，至少 60% 患者有前驱症状，多为心绞痛或心绞痛样症状。如出现本章第三节中典型的心绞痛症状应引起重视。中药药源性心肌梗死的典型症状包括胸部不适，通常位于胸骨后或心前区，患者描述为压迫性、疼痛感、烧灼感、紧缩感、涨破感或暴发性；疼痛时间往往超过 15 分钟，开始时逐渐增强，其后维持某一水平；临床检查心电图 ST 段抬高，心肌酶谱升高。

（二）诊断

1. 有应用可引起心肌梗死的中药。

2. 胸骨后或心前区剧烈持续性疼痛，一般处理不能缓解者。

3. 心电图示急性心肌梗死图形。

4. 血清酶学升高。

5. 与药源性心绞痛相鉴别：心绞痛发作时间短，休息及含硝酸甘油能缓解，药源性心绞痛有用药史，停药后不再发作。与非药源性冠心病引起急性心肌梗死相鉴别：一般有促发心肌梗死的诱因，而与药物无关。

二、可诱发疾病的中药

香加皮以及含乌头碱类中药等。

三、发病机制

1. 冠状动脉血栓形成　急性心肌梗死患者中，85% 有冠状动脉内血栓形成，血栓多发生在动脉狭窄处。凡能引起冠脉内膜损害，暴露内膜下胶原，促使血小板聚集与释放，启动血栓形成的中药都有可能促使急性心肌梗死的发生。

2. 造成冠状动脉痉挛　约有 10% 的急性心肌梗死患者是由冠状动脉持续痉挛造成的。冠状动脉痉挛不但使冠脉管腔狭窄，而且多数可合并血栓形成，即冠状动脉痉挛的病灶部位形成血栓，导致心肌梗死。凡是能引起冠状动脉痉挛的中药都有可能引起急性心肌梗死。

3. 造成冠状动脉供血减少　冠状动脉供血减少时，如果同时伴有心肌耗氧量的增加，可以导致心肌严重缺血缺氧，进而发生心肌梗死。凡能引起休克和严重心律失常的中药，都有可能引起心肌梗死。

4. 药物过敏反应　中药的过敏反应，不仅可导致过敏性休克，使冠状血流量骤减，而且过敏反应可能损伤血管内膜，启动血栓形成引起急性心肌梗死。

四、救治方法

1. 立即停用可疑药，并按急性心肌梗死进行治疗处理。

2. 休息、吸氧、心电监测，有条件者应进行全面监护。

3. 使用吗啡等缓解疼痛、镇静，硝酸甘油口服或静脉滴注。

4. 如无禁忌证，应尽早使用 β 受体拮抗药，并开始评估再灌注治疗。尽管越早越好，但再灌注治疗的时间窗为 12 小时。

5. 就诊 90 分钟内，因无法实施冠状动脉介入治疗者，如无禁忌证，应进行溶栓治疗，可应用重组人组织型纤维蛋白溶酶原激活剂、尿激酶、链激酶等。

6. 心肌梗死后，受累心肌的范围决定急性及长期预后的重要因素。如已经引起心肌受损，引起心律失常、心功能不全等并发症，根据临床症状采取不同的治疗措施。如抢救及时，无心肌受累，按照冠心病二级预防进行心脏康复治疗。

五、预防方法

尽量减少不必要用药，能口服用药者，不注射。易引起过敏反应的中药，或有过敏史的患者，用药前要仔细询问病史，并做过敏试验，用药后应严密观察有无不良反应。对老年患者，尤其是患有冠心病的患者用药应慎重，宜自小剂量开始，尤其应用具有血管收缩、增加心率和心肌耗氧量以及促进凝血等的中药时，更要慎重。对可疑冠心病和病态窦房结综合征患者，进行诊断检查或试验时应掌握适应证，用药剂量应小，并严密观察。

第五节 中药药源性高血压与防范

因为服用中药引起患者血压升高，并超过正常值 140/90mmHg，称为中药药源性高血压。

一、临床表现及诊断

（一）临床表现

中药药源性高血压主要表现：原来没有高血压的患者，服用中药后血压突然升高；或者高血压患者服药过程中，血压难以控制或者发生反跳，甚至出现高血压危象。临床常见表现为头晕、头痛、耳鸣、失眠、眼球充血等症状，测量血压均高于标准值。

（二）诊断

单一的中药药源性高血压较易诊断，在临床用药过程中，原来无高血压的患者出现高血压；或原来有高血压的患者，血压进一步升高，若停药后血压恢复正常或服药前水平，一般即可诊断为药源性高血压。如怀疑为药源性高血压，应详细询问患者用药史，暂停使用可疑中药，即可诊断。

二、可诱发疾病的中药

马钱子（一过性高血压）、香加皮（大量）、苍耳子（一过性高血压）、全蝎、白花蛇、人参、细辛、广防己、天仙子、甘草、红茴香根、金不换、黄芪以及壮骨关节丸、刺五加注射液、参麦注射液、复方甘草片、冠心苏合丸等。

三、发病机制

中药直接或间接兴奋交感神经，收缩血管，或增加血容量，增加心肌耗氧，影响神经、体液、血管等因素，都可以引起中药药源性高血压。

四、救治方法

1. 治疗原则

（1）立即停用可能引起高血压的相关中药。

（2）根据不同药源性高血压的发病机制，选用合适的抗高血压药。如对于可致水钠潴留的中药，首先限制钠摄入，酌情选择与噻嗪类利尿剂及保钾利尿剂尤其是螺内酯合用。

2. 预后 中药药源性高血压如果能及早发现，及时停药，绝大多数患者均可恢复正常的血压；如高血压持续时间较久，已出现重要靶器官损害的患者，预后则取决于靶器官损害的严重度及是否可逆。临床上有药源性高血压致死的报告。

五、预防方法

对于使用任何可引起血压升高中药的患者，在用药的最初几周内应经常监测血压；尤其是对于老年人和有高血压家族史、临界性高血压或正在服用抗高血压药的患者，要及时发现血压异常升高并及时处理，合并用药时，要注意药物之间的相互作用，以防止合并用药后出现的高血压，尤其是与抗抑郁药或可乐定合用。

第六节　中药药源性低血压与防范

一、临床表现及诊断

（一）临床表现

应用某些中药后引起患者血压下降，成年人肱动脉压等于或低于 90/60mmHg，并且出现头晕、乏力、嗜睡、精神不振、心慌、胸闷、四肢麻木、眩晕甚至晕厥等表现，称为中药药源性低血压。某些高血压患者用中药后血压下降速度过快或下降幅度过大，出现上述不适症状，血压虽未降至 90/60mmHg，亦可归于中药药源性低血压范围。

（二）诊断

中药药源性低血压较易诊断，在临床用药过程中，出现血压下降至 90/60mmHg，并出现乏力、头晕等症状即可诊断。

二、可诱发疾病的中药

主要单味中药有川乌、草乌、博落回、雪上一支蒿、钩吻、罂粟壳、龙葵、藜芦、夹竹桃、万年青、桃仁、天花粉、巴豆、蓖麻子、蟾酥、斑蝥、雷公藤、苦楝皮、桔梗、甘遂、龙胆、白花丹、地瓜子、地黄、吕宋果、山慈菇、延胡索、含羞草、青风藤、使君子、闹羊花、祖师麻、常山、葛花、雄黄、蜂蜜、槟榔等；中成药有丁香油、正骨水、百宝丹、肝炎灵注射液、补骨脂注射液、驱风合剂、鱼腥草注射液、参附注射液、茵栀黄注射液、复方大青叶注射液、复方桔梗片、活血壮筋丹、黄连素片等。

三、发病机制

1. 中药使周围血管扩张，可直接或间接地松弛血管平滑肌，扩张全身周围静脉血管，减少回心血量；另一方面是扩张周围小动脉，使动脉舒张压及左室舒张末压降低，因而出现直立性低血压。

2. 中药抑制心肌收缩力，减缓心率，诱发心律失常，心脏排血量减少，动脉血管充盈不足，导致血压降低。

3. 中药使有效循环血量减少，如引起大量排尿、腹泻、出汗等，有可能导致有效循环血量急剧下降，在某些年老体弱或病情严重的患者，可引起明显低血压，甚至发生虚脱现象。

4. 中药阻断中枢神经系统或导致自主神经系统功能紊乱，交感神经张力降低，周围小动脉扩张引起低血压。

5. 某些中药可引起过敏反应，导致周围血管扩张，血浆渗出，微循环功能障碍，血容量相对不足，引起过敏性低血压甚至休克。

四、救治方法

1. 减量或停用导致低血压的中药，大部分患者血压可逐渐回升至正常水平。

2. 卧床或头低脚高卧位，饮用热开水或含糖含咖啡饮料、茶水饮料。

3. 症状较明显或低血压持续时间较长者，可酌情使用升压药或针灸。

4. 凡是症状严重，不能坐起和站立，影响生活自理者，应当及时积极治疗，并监测血压：肾上腺素 0.2~0.3mg，肌内注射，或是用 1~2mg 加入适量液体中静脉滴注；肾上腺皮质激素，如泼尼松、氢化可的松口服或静脉滴注；血管活性药物，如多巴酚丁胺、多巴胺或间羟胺，静脉滴注；生脉注射液静脉滴注或推注。

5. 其他处理 中药导致的低血容量所引起的低血压，应补液，纠正水电解质平衡紊乱，必要时输血浆或代血浆、人血白蛋白等；中药过敏反应所致低血压，给予肾上腺素、肾上腺皮质激素和抗过敏药物，肌内注射、静脉推注或滴注，抢救治疗，力求及时迅速，避免向过敏性休克发展。

五、预防方法

1. 临床上需要应用易导致低血压的中药时，应慎重，并注意从小剂量开始逐渐增加剂量，严密观察血压变化，发现低血压趋势，应及时减量或停药。

2. 对于易发生过敏反应的中药，对有过敏体质的患者，应避免使用或接触有可能致敏的中药。

3. 临床用药应避免滥用、误用，或剂量过大、速度过快、浓度过高和持续时间过长给药。联合用药或配伍用药，必须合理避免增加中药毒副作用，而导致药源性低血压。

第七节　中药药源性心力衰竭与防范

由于中药对心脏的直接或间接作用，引起心肌收缩力减弱，心脏负荷增加，导致心排血量急剧下降，肺循环压力急剧上升，周围组织灌注不足，而引起的临床综合征。

一、临床表现及诊断

（一）临床表现

中药药源性心力衰竭多发生在原有心脏疾病的患者，既可表现为急性左心衰竭，亦可表现为充血性心力衰竭。急性左心衰竭临床表现主要为，严重呼吸困难、发绀、咳粉红色泡沫样痰、强迫坐位、大汗、口唇轻微发绀。充血性心力衰竭临床表现主要为呼吸困难、乏力、踝部水肿等。

（二）诊断

1. 如果患者原来没有心脏基础疾病，心功能正常，在应用中药后引起心功能减退，出现急性左心衰竭或慢性充血性心力衰竭的症状和体征。排除用药以外的原因或诱因，可以诊断为中药药源性心力衰竭。此时需要鉴别诊断的是有没有使用可诱发心力衰竭的西药。

2. 如果患者原来就有心脏病，心功能正常或减退，在应用某些中药后出现心力衰竭或心力衰竭加重，要注意鉴别药源性心力衰竭与原有疾病的发展加重。特别是在冠心病、高血压性心脏病、扩张型心肌病所致心力衰竭患者，当病情恶化时要警惕有无药源性心力衰竭的可能性。

3. 上述两种情况均需深入了解患者用药的种类、使用中药所含的化学成分、有无中药间相互作用及分析用药前后病情变化，找出与心力衰竭发生可能相关的中药。若停用这个中药，对症治疗心力衰竭好转或消失，在用该种中药后心力衰竭又发作，更加确诊为中药药源性心力衰竭。

二、可诱发疾病的中药

可引发中药药源性心力衰竭的单味中药主要有蓖麻子、人参、细辛、天仙子、甘草、石榴皮、龙葵、望江南子，中成药有参麦注射液、清开灵注射液等。

三、发病机制

因为心力衰竭是心脏疾病发生发展的结果，所以能诱发各种心脏疾病的中药均有可能引起药源性心力衰竭，故其致病环节较多，发病机制复杂，可能的发病机制有：

1. 中药对心肌有直接毒性作用，抑制心肌收缩力，心排血量减少，都可诱发或加重心力衰竭。如能够使心肌受损，产生心电不稳定，引起严重的室性心律失常、心室颤动或者心动过缓的中药，均可使心脏暂停排血或排血量显著下降而导致急性心功能不全。

2. 某些中药能阻断 β 受体，抑制心肌收缩力；或者拮抗钙离子降低心肌收缩力，特别是短期内大剂量给药或长期服用时，会诱发或加重心力衰竭。

3. 短期内引起水钠潴留，可使血容量骤增，心脏容量负荷过重，导致心排血量下降，诱发急性心功能不全。

4. 特异质反应，或患者对某些中药产生变态反应，其过程中释放的各种组胺、血小板激活因子，可导致机体组织细胞水肿，造成器官水肿、渗出，可引起急性心功能不全。

四、救治方法

1. 诊断确立后，应立即停用引起心力衰竭的有关中药。如果病情需要，也可缓慢停药或减量。

2. 立即抗心力衰竭治疗。

3. 预后取决于心肌损害程度、药源性心力衰竭发现早晚、处理是否及时等。中药药源性心力衰竭如能及时发现，则易于纠正。心肌损害严重者、原发病（如恶性肿瘤、心肌病）病情严重者，则预后不良。

五、预防方法

1. 应用具有心脏毒性中药时，要注意监测心电图 QRS 波幅大小、心脏收缩时间间期、心脏射血分数等。必要时进行超声心动图监测和放射性核素检查，及早发现心功能（包括收缩功能和舒张功能）是否受损，如有改变应及时处理。

2. 用药严格掌握剂量，特别是对心脏毒性较大的中药，不宜超过规定剂量。

3. 对肝肾功能不全患者、体重轻的患者、基础疾病较多的老年患者，用药剂量应酌减，尤其慎用对心肌收缩力有抑制作用的中药。

4. 必须应用某些有心脏毒性的中药时，可同时应用预防心脏损害的药物如辅酶Q_{10}等。

第八节　可诱发中药药源性循环系统 疾病的中药及防范

由于中药引起的循环系统疾病临床表现复杂、多样，临床上中药药源性循环系统疾病，很少单一出现，常多种症状交错，如胸闷心悸、呼吸困难与发绀。本节重点介绍引起中药药源性循环系统疾病的中药。

一、可诱发疾病的中药

引起循环系统疾病的单味中药有雷公藤、川乌、草乌、附子、雪上一支蒿、山豆根、黄连、蟾酥、万年青、夹竹桃、香加皮、福寿草、罗布麻、洋金花、莨菪、华山参、杜鹃、鸦胆子、黄芪、麻黄、人参、甘草、红参、石榴树皮、铃兰、南加皮、刺五加、杠柳皮、石楠叶、天竹子、紫杉、三尖杉、玉竹、葶苈子、鬼箭羽、五味子、红花、羊角拗等，中成药有止痛丹、紫金龙片、消咳喘、六神丸、双黄连注射液等。

二、主要毒性物质

1. 生物碱类　生物碱是含氮有机碱，主要作用于中枢神经系统、自主神经系统及心血管系统。含毒性生物碱类的中药主要有乌头、博落回、雪上一枝蒿、马钱子、曼陀罗、罂粟、龙葵、藜芦等。

（1）乌头碱、次乌头碱、中乌头碱等：见表 12-1。

表 12-1　乌头碱中毒特点

毒性	循环系统中毒反应及临床表现	心电图	中毒机制
乌头碱毒性最强，成人一次性口服 0.2mg 即可出现毒性反应，3~4mg 即可致人死亡	急性乌头碱中毒可致严重室性心律失常，频发多源性室性期前收缩，其中伴发多形性室性心动过速、单形性室性心动过速或尖端扭转型室性心动过速	以室性心律失常多见，频发多源性室性心律失常出现在重度中毒患者中，部分轻度中毒患者仅出现窦性心动过缓、房室传导阻滞、ST-T 变化和 Q-T 间期延长等	乌头碱心脏毒性的作用机制主要有两个：兴奋心脏迷走神经；使心肌细胞 Na^+ 通道开放，加速 Na^+ 内流

（2）士的宁（番木鳖碱）：马钱子所含的生物碱主要为士的宁（番木鳖碱），约占总碱的 30%~50%；其次为易引起心脏毒性的马钱子碱。1 次口服士的宁 5~10mg，可发生心肌酶谱升高，并发心律失常，30mg 可致死亡；服马钱子生药 7g 可致死亡。

（3）血根碱、白屈菜红碱、原阿片碱、博落回碱：这些生物碱毒性与乌头碱类似，是中药博落回的主要毒性成分，主要对神经系统和心脏有毒害作用，尤其对后者的毒性更明显，其大鼠半数致死量为 19.5mg/kg。博落回的临床中毒表现：早期出现胃肠道症状，表现口干、呕吐；重症患者可发生阿 - 斯综合征，突然出现晕厥、脸色苍白、出冷汗、抽搐、心律失常等，还可出现多源性期前收缩、阵发性室性心动过速、心室扑动及心室颤动甚至因心脏停搏而死亡。

2. 二萜内酯类　二萜内酯类主要作用于中枢神经系统及心血管系统，代表中药有雷公藤、马桑、莽草果实、红茴香果实、黄药子、苦楝等。引起循环系统的症状有胸闷、心悸，可出现心动过缓、房室传导阻滞、心律失常甚至心源性休克而危及生命。心电图表现为频发室性期前收缩，部分呈二联律。

3. 苷类　苷类成分在植物中分布广泛，其代表性成分强心苷类，具有明显的心脏毒性作用，临床上使用的地高辛即为此类成分，代表中药有夹竹桃、万年青、木薯、桃仁、郁李仁、木通、皂荚等。夹竹桃叶含有夹竹桃苷、糖苷等多种物质；花含洋地黄毒苷、桃苷等成分，具有显著的强心利尿、发汗催吐和镇痛作用，效果与洋地黄相似，属于慢性强心苷类药物。夹竹桃全株有毒，临床内服煎汤剂量为 0.3~0.9g。夹竹桃中毒表现为心悸、胸闷、憋气、头晕、恶心、呕吐，有的甚至出现烦躁不安、面色苍白、四肢潮湿等。铃兰的全草和根均含铃兰毒苷、铃兰皂苷等成分。铃兰毒苷与毒毛旋花苷相似，是目前已知的各种植物强心苷中最强的一种。

4. 毒蛋白、多肽、氨基酸类　此类有毒中药主要有苍耳子、天花粉、巴豆、蓖麻子、蟾酥、蜈蚣、全蝎、白花蛇、斑蝥等。其中蟾酥为蟾蜍科动物中华大蟾蜍或黑眶蟾蜍的耳后腺及皮肤腺分泌的白色浆液，经加工干燥制成；蟾酥含有多种化学成分，包括蟾蜍素、蟾蜍配基、胆固醇、蟾蜍氨及肾上腺素等；具有强心、升压、镇痛以及抗肿瘤等多种药理作用，临床应用广泛，但常出现因服用量过大而引起中毒；蟾酥的大鼠半数致死量为 0.359mg/kg。蟾酥临床用量为 0.015~0.03g，多入丸散用。外用适量。

三、动物实验研究

1. 乌头　乌头是毛茛科植物乌头的块根，乌头碱对心肌的毒性机制是，抑制心肌三羧酸循环和呼吸链的氧化磷酸化，使心肌有氧代谢障碍，心肌供能不足，导致细胞凋亡，出现心律失常。用凋亡细胞检测技术可在乌头碱中毒心肌中发现大量凋亡细胞。其诱发严重室性心律失常的机制，除迷走神经兴奋，抑制窦房结功能外，更主要是细胞膜结构 ATP 生成严重受损，影响了细胞膜内外离子主动转运，而这常易诱发触发活动；同时相邻心肌间电活动失去同步性，又易致局限性兴奋，且损伤范围广，易诱发折返性心律失常。

2. 博落回　博落回是罂粟科博落回属有毒植物，博落回能导致心肌间血管淤血，心肌内及心外膜下小灶性出血，心肌细胞核染色质疏松、边集，细胞间连接松弛，心肌纤维内线粒体肿胀、嵴模糊，部分线粒体溶解消失。博落回中的生物碱能影响细胞内 Na^+，K^+-ATP 酶对 K^+ 的转运，并能破坏细胞生物膜结构的完整性。博落回中毒可引起室性心律失常、心脏停搏并导致死亡。

3. 雪上一枝蒿　为毛茛科乌头属植物短柄乌头的干燥块根，别称雪山一枝蒿、一枝蒿、铁棒锤等。主要成分为乌头碱、次乌头碱、一枝蒿乙素及己素等，具有消炎止痛、祛风除湿的功效。一次用量为 25~50mg，极量为 70mg。雪上一枝蒿中毒主要表现为对心血管系统的损害。

4. 马钱子　又名番木鳖、马前、乌鸦眼、大方八、牛银等，为马钱科植物云南马钱或马钱干燥或成熟的种子。马钱子碱具有阻断心肌离子通道的作用，在低浓度时主要以阻

断 K^+ 通道为主，在高浓度时对 Na^+、Ca^{2+} 通道也有阻断作用；能抑制高 K^+ 除极不同因素诱发的锋电位振幅（SPA）；通过提高细胞外 Ca^{2+} 浓度，可部分减弱马钱子碱对 SPA 的抑制，提示马钱子可能阻断 Ca^{2+} 通道。而马钱子可引起心肌酶升高，并发心律失常，提示大剂量马钱子对心肌有损伤性。

5. 雷公藤 为卫茅科雷公藤属植物，又名黄藤、断肠草等。具有清热解毒、祛风通络、舒筋活血、消肿止痛、杀虫止血等功效。其主要成分为二萜类、三萜类及生物碱类等。其主要活性成分和毒性成分是二萜类，其次为生物碱类。雷公藤生药的极量为 40g/d。有报道 1 次口服雷公藤嫩叶的 7 个尖（约 12g）即可致死，2~3 片叶片可中毒，30~60g 根韧皮部可致死；一般中毒后 24 小时死亡，最多不超过 4 天。雷公藤及其制剂所致大鼠急性中毒实验，发现大鼠心肌损害较为明显，主要表现为多发性微小肌溶灶形成，灶内心肌纤维肿胀、分离或溶解，线粒体游离于分散的心肌纤维间。各种可致急性中毒心肌损害的雷公藤制剂中以雷公藤甲素的心肌损害最为严重。而慢性中毒实验发现：小剂量雷公藤乙酸乙酯提取物对心肌细胞未见明显病理损害，雷公藤甲素引起的心肌损害也较其急性中毒轻。雷公藤对心脏的损伤主要表现为对平滑肌及横纹肌的损伤，并可进一步导致中毒性心肌炎，引起心肌传导障碍，严重者出现心源性休克和心力衰竭。

6. 夹竹桃 为夹竹桃科植物，别称柳叶桃、半年红等。夹竹桃所含的强心苷在胃肠内吸收较快，作用迅速，被吸收后多分布在心肌与骨骼肌上，作用受体是 Na^+，K^+-ATP 酶。夹竹桃中毒后，心肌细胞膜 Na^+，K^+-ATP 酶受到抑制，一方面引起 Na^+-Ca^{2+} 交换增加，致细胞内 Ca^{2+} 超负荷，另一方面使细胞内明显缺 K^+，致心肌细胞自律性增高，或传导速度减慢，引起各种心律失常。夹竹桃叶 100 多片水煎后口服，导致死亡 1 例；尸检镜下所见：心肌纤维断裂，横纹消失，心肌间淤血、水肿并伴有少量点状出血。

7. 蟾酥 其有效成分为蟾酥素，对心脏作用类似洋地黄，通过兴奋迷走神经，影响心肌传导系统，引起心律失常。可类似洋地黄中毒，轻者为窦性心动过缓，重者可表现为窦房传导阻滞、房室传导阻滞及 ST 段改变。尚有头晕、头痛、心口闷胀、烦躁不安、剧烈恶心和呕吐、阵发性腹痛等症状。蟾酥可通过 α 受体作用于 K^+ 通道，而增强离体蟾蜍心脏收缩运动；脂蟾毒配基、华蟾毒灵、蟾毒灵等对心肌细胞的 Na^+，K^+-ATP 酶有强烈的抑制作用，从而使心肌细胞内 Na^+ 的浓度相对增高，钙离子则通过 Na^+-Ca^{2+} 交换进入心肌细胞，结果使心肌收缩力增强。即使极低剂量的蟾酥提取物，亦具极大的心脏毒性，除了其抑制 Na^+，K^+-ATP 酶外，尚能直接改变心肌细胞内钙的贮存，从而直接或间接地改变了 Ca^{2+} 浓度。

四、影响因素

1. 患者因素 使用中药引起循环系统疾病的多见于老年患者，老年人由于肝功能降低导致药物代谢清除率下降，药物血浆半衰期延长，再加上老年人用药品种多，用药时间长，很多老年人本身有心脏基础疾病，较成年人易发生药源性循环系统疾病。

2. 未按标准剂量给药 临床上中药汤剂均根据患者的具体情况加减剂量，但是不应超过极限剂量。对循环系统有影响的中药，用得好可以治疗循环系统疾病，但是用量大或者不按中医辨证论治使用，则会导致循环系统疾病。特别是治疗心律失常的药物，因其本身作用于心脏电生理，用得好改善心律失常，用得不好可导致严重心律失常。中药超剂量、超疗程使用，是诱发心律失常的主要原因。

3. 滥用误用　特别是一些可食用中药，易长时间服用或者大剂量服用，导致不良反应发生。

五、防治措施

对发药方式进行改变，可以实行开放式柜台式发药，这样两者可以面对面进行交谈，药师凭借自己的专业和经验，主动指导患者正确服用，还可以将因中药使用不当而引起的不良反应告知患者，提高患者用药的安全性、合理性和有效性。开设中药使用咨询服务，临床中药师可以根据患者实际病情，具有针对性地提供一些用药知识，特别要提醒一些具有毒副作用的中药，并加大其使用知识的宣传，以提高用药安全性。药师参与到临床治疗中，利用所掌握的中药使用知识，帮助医生拟定科学"合理的用药方案"，以有效地避免中药配伍不当情况的出现；参与到中药质量和疗效的追踪检测之中，以确保中药质量和使用的安全性。临床中药师主动追踪，中药服用时间一般较长，针对服用有毒中药的患者，每月进行电话随访，提醒患者煎服注意事项，叮嘱患者定期不良反应监测，提高用药安全性。

参 考 文 献

［1］孟甄，丁怡，鲁静，等.生、制乌头总生物碱对心脏功能及其毒性的比较.中国药理学通报，2004，20（7）：801-804.

［2］杨建章，赵璇.乌头碱中毒致严重室性心律失常的救治.临床荟萃，2004，19（1）：20.

［3］张颖，周玉华.乌头碱中毒致心律失常68例临床分析.中国危重病急救医学，1999，11（5）：319.

［4］赵庆桃.乌头碱中毒45例分析.中国误诊学杂志，2004，4（1）：121.

［5］凌佩莹.乌头类药物中毒53例临床心电图分析.右江民族医学院学报，2000，22（6）：957.

［6］陈一坚，孔繁智.中药心脏毒性的研究概况.浙江中医杂志，2008，43（8）：490-492.

［7］吴茂旺，朱建华，陈阳，等.急性博落回中毒的实验病理学研究.中国法医学杂志，2002，17（4）：221-224.

［8］雷怀成，易建华，刘涛.乌头碱中毒肝细胞凋亡的观察.卫生毒理学杂志，2004，18（3）：199-200.

［9］苏平，刘明俊.大鼠乌头碱中毒心肌超微结构的改变.西安交通大学学报（医学版），1991，12（4）：321-324，386.

［10］SCHEINER-BOBIS G.Sanguinarine induces K+ outflow from yeast cells expressing mammalian sodium pumps. Naunyn Schmiedebergs Arch Pharmacol，2001，363（2）：203-208.

［11］罗友鲜，王学胜，曾君洋.博落回中毒致严重室性心律失常5例报告.贵州医药，2001，25（9）：838.

［12］张在友，曾春莲.博落回中毒致迟发性恶性心律失常二例.右江医学，2002，30（6）：564.

［13］THATTE U，DAHANUKAR S.The Mexican poppy poisons the Indian mustard facts and figures. J Assoc Physicians Indial，1999，47（3）：332-325.

［14］魏文静，刘世杰，张冠庆，等.中药及民族药心血管药理毒性研究进展.中央民族大学学报（自然科学版），2013，22（1）：60-64.

［15］韦登明，黄光照.雷公藤及其单体的药理和毒理病理学研究进展.中药材，2003，26（12）：894-897.

［16］张德雨，朱建华.有毒中草药中毒引起心脏损伤的病理改变.华北煤炭医学院学报，2006，8（4）：452-454.

［17］钟继荣.夹竹桃中毒死亡1例.法医学杂志，1998，14（4）：235.

第十三章 中药药源性内分泌系统疾病与防范

第一节 概 述

内分泌系统是由胚胎中胚层和内胚层发育成的细胞或细胞群（即内分泌腺体）。它们分泌微量化学物质—激素—通过血液循环到达靶细胞，与相应的受体相结合，影响代谢过程而发挥其广泛的全身性作用。内分泌系统与由外胚层发育分化的神经系统相配合，共同维持机体内环境的平衡和稳定。内分泌系统间有一套完整的互相制约、互相影响和较复杂的正负反馈系统，在外条件有不同变化时，与神经系统共同使内环境仍能保持稳定，这是维持生命和保持种族延续的必要条件。内分泌是人体的一种特殊分泌方式，它不同于将分泌物输送至体外或消化道中，而是将分泌产物（激素）直接释放入血，然后分布全身，到达对某一激素敏感的器官或组织，发挥生理效应。任何一种内分泌细胞的功能失常所致的一种激素分泌过多或缺乏，均可引起相应的病理生理变化。

中药药源性内分泌系统疾病是指在疾病的诊断、治疗、预防过程中，使用某一种或几种中药后，所导致的人体器官功能失调或组织损坏而出现的疾病。临床上将内分泌系统疾病分为甲状腺病、肾上腺病、胃肠胰岛病、下丘脑病、垂体病等。

第二节 中药药源性甲状腺病与防范

一、临床表现及诊断

中药药源性甲状腺病指在使用中药进行诊断、治疗、预防疾病时，由所用中药直接或间接引起的甲状腺病。中药药源性甲状腺病呈现多样性，主要分为甲状腺毒症、甲状腺功能减退症和甲状腺功能试验异常三类。

（一）临床表现

1. 甲状腺毒症的临床表现 甲状腺毒症是指应用中药后引起血液循环中甲状腺激素过多，引起甲状腺功能亢进（甲亢）表现，包括滤泡被炎症破坏，滤泡内储存的甲状腺激素过量进入循环引起的甲状腺功能亢进。甲状腺毒症的临床表现为体重减轻、肌肉退化、甲状腺肿、震颤、原有的心律失常加重。

2. 甲状腺功能减退症的临床表现 药源性甲状腺功能减退是由于中药不良反应而引起的甲状腺活性降低。甲状腺功能减退可引起全身的一系列症状，表现为身体功能减慢、行动迟缓、思维迟钝，症状可逐渐加重。甲状腺功能减退症的临床表现分为早期症状和晚期症状。早期症状：虚弱、疲劳、不耐受冷、便秘、体重增加、抑郁、指甲脆裂、头发变粗变稀、皮肤干燥、眼睑水肿。晚期症状：语速减慢，皮肤粗糙，脸、手、足水肿，听力降低，眉毛变稀，声音嘶哑，月经紊乱。另外还可能出现的症状是关节僵硬。

3. 甲状腺功能试验异常的临床表现　甲状腺功能试验异常大多无显著的临床症状。

（二）诊断

1. 甲状腺毒症的诊断　患者应用中药后，有甲亢表现：心动过速，出汗，体重下降，年岁大者嗜睡和虚弱等。实验室检查血 FT_4 升高，FT_3 也升高，但与 T_4 升高不成比例；TSH 降低；吸碘率降低。甲状腺扫描可发现"热区"的存在。排除其他原因引起的甲亢。

2. 甲状腺功能减退症的诊断　患者应用中药后，发现甲状腺肿大及迟发型深部腱松弛，生命体征评价（体温、脉搏、呼吸频率、血压）可显示心率降低，血压下降，体温下降，胸部 X 线透视可见心脏肥大。实验室检查还可发现以下异常情况：胆固醇升高，肝酶升高，血钠水平降低，血糖降低，贫血。

3. 甲状腺功能试验异常的诊断　患者应用中药后，血浆中的 T_4 和 T_3 的总量、基础 TSH 和游离 T_4 的量出现异常变化。

二、可诱发疾病的中药

碘是引起甲状腺功能障碍的重要因素，昆布、海藻、牡蛎、香附、夏枯草和玄参等均是富含碘的中药，不合理的应用可引发甲状腺相关疾病。

三、发病机制

碘在甲状腺激素的合成和甲状腺的功能发挥上起重要的作用，碘经过胃肠道吸收并与甲状腺球蛋白的酪氨酸结合，形成单碘酪氨酸和双碘酪氨酸。在脑垂体分泌的促甲状腺素的作用下，甲状腺合成甲状腺素（T_4）和三碘甲腺原氨酸（T_3），然后释放入血。T_3 和 T_4 与甲状腺素结合球蛋白（TBG）结合而被运输。甲状腺毒症、甲状腺功能减退症和甲状腺功能试验异常均是由于甲状腺激素的合成释放受到影响，从而导致甲状腺功能障碍。富含碘的中药，如海藻、昆布、牡蛎等，影响碘的应用，导致药源性甲状腺病。

四、动物实验研究

能引起中药药源性甲状腺病的多为含碘中药，包括海藻、昆布、夏枯草、牡蛎等，其中海藻、昆布为富碘中药，含碘量最高；牡蛎次之。碘过量可能是药源性甲状腺病的危险因素之一。碘对实验性自身免疫甲状腺炎症易感性与非易感性大鼠诱发的影响，结果表明，大鼠甲状腺组织均有炎性细胞浸润，易感性大鼠重于非易感性大鼠，且甲状腺的炎症反应随碘摄入量的增加而加重。

五、影响因素

1. 患者因素　高碘地区与低碘地区，患者体内碘的储存量有差异，差异来源于地区因素和个体因素。

2. 未按中医辨证论治原理用药　应用含碘中药治疗甲状腺病应辨证施治，不能单看含碘量，碘对不同类型甲状腺疾病的影响并不相同。

3. 中药超剂量、超疗程使用　《肘后备急方》首次提出使用海藻、昆布类含碘中药治疗瘿病。碘过量可能是甲状腺癌的危险因素之一，故临床甲状腺癌的中医药治疗应当避免使用富碘中药。碘过量是导致甲状腺功能减退的主要原因，当甲状腺内碘浓度达到较高水平时，会抑制甲状腺激素的合成，从而减低血液循环中甲状腺激素的水平。良性甲状腺结节与含碘中药的摄入量相关，缺碘是增生性甲状腺肿的常见原因，但高碘也会导致甲状腺结节的发生，所以富碘中药应用应注重剂量。相关实验研究提示，含碘中药海藻、昆布一般每日口服剂量为 6~12g。

六、救治方法

1. 甲状腺毒症的救治方法　停用可疑致病中药。药物对症治疗。

2. 甲状腺功能减退症的救治方法　停用可疑致病中药：可能的话，经咨询医生后，停用导致甲状腺功能减退症（甲减）的中药。甲状腺素替代疗法：甲状腺素的开始剂量为 25~50μg，4~6 周内剂量增加到维持甲状腺素达到正常范围的上限水平，调整剂量使促甲状腺素水平恢复正常。左甲状腺素是甲状腺素的替代物，是治疗甲减的最普遍药物。开始替代治疗之后，甲亢的各项症状，如坐立不安、体重下降、出汗等可能会出现。用药同时，应进食高纤维低热量食物，辅以适当运动，可有助于减轻便秘，促进体重降低。能引起甲减的中药应谨慎应用。应用这些中药时应严密监测患者体征，定期检查患者的甲状腺功能。

3. 甲状腺功能试验异常的救治方法　停用可疑致病中药。

七、预防方法

碘对不同甲状腺疾病的影响不同，在甲状腺疾病的治疗中合理使用含碘中药。由缺碘引起的疾病，可以使用富碘中药进行治疗；对甲状腺炎、甲状腺功能减退症中伴有甲状腺肿大或结节患者，可以适当选用含碘中药；碘剂能加重甲状腺功能亢进症状，故在甲状腺功能亢进症的治疗中应谨慎使用。

第三节　中药药源性肾上腺功能障碍与防范

一、临床表现及诊断

（一）临床表现

不同中药所致肾上腺功能异常的发生机制不同，临床表现不一。根据其临床表现，可将中药药源性肾上腺功能障碍分为以下几种类型：

1. 中药药源性皮质醇增多症　中药药源性皮质醇增多症，表现为"满月脸""水牛背"、高血压、继发性糖尿病、骨质疏松、体重增加、皮肤变薄和精神症状等，相对特异性的表现包括多血质貌、皮肤瘀斑、宽大的紫纹（>1cm）、近端肌病以及儿童生长发育迟缓等。药源性皮质醇增多症在婴幼儿更易发生。临床上可引起药源性皮质醇增多症的中药有人参、甘草等。

2. 中药药源性急性肾上腺功能不全　急性肾上腺功能不全，又称撤药综合征，临床表现为头痛、头晕、厌食、情绪改变、衰弱，甚至引起死亡。中药车前草可能通过干扰胃肠道对糖皮质激素的吸收，而诱发急性肾上腺皮质功能不全。

3. 中药药源性肾上腺功能减退症　有些中药可以通过抑制肾上腺激素的合成或释放，而造成药源性肾上腺功能减退症。根据其临床表现，可以分为以下两种：

（1）急性中药药源性肾上腺皮质功能减退症：急性肾上腺皮质功能减退症，又称为肾上腺危象。临床症状表现为神志淡漠、精神萎靡、躁动不安、谵妄，甚至昏迷、腹痛、发热、脱水、低血压及休克，在体重降低和厌食基础上出现的恶心、呕吐，难以解释的低血糖、发热、休克，常伴有低钠血症、高钾血症、氮质血症、高钙血症等电解质紊乱。如未能早期诊断和处理将危及患者生命。

（2）慢性中药药源性肾上腺皮质功能减退症：中药药源性慢性肾上腺皮质功能减退症则指垂体、下丘脑等病变引起的促肾上腺皮质激素（adreno cortico tropic hormone，ACTH）分泌不足。慢性肾上腺皮质功能减退症通常起病隐匿，病情逐渐加重，主要表现为易疲劳、乏力、体重减轻、厌食、恶心、呕吐、腹痛、直立性低血压等。

（二）诊断

实验室对肾上腺所分泌的各类激素及其代谢产物的检查，是诊断肾上腺疾病最直接的指标，也是区分各类肾上腺功能障碍临床类型的主要依据之一，再配合相关的药物或体位改变所做的抑制试验或释放试验，可更进一步明确肾上腺功能障碍的临床分型及临床亚型。

皮质醇增多症诊断标准：有典型皮质醇增多症的临床症状（向心性肥胖、满月脸、水牛背、皮肤紫纹等），和/或实验室检查2项以上不合格［过夜或经典2天法的小剂量地塞米松抑制试验中，清晨血清皮质醇大于1.8μg/dl（50nmol/L）；24小时尿游离皮质醇水平高于正常上限3~4倍以上；午夜唾液皮质醇大于2.0ng/ml（5.52nmol/L）］者提示其肾上腺功能紊乱。对于怀疑本症而暂时未能确诊者，须定期复查。依据血ACTH水平，结合影像学检查进一步区分是否为ACTH依赖性皮质醇增多综合征。

急性肾上腺功能不全症诊断标准：血钠降低，血钾升高，钠钾比值下降；血糖降低，血浆皮质醇降低；尿钠增高，尿钾降低；尿17-羟皮质类固醇降低。

肾上腺功能减退症诊断标准：中药药源性肾上腺皮质功能减退患者多数人血浆ACTH正常，而血清皮质醇和/或尿游离皮质醇降低，他们对胰岛素低血糖试验或氨鲁米特试验无反应，对ACTH刺激试验呈延迟或正常反应。

二、可诱发疾病的中药

可引起中药药源性肾上腺功能障碍的中药有甘草、金纽扣、土茯苓、天花粉、北豆根、罗裙带、臭草、芫花、芫花根、狼毒、雷公藤、苦马豆、补骨脂、独活、蓖麻子、龙葵、柴胡、熊胆、防己、人参、罂粟壳、蟾酥等。

根据引起肾上腺功能障碍的主要毒性物质和毒理特点分类如下：

1. 生物碱类　石蒜碱具有极为明显的垂体促肾上腺皮质激素样作用。龙葵碱中毒量可致肾上腺髓质水肿。粉防己碱对大鼠的肾上腺具有一定毒性作用，其毒性损伤程度与药物剂量大小有一定的正比关系。

2. 萜类　芫花萜乳剂可引起胎猴肾上腺皮质有明显病变。雷公藤总萜可引起大鼠、犬的肾上腺有明显病理损害。

3. 皂苷　高剂量纯人参皂苷能增加皮质甾体激素的释放。野芋中所含的酸性皂素毒苷，可使大鼠肾上腺明显淤血。

4. 毒性植物蛋白 天花粉蛋白，可引起成年雄犬肾上腺皮质有出血点。

5. 动物性毒素 蟾酥中毒死者病理检查可见肾上腺血管显著充血。

6. 香豆素类化合物 400mg/kg 花椒毒素可使豚鼠死亡，其原因是由于肾上腺的出血、肝脏的化浊肿胀、脂肪变性、急性出血坏死及肾脏的严重淤血导致的。

7. 其他 苦马豆、补骨脂、柴胡、熊胆、吗啡、狼毒等均可引起实验动物的肾上腺功能障碍。

三、发病机制

正常情况下，下丘脑释放促肾上腺皮质激素释放因子（CRF），CRF 作用于下丘脑 - 垂体 - 肾上腺轴（简称 HPA 轴）释放促肾上腺皮质激素（ACTH），后者又以肾上腺皮质为靶腺，促使肾上腺皮质特别是糖皮质激素的分泌，同时血中肾上腺皮质激素的浓度过高，又可反馈性抑制 ACTH 合成及释放，并减低腺垂体对 CRF 的反应性。中药可通过作用于上述的一个或几个环节，导致药源性肾上腺功能障碍的发生。

1. 中药药源性皮质醇增多症发病机制 多种原因使糖皮质激素（主要是皮质醇）分泌过多所致。

2. 药源性急性肾上腺功能不全的发病机制 长期或超生理剂量使用中药，可能抑制 HPA 轴，从而使血液中 ACTH 缺乏，终致肾上腺萎缩，不能合成和释放糖皮质激素。如果此时突然停止该中药治疗，可出现急性肾上腺功能不全。

3. 药源性肾上腺功能减退症发病机制 中药可能通过阻止肾上腺皮质激素的生物合成，或药物为肾上腺糖皮质激素合成抑制剂，进而导致肾上腺皮质激素减少，而引起肾上腺功能减退。

四、动物实验研究

肾上腺功能与肾上腺皮质细胞的数量和功能有关，细胞数量的减少或功能的减退均可引起肾上腺功能障碍。可引起肾上腺功能障碍的中药有甘草，除此之外还有土茯苓、北豆根等（见表 13-1）。

表 13-1 可引起肾上腺功能障碍的中药相关动物实验研究

中药	相关动物实验研究结论	分级
土茯苓	复方菝葜 100g（生药）/kg 组动物灌胃给药至 45 天，共 11 只动物死亡，所余存活动物的肾上腺缩小 复方菝葜 50g（生药）/kg 组动物灌胃给药至 60 天，无动物因毒性而死亡，4/9 动物肾上腺均增大	IV
北豆根	北豆根片以 1.2g/kg、0.36g/kg、0.11g/kg 给大鼠灌胃连续 6 周，1.2g/kg 和 0.36g/kg 剂量组末次给药后 24 小时肾上腺的脏器系数明显升高；停药 2 周后，3 个剂量组的各脏器系数及脏器组织病理学检查与对照组比较均无明显差异；以上结果说明北豆根片有一定的毒性，但毒性是可逆的	IV
石蒜碱	石蒜碱具有刺激动物肾上腺皮质功能的作用，当用去除垂体蟾蜍作试验对象时，证明石蒜碱的这一作用系依赖垂体而实现	IV

续表

中药	相关动物实验研究结论	分级
防己	防己以 20mg（kg·d），连续给药 21 日，大部分试验大鼠的肾上腺均出现不同程度的实质细胞变性、坏死，乃至发生灶状坏死和继发性炎性细胞反应。剂量增大 2 倍、4 倍时，毒性损害逐渐加重，但剂量达 400mg/kg，全部大鼠 7 日内死亡	IV
芫花	芫花萜乳剂给孕猴每日静脉注射 20μg/kg，连续 6 天，最后 1 天的剂量为 100μg/kg，动物肾上腺皮质有明显病变	IV
雷公藤	35mg/kg 雷公藤总萜给大鼠灌胃，连续用药 90 天，病理学检查，肾上腺有明显的病理损害 10mg/kg 雷公藤总萜给犬灌胃，连续 90 天，病理学检查，肾上腺有明显的损害	IV
天花粉	成年雄犬 1 次性肌内注射天花粉蛋白粗制剂 3~4mg/kg 时，肾上腺皮质出现出血点	IV
蟾酥	蟾酥中毒死者病理检查可见肾上腺血管显著充血	未见动物实验报道
独活/臭草	此两者均含花椒毒素，400mg/kg 花椒毒素可使豚鼠肾上腺出血，进而死亡	IV
苦马豆	给羊在苦马豆草的牧场放牧 10~20 天后，即出现中毒症状，经组织学检查，发现其肾上腺皮质细胞颗粒变性和空泡变性，缺血明显，脂质颗粒消失	IV
补骨脂	大剂量补骨脂素类加紫外光照射，能引起小鼠轻微的肝脏、肾上腺皮质的脂肪样变，小鼠体重减轻	IV
甘草	取大鼠 6 只，每天下午灌胃给予甘草煎剂，共 3 天。于第 4 天早晨将其断头处死，取两侧肾上腺。通过测定肾上腺维生素 C 含量和胆固醇含量，得出甘草煎剂可明显地兴奋 HPA 轴，其促皮质激素样作用是通过兴奋 HPA 轴产生的 豚鼠灌胃甘草浸膏 2g/（kg·d），连续 6 周，结果与对照组比较，肾上腺重量降低 给兔灌胃甘草浸膏每日 1g，共 40 天，药后 1 周，肾上腺功能低下，并稍有萎缩	I
人参	高剂量纯人参皂苷能增加皮质甾体激素的释放	II
柴胡	柴胡煎剂给大鼠口服 10ml/kg（6g 生药/50ml），每周 6 日，共 4 周，肾上腺重量增加（包括相对重量和实际重量）。小柴胡汤还可引起药物性肾上腺皮质功能亢进综合征	III
熊胆	孕猴服鹅去氧胆酸后，发现胎猴肾上腺皮质有损害	IV
罂粟壳	吗啡对垂体的作用，除 ACTH 的分泌可能减少外，其他垂体激素的分泌均可不同程度的增加	II
狼毒	2.5g/kg 和 5g/kg 剂量的狼毒蛋煎剂，给大鼠每日灌胃，持续 3 个月，处死一批实验动物，停药 2 周后处死剩下动物，发现均有肾上腺部分间质损伤	IV
野芋	野芋中所含酸性皂素毒苷，大鼠腹腔注射 0.1mg，立即死亡。尸体解剖发现有溶血现象及肾上腺明显淤血	IV

五、影响因素

1. 患者因素 65 岁以上老年人皮质醇基础分泌增高，且老年人器官功能逐渐衰退，对药物的耐受能力和代谢能力逐渐衰退，服用可能导致肾上腺功能障碍的中药时，应减量。

2. 未按中医辨证论治原理使用 肾上腺功能障碍的病因较复杂，类型不一，应辨证施治，不能拘于一方不变。

3. 中药超剂量、超疗程使用 如甘草，主要成分是甘草酸和甘草次酸，具有肾上腺皮质激素样作用，长期服用会出现药源性皮质醇增多症。高剂量纯人参皂苷也可引起药源性皮质醇增多症。

六、救治方法

1. 常规救治 发现肾上腺功能障碍症状应停止使用引起该症的中药。在激素撤减阶段，注意补充含钙高的食物（如牛奶、鱼、海参等），补充含钾高的食物（如橘汁）；注意心理治疗，指导患者树立战胜疾病的信心。

2. 中医药救治方法 内分泌系统功能障碍是虚证的重要表现之一，阴虚患者通常表现为 HPA 轴功能亢进，而阳虚患者通常表现为 HPA 轴功能的抑制。根据临床症状，对药源性肾上腺功能障碍中医辨证分为以下几个证型：

（1）肾阴虚证：药源性皮质醇增多症在早期出现向心性肥胖、多血质外貌、高血压等症状，与阴虚火旺的病机相符。滋阴降火中药可治疗阴虚火旺证。知柏地黄丸可通过调节肾上腺功能，恢复 HPA 轴正常分泌功能。养阴抗毒胶囊能明显降低阴虚大鼠垂体 ACTH 的表达，抑制 HPA 轴功能亢进状态，缓解肾上腺功能亢进症状，达到滋阴清热、改善阴虚状态的功效。

（2）肾阳虚证：肾阳虚证与 HPA 轴功能失常密切相关。肾阳虚患者肾上腺皮质功能均处于低下状态，血浆皮质醇低于正常水平，温补肾阳能有效改善 HPA 轴功能。金匮肾气丸可使肾阳虚小鼠异常的肾上腺轴激素水平得以恢复。肾气丸显著改善失调的 HPA 的激素水平。补肾中药能有效改善皮质酮对 HPA 轴形态与功能的抑制，如药用桂附八味丸加菟丝子、杜仲、淫羊藿等。

（3）肝郁脾虚：肝肾同源，肝肾阴阳之间的关系极为密切，肾有病首先影响到肝。HPA 轴的异常改变为肝郁脾虚证的重要生物学指标之一。柴疏四君汤为柴胡疏肝散与四君子汤的合方，二方合用发挥疏肝解郁的功效，主治脾胃气虚之证，其可明显增加 ACTH 含量，对肝郁脾虚大鼠 HPA 轴有显著调节作用。

3. 西医药救治方法 皮质醇增多症的治疗：治疗的药物包括两类，作用于肾上腺的药物，通过抑制皮质醇合成发挥作用，如美替拉酮、依托咪酯等。主要作用于垂体的药物，通过抑制 ACTH 分泌发挥作用，代表药物有帕瑞肽、卡麦角林、赛庚啶、罗格列酮等。

中药药源性肾上腺皮质功能减退患者，以基础治疗为主，以补充垂体激素最为合理。目前多用靶腺激素替代治疗。在垂体功能低下的女性患者也可给予小剂量睾酮治疗，可增加蛋白合成，提高机体抵抗力，改善患者的心理状况。

药源性急性肾上腺功能减退症即肾上腺危象的诊断主要依靠临床表现，往往病情危重，并发症多，不要等实验室检查结果出来才进行处理。一旦疑诊，应立即静脉注射水溶性的肾上腺皮质激素（氢化可的松），它的贮钠作用强，在体内可直接发挥作用，同时予纠正低血容量、电解质紊乱及控制感染等治疗，可提高抢救成功率。

七、预防方法

1. 皮质醇增多症早期表现缺乏特异性，病程是决定预后最重要的因素之一，需要重视对亚临床、轻型患者的早期检出。加强对皮质醇增多症的认识，提高对早期、不典型皮质醇综合征的检出率。

2. 谨慎使用补益药　补益药常常使用剂量过大或使用疗程过长，导致中药药源性肾上腺功能障碍，临床上使用这些中药时需要谨慎。

3. 开展中药导致肾上腺功能障碍的中药品种等大范围流行病学的研究。

第四节　中药药源性糖代谢紊乱与防范

一、中药药源性高血糖症与防范

（一）临床表现及诊断

1. 临床表现　中药药源性高血糖症是指临床应用某些中药时，非糖尿病患者多次空腹血糖≥7.8mmol/L，伴或不伴有糖尿病的临床症状。临床已经控制的糖尿病患者用中药后病情恶化，不止一次的空腹血糖≥7.8mmol/L，也认为合并药源性高血糖症。药源性高血糖症大多临床症状轻微，偶可致酮症酸中毒。其临床特征与特发性糖尿病相似，主要为多饮、多尿、多食和消瘦等"三多一少"症状。此外还会出现全身乏力、精神萎靡等。有时还会出现餐前低血糖的表现，如乏力、多汗、颤抖及饥饿感。部分男性患者还会出现皮肤瘙痒、阳痿，女性出现外阴部瘙痒、月经失调、性欲减退和便秘等。

2. 诊断　中药药源性高血糖症的诊断应结合有无用药史、是否为可疑用药史、用药与 ADR 的时序性、停药后血糖异常是否改善以及患者的原发疾病等综合判定。具体诊断标准如下：在临床用药过程中，非糖尿病或已控制的糖尿病患者出现空腹血糖≥7.8mmol/L，尿糖阳性或伴有糖尿病的症状，即应考虑药源性高血糖症；如果停用可疑中药后血糖和尿糖恢复正常，再用又出现糖尿病表现，则可做出药源性高血糖症诊断。

（二）可诱发疾病的中药

可引发药源性高血糖的单味中药有关木通、烟草、及己、全蝎、松香、眼镜蛇、金环蛇、柴胡、熊胆、川贝母、黄芪、大蒜、紫苏、龙胆草、秦艽、婆罗子、三七、瓜蒌、贝母、全蝎、党参、刺五加、杜仲等；中成药有珍菊降压片等。

根据引起药源性高血糖症的主要毒性物质和毒理特点分类如下：

1. 生物碱类　川贝母的主要成分是贝母碱，可引起兔血糖升高。龙胆碱和秦艽碱甲可使大鼠血糖升高，后者的作用机制是通过肾上腺素的释放实现的。

2. 苷类　β- 七叶皂苷、三七根总皂苷、刺五加苷均可使血糖升高。

3. 毒性蛋白物质　眼镜蛇毒素和金环蛇毒素均可导致血糖升高，其机制可能是促进肝糖原及肌糖原分解，降低三羧酸循环的酶活力水平，增加糖原水解酶的活力水平。

4. 有机酸类化合物 马兜铃酸剂量在 50mg/kg 及以上时，可引起大鼠尿糖含量升高；松香酸是松香的主要成分，其可引起高血糖症。

5. 其他 烟草与 2 型糖尿病发病密切相关，吸烟是导致 2 型糖尿病发病的独立危险因素。吸烟指数与糖尿病和糖耐量降低患病率有明显的线性关系，并诱发胰岛素抵抗的发生。

（三）发病机制

中药药源性高血糖症是指某些中药引起胰岛 β 细胞分泌胰岛素功能异常或靶细胞对胰岛素的敏感性降低，出现血糖升高。引起高血糖症的药物种类繁多，而且具有多种不同的作用机制。药物可能通过下列机制诱发高血糖症：①药物毒性直接破坏胰岛 β 细胞，胰岛 β 细胞数量减少，导致胰岛素绝对缺乏；②降低胰岛 β 细胞 cAMP 水平，或增强儿茶酚胺敏感性，抑制胰岛素的合成、分泌；③拮抗 5-羟色胺受体，降低胰岛 β 细胞的反应性，产生胰岛素抵抗；④降低靶组织对胰岛素的敏感性，影响葡萄糖的氧化利用；⑤促进肝糖原异生，增加葡萄糖的合成；⑥增加胰岛 α 细胞分泌胰高血糖素；⑦增加肾小管对葡萄糖的重吸收等。有些中药可能具有多种作用机制，作用于上述环节中的多个环节引起高血糖症。

（四）动物实验研究

可引起药源性高血糖症的中药主要有关木通、全蝎、熊胆、黄芪、大蒜等（见表 13-2）。

表 13-2 可引起药源性高血糖症的中药

中药	相关实验研究结论	分级
全蝎	有的蝎蜇伤者出现高血糖、糖尿甚至引起胰腺炎 多种蝎毒引起大鼠血糖升高，可能与蝎毒素释放儿茶酚胺类，进而使肌糖原、肝糖原分解有关；也可能与蝎毒通过降低三羧酸循环的酶活力水平和增加糖原水解酶活力水平有关	II
熊胆	给予 Wistar 大鼠复方熊胆眼药水 0.1ml/kg、1.0ml/kg、10ml/kg，连续 90 日，高剂量组大鼠血糖明显高于对照组	IV
黄芪	黄芪注射液给大鼠腹腔注射，每日 1 次，连续 60 日。大剂量黄芪注射液可引起体重增加，血糖水平升高	IV
大蒜	大蒜水溶醇不溶性成分给家兔静脉注射，可使血糖升高；大蒜挥发油也有此作用	IV
雷公藤	35mg/kg 雷公藤多苷给大鼠灌胃 90 天，血液学检查发现，血糖显著升高，停药 2 周后，恢复正常	III
紫苏	给家兔口服紫苏油可使血糖上升，油中的紫苏醛制成肟后，升血糖作用较紫苏更强	IV
龙胆草	给大鼠腹腔注射龙胆碱，30 分钟后血糖升高，持续时间约 3 小时	IV
秦艽	秦艽碱甲对大鼠、小鼠均有升高血糖的作用，其作用机制是通过肾上腺素的释放实现的	IV
三七	三七根总皂苷可使小鼠空腹血糖轻度升高，有协同肾上腺素升高血糖的作用	IV
瓜蒌	瓜蒌的水提取物给家兔灌胃可使血糖升高，而对肝、肌糖原没有明显影响	IV

续表

中药	相关实验研究结论	分级
贝母	给家兔静脉注射川贝碱，可使血糖持续升高并维持 2 小时以上；给兔静脉注射浙贝碱，呈现中强度升高血糖作用	IV
党参	给家兔灌胃党参煎剂 6g/kg，可使血糖明显升高；给小鼠腹腔注射党参煎剂 6g/kg 或给家兔静脉注射 1g/kg，均可明显升高血糖；其升糖作用与其所含糖分有关	IV
杜仲	杜仲水煎剂灌胃，可使小鼠肝糖原含量显著增高，血糖含量亦显著升高	IV

（五）影响因素

1. 患者因素　肝肾功能不全的患者和老年患者，因肝肾功能下降，可易发高血糖症。

2. 联合用药　多种药物均可引起高血糖症。对于糖尿病患者而言，糖尿病本身的并发症种类多，伴随疾病多，常需合并使用多种药物治疗，药物联合应用不当，就可能会引起并发症。

3. 饮食　民间有忌甜食之说，有一病例服用中药时，饮用汽水后发病，血糖高达 34mmol/L，显然存在继发性糖尿病与重症酮症酸中毒。

（六）救治方法

1. 常规救治　一旦诊断为药源性高血糖症，应立即停用致病中药，由于药源性疾病多有自限性特点，停药后无须特殊处理，待药物自体内消除后，可以缓解，症状严重时，采用饮食疗法或饮食疗法加口服降血糖药，常可奏效。此外，应予以对症治疗。若是中药变态反应，应将致病中药告知患者，防止日后再度发生。

2. 中医药救治方法　高尿酸血症的病机是阴津亏损，燥热内盛，阴虚为本，燥热为标。病变涉及五脏六腑，以肺、胃、肾为主。根据临床症状，将药源性高血糖症分为以下几个证型：

（1）脾失健运：脾胃是人体精微物质的生化之源，或因过食肥甘，或因劳逸所伤，或因木郁土壅，肠胃的变化失常，水谷不能转化为精微物质，或精微不能输布，不能被身体所利用，反而化生出痰、湿、浊、火等病理产物，出现高血糖等。在治疗上强调健脾益气、滋阴补肾，用药上，施今墨提出了"降糖药对"，即黄芪配山药，苍术配玄参。治法方药为健脾化痰，方用黄芪、白术健脾助运，茯苓、泽泻、薏苡仁、半夏、陈皮润燥利湿，大黄通腑泄热。

（2）肝失疏泄：肝失疏泄，一则肝气郁结，气郁化火，上扰清阳，而致眩晕、头痛等，二则肝木乘脾，脾失健运，水湿痰浊内生。治法方药为疏肝解郁，方用柴胡、芍药、黄芩、黄连、大黄、丹参等。

（3）痰湿膏浊：痰浊贯穿糖代谢异常的整个过程，治法为化痰降浊，运用黄连温胆汤，可使血糖下降。

（4）瘀血内阻：运化失常，精微物质变生痰、瘀、湿、浊、脂积于体内，这些致病因素又进一步影响气机，导致实邪益重，痰瘀可以相互结合、相互转化。采用复方丹参滴丸即可治疗此证。

（七）预防方法

对药源性高血糖症患者早期诊断和及时治疗是预后好坏的关键，用药后出现高血糖时，应注意判别血糖升高真假，防止将检测、应激等因素导致的假性血糖升高判定为真正的高血糖症，排除原发疾病或其他非药物因素导致的血糖异常，避免误诊。有些中药能诱发易感个体发生高血糖症，其临床表现有的如同自发性糖尿病一样，但也有相当多的中药引起的高血糖症是无症状的。在必须应用某些易致高血糖症中药时，可同时加用降糖药物，以预防高血糖。糖尿病患者应用前述中药要警惕病情恶化；纠正低钾可改善糖耐量，故糖尿病患者最好选用保钾利尿药。

二、中药药源性低血糖症与防范

（一）临床表现及诊断

1. 临床表现　药源性低血糖是指由于药物的使用导致血糖≤2.78mmol/L（男，500mg/L）、≤2.5mmol/L（女，400mg/L），并出现不安、疲倦、面色苍白、心动过速、心悸、头晕、头痛、无力、饥饿感、嗜睡、抽搐、注意力不集中、言语迟钝、步态不稳，视网膜病变加重、出血、失明、意识障碍甚至昏迷、惊厥、休克等一系列临床症状的综合征。

2. 诊断　中药药源性低血糖的诊断可根据服药史、临床症状、停药后血糖是否改善、患者原有疾病等做出综合诊断。

低血糖诊断标准为：血糖浓度 <2.78mmol/L；有中枢神经系统功能失常所致的症状或交感神经过度兴奋症状；使用葡萄糖治疗后症状好转。

（二）可诱发疾病的中药

可引发药源性低血糖的单味中药有苍耳子、臭草、腊梅花、荔枝核、三七、白及、桔梗、麻黄、牛蒡子、知母、天花粉、黄连、生地黄、玄参、紫草、地骨皮、威灵仙、苍术、茯苓、薏苡仁、附子、乌头、麦芽、鬼箭羽、卷柏、昆布、枇杷叶、刺蒺藜、人参、白术、山药、熟地黄、麦冬、石斛、枸杞子、女贞子、玉米须等；中成药有消渴丸等。

根据引起低血糖的主要毒性物质和毒理特点分类如下：

1. 生物碱类　腊梅花种子所含的腊梅碱可使血糖降低。小檗碱和黄连煎剂可降低血糖，两者均可能是通过抑制糖原异生和促进糖酵解发挥作用的。

2. 苷类　动物苍耳子中毒后发生强烈性惊厥，可能与其所含的苷类物质使血糖极度降低有关。荔枝核皂苷混合物可显著降低大鼠血糖。苍术苷对鼠、兔、犬都有降低血糖作用，同时能降低肌糖原和肝糖原，抑制糖原生成。人参皂苷可使正常小鼠的血糖水平下降。

3. 糖类　紫草多糖 A、B、C，褐藻淀粉、褐藻多糖、褐藻酸钠均可使正常小鼠的血糖水平下降，褐藻淀粉、褐藻多糖、褐藻酸钠对动物实验性高血糖也有降低作用。乌头多糖有也有降低血糖的作用。

（三）发病机制

药源性低血糖症的发病机制如下：中药增加体内胰岛素的含量，促进内源性胰岛素释放和肝糖原合成，遏制肠内葡萄糖的吸收，降低空腹血糖水平，改善患者糖耐量；中药直接抑制胰岛 β 受体，引起糖耐量异常，抑制糖原分解和胰高血糖素的释放。

（四）动物实验研究

见表 13-3。

表 13-3　可引起低血糖症的中药

中药	相关实验研究结论	分级
荔枝核	过多食用荔枝，可引起低血糖反应，导致脑及交感神经紊乱，医学上称之为"荔枝病"。儿童更易发生此症，特别是空腹时，故不宜过多食用 在 DM 高脂模型小鼠，分别灌服荔枝核水和醇提取物 90g/kg，则明显加速了动物死亡。正常和糖尿病状态动物的耐受量不同，在糖尿病状态，荔枝产生毒性的机制可能与双胍类降糖药相似，即由无氧酵解过程中产生的乳酸积蓄，并引起了动物的死亡。建议在重症糖尿病和伴急性并发症患者，不宜采用大剂量的荔枝核治疗。荔枝种子含有 α- 次甲基环丙基甘氨酸，有降低血糖作用；高浓度的果糖（荔枝肉汁含果糖 81.2%）刺激胰岛 β 细胞迅速释放大量胰岛素；当进食果糖和半乳糖时，引起急性抑制肝葡萄糖产生。上述因素使血糖逐渐降低，以至出现一系列低血糖症表现	I
苍耳子	动物苍耳子中毒后发生的强烈性惊厥，与苍耳子中所含的苷类物质使血糖极度降低有关 苍耳子能使正常动物的血糖下降，但不能降低四氧嘧啶所引起的大鼠高血糖	IV
臭草	兔注射补骨脂素 25mg/kg，可使其血糖下降	IV
腊梅花	兔静脉注射腊梅花提取物后可致血糖降低	IV
三七	三七粉 1g（kg·d）给兔灌胃，连续 28 天，血糖有一定的降低	IV
麻黄	麻黄的水溶性提取物腹腔注射，不仅可使正常小鼠血糖一过性升高，接着持久地下降，还能使四氧嘧啶性高血糖小鼠的血糖显著降低	IV
牛蒡子	牛蒡子提取物能显著而持久地降低大鼠血糖，使碳水化合物耐量增高，还可显著降低正常小鼠口服糖所致的高血糖水平和四氧嘧啶型糖尿病血糖水平	IV
知母	对正常和高血糖模型动物均有降血糖作用，该作用的有效成分为知母聚糖 A、B、C、D，其中 B 的作用最强	IV
生地黄	兔皮下注射地黄醇浸膏溶液可降低血糖。怀庆地黄提出物可降低小鼠正常血糖及链佐星诱导的小鼠高血糖，其活性成分存在于多糖结构部分，可刺激胰岛素的分泌，降低大鼠肝脏糖原含量	IV
玄参	本品浸膏有轻微降兔血糖作用	IV
紫草	紫草多糖 A、B、C 可使正常小鼠的血糖下降	IV
玉米须	玉米须水提物腹腔给药 100mg/kg，4 小时后能极显著降低正常小鼠的血糖水平。玉米须水煎剂对四氧嘧啶所致糖尿病小鼠，对葡萄糖及肾上腺素引起的高血糖有显著的降血糖作用；其发酵制剂对家兔有非常显著的降血糖作用	IV
石斛	本品可降低正常小鼠的血糖水平。本品降血糖作用可能与该药清除自由基作用有关，自由基可造成胰岛 β 细胞损伤，导致胰岛功能下降，使血糖升高	IV
熟地黄	熟地黄提取物的乙醇沉淀组分，对正常及链佐星所致糖尿病小鼠均显示出降血糖作用。其机制是该组分能刺激胰岛素的分泌，并降低正常小鼠肝脏糖原含量	IV
山药	可显著降低正常小鼠的血糖，对四氧嘧啶引起的小鼠糖尿病有预防及治疗作用，并可明显对抗肾上腺素及葡萄糖引起的小鼠血糖升高	IV
白术	白术浸膏给家兔皮下注射，在 2~5 小时内产生显著降血糖作用，可使血糖比给药前降低 40%。白术浸膏和煎剂给大鼠灌胃，亦有降血糖作用	IV

续表

中药	相关实验研究结论	分级
人参	人参多糖不仅对正常小鼠具有明显的降血糖作用，对四氧嘧啶所致的高血糖小鼠也能降低其血糖水平，是迄今为止在人参中发现的最有效的降血糖成分。人参能对抗肾上腺素、促肾上腺皮质激素和胰高血糖素的作用而增强胰岛素对糖代谢的影响。人参多肽静脉注射，可降低家兔血糖和肝糖原含量	IV
蒺藜	以不同剂量的蒺藜给正常小鼠灌胃，可产生降血糖作用，并呈一定量效关系趋势。蒺藜能明显降低四氧嘧啶糖尿病小鼠血糖、血清及胰腺组织过氧化脂质含量，提高四氧嘧啶糖尿病小鼠血清胰岛素水平，具有改善小鼠糖耐量作用	IV
枇杷叶	枇杷叶乙醇提取物对家兔有显著的降血糖活性。小鼠尿糖抑制实验显示，口服其甲醇提取物，不论剂量大小，均有较好的抑制作用，给药24小时后，抑制作用完全逆转。降糖机制是引起胰岛素的释放增加	IV
昆布	褐藻淀粉、褐藻多糖、褐藻酸钠对小鼠正常血糖和实验性高血糖均有降低效应	IV
鬼箭羽	鬼箭羽煎剂中提得的草酸乙酸钠对糖尿病家兔有降低血糖、尿糖及增加体重的作用，对正常麻醉犬静脉滴入能引起显著的血糖下降。大鼠口服亦可引起低血糖及胰岛细胞的增殖、胰岛 β 细胞增殖，同时有胰岛 α 细胞萎缩	IV
麦芽	麦芽浸剂口服可使家兔与正常人血糖降低，将麦芽渣水提醇沉精品制成 5% 注射液给兔注射，可使血糖降低 40% 或更多，作用比较持久，多数 7 小时后才恢复	IV
威灵仙	本品浸剂对正常大鼠有显著增强葡萄糖同化的作用，提示本品可能有降低血糖作用	IV

（五）影响因素

1. 患者因素　老年患者更容易发生药源性低血糖，尤其是≥65 岁的老年人；肝、肾功能不全的患者，对血糖的自主调节功能差，易发生药源性低血糖。饮食不当，运动量过大亦能促进药源性低血糖反应的发生。

2. 联合用药　中西药配伍不当，对中药分类不了解，误将同类中药合并使用，剂量偏大。误认为消渴丸是纯中药制剂，对其主要含格列本脲成分不理解，与降血糖药合用，导致低血糖发生。

3. 配伍不当　川乌与白及配伍，可致肝脂肪变性和糖原减少。

（六）救治方法

1. 常规救治　若怀疑出现的病症是由中药所引起的，而又不能确定为某种中药时，如可能，首先是停止应用的所有中药。停药后，临床症状减轻或缓解常可提示疾病为药源性。此后根据病情采取治疗对策。

2. 中医药救治方法　中药药源性低血糖症在中医上属于"晕厥""虚风"等范畴。根据中医辨证施治理论，可将此病分为以下 4 个证型。

（1）心脾两虚：症见头晕、出汗、面色苍白、心慌心悸、健忘、恐惧（甚至精神异常）、舌淡苔薄、脉细等。治疗此型低血糖症应坚持补益心脾的原则，可选用归脾汤合天王补心丹加减。方药组成：黄芪、龙眼肉、酸枣仁、党参、当归、麦冬、柏子仁、五味子、远志、炙甘草。

（2）肝虚风动：症见头晕、视物不清、肢体麻木或震颤（甚则晕厥、两目上翻、口吐白沫）、舌淡红、苔薄、脉细等。治疗此型低血糖症应坚持养肝息风原则，可选用补肝散加减。方药组成：当归、山茱萸、熟地黄、枸杞子、白芍、山药、黄芪、甘草、五味子、川芎、木瓜、大枣。

（3）痰热扰窍：症见多汗、嗜睡、神昏谵语、舌红、苔黄腻、脉滑数等。治疗此型低血糖症应坚持清热化痰、开窍醒神的原则，可选用菖蒲郁金汤和玉枢丹加减。方药组成：菖蒲、牡丹皮、竹叶、山栀子、郁金、连翘、鲜竹沥、木通、玉枢丹。

（4）气虚阳脱：症见心慌、有饥饿感、精神恍惚、面色苍白、出冷汗（甚则神昏晕厥）、舌质淡红、苔薄、脉细数或微弱等症状。治疗此型低血糖症应坚持益气回阳固脱的原则，可选用参附汤合生脉散。方药组成：人参、麦冬、附片、太子参、五味子、山茱萸、龙骨、牡蛎。

3. 西医药救治方法　明确诊断为药源性低血糖后，首先采取的措施就是停用致病中药；补充葡萄糖，轻度的低血糖可口服糖水或含糖量高的食物，重症低血糖应立即静脉滴注高渗葡萄糖，待患者清醒后改为口服，直至症状消失；在病情危急情况下，血糖结果未出时，可静脉推注 50% 葡萄糖注射液 40~100ml，大部分患者可恢复。如不能静脉注射，则可皮下注射胰高血糖素 1.0mg；严重低血糖伴有意识丧失者应使其取侧卧位，随时检查呼吸道是否通畅，呼吸、心跳是否平稳，避免进食和饮水，以免引起窒息，并立即送医院抢救；低血糖昏迷的患者由于脑水肿并有发热，可用甘露醇或皮质激素治疗，但预后较差。

（七）预防方法

预防药源性低血糖最根本的措施是正确选择用药适应证和人群，尽量不使用有致低血糖倾向的中药进行治疗，特别是老年患者。必须应用时，应在治疗过程中严密监测患者的血糖变化，并注意其有无心慌、乏力、出冷汗、易饥饿等低血糖症状；有致低血糖倾向的中药之间尽量不联合使用，特别是不与降血糖药物合用。加强对医务人员、患者及其家属（特别是老年患者，尤其是老年糖尿病患者）进行药源性低血糖的健康教育，增强其对药物可致低血糖的意识；避免大量饮酒；严格掌握用药适应证。

第五节　其他中药药源性内分泌系统疾病与防范

一、中药药源性高尿酸血症与防范

（一）临床表现及诊断

1. 临床表现　中药药源性高尿酸血症的临床表现，与高尿酸血症的临床表现基本一致。在临床上，绝大多数高尿酸血症患者没有任何症状，称为无症状高尿酸血症。但随着血尿酸水平的增高和病程的延长，肾结石和痛风的患病率也逐渐升高，两者可出现典型的临床表现，如腰部酸胀不适、腰腹部刀割样剧烈疼痛、急性特征性关节炎等。

2. 诊断　中药药源性高尿酸血症的诊断标准拟定：门诊或体检中发现有高尿酸血症，再经低嘌呤饮食 5~7 天，两次空腹血液检验血尿酸值男 >420μmol/L，女 >360μmol/L，且均无急性痛风症状，或曾有痛风发作病史，但处于稳定期。

（二）可诱发疾病的中药

可引起高尿酸血症的单味中药有关木通、吴茱萸等，中成药有珍菊降压片等。

（三）发病机制

尿酸是饮食摄入或内源性产生的嘌呤物质代谢终产物，其溶解度较小，在体内积累会导致高尿酸血症及其相关疾病的发生。中药通过增加嘌呤的摄入，促进内源性尿酸生成和/或减少尿酸排出等机制影响尿酸水平。珍菊降压片中的氢氯噻嗪与尿酸均通过近曲小管有机酸转运系统分泌排泄，两者有竞争性抑制作用，用药期间可减少尿酸排出，引起高尿酸血症。

（四）动物实验研究

关木通水煎剂小鼠灌胃 9g（生药）/kg，每日 1 次，连续给药 7 天，小鼠体重明显减轻，并发现血尿酸明显升高。

（五）影响因素

1. 患者因素　男性发病率明显高于女性；高龄患者发病率明显增加；肥胖、血脂高者与高尿酸血症呈明显相关；从职业上看，高尿酸血症多见于高收入的人群及脑力劳动者；合并基础病、冠心病以及高血压患者高尿酸血症发病率明显高于其他疾病患者。

2. 饮食　动物蛋白质和脂肪摄入的增加可使嘌呤合成增多，饮酒可使尿酸水平升高，可能是因为：乙醇代谢过程快速消耗 ATP，使尿酸产生增加；乙醇代谢产生的乳酸可竞争性抑制肾脏排泄尿酸；酒精性饮料中含有嘌呤，可增加体内尿酸。

（六）救治方法

1. 常规救治　大部分高尿酸血症不主张用药治疗，注意日常生活的调理，尽量少食或不食富含高嘌呤的食物，避免过度劳累，不要酗酒，避免精神紧张。每日饮水量保证尿量在每天 1 500ml 以上，最好在 2 000ml 以上。

2. 中医药救治方法　高尿酸血症在中医学属"痛风""历节""热痹""石淋""腰痛""水肿"等范畴。根据高尿酸血症患者的临床表现，将该病分为以下四个证型：

（1）肝胃郁热：症见胸胁或腹部胀满、口渴、口干口苦、心烦易怒、大便秘结、舌红、苔黄。其中"苦、怒、秘"为主症，治法为开郁清胃，可用大柴胡汤以开郁清胃治疗。

（2）胃肠热结：症见腹满疼痛、面赤唇红、多食易饥、渴喜冷饮、小便黄赤、大便秘结。其中"渴、饥、秘"为主症，治法为泻下热结，可用大黄黄连泻心汤以泻下热结治疗。

（3）胃肠湿热：症见大便不成形，色黄褐或黏臭，伴有心烦、口渴、小便短赤，舌红、苔黄腻。其中"大便不成形、臭秽、苔腻"为主症，治法为清热利湿，可用葛根芩连汤以清热利湿止利治疗。

（4）痰热郁结：症见形体肥胖，尤以腹型肥胖为主，发热口渴，舌红、苔黄腻，脉滑数等症状。可用小陷胸汤以清热涤痰、宽胸散结治疗。

3. 西医药救治方法　当尿 pH<6.0 时，需碱化尿液，pH 6.2~6.9 的尿液有利于尿酸盐结晶的溶解和排出，常用药物为碳酸氢钠和枸橼酸氢钾钠。对于有痛风高风险者或血尿酸 >535μmol/L，24 小时尿尿酸 >5.9mmol/L 者还可以采用药物降低尿酸，主要选用抑制尿酸合成的药物别嘌醇。

（七）预防方法

1. 饮食　超高蛋白膳食是引起嘌呤代谢紊乱的重要原因，过量糖、脂肪、蛋白质、盐的摄入及大量饮酒与患病率增加有重要关系。患者应尽量避免食用富含嘌呤的食物，以免引起嘌呤摄入过多，引起内源性嘌呤代谢负荷过重。富含嘌呤的食物有：动物的内脏心、肝、肾等，肉类有羊肉、牛肉等，鱼类有小虾、青鱼、鱼卵等；素食有黄豆、大豆、豌豆、扁豆、韭菜、菠菜等；饮料还有啤酒、咖啡、浓茶等。

2. 加强中药基础性研究，发现潜在的可引起高尿酸血症的中药。

二、中药药源性抗利尿激素分泌失调综合征与防范

（一）临床表现及诊断

1. 临床表现　中药药源性抗利尿激素分泌失调综合征的临床表现为虚脱、昏睡、体重增加、头痛、厌食、恶心、呕吐等。其特点为细胞外液增加，血容量相对增加，低钠血症、高尿钠、血钾正常，中心静脉压正常或稍升高。严重者或者低钠血症持续发展可能导致精神错乱、惊厥、昏迷甚至死亡。

2. 诊断　中药药源性抗利尿激素分泌失调综合征可根据患者临床症状和体征，实验室检查如血钠、血渗透压及尿渗透压等做出诊断。

中药药源性抗利尿激素分泌失调综合征的诊断标准为：稀释性低钠血症（血清钠 <130mmol/L）、低血浆渗透压（<270mOsm/kgH$_2$O）；在低血浆渗透压情况下，尿渗透压仍大于血渗透压，通常大于 100mOsm/kgH$_2$O；尽管有低钠血症，但尿钠仍大于 20mmol/L；临床上无低血容量和水肿，肾功能、肾上腺皮质功能、甲状腺功能正常。

临床上主要需同脑性盐耗综合征（CSWS）鉴别，CSWS 为低血容量性低钠血症，患者除有低钠血症的表现外，还有体重下降、血容量不足、血细胞比容和血红蛋白偏高等血液浓缩的表现。临床上可通过检查中心静脉压或试验性治疗确诊，如补液试验，应用等渗盐水静脉滴注，如果患者症状改善则为 CSWS，如无改善则为抗利尿激素分泌失调综合征。

（二）可诱发疾病的中药

可引发药源性抗利尿激素分泌失调综合征的中药有罂粟壳等，吗啡是罂粟壳的主要成分，吗啡可直接刺激中枢分泌抗利尿激素，导致患者出现患者尿潴留、少尿现象。未见吗啡可引起抗利尿激素分泌失调的动物研究，但不断有临床报道吗啡可引起尿潴留，且在健康志愿者试验中，发现其抗利尿激素水平升高。

（三）发病机制

主要通过三大途径导致药源性抗利尿激素分泌失调综合征：直接或间接刺激下丘脑 - 垂体的抗利尿激素的分泌和释放；提高肾脏集合管对抗利尿激素的敏感性；重置抗利尿激素分泌的渗透压调定点。如吗啡可通过直接刺激中枢分泌抗利尿激素，从而引发抗利尿激素分泌失调综合征。

（四）影响因素

高龄、女性、合并使用利尿剂（尤其保钾利尿剂）和过量摄取低渗液，是发生药源性抗利尿激素分泌失调综合征的常见的危险因素。

（五）救治方法

1. 中医药救治方法　中医对药源性抗利尿激素还未有系统性研究，根据抗利尿激素分泌失调综合征患者的临床表现，将该病分为以下四个证型：

（1）中焦湿阻：中焦湿阻证，抗利尿激素释放增强，且抗利尿激素参与了中焦湿阻证的水、电解质平衡调节，使机体内水、钠潴留；平胃散可以通过抑制中焦湿阻证大鼠 ADH 的释放，调节机体水、电解质平衡紊乱。

（2）肝气郁结：肝气郁结证患者血浆抗利尿激素含量明显比正常人增高。

（3）温病湿热：湿证与水盐代谢失调有关，湿证的病理基础为机体全身或局部水盐代谢失调，脾胃湿热证大鼠经宣气化湿法治疗后，抗利尿激素水平基本恢复正常。

（4）脾胃湿热：细胞外液渗透压主要受神经垂体抗利尿激素调节，脾胃湿热证大鼠抗利尿激素水平较正常组显著升高，提示湿热证大鼠远端肾小管和集合管水分重吸收加强，引起水湿停滞，水钠潴留。三仁汤可以降低血浆抗利尿激素水平。

2. 西医药救治方法　抗利尿激素分泌失调综合征（SIADH）最根本的治疗还是病因治疗。轻度 SIADH 患者可仅限制每天摄水量 800~1 000ml，症状即可好转，体重下降，血清钠与渗透压随之增加，尿钠排出也随之减少。严重者伴有神志错乱、惊厥或昏迷者，应静脉输注高浓度氯化钠溶液，使血清钠浓度上升，必要时加用呋塞米效果会更好。而对于无法切除的肿瘤或其他慢性疾病所致的严重的 SIADH，由于原发病因未予祛除，依靠上述方法无效时，可考虑使用地美环素每天 600~1 200mg 分次口服，它能阻碍 ADH 对肾集合管的水重吸收作用。静脉用血管加压素受体拮抗剂考尼伐坦被用于 SIADH 的治疗。考尼伐坦能使排出水分的同时不丢失电解质。

（六）预防方法

药源性 SIADH 在临床上容易被医务工作者忽略，因此早期评估危险因素，及时检测血清电解质水平，合理用药等措施，有助于预防药源性抗利尿激素分泌失调综合征。

参 考 文 献

［1］李妍.药源性内分泌系统疾病［J］.中国临床医生杂志，2009，37（6）：63-66.

［2］何莉莎，逄冰，赵林华，等.含碘中药在甲状腺疾病中的应用概况.中医杂志，2015，56（9）：801-806.

［3］孙富军，赵树君，田恩江，等.碘对易感性不同大鼠诱发自身免疫性甲状腺炎的影响.中国地方病学杂志，2005，24（3）：251-254.

［4］张兰，邹晓宁，姜维娜，等.不同含碘剂量中药复方对 AIT 大鼠甲状腺组织超微结构及病理形态学影响的研究.中华中医药学刊，2012，30（6）：1196-1198，1441-1442.

［5］万程，赵卫，罗罡，等.不同碘对比剂对甲状腺功能的影响.介入放射学杂志，2015，24（3）：273-276.

［6］胡丽萍，张惠颖，赵秀萍，等.北豆根片的毒理学研究.中药药理与临床，2001，17（3）：32-34.

［7］俞振良，卞如濂.甘草煎剂对大鼠下丘脑-腺垂体-肾上腺皮质轴的影响.浙江医科大学学报（医学版），1985，14（1）：5-7，47-48.

［8］宋必卫，赵维忠，陈志武，等.雷公藤微囊长期毒性的研究.中国药理学通报，1996，12（3）：246-248.

［9］王凯.绵羊苦马豆中毒调查和诊断.中国兽医科技，1998，28（5）：36-37.

［10］张玉琢，陈士勇.小柴胡汤及类方的严重副作用.北京中医，1997，5（5）：54-55.

［11］孙志刚，梁为民，王东明.口服狼毒蛋煎剂对大鼠慢性毒性实验研究.中华中医药学刊，2001，19（6）：620-621.

［12］徐文聪，王欣，王琛等.从下丘脑-垂体-肾上腺皮质轴探讨附子肉桂在肾气丸中补肾阳的作用.浙

江中医药大学学报，2014，38（7）：831-836，841.

[13] 崔佳，窦京涛. 药源性肾上腺功能障碍. 药品评价，2014，11（11）：31-36.

[14] 刘元超，王秀娟. 药源性高血糖症. 中国社区医师（医学专业），2013，15（10）：8.

[15] 许敏，王佑民. 药源性糖尿病. 药品评价，2013，10（23）：14-22.

[16] 华凤. 药物导致低血糖9例临床分析. 浙江临床医学，2009，11（3）：303-304.

[17] 甘泽. 药源性低血糖反应13例临床分析. 中国乡村医药，2002，9（4）：33-34.

[18] 张建民，雷招宝. 非降血糖药物所致的低血糖及其防治. 临床合理用药杂志，2010，3（3）：114-115.

[19] 汪涛，邢丽. 药源性糖代谢紊乱的研究进展. 中国药房，2015，26（2）：282-285.

[20] 臧路平，刘志刚，吴新荣. 高尿酸血症发病机制及其药物治疗研究进展. 医药导报，2011，30（1）：69-73.

[21] 秦贵军. 药源性高尿酸血症. 药品评价，2015，12（7）：19-22，26.

[22] 闫卫红，赵勇，李玉峰，等. 高尿酸血症相关因素调研及其中医证候学研究. 中华中医药杂志，2007，22（4）：247-249.

[23] 刘桂芳，周强，仝小林. 仝小林治疗高尿酸血症和痛风经验. 中医杂志，2010，51（12）：1072-1073.

[24] 黄秀深，刘德芳，陈洁等. 大鼠中焦湿阻证与抗利尿激素关系的实验研究. 成都中医药大学学报，2002，25（1）：35-37.

[25] 陈泽奇，陈国林，李学文，等. 肝气郁结证患者血浆抗利尿激素的变化. 世界华人消化杂志，1998，6（6）：495-496.

[26] 吕文亮，柯裕枝，高清华等. 清热化湿法对温病湿热证大鼠抗利尿激素的影响. 湖北中医学院学报，2005，7（4）：7-9.

[27] 文小敏，李云鹏，武凯歌等. 三仁汤对脾胃湿热证大鼠血清醛固酮、血浆抗利尿激素影响的研究. 新中医，2010，42（5）：98-99.

[28] 周园媛，王战建. 药源性抗利尿激素分泌紊乱综合征. 药品评价，2014，11（11）：8-12，26.

第十四章 中药药源性血液系统疾病与防范

第一节 概　述

因药物的有害作用而导致的血液系统疾病称为药源性血液系统疾病。世界卫生组织（WHO）国际药品监测合作中心的资料指出，药源性血液系统疾病发生的顺序为：粒细胞减少症、血小板减少症、溶血性贫血、再生障碍性贫血，病死率以再生障碍性贫血为最高，可达50%。虽然药源性血液系统疾病比较少见，但一旦发生，后果比较严重，病死率比较高。其发生率约占药源性疾病病例数的10%，占与药物相关死亡病例的40%。中药药源性血液系统疾病是特指在疾病的诊断、治疗、预防过程中由于应用中药所导致的人体血液系统功能失调或损害而出现的疾病。

一、临床表现及诊断

（一）临床表现

中药药源性血液系统疾病与其他药物药源性血液系统疾病的临床表现，在发病时间、全身症状、停药后的反应等方面基本相同，但是在用药史方面具有明显的特征。

1. 用药与发病时间的关系　粒细胞缺乏症、血小板减少症和某些溶血性贫血，多发生在用药期间或用药后不久，而自身免疫性溶血性贫血和粒细胞缺乏症则在用药后较长时间内才能发生；再生障碍性贫血发病虽然时间不定，但最后一次用药和出现症状之间，常有一段潜伏期，通常是数周、数月或半年以上。

2. 常有既往服用中药史　超敏感反应者都有一个确切的用药经过或间断用药的历史，常常具有特异性诊断的价值。如使用有毒中药，或年老体弱者使用，或长期使用、大剂量使用某味中药等。

3. 药敏发病时的全身性症状　由于血管内各种血细胞迅速破坏而产生的头痛、发热、寒战、恶心呕吐、肌肉关节酸疼，多在发病时或在12小时以内出现这些症状，常常预示有较重的药物反应。

4. 停药的后续作用　药敏反应的患者，停药后其血液学变化在数天到两周内恢复。自身免疫性溶血性贫血及再生障碍性贫血者恢复慢而且难。

（二）诊断

1. 服药史分析　在临床就诊患者中，很难获得明确的服药史，多数患者对服药记忆不清，叙述不明，而有些药品，包装无标记，名称混乱，加之药敏患者就诊的医生更换频繁，记载没有连续性，用药既杂乱又繁多，或自购中药等复杂多变状况，常常难以在短时间内理清头绪。因此必须首先查明服药情况，将其已知的、可疑的、与反应有关的各种中药和既往发生过某种药物反应的，都要逐一查清其种类与给药方法。

2. 实验室检查　药敏反应的确诊依据是实验室检查，粒细胞减少、溶血性贫血、再生障碍性贫血、白血病等可通过实验室检查做出诊断。血液学药敏反应有的是药物本身所致，而有的则是药物的中间代谢产物所引起。因此，实验室检查也有其局限性和不敏感性，必须要掌握时机，灵活选择方法。

二、可诱发疾病的中药

可引起药源性血液系统疾病的单味中药有斑蝥、水蛭、狼毒花、蜂毒、代赭石、狗爪豆、苍耳子、草鱼胆、青风藤、长春花、喜树、雷公藤、雄黄、狼毒、光慈菇等。可引起药源性血液系统疾病的中成药有六神丸、十滴水、复方丹参注射液、复方丹参片、复方甘草合剂、鱼腥草注射液、穿琥宁、牛黄解毒丸、板蓝根颗粒、感冒清、感冒颗粒、黄连素片、银翘解毒丸、牛黄解毒片、喉症丸等。

三、发病机制

引起中药药源性血液病的机制复杂，部分机制已经明确，如中药引起Ⅱ型变态反应、骨髓抑制、免疫损伤、骨髓微循环改变等，但更多机制不明确。

四、影响因素

1. 药物因素　主要有中药品种混淆、炮制不当、质量低劣以及含有毒性成分。
2. 机体因素　常见于年老体弱血虚、孕妇、月经期及有出血者。
3. 给药因素　主要有给药途径不适、误用滥用、用量过大、长期用药、配伍失宜、合用西药、煎服不当等。

五、救治方法

1. 常规救治
（1）停用致病中药：一旦明确诊断，应立即停用造成出血的中药或可疑中药，并防止再次使用此类中药。对于服用此类中药的患者，应定期检查血常规，密切观察临床症状及表现，做到早发现、早治疗。
（2）对症疗法：给予维生素 C、维生素 K 等药物，必要时可输血。
2. 中医药救治方法　根据中药药源性疾病的病程、临床表现及舌脉等体征，进行辨证论治。
3. 西医药救治方法　采用清除毒物、加速排泄、应用解毒药物等方法。

六、预防方法

1. 严格掌握用药原则　临床用药时要权衡疾病严重性和药物可能的危险性，注意用药剂量、配伍禁忌、中药品种等。对年老体弱者、小儿、妇女的用药宜慎重从事。
2. 有变态反应史者，如哮喘、湿疹、药敏的患者要慎用。
3. 早期如出现口炎、瘀斑、皮疹、鼻出血等中毒性表现时，应注意其药敏的发生。尤其是皮疹，常常是药敏反应的信号，更应警惕。
4. 定期查验血象及有关化验，及时而主动地进行动态观察。
5. 患者出现过敏反应后应及时处理，详细记录，严禁再服同种中药。

6. 对患有遗传性血液病，如 G-6-PD 缺乏的患者亲属应做好家族史的社会调查和咨询。

第二节　中药药源性血小板减少性紫癜与防范

一、临床表现及诊断

（一）临床表现

药源性血小板减少性紫癜是由药物引起的，以血液中血小板减少（$<150 \times 10^9/L$）为特征的紫癜。按血小板减少的数量可分为轻度（$100 \times 10^9/L \sim 150 \times 10^9/L$）和中重度（$<100 \times 10^9/L$）血小板减少性紫癜。

临床表现为皮肤瘀点、瘀斑，内脏出血，全身黏膜广泛性出血，可伴见尿血、便血、呕血等以及消化道、泌尿道刺激症状，黏膜接触处充血、水肿、溃烂，血小板减少，出凝血时间延长伴有贫血等。经及时治疗，大多可获痊愈。

中药药源性血小板减少性紫癜属于药源性血小板减少性紫癜的一种，是由中药引起的以血液中血小板减少为特征的紫癜。

（二）诊断

1. 一般在重复用药后发病，于起病前数天（多数 24 小时内）有确切应用可引起血小板减少症的某种中药史。

2. 停药后出血常在 1 至数天内终止，血小板常在 1~2 周内恢复。

3. 有不同程度的出血表现，特征是口腔黏膜的出血性大疱及有寒战、发热、关节痛、瘙痒等单发或多发全身症状。

4. 血小板显著减少，多数小于 $150 \times 10^9/L$，小于 $100 \times 10^9/L$ 亦很常见。典型患者血小板减少同时，白细胞与血红蛋白均正常。

5. 骨髓象可见巨核细胞正常或升高。

二、可诱发疾病的中药

可引起血小板减少性紫癜的单味中药有斑蝥、水蛭、狼毒花、蜂毒、代赭石、狗爪豆、苍耳子、草鱼胆等。可引起血小板减少性紫癜的中成药有六神丸、十滴水、复方丹参注射液、复方丹参片、复方甘草合剂、鱼腥草注射液、穿琥宁、牛黄解毒丸、板蓝根颗粒等。

根据引起血小板减少性紫癜的主要毒性物质和毒理特点分类如下：

1. 斑蝥素　斑蝥为芫青科昆虫，性寒味辛，有剧毒，主要成分为斑蝥素。斑蝥素具有直接的毛细血管毒作用，可损伤毛细血管内皮细胞，导致细胞间隙扩张，血管通透性增加，血管内容物外渗。血小板的过量消耗以及斑蝥素抑制血小板生长，加速血小板破坏，导致严重的血小板降低，继发凝血功能障碍，出现全身多处大片瘀斑。

2. 水蛭素　水蛭为破血逐瘀之品，主要含蛋白质及水蛭素，能阻止凝血酶对纤维蛋白原的作用，阻碍血液凝固。

3. 瑞香素　瑞香苷水解产物瑞香素为瑞香狼毒中常见的香豆素类化合物，瑞香素可以使大鼠血小板减少。

4. 磷脂酶 A_2 脱氢酶抑制因子及多肽类　蜂毒的毒性成分主要是磷脂酶 A_2 脱氢酶抑

制因子及多肽类，其作为变态原引起的变态反应，可能通过补体介导的细胞溶解作用或机体产生的 IgG、IgM 或 C3b 的调理吞噬作用，使血小板破坏。

三、发病机制

中药药源性血小板减少性紫癜可能有以下的发病机制：

1. Ⅱ型变态反应　代赭石、穿琥宁引起的血小板减少性紫癜，推测可能为Ⅱ型变态反应，特异性抗体（IgM 或 IgG）与细胞表面的抗原相结合，固定并激活补体，直接引起细胞膜的损害与溶解；或通过抗体的 Fc 片段及 C3b 对巨噬细胞相应受体的亲和结合，由巨噬细胞所介导。此反应常累及血细胞（红细胞、白细胞、血小板）和细胞外组织如肾小球基底膜，引起细胞和组织损害。

2. 对骨髓的抑制作用　中药狼毒花可抑制骨髓造血功能，达到一定剂量时引起骨髓红、粒、巨核系造血功能低下或障碍。

四、动物实验研究

1. 蜂毒　蜜蜂蜇刺小鼠20分钟后，皮下组织有明显的肿胀和充血，24小时后被蜇部位肌肉纤维变性和皮肤坏死，产生上述局部反应可能是其中的透明质酸酶使组胺释放的结果。蜂毒小鼠皮下注射的 LD_{50} 为 18.3mg/kg ± 0.92mg/kg，腹腔注射为 3mg/kg ± 0.41mg/kg，大鼠皮下注射的 LD_{50} 为 31.5mg/kg ± 6.7mg/kg，腹腔注射为 7.5mg/kg ± 0.34mg/kg。其毒性与蜂毒中所含的甲醛、组胺有一定的关系。蜂毒能引起大多数动物内脏出血，其 1：300 000 就表现出溶血作用，且能引起血压下降。用蜜蜂蜇刺法所得到的蜂毒丙酮提取物给小鼠静脉注射，最小致死量为 3.58mg/kg，其中的磷脂酶 A_2 和蜂毒多肽给小鼠静脉注射的 LD_{50} 分别为 7.36mg/kg 和 4mg/kg。蜂毒多肽毒性低于天然蜂毒，其小鼠腹腔注射的 LD_{50} 为 5.9mg/kg ± 0.02mg/kg。

2. 斑蝥　斑蝥素小鼠腹腔注射的 LD_{50} 为 1.71mg/kg 或 1.86mg/kg。小鼠腹腔注射斑蝥素中毒剂量后，5 小时左右小鼠体表温度开始下降，尾凉，腹部青紫，疲倦嗜睡，肌肉松弛无力。

3. 水蛭　水蛭提取物对诱导的大鼠血小板聚集有显著的抑制作用，也能明显抑制正常人血小板的聚集，有抗血栓形成作用。

4. 苍耳子　苍耳子水煎提取液小鼠灌胃的最大耐受量为 0.437g，其水浸剂小鼠腹腔注射的 LD_{50} 为 0.93g/kg。苍耳子及嫩芽的毒性成分含有氢醌。氢醌小鼠腹腔注射可出现以下症状，皮下和肌肉出血，肝脏充血和局部出血，脾肾肿大伴淤血和心脏病变等。

五、临床毒理研究

1. 蜂毒　临床造血系统表现为内脏出血、阴道出血、贫血、血白细胞增高，血红细胞、血红蛋白、血小板均减少。报道蜂毒致特发性血小板减少性紫癜 1 例。

2. 斑蝥　有多例斑蝥及其外用制剂致中毒或致死报道，主要表现为胃出血、肠绞痛、血小板减少、皮肤红肿、发泡、疼痛等。

3. 水蛭　大量临床报道，水蛭煎服可见气血两虚症状及红细胞、血红蛋白、血小板减少，凝血酶原时间延长。有水蛭致胃溃疡及水蛭致女童阴道出血的报道。又有报道水蛭致血小板减少性紫癜 1 例。

4. 穿琥宁 穿琥宁用药后致血小板减少，考虑与Ⅱ型变态反应有关，即穿琥宁作为药物半抗原，进入机体后，与血小板表面的蛋白质（膜糖蛋白）结合成完全抗原，刺激机体产生抗体，这类抗体再度与定位于血小板表面的抗原相遇，在补体参与下，使血小板损伤破坏，从而导致血小板减少。

六、影响因素

1. 药物因素 主要由中药品种混淆、炮制不当、质量低劣以及含有毒性成分或中药本身的性质决定的。如水蛭煎服可见气血两虚症状及红细胞、血红蛋白、血小板减少，凝血酶原时间延长，临床上水蛭可致胃溃疡或致女童阴道出血。

2. 机体因素 常见于年老体弱血虚、孕妇、月经期及有出血者。

3. 给药因素 主要有给药途径不适、误用滥用、用量过大、长期用药、配伍失宜、不合理配用西药、煎服不当等。某患者23天开水冲服代赭石250g，出现出血、紫癜、柏油便，查体见皮肤黏膜苍白，且布有大小不等的瘀点、瘀斑。

七、救治方法

1. 常规救治

（1）停用致病药物：一旦明确诊断，应立即停用造成出血的中药或可疑中药，并防止再次使用此类中药。对于服用此类中药的患者，应定期检查血常规，密切观察临床症状及表现，做到早发现、早治疗。

（2）对症疗法：给予维生素C、维生素K等药物，必要时可输血。

2. 中医药救治方法 血小板减少性紫癜是一种继发性出血性疾病，以出血和血小板减少为主要表现，在中医学中，属"血症""发斑""肌衄"等范畴。概括起来可分为血热妄行（实热、虚热）、气不摄血、瘀血阻络这几种类型，热、虚、瘀是本病的主要致病因素，多与脾、肾、肝关系密切。

（1）实热型：较多见，分内伤发热、湿郁化热2种。

1）内伤发热：主症为皮肤出现瘀斑，常伴有发热、口渴、齿衄、便秘，舌红苔黄，脉弦数。治则：清热凉血止血。方药犀角地黄汤加减：犀角（水牛角代）3g，生地黄10g，白芍10g，牡丹皮12g，生大黄10g，金银花20g。

2）湿郁化热：主症为皮肤出现瘀斑、出血点，伴有头昏、沉重、身热不扬、口渴欲饮，舌红、苔黄腻，脉弦数。治则：清热利湿为主。方药羌活胜湿汤加减：羌活10g，独活10g，防风10g，藁本9g，甘草4g，川黄10g，蔓荆子12g，茵陈20g，黄芩15g，赤芍10g。

（2）虚热型：虚热性阴虚血热多。主症为皮肤青紫斑点，时出时止，常伴有五心烦热，盗汗，齿衄，舌红少苔，脉细数。治则：滋阴清热凉血。方药青蒿鳖甲汤加减：青蒿12g，鳖甲10g，生地黄10g，知母12g，牡丹皮15g，黄芩10g，茜草10g，炙甘草3g。

（3）气不摄血型：即脾不统血。主症多见于久病体虚，出现肌衄，伴有神疲乏力，面色无华，食欲不振，舌质淡胖，脉濡细。治则：健脾益气。方药归脾汤加减：党参20g，白术15g，阿胶10g，茯苓10g，龙眼肉12g，木香10g，远志10g，甘草4g，当归10g。

（4）瘀血内阻经络型：主症为皮肤青紫瘀斑，胸胁胀满刺痛，烦躁不安，便秘，舌质有瘀点，苔薄白，脉弦细涩。治则：活血化瘀通络。方药血府逐瘀汤加减：当归10g，生地黄 10g，桃仁 15g，红花 10g，赤芍 10g，枳壳 10g，甘草 4g，柴胡 8g，川芎 9g，桔梗 10g，牛膝 12g，丹参 10g。

3. 西医药救治方法　诊断一旦明确，立即停用致病中药。如果由于治疗需要，不能停药，则换用其他作用相似的中药。当患者使用了多种中药而又不能肯定致病中药时则应停用所有的中药。一旦确定致病中药后就应按规定上报。药源性血小板减少症一般是可逆的，停药后 7~10 天内可望恢复，中药引起的自身免疫性紫癜的恢复可能需要更长的时间。如果停药后 2~6 周内血小板数量仍未上升，则可能存在其他致病中药。一般情况下，如果药物的半衰期长，则恢复的时间更长。必要时使用类固醇类药物，如泼尼松每日 1~2mg/kg，连用 2~4 周。或静脉注射免疫球蛋白（每日 1mg/kg，隔日 1 次）。仅在严重病例并伴有出血情况下才静脉输注血小板。在生命受到威胁的情况下可使用血浆交换术。血小板生长因子或血小板因子 X 等创新疗法也可试用。

八、预防方法

避免不必要的配伍用药。尤其是两种具有致血小板减少症倾向的中药不宜合用。用药前详细询问患者的用药史、家族史和过敏史，过敏体质患者慎用能引起过敏性血小板减少症的中药。尽量避免使用对血小板有影响的中药，不能避免时应尽量选用对血小板影响小的中药。用药过程中应加强监测，定期进行血小板计数，发现血小板数降至（100~150）× 10^9/L 以下时应立即停药。同时合用中药可起到预防效果，如口服宁血（花生衣）糖浆可有效预防和治疗血小板减少症。

第三节　中药药源性粒细胞减少症与防范

一、临床表现及诊断

（一）临床表现

据 WHO 国际药品监测合作中心收集的主要药源性血液病中，粒细胞减少与缺乏约占 40%。近年来，药源性粒细胞减少症和粒细胞缺乏症世界各国呈历年递增的趋势。临床上外周血中性粒细胞持续小于 $2 × 10^9$/L，称为粒细胞减少症（granulocytopenia），小于 $0.5 × 10^9$/L，称为粒细胞缺乏症（agranulocytosis）。中药药源性粒细胞减少症和粒细胞缺乏症是特指中药引起外周血液内以中性粒细胞数选择性减少或缺乏为特征的血液系统不良反应。主要与患者对所用的中药产生特异性反应有关。

单纯粒细胞减少症患者症状较轻，常有头晕、乏力、低热、失眠、咽喉炎和黏膜溃疡等。全身性症状包括畏寒或寒战、高热、头痛、恶心、面部潮红、肌肉和关节疼痛和极度乏力等。感染引起的症状以口腔与咽喉最常见。一般表现有扁桃体红肿、咽部黏膜充血，有时可继而形成溃疡。重者可伴吞咽困难和颈部淋巴结肿大。此外，坏死性溃疡也可见于齿龈、唇、颊黏膜、鼻腔、消化道以及女性阴道等部位。脓肿性休克最为严重，患者伴血压下降、心动过速、尿少甚至昏迷。

（二）诊断

1. 首先应确定白细胞减少的程度（间隔 6~12 小时后复查以确认之），并查明有无感染合并症，感染的严重度，确定粒细胞减少是否为感染本身引起的暂时性反应。血常规的白细胞分类甚为重要，如杆状核细胞比例达到 20% 以上，提示骨髓有足够的生成粒细胞能力，推测骨髓已经进入恢复期或粒细胞分布异常：移向边缘池、血管外池。

2. 详细了解病史　既往有无类似发作史、家族史，有何基础疾病，尤其是免疫性疾病、变态反应性疾病或慢性感染的病史。如怀疑药源性粒细胞减少，应注意用药与粒细胞减少的时间关系。

3. 化验检查　血常规应注意是单纯白细胞减少，还是合并有红细胞或血小板减少，如有贫血应注意网状红细胞数。血片中白细胞分类及细胞形态、胞浆内中毒颗粒等也至关重要。骨髓片可了解全骨髓和粒细胞分裂增殖情况。必要时测定骨髓粒细胞储存池、外周血粒细胞边缘池（肾上腺素试验）等。结合免疫学及有关感染、影像学的检查判断。

二、可诱发疾病的中药

可引起粒细胞减少症的单味中药有雷公藤、青风藤、长春花、喜树、光慈菇、葛根等，可引起粒细胞减少症的中成药有感冒清、感冒颗粒、黄连素片、银翘解毒丸等。

根据引起粒细胞减少的主要毒性物质和毒理特点分类如下：

1. 雷公藤生物碱　雷公藤生物碱是雷公藤的主要有毒成分，多作为杀虫剂应用于农业等方面，作为药用，具有明显的免疫抑制作用。雷公藤总生物碱对小鼠体液和细胞免疫有不同程度的抑制。80mg/kg 雷公藤春碱和雷公藤新碱对免疫功能的影响与 10mg/kg 环磷酰胺相似，对非特异性免疫功能也有影响。雷公藤生物碱可以诱导细胞凋亡。细胞凋亡是细胞接受某种信号或受到某些因素刺激后为了维持内环境稳定而发生主动性消亡过程，是细胞的自杀性死亡。一方面，细胞凋亡在维持内环境的稳定以及多个系统的发育中起着重要的作用，另一方面，细胞凋亡也与许多疾病的发生有直接或间接的关系。诱导凋亡应用于肿瘤细胞能起到抗肿瘤作用，而对于正常细胞则是毒性作用。研究报道雷公藤甲素既能诱导促进细胞免疫、体液免疫 CD4[+] 细胞凋亡，也能诱导抑制体液免疫、抗病毒、抗肿瘤的 CD8[+] 细胞凋亡，这种非特异性免疫抑制作用可能与临床应用的副作用有关。

2. 秋水仙碱　光慈菇有小毒，主要毒性成分为秋水仙碱，是一种具有抗炎活性的生物碱，主要通过可逆性选择连接于具有分裂及迁移能力细胞的微管蛋白，阻断有丝分裂纺锤体而发挥抗有丝分裂作用。另外秋水仙碱尚可引起粒细胞微管的解聚和清除，阻碍粒细胞向炎症区域迁移，抑制粒细胞新陈代谢和吞噬能力。虽然秋水仙碱对机体所有细胞均有毒性作用，但通常认为其对于代谢较快的有丝分裂能力强的细胞组织（如肠道黏膜上皮和骨髓）影响更大，更具有直接的毒性作用，导致中毒患者出现腹泻、白细胞和血小板减少。

3. 长春新碱　从长春花中已经分离得到的吲哚类生物碱有 70 多种，毒性成分主要为长春碱和长春新碱。长春新碱 0.2μg/kg 给药后 2 小时即可见中期分裂相增高，含微核红细胞频率似有增高趋势。可见到胞体小、胞质呈蓝色的红细胞内含"微核"（比正常主核小得多）。这类细胞可能是由于微管蛋白受损而造成不均等的核分裂和胞质分裂所形成的小型子细胞，2 小时的微核细胞计数可能会包含这类细胞成分，造成微核率增高趋势的假象。给药后 6 小时，多染红细胞微核率明显增高，中期分裂相细胞大量积聚，四倍体红系细胞占红系母细胞的 40%~70%；可见到大小不等的多染红细胞，直径约为正常多染红细胞的 0.5~4.5 倍，认为这是异常分裂形成的大、小子细胞经 5 小时左右发育成熟脱核的结果。

给药后 24 小时多染红细胞微核达到高峰，72 小时恢复正常。造血抑制以 48 小时最为严重，72 小时出现恢复迹象。

4. 喜树碱　喜树中含有的喜树碱，可通过嵌合抑制拓扑异构酶Ⅰ（Topo Ⅰ）而发挥独特的抗癌作用。Topo Ⅰ是由 765 个氨基酸组成的多肽链，主要集中于 DNA 活性转录区，能使 DNA 的一条链发生断裂和再连接，其羧酸端结构域的酪氨酸残基 Tyr723 是关键活性位点。在细胞 DNA 的复制初期（S 期），Topo Ⅰ首先以共价键的形式与 DNA 形成一个暂时可裂解的复合物。此时酪氨酸残基 Tyr723 和 DNA 磷酸二酯生成新的磷酸酯键从而产生了一个单链缺口，未受损的单链从缺口中回转，使超螺旋的 DNA 松弛，以利于复制和转录，当解旋完成后 Topo Ⅰ酶脱离并促使 DNA 链重新封口；如果喜树碱存在，通过与 Topo Ⅰ-DNA 可裂解复合物可逆结合，形成 CPT-Topo Ⅰ-DNA 的三元络合物，从而稳定了可裂解复合物，形成"路障"，使复制又不能进行下去从而导致细胞的死亡。

三、发病机制

中药药源性粒细胞减少症可能有以下发病机制：

1. 骨髓抑制　给予致死量的雷公藤时，红细胞及血红蛋白减少，骨髓明显抑制，甚至晚幼粒细胞仅占 2.15%，原粒和早幼粒细胞均未见，细胞形态不规则变形，胞浆中出现空泡。临床应用雷公藤发生骨髓抑制和粒细胞缺乏，认为是中毒而非过敏，其发病机制还不清楚。推测可能是雷公藤所含的生物碱及具有细胞毒性的二萜环氧化物抑制蛋白合成而致。

2. 免疫损伤　葛根中的葛根素，家兔注射后可引起溶血、粒细胞减少、淋巴细胞增加等不良反应，其机制可能与Ⅱ型变态反应有关。特异性抗体（IgM 或 IgG）与细胞表面的抗原相结合，固定并激活补体，直接引起细胞膜的损害与溶解，或通过抗体的 Fc 片段及 C3b 对巨噬细胞相应受体的亲和结合，由巨噬细胞所介导。此反应常累及血细胞（红细胞、白细胞、血小板）和细胞外组织如肾小球基底膜，引起细胞和组织损害。

3. 粒系前体细胞损伤、外周中性粒细胞破坏及清除。

四、动物实验研究

1. 雷公藤　雷公藤甲素给犬静脉注射，分 20mg/kg、40mg/kg、80mg/kg、160mg/kg 组，每日注射 1 次，连续 7 天。40mg/kg、80mg/kg 剂量组显示心脏、造血系统和胃肠道出现可逆性毒性反应。致死剂量 160mg/kg 组表现为骨髓抑制，有核细胞增生、粒细胞系和红细胞系明显受损，骨髓中非造血细胞成分比例增高，死亡原因为骨髓受损。

2. 长春花　长春碱对小鼠灌胃、静脉注射的 LD_{50} 分别为 33mg/kg、17mg/kg。致死量的长春碱在犬身上引起的病理改变主要为骨髓发育不全，中毒犬死于因白细胞减少所致的继发感染。治疗剂量的长春碱可使多种动物的白细胞减少。长春新碱给猴静脉注射 2mg/kg，引起体重下降，白细胞、血小板降低，四肢无力，肌肉麻痹。

3. 喜树　10-羟喜树碱能明显抑制中国仓鼠卵巢细胞（CHO）的有丝分裂，含 25% 10-羟喜树碱的浓度能诱发 CHO 细胞染色体畸变率达 83%，另外还可诱发小鼠骨髓 PCE 微核形成。喜树碱对中国仓鼠 V_{79} 细胞株有较强的细胞毒性，剂量与毒性呈正比，并强烈诱导 V_{79} 细胞姐妹染色体单体交换。当剂量为 0.625mg/kg 时，猴在临死前出现血红蛋白升高，而骨髓细胞减少。

五、临床毒理研究

1. 雷公藤 雷公藤的中毒类型可分为三种：急性毒性反应、慢性毒性反应、迟发性毒性反应。急性毒性反应后期可出现骨髓抑制、循环衰竭；慢性中毒造血系统方面大多为白细胞减少。迟发性毒性反应多为生殖方面的毒性。在 240 例应用雷公藤治疗类风湿关节炎、慢性肾炎等疾病中，发现还有白细胞减少者 8 例，占用药人数的 3.2%。这 8 例中男 6 例，女 2 例；年龄 15~62 岁；其中慢性肾炎肾病型 5 例，红斑狼疮 2 例，类风湿关节炎 1 例。

2. 长春花 临床应用长春碱和长春新碱的毒副作用亦有不同。长春碱常见的毒副作用是骨髓抑制、肌痛、轻中度恶心、呕吐等。应用长春碱后，多有不同程度的白细胞下降，部分病例下降较显著，停药 1~2 周后才恢复正常。长春新碱对造血系统亦有一定的抑制作用，用药 2 周后，血红蛋白、血小板和白细胞降到最低，以后随病情好转而上升。长春瑞滨的毒性主要在造血系统，表现为粒细胞减少。

3. 青风藤 青风藤引起粒细胞缺乏症 3 例，3 例中男 2 例，女 1 例，年龄 34~46 岁，诊断均为类风湿关节炎，2 例为青风藤片，每日相当于总碱 60mg，1 例为青风藤煎剂，每日相当于总碱 59mg，用药后白细胞减少到 0.7×10^9/L、1.4×10^9/L、0.8×10^9/L。3 例在应用青风藤前白细胞均在正常范围，用药后不久，出现白细胞总数及粒细胞明显减少，停药后治疗均在短期内恢复正常。其发病机制可能与过敏有关。

4. 喜树 喜树碱（CPT）-11 是一种新型的抗肿瘤药物，单独使用 CPT-11 治疗晚期大肠癌 8 例，取得了较满意的疗效。但治疗过程中出现腹泻、中性粒细胞减少和恶心、呕吐等不良反应。本组病例男性 5 例，女性 3 例，年龄 45~66 岁，临床诊断为"直肠癌Ⅳ期"；伴肝、肺转移，其中肝转移 6 例，肺转移 2 例；经治疗，肿瘤缩小 2 例，病情稳定 4 例，病情进展 2 例；8 例患者均在化疗 8 天后白细胞出现明显下降；严重减少者 1 例，为 0.5×10^9/L，较严重减少者 4 例，白细胞均在 $(1.3~2.2) \times 10^9$/L。CPT-11 用药 846 例中，曾有 5 例因腹泻合并严重中性粒细胞减少而死亡。

六、影响因素

1. 药物因素 主要有中药品种混淆、炮制不当、质量低劣以及含有毒性成分。
2. 机体因素 常见于年老者及妇女。
3. 给药因素 主要有用量过大、长期用药、煎服不当等。如雷公藤，生药应去净根皮，用文火久煮 2~3 小时以上，可减低毒性。

七、救治方法

1. 常规救治

（1）停用致病药物：一旦明确诊断，应立即停用造成出血的中药或可疑中药，并防止再次使用此类中药。对于服用此类中药的患者，应定期检查血象，密切观察临床症状及表现，做到早发现、早治疗。

（2）对症疗法：静脉滴注地塞米松、ATP、辅酶 A，及时抗感染，防止出血等。

2. 中医药救治方法 根据粒细胞减少症的系列临床表现，如疲劳、乏力、头晕、发热等，应该将本病归于中医学"虚劳"，治疗当从补虚入手。按中医"虚劳"理论，以阴阳为纲，结合脏腑辨证并依照此将该病分为两种类型。

（1）脾肾阳虚：临床表现为面色无华，神疲乏力，头晕，或伴畏寒肢冷，易感冒，舌淡苔白，脉沉细。因脾气虚弱，无以化生水谷精微，肾精不实或肾阳不足，无法温煦脾土。治疗当以温补脾肾，填精养血为主。方用十四味建中汤为主：人参（另炖）10g，茯苓10g，炒白术10g，当归10g，熟地黄10g，川芎10g，白芍10g，炙黄芪15g，肉桂5g，制附子5g，制半夏10g，麦冬10g，肉苁蓉10g，鹿角胶（烊化）10g，炙甘草5g。

（2）肝肾阴虚：临床表现为头昏目眩，腰膝酸软，失眠多梦，口燥咽干，低热盗汗，舌红少苔，脉弦细。因肾精亏虚，精不化血，肝失濡养，可导致肝阴不足，而成肝肾阴虚之候。治疗当以滋养肝肾、育阴潜阳为主。方用左归丸合西洋参：熟地黄15g，枸杞子10g，山茱萸10g，炙龟甲10g，鹿角胶（烊化）10g，菟丝子10g，牛膝10g，淮山药15g，西洋参（另炖）5g。

在补益脾肾以及养肝的基础上，也应着眼于补气养血之法，因其临床症状为面白无华，气短懒言，食欲不振，舌淡苔白，脉虚弱。故其病位在血，应从气血不足而论。故而治疗该病当用调补气血之法，方以八珍汤化裁，《薛氏医案》论及八珍汤时，谓之能"调恤营卫，顺理阴阳，滋养血气，祛除虚热，此血虚之大药也"。其基本方为：黄芪45g，红参、阿胶（烊化）、柴胡各10g，熟地黄30g，当归20g，白术12g，炒白芍、丹参、炙龟甲（先煎）、鸡内金各15g，鸡血藤60g，砂仁6g（后入）。

3. 西医药救治方法　治疗中出现恶心、呕吐、腹痛腹胀、肝肾区疼痛，尿中出现蛋白及血清中转氨酶不正常时，应立即停药。急性中毒后的急救措施，可使用催吐洗胃、灌肠、导泻等方法。一旦怀疑为药源性粒细胞减少症，所有非必要的药物均应停用，尤其是可疑的药物应立即停用。停药后不仅有助于诊断，且一般7~14天内有望康复。感染是本病的主要并发症，也是病情恶化甚至死亡的主要原因。因此粒细胞缺乏症的患者合并感染时，在未获得细菌培养结果前，应及时给予充分剂量的经验性抗菌治疗，以尽快控制感染，防止病情恶化。全身性抗菌治疗原则，需选用对革兰阳性与阴性菌，特别是抗铜绿假单胞菌、大肠埃希菌和变形杆菌以及耐青霉素金黄色葡萄球菌均有效的药物。

八、预防方法

有些毒性较大的中药（如雷公藤等），安全范围小，个体差异大，若临床使用不当，则很容易抑制骨髓制造粒细胞，导致粒细胞生成障碍而出现粒细胞减少症。由于中药多含有多种异体蛋白，所以当使用不当或个体敏感性增加时，易通过免疫原理使粒细胞破坏增多。对于有不良反应记载的中药一定要严格控制剂量，并且密切观察患者的动态。一旦出现粒细胞减少症的症状，一定要立即停药，并予以及时治疗。

第四节　中药药源性再生障碍性贫血与防范

一、临床表现及诊断

（一）临床表现

药物所引起的再生障碍性贫血约占全部再生障碍性贫血患者的50%~70%，急性型病死率在 65%~75%，是目前药源性血液病中最严重的类型。

中药药源性再生障碍性贫血是由于服用中药后骨髓造血组织（红骨髓）显著减少，造血功能部分或全部衰竭而引起的一组综合病症。临床主要表现为进行性贫血、出血及感染三大症状。多数患者因贫血而致乏力、头昏、眼花、耳鸣、心悸、面色苍白、皮肤萎黄、活动后出现呼吸困难等症状。随着病情的进展，一般可因血小板减少而引起自发性瘀斑或瘀点等出血症状，部位广泛，任何器官均可发生。严重的有呕血、黑便、尿血、咯血等。感染发热一般较轻微，出现较晚，治疗后容易控制。急性病例症状较重，早期突出的症状是感染和出血。重者可因败血症而死亡以及皮肤出现瘀点、瘀斑，鼻部出血、齿龈出血、消化道出血、女性月经过多等出血症状，脑出血也可发生，常是致死的主要原因。

体检一般无黄疸，肝脾与淋巴结不肿大。贫血重者偶可触及肝脏。骨骼触痛罕见。血象检查均示全血细胞减少，某些患者可能出现贫血与血小板的减少很明显，但白细胞的减少程度很轻；反之，也有以白细胞的减少为主，但贫血与血小板的减少较轻者，白细胞总数与中性粒细胞绝对值较低，骨髓再生障碍。

（二）诊断

中药药源性再生障碍性贫血诊断标准：全血细胞减少，网织红细胞绝对值减少。一般无肝脾肿大。骨髓至少一个部位增生减低或重度减低（如增生活跃，须有巨核细胞明显减少）。骨髓小粒非造血细胞增多。骨髓活检造血组织减少，脂肪组织增加。能除外引起全血细胞减少的其他疾病：如阵发性睡眠性血红蛋白尿（PNH）、骨髓增生异常综合征（MDS）、急性造血功能停滞、骨髓纤维化、急性白血病、恶性组织细胞病等。一般抗贫血治疗无效。有服用中药史。

依据上述标准诊断再生障碍性贫血后，再分急性或慢性型。

急性再生障碍性贫血诊断：临床表现：发病急，贫血呈进行性加剧，常伴严重感染和内脏出血。血象：除血红蛋白下降较快外，须具备下列诸项中之两项：网织红细胞 <1%，绝对值 $<15 \times 10^9/L$；白细胞明显减少，中性粒细胞绝对值 $<0.5 \times 10^9/L$；血小板 $<20 \times 10^9/L$。骨髓象：多部位增生减低，三系造血细胞明显减少，非造血细胞增多。如增生活跃须有淋巴细胞增多。骨髓小粒中非造血细胞及脂肪细胞增多。

慢性再生障碍性贫血诊断：临床表现：发病缓慢，贫血、出血、感染均较轻。血象：血红蛋白下降速度较慢，网织红细胞、白细胞、中性粒细胞、血小板常较急性型为高。骨髓象：三系或两系减少，至少一个部位增生不良。如增生良好，红系中常有晚幼红（碳核）比例升高，巨核细胞明显减少。骨髓小粒中非造血细胞及脂肪细胞增加。病程中如病情恶化，临床、血象、骨髓象与急性再生障碍性贫血相似。

二、可诱发疾病的中药

可引起再生障碍性贫血的单味中药有雷公藤、雄黄、狼毒、光慈菇等，可引起再生障碍性贫血的中成药有牛黄解毒片、喉症丸等。

根据引起再生障碍性贫血的主要毒性物质和毒理特点分类如下：

1. 硫化砷 雄黄的主要成分为硫化砷。硫化砷进入体内后，与组织中含硫基的酶相结合，在骨髓内大量蓄积，影响细胞的正常代谢，干细胞受到损伤，造血功能发生障碍。

由于硫化砷的毒性作用，有时会出现毛细血管病变和组织营养的改变，从而影响到造血系统。

2. 雷公藤多苷　雷公藤为卫矛科植物雷公藤，属双子叶植物，具有消炎解毒祛风湿功效。其有效成分为雷公藤多苷，在体外能减少 B 淋巴细胞产生 IgM 和 IgMRF。雷公藤多苷所致再生障碍性贫血患者中检测发现，骨髓 T 淋巴细胞数增多，$CD8^+T$ 淋巴细胞集落增高，$CD4^+T$ 淋巴细胞减少，$CD4^+/CD8^+$ 比值降低，T 淋巴细胞处于激活状态。可能同产生药源性异常免疫反应，损伤造血干（祖）细胞，引起造血功能衰竭有关。

3. 秋水仙碱　光慈菇有小毒，主要毒性成分为秋水仙碱，是一种具有抗炎活性的生物碱，主要通过可逆性选择连接于具有分裂及迁移能力细胞的微管蛋白，阻断有丝分裂纺锤体而发挥抗有丝分裂作用。秋水仙碱尚可引起粒细胞微管的解聚和清除，阻碍粒细胞向炎症区域迁移，抑制粒细胞新陈代谢和吞噬能力。秋水仙碱对机体所有细胞均有毒性作用，其对于代谢较快的有丝分裂能力强的细胞组织（如肠道黏膜上皮和骨髓）影响更大，更具有直接的毒性作用，导致中毒患者出现腹泻、白细胞和血小板减少。

三、发病机制

中药药源性再生障碍性贫血可能有以下发病机制：

1. 骨髓干细胞受损　在动物模型中已经证明，再生障碍性贫血可因骨髓中的造血干细胞数量太少或成熟有缺陷而发生。某种中药直接或间接损害干细胞，而使其增殖能力受损。如雷公藤对骨髓的直接毒性作用，使幼稚细胞或未分化多功能干细胞内的蛋白质合成发生障碍；狼毒直接损害干细胞，抑制骨髓，导致再障性贫血。雷公藤致再生障碍性贫血的机制还可能是，药物代谢的"特异性"异常，包括干细胞染色体发生畸变，半抗原机制引起的免疫反应，淋巴细胞功能受损引起的骨髓造血功能的衰竭。

2. 骨髓微循环改变　骨髓的造血功能与其血液供应有密切关系。骨髓血液微循环有其特殊的地方，在黄骨髓中，小动脉分支后形成毛细血管床；而在红骨髓中，毛细血管床却呈现许多扩张段，称为窦状隙，它是毛细血管床的"功能单位"。骨髓基质及微循环的破坏可能是再生障碍性贫血发生的原因之一。

四、动物实验研究

1. 雷公藤　雷公藤煎剂给犬灌胃有强烈的局部刺激作用，引起胃黏膜充血、水肿、出血、坏死、脱落、黏膜下层和肌层中性粒细胞浸润；吸收后损伤中枢神经系统，引起视丘、中脑、延髓、小脑及骨髓的严重营养不良性改变；损伤心肌、肝、肾，引起出血及坏死。雷公藤甲素给犬静脉注射，分 20mg/kg、40mg/kg、80mg/kg、160mg/kg 组，每日注射 1 次，连续 7 天。40mg/kg、80mg/kg 剂量组显示心脏、造血系统和胃肠道出现可逆性毒性反应。致死剂量 160mg/kg 组表现为骨髓抑制，有核细胞增生、粒细胞系和红细胞系明显受损，骨髓中非造血细胞成分比例增高，死亡原因为骨髓受损。

2. 雄黄　分别以 250mg/kg（大剂量）和 125mg/kg（小剂量）给小鼠灌胃雄黄，一日 1 次，连续 6 周，可引起外周血中红细胞、白细胞、血小板的形态学改变，如点彩红细胞增加，粒细胞和淋巴细胞凋亡、血小板颗粒减少等；小鼠骨髓象各系细胞也均出现形态改变，如巨幼样红细胞，粒细胞鼓槌状小体数量增多，凋亡小体出现等。

3. 狼毒　瑞香狼毒水溶性成分和挥发油的 LD_{50} 分别为 7.5g/kg 和 12.5g/kg，狼毒大戟水、醇提取物小鼠腹腔给药的 LD_{50} 分别为 275.9g/kg 和 190.76g/kg。狼毒损伤骨髓，可能与其毒性有关。

4. 光慈菇　小鼠每日 1 次，连续 7 天，腹腔注射秋水仙酰胺 LD_{50} 为 61.6mg/kg。犬静脉注射秋水仙酰胺 0.2~0.4mg（大剂量），每日 1 次，连续注射 24 天，注射后第 4 小时出现呕吐、腹泻、食欲不振等胃肠道反应，精神倦怠，血清转氨酶增高和骨髓抑制（白细胞和血小板下降），停药后可恢复正常。中、小剂量未见明显毒性。

五、临床毒理研究

1. 雷公藤　某患者因类风湿关节炎、间质性肾炎服用雷公藤多苷片 30mg，每天 3 次，用药 2 周后，血红蛋白由 92~108g/L 降至 80~102g/L，白细胞由（7~8）×10^9/L 降至（0.9~1.9）×10^9/L，血小板由 124×10^9/L 降至（6~11）×10^9/L，骨髓象为铁利用障碍伴红细胞系统低下，最后死亡。另一患者，服雷公藤多苷片 20mg，2 月余，用药后骨髓象提示重度再生障碍性贫血，因骨髓抑制、双重感染死亡。

2. 雄黄　临床观察发现，砷能影响骨髓造血功能，改变血液中细胞的成分。大剂量的砷可以使红细胞形态发生改变，同时还能抑制白细胞的产生。长期服用雄黄，可引起贫血，严重时发生再生障碍性贫血。急性中毒时可引起血紫质样发作。

3. 狼毒　狼毒致再生障碍性贫血 1 例，患者男性，60 岁，咳嗽、痰中带血丝月余。既往有肺结核病史。因患者误信狼毒能医治肺结核，所以一直应用狼毒治疗。方法是每天服食蘸以狼毒汁的黑枣 10 只（相当于鲜狼毒 50g），服药 5 个月后，患者自觉全身乏力、食欲下降、头晕不适等症状。因牙龈渗血不止入院。查体：皮肤苍白，全身浅淋巴结无异常肿大，口腔黏膜和牙龈渗血。肝脾无肿大。化验：白细胞（3.5~4.0）×10^9/L，淋巴细胞 42%~62%，中性粒细胞 38%~58%，红细胞（1.14~1.19）×10^{12}/L，血红蛋白 30~35g/L，血小板 80×10^9/L。骨髓象符合再生障碍性贫血。

4. 牛黄解毒片　患者服牛黄解毒片 2 片 / 次，日服 3 次。3 天后出现面黄、食欲不振、精神萎靡，肝脾肿大，血红蛋白 49g/L，红细胞 1.9×10^{12}/L，网织红细胞 0%，血小板 79×10^9/L，骨髓有核细胞增生活跃，幼红细胞增生极度低下，占 0.5%，粒：红 =156：1，以过渡型粒细胞增生为主，诊断为牛黄解毒片致继发性单纯红细胞再生障碍性贫血。

5. 喉症丸　患者因咽痛自服喉症丸每次 10 粒，每日 2 次。3 天后四肢有出血点，鼻出血，血小板 79×10^9/L，网织红细胞 0.4%。骨髓象提示红细胞增生极度低下，以成熟淋巴细胞为主，占 60%；幼淋巴细胞 2%，浆细胞罕见，粒系成熟障碍，血小板罕见。骨髓象符合再生障碍性贫血。

六、影响因素

1. 药物因素　主要有中药品种混淆、炮制不当、质量低劣以及含有毒性成分。

2. 机体因素　常见于年老体弱血虚、孕妇、月经期及有出血者。

3. 给药因素　主要有给药途径不适、误用滥用、用量过大、长期用药、配伍失宜、中西混用有误、煎服不当等。

七、救治方法

1. 常规救治

（1）停用致病药物：一旦明确诊断，应立即停用造成出血的中药或可疑中药，并防止再次使用此类中药。对于服用此类中药的患者，应定期检查血象，密切观察临床症状及表现，做到早发现、早治疗。

（2）对症疗法：伴有溶血时，可用氢化可的松或地塞米松等；贫血严重时，酌情输血，一般以输入浓缩红细胞为主，必要时可输入浓缩白细胞或者浓缩血小板；腹痛时，口服非成瘾性止痛药；伴多发神经根炎者，肌内注射维生素 B_1、维生素 B_{12} 等。

2. 中医药救治方法　再生障碍性贫血的病因病机及临床表现与中医"虚劳"病描述相似，近年据病性及病位确定再生障碍性贫血相对应的中医病名为"髓劳"，髓代表病位，劳代表病性。其病因病机为因先后天不足，精血生化乏源，或因有毒药物及理化因素伤正，邪毒癖阻，新血不生，是以出血、血虚及合并发热等全血细胞减少、易染邪毒为主要表现的劳病类疾患。临床常见面色、眼睑、口唇、指甲苍白，头晕、心悸、耳鸣、腰膝酸软等气血亏虚等贫血见症；皮肤紫斑点、齿衄、鼻衄、月经过多甚至便血等气不摄血、热迫血行导致血不循经等出血见症；感染邪毒后出现不同程度的发热及感染部位相关症状等合并感染见症。慢性再生障碍性贫血表现以贫血为主，急性再生障碍性贫血病势急，出血、发热并发症多见，中医又称"急劳髓枯"。

（1）温毒侵袭，急劳髓枯：症状为发病急骤，病程短，症见面色苍白，头晕目眩，心慌气短，全身皮下紫斑，鼻衄、齿衄或尿血、便血，月经过多，低热，汗出热不解，甚则持续高热，神昏谵语，舌淡，苔黄腻，脉洪大而数。治法：凉血解毒。方药：板蓝根、大青叶、紫草、金银花、生地黄、生龙骨各30g，牡丹皮、栀子各15g，贯众、茜草各20g，羚羊角粉、三七各7g，琥珀3g。

（2）气血双亏，心脾两虚：症状为面色不华或萎黄，心悸气短，头晕目眩，纳呆食少，或鼻衄、齿衄、肌衄，舌淡红，苔薄，脉虚数或沉细。治法：健脾益气补血。归脾汤加减：人参、熟地黄各25g，白术20g，茯苓、白芍各30g，黄芪40g，龙眼肉、枣仁各15g，阿胶15g，当归、何首乌各20g，陈皮、远志各12g，生姜5g，大枣5枚。

（3）脾肾阳虚：症状为形寒肢冷，体倦乏力，腰膝酸软，面色萎黄虚浮，眩晕，腹胀，衄血或便血，或月经量多，淋漓不断，舌淡，苔薄白，脉沉细。治法：健脾温肾，固任止血。方药：四君子汤合右归丸加减，人参、熟地黄各25g，白术20g，黄芪、茯苓、仙鹤草各30g，补骨脂、当归、鹿角胶、巴戟天、仙灵脾各15g，肉桂5g，陈皮、五味子各12g。

（4）肝肾阴虚：症状为头晕目眩，腰膝酸软，咽干耳鸣，低热，自汗或盗汗，遗精，颧红，五心烦热，伴气短、倦怠乏力，鼻衄、齿衄或肌衄，舌红或红绛少苔，脉弦细或细数。治法：滋补肝肾，益气养血。方药：大补元煎合二至丸加减：人参、熟地黄各25g，杜仲、枸杞子、当归、山茱萸、龟甲、地骨皮各20g，山药、黄精、墨旱莲、青蒿各30g，女贞子15g。

（5）阴阳两虚：症状为面色苍白，颜面虚浮，心悸气短，头晕目眩，腰膝酸软，自汗或盗汗，虚烦失眠，出血，或肢冷、便溏，舌淡，苔少，脉细。治法：滋阴济阳，补气生血。方药：右归丸加减，熟地黄25g，山茱萸、枸杞子、杜仲、白术、当归各20g，鹿角胶、阿胶、巴戟天、肉苁蓉各15g，女贞子、山药、黄精、菟丝子各30g，黄芪50g，胎盘粉 6g。

（6）气虚外感，阴虚内热：症状为气短乏力，身困倦怠，面色不华，经常感冒，头痛眩晕，微恶风寒，下午至晚间低热或高热，食少，口干不多饮，衄血或便血，舌淡红，苔少，脉细或细数无力。治法：益气解表，养阴透热。方药：补中益气汤合青蒿鳖甲汤加减，人参 25g，白术、鳖甲、地骨皮各 20g，陈皮、羌活、防风、牡丹皮各 12g，当归、柴胡、生地黄、知母各 15g，黄芪 40g，青蒿、墨旱莲各 30g。

3. 西医药救治方法 雄激素：雄激素可使血清或血浆内源性红细胞生成素增加，对骨髓祖细胞也有直接作用。因可以口服且男性化副作用稍轻，同化类固醇应用较多，常用的有司坦唑醇 6~12mg/d，美雄酮 4~10mg/d，屈他雄酮（复康龙）每日 2.0~4.0kg/mg 等。

（1）免疫抑制剂：可直接刺激骨髓细胞增殖，改善和恢复造血功能。代表药物甲泼尼龙，常规用法是每日 20~30mg/kg，共 3 天，以后隔 4~7 天减 1/2 量直至每日 1mg/kg，然后根据患者血象决定维持剂量。副作用同一般糖皮质激素，多数患者能耐受治疗，较严重的并发症有脑出血、痤疮和肉瘤。

（2）免疫调节剂（或增强剂）α- 甘露聚糖肽：它能提升外周血白细胞，刺激骨髓造血祖细胞增殖，提高机体的应激能力。治疗方法：10mg 肌内注射，每天 1 次，15 天为一疗程，休息 5 天再做第二疗程，连续 3 个疗程；20mg 加 5% 葡萄糖液 500ml 静脉滴注，每天 1 次，30 天为一疗程；口服法 20mg 加温开水冲服，每日 2 次，2 个月为一疗程。

（3）脾切除：脾切除治疗再生障碍性贫血的原理目前尚不十分清楚，一般认为脾脏是破坏红细胞或血小板产生 Ts 淋巴细胞和各种抗体的主要器官，有学者认为脾脏对骨髓可能有抑制作用，切除脾脏可减少血细胞的破坏，有助于骨髓造血的恢复。

（4）造血组织移植：骨髓移植（BMT）是再生障碍性贫血尤其是年轻重型再生障碍性贫血治疗疗效最佳方法之一。

（5）支持疗法：输血。慢，尽量少输血或不输血。Hb 在 30g/L 以上不需输血，长期输血可导致血色病，心、肝、胰腺、睾丸等器官功能损害及皮肤色素沉着。成分输血亦在感染或出血严重时用。出血：皮肤瘀点、瘀斑不一定要处理，鼻出血可请耳鼻喉科填塞，牙龈出血应洁牙加大量维生素 C 口服。颅内出血是再生障碍性贫血的致死原因，应以预防为主。预防感染：不宜用抗生素作预防治疗。预防真菌感染可用大蒜液含漱，每天吃几粒生大蒜对消化道真菌感染是有益的。

八、预防方法

对造血系统有损害的中药应严格掌握指征，防止滥用，在使用过程要定期观察血象。

第五节 中药药源性溶血性贫血与防范

一、临床表现及诊断

（一）临床表现

在药物引起的血液学不良反应中，溶血性贫血（DHA）相对少见。据 WHO 国际药品监测合作中心估计，DHA 占主要药源性血液系统不良反应的 10%。中药药源性 DHA 是指中药通过免疫反应或者物理作用引起红细胞代谢障碍、破坏而发生的一种贫血。临床上分为：药物氧化性溶血，多为急性溶血，见于遗传性红细胞酶缺乏和某些血红蛋白分子病；药物免疫性溶血，通过各种免疫机制，引起抗体介导的溶血；非免疫性溶血，反应为剂量相关性，达到一定剂量后，可引起大多数人的溶血。

不论哪种DHA，均应有与溶血相关的用药史或发病相关的家族史或既往史。依病程缓急临床可分为两型。急性型：起病急，病情重，病程短。常伴有寒战、高热、胸闷烦躁、头痛背痛身痛、恶心呕吐、腹痛、腹泻等；贫血重，进展快，常伴有明显黄疸；可导致休克、心功能不全、神志模糊乃至昏迷；因急性型溶血部位多在血管内，常有血红蛋白尿和含铁血黄素尿，尿呈深棕色或棕褐色，重至肾衰竭；肝脾肿大常不明显。慢性型：起病缓，病情轻，病程长；全身症状轻，仅有苍白、乏力、头晕、气短；病程中常可因某些诱因导致溶血加重——溶血危象（再生障碍危象）；慢性型溶血多为血管外溶血，有明显的肝脾肿大；常无血红蛋白尿和含铁血黄素尿，贫血和黄疸也不如急性型明显；因长期高胆红素血症，可导致胆汁淤滞性肝硬化、胆结石、顽固的下肢溃疡。

（二）诊断

下述指标是诊断溶血的依据，无特异性。用放射性核素体内示踪测定，为溶血最可靠指标；但该指标在国内很少使用。红细胞破坏增多：红细胞和血红蛋白下降；轻型患者可以血象正常而以非结合胆红素增高变化为主；血清结合珠蛋白显著减少或消失；血清游离血红蛋白增高，以血管内溶血疾病增高明显；高胆红素血症，以非结合胆红素增高为主；尿胆原和粪胆原升高，慢性溶血时增加不明显；尿色明显加深，尿内出现血红蛋白或高铁血红蛋白（急性溶血期）或含铁血黄素（血管内溶血）；血清乳酸脱氢酶显著增高，原位溶血以同工酶LDH_1升高为主；骨髓组织细胞内铁（又称为红细胞外铁）明显增多且呈球菌形分布，提示原位溶血（或兼有原位溶血状态的疾病）；组织细胞内铁反应明显减少或阴性者则提示血管内溶血疾病（或缺铁性疾病）。红细胞代偿性增生：骨髓幼红细胞大量增生；外周血网织红细胞计数增高，网织红细胞生成指数多数大于2；外周血可见嗜多染性红细胞、有核红细胞、点彩红细胞、豪-周小体；血清转铁蛋白受体增多；髓外造血。X线检查可见肋骨、锥骨旁等近扁骨端高密度阴影。其他：皮肤、巩膜黄染；脾大，副脾，在婴幼儿肝脏可不同程度肿大；颅骨板障增宽，密度降低，骨小梁呈毛发样垂直排列；服用中药史。

二、可诱发疾病的中药

可引起溶血性贫血的单味中药有鸭跖草、皂荚、蜈蚣、牙皂、胆矾、蜂毒等，可引起溶血性贫血的中成药有速效感冒胶囊、清宁丸等。

根据引起溶血性贫血的主要毒性物质和毒理特点分类如下：

1. **蜂毒溶血毒肽**　蜂类属膜翅目昆虫，有蜜蜂、黄蜂和大黄蜂、胡蜂、土蜂、竹蜂等。蜂毒由含有26个和18个氨基酸残基的蜂毒溶血毒肽和蜂毒神经肽、酶类、组胺、5-羟色胺、乙酰胆碱和缓激肽等组成。蜂毒溶血毒肽是蜂毒的主要成分，研究证实蜂毒肽与红细胞作用后，细胞膜蛋白被裂解，从而影响整个膜的正常功能，导致渗透脆性下降，并能抑制或破坏红细胞膜上的Na^+，K^+-ATP酶，使细胞内K^+渗漏到细胞外，细胞渗透压改变，离子转运失衡，引起大量溶血。

2. **硫酸铜**　胆矾的主要致毒成分为硫酸铜，当铜中毒时，铜首先在肝脏中蓄积，当肝铜蓄积到一定程度后，肝将释放大量铜入血，红细胞中铜浓度不断升高，二价铜与血红蛋白、红细胞以及其他细胞膜的疏基结合，增加了红细胞的通透性，同时，铜抑制谷胱甘肽还原酶的活性，使细胞内还原性谷胱甘肽减少，进一步引起血红蛋白变性、红细胞的脆性增加而发生血管内溶血。

三、发病机制

中药药源性溶血性贫血可能有以下发病机制：

1. 穿孔机制　蜂毒溶血作用很强，在极低的浓度（1：10 000）下，就能产生溶血作用，其溶血机制主要是穿孔机制，它可直接在生物膜上形成孔洞使膜裂解造成溶血，还可通过激活红细胞膜上的磷脂酶而降解膜磷脂，引起细胞膜结构混乱。

2. 吸附机制　鸭跖草、皂荚可致溶血性贫血，属药物吸附机制类型，即大剂量药物牢固地吸附到红细胞膜上，具有抗原性，刺激免疫反应产生抗体，继而发生抗原抗体反应而产生溶血。

3. 还原酶发生氧化和 G-6-PD 抑制作用　矿物类药如胆矾，若使用不当或剂量过大时，可造成红细胞内的谷胱甘肽、血红蛋白和三磷酸皮酊核苷还原酶发生氧化和 G-6-PD 抑制作用，而出现急性溶血性贫血。

4. 红细胞的表面张力改变　牙皂在消化道常不易被吸收，若牙皂应用剂量过大，不仅刺激胃肠道黏膜，引起呕吐、腹泻，而且还能腐蚀胃黏膜，毒性成分通过损伤的黏膜吸收引起中毒，其溶血机制可能为皂苷与红细胞表面的类脂体结合，改变了红细胞的表面张力而发生溶血作用。

四、动物实验研究

1. 蜂毒　蜜蜂蜇刺小鼠 20 分钟后，小鼠皮下组织有明显的肿胀和充血，24 小时后被蜇部位肌肉纤维变性和皮肤坏死，产生上述局部反应可能是其中的透明质酸酶使组胺释放的结果。蜂毒小鼠皮下注射的 LD_{50} 为 18.3mg/kg ± 0.92mg/kg，腹腔注射为 3mg/kg ± 0.41mg/kg，大鼠皮下注射的 LD_{50} 为 31.5mg/kg ± 6.7mg/kg，腹腔注射为 7.5mg/kg ± 0.34mg/kg。其毒性与蜂毒中所含的甲醛、组胺有一定的关系。蜂毒能引起大多数动物内脏出血，其1：300 000 就表现出溶血作用，且能引起血压下降。用蜜蜂蜇刺法所得到的蜂毒丙酮提取物给小鼠静脉注射，最小致死量为 3.58mg/kg，其中的磷脂酶 A_2 和蜂毒多肽给小鼠静脉注射的 LD_{50} 分别为 7.36mg/kg 和 4mg/kg。蜂毒多肽毒性低于天然蜂毒，其小鼠腹腔注射的 LD_{50} 为 5.9mg/kg ± 0.02mg/kg。

2. 胆矾　200% 胆矾煎液小鼠灌胃 LD_{50} 为 279mg/kg，静脉注射为 50~65mg/kg，家兔静脉注射 LD_{50} 为 5mg/kg，犬静脉注射 LD_{50} 为 2.7mg/kg。胆矾是亲和性毒物，可作用于全身各系统，能引起急性溶血性贫血。

3. 皂荚　皂荚，其豆荚、种子、树皮都有毒。皂苷为其致毒成分，有溶血作用。皂荚皂苷对山羊的红细胞溶血指数为 1：7 500；家兔静脉注射 40~47mg/kg 可致死亡。给小鼠腹腔注射 17mg/kg 种子的乙醇提取物，出现活动减少、安静伏地，最后死亡。高等动物一般对皂荚吸收很少，故口服并无溶血毒性，而主要表现为局部黏膜刺激作用。但如大剂量内服时能腐蚀消化道黏膜，并被吸收，引起急性溶血性贫血。

4. 蜈蚣　蜈蚣粗毒液小鼠腹腔注射 LD_{50} 为 22.5mg/kg，蜈蚣粗毒液大剂量可使小鼠表现烦躁不安、抽搐数秒后震颤死亡；小剂量时小鼠不安、呼吸不稳，或出现死亡。蜈蚣水溶性去蛋白提取液给小鼠灌胃的 LD_{50} 为 9.90mg/kg；腹腔注射 LD_{50} 为 6.66mg/kg。蜈蚣中毒量 15~30g。服含本品的汤剂，每日 9g，3 天后出现头昏乏力，尿呈酱油色，诊断为溶血性贫血。

五、临床毒理研究

1. 蜂毒　25 例患者，其中男 10 例，女 15 例，均因在野外活动时触动野蜂窝，被群蜂蜇伤多处，受伤部位为头、脸、颈或上肢暴露部位。患者于蜇伤后 1~38 小时，平均 8.05 小时急诊入院，平均住院 12.5 天。患者均表现为蜇伤部位红肿、灼热、疼痛，严重者局部皮肤变黑、坏死。其中发热 10 例，头痛、烦躁不安 18 例，嗜睡 5 例，昏迷 2 例，恶心、呕吐、腹痛 5 例，少尿 20 例，无尿 7 例，酱油色或浓茶样小便 18 例，全身水肿 2 例，呼吸困难 3 例，轻度贫血貌 19 例，中度贫血貌 6 例，过敏性休克 3 例。所有患者皮肤巩膜均黄染，无出血点、瘀斑，心率 42~130 次 /min，肝脾未触及。辅助检查：血常规：白细胞升高 23 例（ $11.89 \times 10^9/L$~$91.30 \times 10^9/L$ ），血红蛋白降低 20 例（ $65~10^9 g/L$ ），网织红细胞升高 15 例；肝功能异常 25 例，丙氨酸氨基转移酶（ 44~2 687U/L ），总胆红素升高 21 例（ 26.9~164.0μmol/L ），结合胆红素、血小板均在正常范围；尿检：尿隐血阳性 25 例（ +~++++ ），肾功能异常 8 例，尿素氮 9.58~38.00mmol/L，肌酐 165.3~564.4μmol/L；血氧饱和度降低 18 例（ 70%~94% ）。

2. 胆矾　成人口服 10~15g 可致死。潜伏期 15 分钟 ~1 小时，开始出现恶心、呕吐、流涎、头痛、头晕，口中有金属味，剧烈腹痛和腹泻，呕吐物和排泄物呈蓝色，继而出现呕血和黑便，脉搏细弱，反复大量呕吐，常因失水过多而引起虚脱，口腔、食管、胃肠道均有不同程度的损害。中毒时间较长，可出现黄疸、血尿，偶有溶血性贫血，严重者可体温升高、心动过速、血压下降、昏迷、痉挛、谵妄、抽搐，甚至危及生命。有多起胆矾（硫酸铜）中毒报告，患者女性，25 岁，1 次误服胆矾（硫酸铜）30g，超过极量 50 倍，产生急性溶血性贫血、尿闭、酸中毒，持续 5 日无尿，死于急性肾衰竭。

3. 皂荚　国内曾报告因服大剂量皂荚煎剂（ 200g，混以老醋一杯 ）而中毒死亡者，病理检查见胃黏膜腐蚀，肠黏膜充血水肿，脑充血水肿。脑、心、脾、肺、肾等脏器内红细胞呈消失现象，肝、脾有含铁黄素吞噬现象，说明有大量溶血。中毒症状：初感咽干热痛、上腹饱胀及灼热感，继则腹部绞痛、恶心呕吐、烦躁不安、腹泻、大便呈水样及泡沫状、头晕无力及四肢酸麻等症状。可出现酱油样小便、面色苍白、黄疸等，实验室检查符合急性溶血。

4. 蜈蚣　蜈蚣中毒潜伏期为 0.5~1 小时，出现恶心、呕吐、腹泻、全身无力、不省人事、心跳及脉搏缓慢、呼吸困难、面色潮红、尿呈酱油色、体温下降、血压下降等症状。

六、影响因素

1. 药物因素　主要有中药品种混淆、炮制不当、质量低劣以及含有毒性成分。
2. 机体因素　常见于年老体弱血虚、孕妇、月经期及有出血者。
3. 给药因素　主要有给药途径不适、误用滥用、用量过大、长期用药、配伍失宜、中西错误配用、煎服不当等。

七、救治方法

1. 常规救治

（1）停用致病药物：一旦明确诊断，应立即停用可疑中药，并防止再次使用此类中药。对于服用此类中药的患者，及时进行检查，密切观察临床症状及表现，做到早发现、早治疗。本病主要是红细胞溶解，即致敏红细胞在脾脏内、血管内破坏。病变轻者，于数天至数周内溶血可停止，一般不需特殊治疗。重者则需要支持疗法、对症治疗等。

（2）对症疗法：静脉滴入 5% 葡萄糖生理盐水 2 000~2 500ml，加入维生素，纠正水电解质紊乱和脱水；剧烈腹痛可每次肌内注射阿托品 0.5mg；出血可口服云南白药，或肌内注射酚磺乙胺 500mg，肌内注射维生素 K 4mg，出血严重、血压下降者可输血或采用升压药；呼吸困难或者麻痹者给氧，使用呼吸中枢兴奋剂尼可刹米、洛贝林或者呼吸三联针。

2. 中医药救治方法　根据本病临床证候，多归属于"虚劳""血虚""虚黄""黄疸""急黄""胎黄""积聚"等范畴。病因病机系先天不足，挟虚挟瘀；或湿热壅结，肝胆失疏，气滞血瘀，胆汁外溢，浸渍肌肤；或脾胃虚弱，肝肾不足，气血亏损，肌肤不荣而成。本病急性期往往湿、热、瘀、滞俱见，证候属实，大都归属阳黄辨证，治以清热解毒、利水渗湿、凉血活血化瘀为主；慢性期往往气、血、阴、阳俱不足，病及脾、胃、肝、肾，证候属虚，大都归属阴黄辨证，治以益气补血、调补肝肾、温肾健脾、助阳化湿活血为主。根据本病病情缓急及临床表现分为热壅血瘀、气血亏虚、肝肾阴虚、脾肾阳虚四型辨证论治。

（1）热壅血瘀型：发病急，病程短，症见面目皮肤发黄，色鲜明，发热，胁胀，腰痛，头晕，口干不欲饮；甚则神志恍惚，尿色如茶或酱油色，大便干，苔黄腻，脉濡数，或舌红，舌边有瘀斑，脉弦滑。治当清热利湿，凉血活血。方用水牛角 60~120g（先煎），生地黄 30g，赤芍 10g，牡丹皮 10g，茵陈 45g，栀子 10g，大黄（后下）18g，大青叶 15g，金银花 15g，金钱草 30g，柴胡 6g，泽泻 15g，丹参 15g，生甘草 6g。神昏谵语者同时加服安宫牛黄丸或至宝丹。

（2）气血亏虚型：发病缓慢，病程长，症见面色萎黄或蜡黄，头晕，心悸，气短，全身乏力，手足心热，尿色淡黄，口唇淡红，苔薄或白腻，脉濡或细数。治当益气健脾，活血补血。方用西洋参 10g（另煎兑入），熟地黄 15g，生地黄 30g，红参 12g，炒白术 10g，当归 10g，阿胶 15g（烊化），陈皮 8g，黄芪 30g，赤芍 10g，牡丹皮 10g，茵陈 20g，泽兰叶 15g，炙甘草 6g。

（3）肝肾阴虚型：发病急，病情重，使用激素冲击治疗的病程中，症见面目皮肤发黄，发热，心烦，失眠，盗汗，头晕，目眩，耳鸣，腰膝酸软，五心烦热，舌红苔薄或舌苔黄，脉细数。治当滋养肝肾，凉血活血。方用西洋参 10g（另煎兑入），水牛角 60g（先煎），茯苓 15g，当归 10g，生地黄 30g，泽泻 18g，赤芍 10g，牡丹皮 10g，茵陈 24g，栀子 10g，黄柏 10g，知母 10g，鳖甲 15g（先煎），枸杞子 15g，女贞子 15g，墨旱莲 15g，地骨皮 12g，生甘草 6g。

（4）脾肾阳虚型：发病慢，病程长，使用免疫抑制剂维持治疗的病程中，症见面色苍白或蜡黄，心悸气短，畏寒肢冷，腰酸腿软，纳呆便溏，小便清长，倦怠乏力，唇舌色淡，舌质淡胖或有齿痕，脉沉迟。治当温补脾肾，益气养血。方用熟地黄 30g，怀山药 30g，红参 12g，黄芪 30g，制附子 10g（先煎），补骨脂 15g，山茱萸 12g，茯苓 15g，白术

15g，仙茅 15g，仙灵脾 15g，肉桂 3g，泽泻 30g，陈皮 6g，薏苡仁 30g，紫河车粉 6g（冲服），炙甘草 6g。

3. 西医药救治方法

（1）肾上腺皮质激素：肾上腺皮质激素仍为急性溶血患者的首选药。用量为泼尼松每日 1~1.5mg/kg，用 10~14 天，有效率可达 80% 左右。如减药后需用每天 10mg 以上才能维持者应考虑脾切除或脾区放射，缓解率可达 50%。如用肾上腺皮质激素无效者也可用细胞毒免疫抑制剂，如环磷酰胺或硫唑嘌呤。

（2）输血：输血能改善血液和组织缺氧，减少镰变倾向和暂时抑制血红蛋白 S（HBS）红细胞的产生，当严重溶血性贫血或急性起病时，需急性输血。由于频繁输血的潜在危险及血源供应问题，输血仅限于溶血性贫血伴再生障碍性贫血危象、异常血红蛋白病及珠蛋白生成障碍性贫血伴进行性器官损害、外科手术及妊娠时。

（3）脾切除：脾切除有显著疗效。术后贫血和黄疸可消失，但球形红细胞不消失。手术时应十分小心仔细，防止碎小脾块遗留于腹腔内导致本病的复发。对重症患者亦可考虑切脾治疗。珠蛋白生成障碍性贫血患者有脾功能亢进或巨脾压迫症状及输血需要量增加过多时，均有脾切除适应证。

（4）其他

1）抗氧化药物对红细胞有保护作用，如 PNH 及 G-6PD 缺乏，用维生素 E 或亚硒酸钠治疗，可减轻溶血。

2）铁螯合剂的应用：大多数重症珠蛋白生成障碍性贫血患者有铁负荷过重。每天可用铁整合剂（去铁胺）静脉或皮下注射 1.5~2.0g，可促使尿铁的排泄增加。

3）骨髓移植及基因治疗，前者用于 PNH 患者或有骨髓衰竭时，均为个案报道。后者有可能应用于某些异常血红蛋白病及珠蛋白生成障碍性贫血。

八、预防方法

对于已知某种中药诱发的溶血性贫血的患者，不应冒险再用有关中药，以免再次引起溶血性贫血。及时停药为本病的治疗关键。大多数病例若及早发现，及时停药，仅需一般支持疗法就可获得临床症状、血液学和血清学的改善，预后良好。溶血和贫血较重者可试用肾上腺皮质激素，但对原有高血压的患者需谨慎使用。应详细询问患者的用药史，对于过敏体质的患者尤其应加以注意。服药时，应先从小剂量开始尝试，并严格控制用量范围。密切注意患者的反应变化。

第六节　其他中药药源性血液系统疾病与防范

一、中药药源性白血病与防范

（一）临床表现及诊断

1. 临床表现　白血病是造血干细胞克隆性疾病，恶性克隆的细胞生物学行为异常主要体现在干细胞分化受阻、增殖过度和凋亡受阻，异常增生的细胞会浸润全身各组织，使组织细胞遭到破坏，临床上常表现为贫血、发热、出血及肝、脾、淋巴结肿大等症状。

贫血早期即可出现，患者往往伴有乏力、面色苍白、心悸、气短、下肢水肿等症状，老年患者更多见。发热是白血病最常见的症状之一，表现为不同程度的发热和热型。发热的主要原因是感染，其中以咽峡炎、口腔炎、肛周感染最常见，严重者可发生败血症、脓毒血症等。发热也可以是急性白血病本身的症状，而不伴有任何感染迹象。出血部位可遍及全身，以皮肤、牙龈、鼻腔出血最常见，也可有视网膜、耳内出血和颅内、消化道、呼吸道等内脏大出血，女性月经过多也较常见，可以是首发症状。

2. 诊断　中药药源性白血病的诊断除依据病史、症状、体征外，实验室相关检查是诊断和分型的重要依据。目前实验室诊断主要是以形态学为基础，结合免疫学、细胞遗传学和分子生物学的综合性诊断方法。

法 - 美 - 英（FAB）协作组对急性白血病（AL）的诊断标准为：①骨髓有核细胞分类计数（500 个细胞）原始细胞比例≥0.30%；②如果骨髓以红系为主（≥0.50），则非红系细胞（包括淋巴细胞、浆细胞和巨噬细胞）分类计数（NEC）原始细胞≥0.30；或③有急性早幼粒细胞白血病（APL）特异性形态特征。根据第①条标准急性淋巴细胞白血病（ALL）就可以确诊，而急性髓系白血病（AML）的诊断则需要①+ ②/ ③。关于髓系原始细胞 FAB 协作组定义了两型：Ⅰ型原始细胞无颗粒，染色质疏松，核浆比例高，常有明显的核仁；Ⅱ型原始细胞的形态与Ⅰ型基本上相同，但胞浆中有少许嗜天青颗粒，核浆比例相对较低，Ⅱ型原始细胞如果胞核已经偏位，出现高尔基区，染色质凝集则为早幼粒细胞。

慢性白血病（CLL）的诊断，美国国家癌症研究所（NCI）标准为：①外周血淋巴细胞绝对值≥5×10⁹/L；②骨髓涂片分类计数：淋巴细胞比例≥0.30%；③不典型细胞（如幼稚淋巴细胞）<0.55%；④≥1 个 B 细胞标志（CD19、CD20、CD23）和 CD5 阳性。而国际慢性白血病（IWCLL）标准则认为诊断 CLL 外周血淋巴细胞绝对值一般应≥10×10⁹/L，当<10×10⁹/L 时，如果具有 CLL 典型的免疫表型特征（弱表达 SIg，CD5⁺，可使鼠红细胞形成玫瑰花结）或有 B 淋巴细胞单克隆性增殖的证据亦可确诊。当外周血幼稚细胞分类计数比例≥0.55% 或绝对值计数 >15×10⁹/L 则诊断为原发性 PLL 或 CLL 进展为 PLL。FAB 标准将外周血幼稚淋巴细胞分类计数 >0.10%，<0.50% 的患者诊断为 CLL，混合细胞型。

（二）可诱发疾病的中药

可引起药源性白血病的单味中药有雄黄、雷公藤、青鱼胆、砒霜等，可引起药源性白血病的中成药有雷公藤多苷片等。

根据引起药源性白血病的主要毒性物质和毒理特点分类如下：

1. 二萜类、三萜类、生物碱　雷公藤的主要化学成分有二萜类、三萜类、生物碱等，对血细胞成熟十分重要的骨髓造血微环境中的细胞因子粒细胞 - 巨噬细胞集落刺激因子、促红细胞生成素和血小板生成素的含量均下降，造成血细胞成熟减缓或不能成熟。

2. 矿物药　含砷矿物药雄黄，其毒性成分主要是二硫化二砷，可引起外周血中红细胞、白细胞、血小板的形态学改变，如点彩红细胞增加，粒细胞和淋巴细胞凋亡，血小板颗粒减少等，骨髓象各系细胞也均出现形态学改变，如巨幼样红细胞、粒细胞鼓槌状小体数量增加、凋亡小体出现。

（三）发病机制

雷公藤甲素、雷公藤红素等在体内转化为亲电子基、自由基及氧基，在体内引发氧化应激反应导致相应的损伤；可上调或下调某些基因的表达或激活经典凋亡途径，诱导正常细胞过度凋亡，引起损伤。

（四）动物实验研究

1. 雄黄　分别以 250mg/kg（大剂量）和 125mg/kg（小剂量）给小鼠灌胃雄黄，一日 1 次，连续 6 周，可引起外周血中白细胞及骨髓象各系细胞形态学改变。

2. 雷公藤　雷公藤甲素给犬静脉注射，12 只犬分 20mg/kg、40mg/kg、80mg/kg 和 160mg/kg 组，每日注射 1 次，连续 7 天。致死剂量 160mg/kg 组表现为骨髓受抑，有核细胞增生，粒细胞系和红细胞系明显受损，骨髓中非造血细胞成分比例增高，死亡原因为骨髓受损。

（五）临床毒理研究

1. 雄黄　大剂量的砷可以使红细胞形态发生改变，同时还能抑制白细胞的产生。长期服用雄黄，可引起贫血，严重时发生再生障碍性贫血。急性中毒时可引起血紫质样发作。

2. 雷公藤　急性雷公藤中毒尸检 1 例。患者，女，25 岁，因患类风湿关节炎两年门诊以雷公藤合剂治疗，症状减轻。后患者擅自加大剂量而致中毒，出现食欲减退、腹痛、腹胀、恶心、呕吐、头晕、心慌、腰痛、便血等症状。住院治疗，其间上述症状加重，出现休克，白细胞减少至 $3 \times 10^9/L$ 以下，呼吸急促，两肺出现啰音。经抗休克、抗中毒和抗感染等抢救措施治疗无效后死亡。患者于死后 19 小时进行尸检，发现少数中性粒细胞浸润，脾重 120g，镜检：白髓淋巴小结较小，淋巴细胞坏死，数量明显减少，致红、白髓分辨不清，脾窦淤血，脾窦及脾索内中性粒细胞明显增多。胸腺约 1/2 被脂肪组织所代替，皮髓质分界不清，淋巴细胞数量减少。

3. 蜂毒　造血系统表现为内脏出血，阴道出血，贫血，血白细胞增高，血红细胞、血红蛋白、血小板均减少。蜂毒致急性非淋巴细胞白血病播散性血管内凝血 1 例。

4. 青鱼胆　临床发现青鱼胆中毒，伴有低热或中等发热，少数有高热、白细胞数升高。

（六）中药引起药源性白血病的影响因素

1. 药物因素　主要有中药品种混淆、炮制不当、质量低劣以及含有毒性成分。如二硫化二砷为雄黄主要毒性成分。

2. 机体因素　常见于体弱、免疫力低下者。

3. 给药因素　主要有给药途径不宜、误用滥用、用量过大、长期用药、配伍失宜、煎服不当等。如大剂量、长期服用砷可致细胞形态发生改变。

（七）救治方法

1. 常规救治

（1）停用致病药物：一旦明确诊断，应立即停用造成白血病的中药或可疑中药，并防止再次使用此类中药。

（2）支持疗法

1）血制品的预防性输注：为了减少血制品输注的毒副反应和并发症，应采用成分输血。一般血红蛋白≤80g/L 或患者有明显贫血症状时应输注红细胞。

2）高白细胞的处理：当白细胞计数 $>100 \times 10^9/L$ 时称高白细胞性 AL。这些患者可采用白细胞单采术去除白细胞。

3）肿瘤溶解综合征的预防：白细胞计数 $>100 \times 10^9/L$ 的 AL 患者，易出现以高尿酸血症、高钙血症、高磷血症和低钾血症为特征的急性肿瘤溶解综合征（ATLS），其基本预防措施是水化和口服别嘌醇，密切监测血尿酸和电解质。

4）感染的防治：患者个人卫生和病房的环境卫生非常重要，现并不推荐常规进行细菌、真菌和病毒的预防性给药。尽管 G-CSF 可缩短中性粒细胞减少、发热和住院的时间，但也并不推荐作为常规使用。治疗后中性粒细胞减少期发热患者必须给予经验性抗生素，并进行可疑感染灶的病原菌培养并据此结果改用针对性治疗。

2. 中医药救治方法

（1）热毒炽盛：主症为壮热口渴，不恶寒，肌肤紫斑，齿衄，鼻衄，甚至便血、尿血，血色鲜红，舌质红苔黄，脉洪数。治法：清热解毒，凉血止血。方药：白虎汤合犀角地黄汤加味。

（2）瘀毒内蕴：主症为面黯消瘦，纳减乏力，颈有瘰，肋下痞块，硬痛不移，时有胀痛，体温高多低少，舌质黯紫，或有瘀斑瘀点，苔薄白，脉细涩而数。治法：活血化瘀，软坚散结。方药：桃红饮合鳖甲煎丸加减。

（3）脾虚湿困：主症为持续发热，或低热不退，倦怠乏力，纳差，或呕吐嗳气，腹胀便溏，舌淡苔薄腻，脉细弱。治法：补中益气，甘温除热，方用补中益气汤加减。

（4）气阴两虚：主症为体倦乏力，气短，五心烦热，腰酸膝软，自汗盗汗，反复低热，食少纳呆，皮肤紫癜，口渴便干，舌淡少苔，脉细数。治法：益气养阴，清热解毒。方药：三才封髓丹合六味地黄汤加减。

3. 西医药救治方法

（1）急性髓系白血病：常需要先进行联合化疗，常用 DA（3+7）方案。诱导治疗后，如果获得缓解，进一步可以根据预后分层安排继续强化巩固化疗或者进入干细胞移植程序，巩固治疗后，目前通常不进行维持治疗，可以停药观察，定期随诊。

（2）急性淋巴细胞白血病：常先进行诱导化疗，成人与儿童常用方案有差异，但是近年来研究认为，采用儿童方案治疗成人患者结果可能优于传统成人方案。缓解后需要坚持巩固和维持治疗；高危患者有条件可以做干细胞移植；合并 Ph1 染色体阳性的患者推荐联合酪氨酸激酶抑制剂进行治疗。

（3）慢性粒细胞白血病：慢性期首选酪氨酸激酶抑制剂（如伊马替尼）治疗，建议尽早且足量治疗，延迟使用和使用不规范容易导致耐药；如果决定使用伊马替尼，首先不要拖延，其次一定要坚持长期服用（接近终身），而且服用期间千万不要擅自减量或者停服，否则容易导致耐药；加速期、急变期通常需要先进行靶向治疗（伊马替尼加量或者使用二代药物），然后选择机会尽早安排异体移植。

（4）慢性淋巴细胞白血病：早期无症状患者通常不需治疗，晚期则可选用多种化疗方案，例如苯丁酸氮芥（留可然）单药治疗，氟达拉滨、环磷酰胺联合利妥昔单抗（美罗华）等化疗。新药苯达莫司汀、抗 CD52 单抗等也有效。近年来发现 BCR 通路抑制剂的靶向治疗可能有显著效果。有条件的难治患者可以考虑异体移植治疗。

（5）中枢神经系统白血病：由于常用药物难以透过血脑屏障，因此这些患者通常需要做腰椎穿刺鞘内注射预防和治疗中枢神经系统白血病。部分难治性患者可能需要进行全颅脑脊髓放疗。

（6）干细胞移植：除了少数特殊患者可能会从自体移植中受益，绝大多数白血病患者应该做异体移植。随着移植技术的进步，供者选择、移植风险及远期预后等方面都已经有显著进步，因此，异体移植目前是各种中高危白血病重要的根治性手段。

（7）新的治疗方法：虽然移植可以获得较好的生存效果，但是移植物抗宿主病等并发症可能严重影响患者的生活质量；选择性免疫治疗和各种分子靶向治疗是将来治愈白血病的希望，例如肿瘤疫苗、细胞治疗、细胞信号通路调节剂等。

（八）预防方法

1. 严格掌握用药原则　对年老体弱者、小儿、妇女的用药宜慎重从事。在治疗原发病时，用药必须考虑是否有发展为药物性白血病可能，尤其对非恶性疾病治疗用药更应慎重。

2. 定期查验血象及有关化验，及时而主动地进行动态观察。

二、中药药源性缺铁性贫血与防范

（一）临床表现及诊断

1. 临床表现　缺铁性贫血（IDA）是由于体内铁贮存缺乏而影响血红蛋白生成所引起的一种常见贫血。铁的需求与供给失衡，导致体内贮存铁耗尽（ID），继之红细胞内铁缺乏（IDE），最终引起缺铁性贫血（IDA）。IDA 是铁缺乏症（包括 ID、IDE 和 IDA）的最终阶段，表现为缺铁引起的小细胞低色素性贫血及其他异常。缺铁早期并不发生贫血，当体内严重缺铁，骨髓、肝脏、脾脏以及其他组织器官中贮存铁已被用尽时，合成血红蛋白的原料不足，导致贫血。中药药源性缺铁性贫血是指中药引起的缺铁性贫血。

2. 诊断

（1）ID：血清铁蛋白 <12mg/L；骨髓铁染色显示骨髓小粒可染铁消失，铁粒幼细胞少于 0.15%；血红蛋白及血清铁等指标尚正常。

（2）IDE：ID 的前两项；转铁蛋白饱和度 <0.15；FEP/Hb>4.5mg/gHb；血红蛋白尚正常。

（3）IDA：IDE 的三项；小细胞低色素性贫血：男性 <120g/L，女性 <110g/L，孕妇 Hb<100g/L；MCV<80fl，MCH<27pg，MCHC<0.32g/L。

（4）有服用中药史。

（二）可诱发疾病的中药

可引起药源性缺铁性贫血的中药有大黄、茶叶等。

根据引起药源性缺铁性贫血的主要毒性物质和毒理特点：中药中的鞣酸与铁元素结合成不溶性复合物，妨碍铁的吸收，长期服用可致缺铁性贫血。

（三）发病机制

中药药源性缺铁性贫血，是由于服用某些中药过量或者不当而造成的体内铁缺乏，血红蛋白合成受抑制的一种贫血。一些富含鞣质的中药如大黄等可引起缺铁性贫血，其机制一方面是鞣质妨碍了铁的吸收；另一方面大黄的泻下作用也干扰了铁的吸收。还有中药中的某些成分可以中和胃酸，干扰了铁与维生素 C 螯合，妨碍了铁的吸收，均可导致缺铁性贫血。

（四）临床毒理研究

1. 大黄苏打片　老年患者因便秘长期服用（2 年）大黄苏打片，每日 15~21 片，引起严重的缺铁性贫血，血红蛋白下降到了 50~56g/L。减少用量并补充铁、维生素 C 等后恢复正常。

2. 茶叶　5 例患者（男 1 例，女 4 例），因贫血就诊。其中主诉头晕 4 例，苍白 2 例，水肿 1 例，4 例女性患者月经周期正常，均无月经增多；其中 2 例生育，均无产后出血史。5 例均有饭后饮茶的习惯，饮茶量以每日干茶叶计算最少 100~200g；4 例检查血清铁蛋白，均显著低下。4 例作骨髓涂片检查，3 例增生性贫血，1 例正常骨髓象，铁染色细胞内铁 3 例为 1%，1 例为 3%，细胞外铁均为 0%。停止饮茶，并加以铁剂治疗后恢复正常。

（五）影响因素

体弱，长期过浓、过量饮茶。

（六）救治方法

1. 常规救治

（1）停用致病药物：一旦明确诊断，应立即停用造成铁吸收障碍的中药及食物，并防止再次使用此类中药。

（2）辅助治疗：维生素 C 能增加铁的吸收，可与铁盐同时口服。伴有维生素 E 缺乏者，可配用维生素 E。

2. 中医药救治方法　中医认为本病属于"虚劳""萎黄"等范畴。由于脾气虚弱，气血不足，不能荣养于肌肤，以致面色萎黄无华，甚至面色苍白；脾虚不能运化水湿，可见萎黄而兼见浮肿；血不能养心则见心悸，气血不能上荣于脑则头晕。辨证施治，应健脾益气，气血双补，可以香砂六君子丸、八珍汤为主加减，如畏寒肢冷时，可加附子、炮姜等以温阳祛寒；若月经过多或者崩漏不止，可加阿胶、艾叶炭等以补血止血，如有腹胀、恶心、胃部不适者，可加陈皮、半夏等以行气和胃。

3. 西医药救治方法

（1）病因疗法：祛除病因是根治贫血的关键。慢性失血常是血象不能恢复正常的原因，急慢性感染常妨碍血象上升，因此应积极治疗合并症。

（2）输血疗法：Hb 低于 30g/L 者，应立刻输血，但输血只能纠正暂时的症状，不能彻底根治贫血。Hb 在 50g/L 以上者的住院患者和中度贫血以上的门诊患者，若一般情况良好且无严重合并症者，均不必输血。对于极重度的贫血患者，或合并感染，或手术前，应采取少量多次的输血方法，如输浓集红细胞，每次 2~3ml/kg 或全血 6ml/kg。

（3）药物疗法

1）铁剂治疗：铁剂是治疗缺铁性贫血的特效药，种类很多，吸收程度不同，用药剂量不等，投药方法也不一样，目的是使 Hb 恢复正常，并补足储存铁，每天口服元素铁 4~6ml/kg，同时口服维生素 C，以增加铁的吸收。二价铁较三价铁容易吸收，吸收系数可大 1~1.5 倍，因此临床上采用二价铁，服药时间尚无定论，但开始剂量宜小，视其反应以后逐渐增加。

2）其他药物：铜是很多酶的组成成分，可助铁的吸收和利用，能刺激造血功能，如遇缺铁性贫血应用铁剂治疗后效果不明显，又无其他原因可查时，可以试用铜剂，铜剂与铁剂合用可促进造血，铜剂为铁剂的半量。

（七）预防方法

1. 严格掌握用药原则　临床用药时要权衡疾病严重性和药物可能危险性，对年老体弱者、小儿、妇女的用药宜慎重从事。

2. 定期查验血象及有关化验，及时而主动地进行动态观察。

三、中药药源性过敏性紫癜与防范

（一）临床表现及诊断

1. 临床表现　过敏性紫癜，也称出血性毛细血管中毒症，是一种血管变态反应性出血性疾病。机体对某些中药发生变态反应，引起广泛性小血管炎，使小动脉和毛细血管通透性和脆性增高，伴渗出性出血和水肿。毛细血管壁发生出血症状，表现为皮肤紫癜、黏膜出血、关节炎、腹痛、肾炎等，实验室检查可无异常发现。本病一年四季均可发生，但以冬春季节发病较多。各年龄段均可发病，以学龄前儿童较多见，3~14 岁为好发年龄，男性多于女性。

2. 诊断

（1）诊断要点：发病前有服用中药史。发病较急，紫癜多见于下肢远端及臀部，对称分布，形状不一，高出皮面，压之不褪色。可伴有荨麻疹、血管神经性水肿、游走性大关节肿痛、腹痛、便血及尿血、蛋白尿等。血小板计数正常或升高，出血、凝血时间、血块收缩时间均正常。

（2）实验室检查：血常规、尿常规、粪常规及隐血试验、肝肾彩超、24 小时尿蛋白定量、尿放免、尿 NAG 酶、毛细血管脆性实验、凝血五项、肝肾功能、免疫学检查、过敏原筛查等。

（二）可诱发疾病的中药

可引起药源性过敏性紫癜的单味中药有海马、生使君子等，可引起药源性过敏性紫癜的中成药有六神丸、鱼腥草注射液等。

根据引起药源性过敏性紫癜的主要毒性物质和毒理特点：

海马进入机体后刺激机体产生 IgG，海马某成分与 IgG 结合形成可溶性抗原抗体复合物；由于复合物分子小，不易被吞噬细胞吞噬和清除，能在血液中保持较长时间，刺激嗜碱性粒细胞释放组胺与 5- 羟色胺，作用于血管壁使其通透性增加，导致可溶性复合物沉着于血管壁，并激活补体，引起血管炎症与组织损伤，导致局部组织水肿与出血。

（三）发病机制

1. 海马与紫癜和肾功能损害有关　可能是海马的异体蛋白过敏引起。海马引起的过敏性紫癜的发病机制可能是抗原抗体复合物反应。

2. 毛细血管通透性增加　六神丸是由珍珠、麝香、蟾酥、冰片、雄黄、牛黄等研合而成，麝香、蟾酥均为动物蛋白，具有较强的抗原性。对过敏体质者可能引起免疫反应，导致毛细血管脆性、通透性增加而见皮下出血点。中药使君子所含的有毒物质与毛细血管发生过敏反应，从而导致毛细血管的通透性和脆性增高而发生皮肤紫癜和黏膜出血。

（四）临床毒理研究

1. 生使君子　患儿，男，5 岁，父母一次性给口服生使君子 6 粒（药 4.5g），以驱肠中蛔虫，服药 3 小时后，患儿自感腹部痛、头晕头痛、恶心欲吐，随即发现患儿四肢及背部有多数散在的紫红色皮疹，逐渐增多，成批出现，伴有局部灼热瘙痒。无明显发热恶寒症状。经抗过敏治疗后，症状及皮疹逐渐消失。

2. 海马　患者，男性，因慢性肾炎服验方（其中海马 10g），服后 2 小时腿部出现针尖大出血点。继服后出现，紫癜增多遍及全身，且出现发热，症状恶化。3 天后热退，1

周后皮疹减退。但尿蛋白增至（++），尿素氮升至 74mg/dl，肌酐升至 7.5mg/dl。停药 1 周后查尿蛋白（－），尿素氮 61mg/dl，肌酐 5.75mg/dl。1 个月后再服前方中药，但去海马，无上述反应。此后患者每日服海马粉 1.5g，连服半月后，又出现上述症状，停用海马。又隔 1 个月后测 BUN 和 CER 恢复正常。

3. 六神丸 某患者，服用六神丸后，皮肤出现大小不等的出血瘀点，浅表淋巴结不大，心肺正常，肝脾未及。血象检查结果为：白细胞（9.6~12）× 10^9/L，红细胞（4.07~4.4）× 10^{12}/L，血小板 32 × 10^9/L，出血时间 3.5~4 分钟。毛细血管脆性实验（＋）。诊断为过敏性紫癜。

（五）影响因素

体弱、孕妇、对中药过敏者忌服，避免长期服用类似中药。

（六）救治方法

1. 常规救治

（1）停用致病药物：一旦出现紫癜和肾功能损害，应立即停止用药，一般均可自愈。

（2）对症治疗：可服用泼尼松 10mg，每日 3 次，并用维生素 B_4、利可君、鲨肝醇、维生素 C 等药物共同进行治疗。

2. 中医药救治方法 过敏性紫癜属于中医的"紫癜""紫癜风""葡萄疫""肌衄"等范畴。根据临床症状辨证为血热妄行、湿热痹阻、阴虚火旺、气不摄血等。

（1）血热妄行：起病急，皮肤瘀斑密集，甚则融合成片，色鲜红或紫红；可伴发热面赤、口干渴、喜冷饮、心烦失眠、便血或大便干结、小便黄赤；治以清热解毒，凉血化斑。方以犀角地黄汤加减。

（2）湿热痹阻：皮肤紫斑密集，多见于关节周围，伴有关节肿痛灼热，尤以膝、踝关节多见，四肢沉重，肢体活动受限，可伴有腹痛、纳呆、渴不欲饮、大便不调等；治以清热利湿，化瘀通络。方以四妙丸加减。

（3）阴虚火旺：起病缓，病程长，皮肤紫癜时发时止，瘀斑色暗红，可伴低热盗汗、手足心热、心烦不宁、口燥咽干、头晕耳鸣、尿血等；治以滋阴清热，凉血化瘀。方以大补阴丸加减。

（4）气不摄血：病程长，紫癜反复发作，隐约散在，色淡，形体消瘦，面色不华，体倦乏力，头晕心悸，食少纳呆，便溏等；治以健脾益气，和营摄血。方以归脾汤加减。

3. 西医药救治方法

（1）一般治疗：急性期宜适当休息，对皮肤及关节症状的缓解也有益。尽可能找出可疑的过敏原并予祛除，如清除感染灶，停用可疑食物或中药。对胃肠道症状给予对症处理，如应用解痉药（阿托品、山莨菪碱），必要时禁食、输液，并密切观察，警惕外科并发症（如肠套叠、肠坏死、肠穿孔等）的出现。采用孟鲁司特钠治疗小儿反复发作性过敏性紫癜，治疗效果明显，复发率低。

（2）皮肤损害：有荨麻疹样皮疹和血管神经性水肿时，应用抗组胺药和钙剂。如氯雷他定 5mg，每天 1 次，也可用氯苯那敏。近年来用 H_2 受体拮抗剂西咪替丁治疗本病，对控制皮疹及减轻内脏损伤有益。其机制为此类药物竞争性拮抗组胺，改善血管通透性，从而减少皮肤、黏膜、内脏器官的水肿、出血。用法：20~40mg/（kg·d），分 2 次静脉滴注（加入葡萄糖溶液中），1~2 周后改为口服，15~20mg/（kg·d），分 3 次，持续 1~2 周。

（3）胃肠道损害：一般腹痛时，在选用上述抗组胺药基础上，可加用解痉药物，如山莨菪碱。明显腹痛和/或胃肠道出血时，应选用糖皮质激素，对缓解腹部疼痛及胃肠道出血有较好疗效，一般用药72小时内可解除严重的腹部痉挛性疼痛，还可控制便血。由于激素可减轻肠壁水肿，故有利于预防肠套叠的发生，因此，有上述症状时可短期应用。胃肠道出血时，同时应用西咪替丁静脉滴注。发热和关节损害选用解热镇痛药，如口服对乙酰氨基酚或布洛芬。对严重关节肿痛时选用激素，一般用药后24小时内肿胀消退。

（七）预防方法

1. 过敏体质患者应谨慎服用，应从小剂量开始逐渐加大剂量并密切观察有无过敏反应的发生，忌一次服用过大剂量。

2. 孕妇忌服。忌食辛辣食物。创面化脓溃烂者，不宜外用。

参 考 文 献

［1］藏金菊，顾文英.喜树碱11的不良反应和护理要点.中国临床医学杂志，1998，5（3）：188-189.

［2］常瑛.药源性血液病（3）.药物不良反应杂志，2004，6（5）：323-329.

［3］常瑛.药源性血液病（5）.药物不良反应杂志，2005，7（11）：51-54.

［4］陈劲松，吴华新，范萍.血浆置换术抢救25例蜂毒致急性重度溶血性贫血临床观察.中国当代医药，2009，16（13）：29-30.

［5］陈克敏.药源性疾病（续二）——药源性血液病.新医学，2002，33（4）：232-233.

［6］陈啸羽，史亦谦.粒细胞减少症的中医药治疗进展.内蒙古中医药，2011，30（16）：116-117.

［7］戴俭哨.生使君子口服引起过敏性紫癜一例报告.青海医药杂志，1989（4）：7.

［8］丁生辉，雷招宝.药源性血小板减少症及其防治.海峡药学，2010，22（2）：91-94.

［9］多满.饮茶致缺铁性贫血5例.中国社区医师，1990，8（1）：42.

［10］高炳华，杨亦清，薛素冰.蜂毒致特发性血小板减少性紫癜1例.张家口医学院学报，2002，19（1）：30.

［11］高俭.穿琥宁致血小板减少1例.中华实用儿科临床杂志，2003，18（1）：23.

［12］高维新.缺铁性贫血的治疗.开卷有益——求医问药，2005，7（9）：41.

［13］郭德玉，王秀春，刘中成.中医辨证治疗再生障碍性贫血32例临床观察.国医论坛，1994（5）：25-26.

［14］吴霞，王忠震，林兵，等.雷公藤毒性作用机制研究进展.中国医院药学杂志，2015，35（16）：1519-1523.

［15］侯安会.水蛭的临床运用和实验研究概况.中医药学报，1999（6）：59-61.

［16］金海燕.斑蝥中毒42例及救治.药物不良反应杂志，2002，4（5）：318-319.

［17］李津婴.溶血性贫血的诊断与实验室检查.继续医学教育，2006，20（4）：66-71.

［18］李静.中药药源性疾病的防范与处理体会.中国误诊学杂志，2010，10（28）：7042-7043.

［19］李柳.麻柔主任医师经验总结及中西医分型治疗再生障碍性贫血临床研究.北京：中国中医科学院西苑医院，2012.

［20］李清源，张欣.青风藤引起粒细胞缺乏症3例.陕西中医，1989（9）：424

［21］李蓉生.溶血性贫血的诊断治疗现况.临床内科杂志，1995，12（4）：16-17.

［22］李僧佛.大黄苏打片引起缺铁性贫血2例报告.湖南中医学院学报，1987（2）：44.

［23］李艳芳，李兵.蜂毒致急性非淋巴细胞白血病播散性血管内凝血1例报告.吉林医学，2002，23（2）：115.

［24］郦永平，唐德才，吕春英.关于水蛭的毒性与用量.中医杂志，1997，38（10）：635.

［25］刘鹏，何跃忠，李光，等.急性秋水仙碱中毒.中国工业医学杂志，2008，21（3）：160-162.

［26］刘毅.肿瘤靶向的肝素-喜树碱复合物的合成及其细胞毒性研究.长沙：湖南大学，2007.

［27］马葵芬，赵青威，饶跃峰，等.葛根素注射液对家兔不良反应的实验研究.中国药学杂志，2010，45（14）：1057-1061.

［28］糜坚青，沈志祥.药源性血小板减少性症.中国社区医师，1994（3）：12-13.

［29］潘铭，楚文瑛.中西医结合治疗免疫性溶血性贫血67例疗效分析.中医药学报，2010，38（5）：111-113.

［30］秦体群.血小板减少性紫癜的辨证论治.中医药临床杂志，2012，24（10）：986-987.

［31］石笑春，王治乔，Ong T.苯并芘、环磷酰胺及长春新碱诱发骨髓红细胞微核和造血抑制.致癌·畸变·突变，1995，7（5）：277.

［32］孙娜，夏薇.白血病诊断与适配体技术.北华大学学报（自然科学版），2013，14（1）：71-76.

［33］汤梦娟，刘虹，成梅初，等.斑蝥中毒致多器官功能损害一例报道.医学临床研究，2005，22（10）：1494-1495.

［34］王镜.常见药源性血液病.兰州医学院学报，1987（4）：48-52.

［35］王维勋.益气调血法治疗粒细胞减少症.湖北中医杂志，2002，24（5）：32-33.

［36］吴春雨.瑞香狼毒花化学成分的研究.呼和浩特：内蒙古大学，2013.

［37］吴笑春.药源性疾病诊治手册.北京：人民军医出版社，2005：491.

［38］武效芬，邢海霞.中医辨证治疗急性白血病发热25例临床分析.中国现代药物应用，2009，3（19）：93-94.

［39］夏丽英.现代中药毒理学.天津：天津科技翻译出版公司，2005.

［40］肖志坚，郝玉书.白血病的诊断与分型现况.中华内科杂志，2001，40（4）：275-278.

［41］肖志坚，郝玉书.急性白血病治疗现况与未来.白血病.淋巴瘤，2006，15（1）：78-80.

［42］谢启焕.狼毒致再生障碍性贫血1例报告.基层医刊，1984（4）：19.

［43］邢毅囡.孟鲁司特钠治疗小儿反复发作性过敏性紫癜临床效果评价.中国现代药物应用，2016，10（5）：139-140.

［44］徐博.小鼠铜蓄积性毒性试验及其残留分析研究.雅安：四川农业大学，2008.

［45］徐刚，张冰.中药药源性疾病的发病原因和影响因素.中医药信息，2002，19（2）：19-22.

［46］徐薇.药源性血液病.现代实用医学，2005，17（2）：74-75.

［47］徐志，虞飞燕，范贤斌，等.雷公藤多苷致再生障碍性贫血2例报道.浙江中西医结合杂志，2005，15（11）：704-705.

［48］薛璟，贾晓斌，谭晓斌，等.雷公藤化学成分及其毒性研究进展.中华中医药杂志，2010，25（5）：726-733.

［49］晏学才.水蛭致血小板减少性紫癜1例.湖北中医杂志，1999，21（9）：422.

［50］姚彤.中医辨证治疗慢性特发性粒细胞减少症疗效观察.河北中医，2005，27（1）：11-12.

［51］张冰，徐刚.中药药源性疾病学.北京：学苑出版社，2001.

［52］张桂菊.过敏性紫癜临床表现及治疗.中国社区医师，2008，357（15）：15.

［53］张霄如.再生障碍性贫血的治疗.内蒙古医学杂志，1994，14（4）：254-256.

［54］张益鹄，黄光照.急性雷公藤中毒尸检一例.武汉医学院学报，1985，14（5）：387-388，396.

［55］赵亚华，刘霭珊，李日清，等.蜂毒溶血肽作用机理研究进展.昆虫学报，2007，50（7）：737-744.

［56］中华中医药学会.过敏性紫癜（ZYYXH/T285-2012）.风湿病与关节炎，2012，1（5）：75-78.

第十五章 中药药源性神经系统疾病与防范

第一节 概　述

中药药源性神经系统疾病是药源性神经系统疾病的一种，是指由于应用中药引起的以神经系统损害为主要病变、以神经系统症状为主要表现的一类药源性疾病。与药源性神经系统疾病相同，中药药源性神经系统疾病主要表现为头晕、头痛、外周神经损害、惊厥、癫痫样发作、过热等。中药药源性神经系统疾病既可单独出现，也可伴随其他系统药源性疾病出现，临床以伴随其他系统药源性疾病出现较为多见。

神经系统的生理活动极为复杂，而中药引起的中药药源性神经系统疾病，又由于中药成分的复杂性和中药作用机制的多向性，使其诊断更为困难。

（一）临床表现及诊断

1. 临床表现

（1）头痛、头晕：头痛是指额、颞、顶、枕部疼痛，头晕是指头晕眼花或眼前发黑、头重脚轻等异常感觉。头痛、头晕是中药药源性神经系统疾病的两个最常见症状。头痛、头晕大多没有特异性，往往伴随其他症状而发，较少单纯见到头痛、头晕者。头痛、头晕常随其他症状的好转而好转。对 376 篇中药中毒资料进行分析，可引起头晕或头昏的中药就有 103 种（如苦参、五加皮、马钱子、洋金花等），其次是头痛（如麝香、细辛等）。由于引起头痛、头晕的肇事中药不同和病变程度的不同，头痛、头晕发病可急可缓，程度可重可轻，持续的时间可长可短。由于头痛、头晕出现较早，因此又是其他药源性疾病的信号，用药后出现头痛头晕者，应引起重视。

（2）惊厥：惊厥是指颜面部、躯干、四肢骨骼肌呈非自主的强直和痉挛性抽搐。惊厥的典型表现为患者突然意识丧失或意识模糊，两眼上翻或斜视，两手紧握，先全身强直性痉挛，持续约半分钟左右后转为四肢阵发性抽搐，呼吸不规则或暂停，口吐白沫，先皮肤苍白后转为发绀，发作持续几分钟后自行停止，严重者反复发作或呈持续状态。发作停止后患者意识可逐渐恢复。发作时瞳孔散大，对光反射迟钝，腱反射亢进，病理反射出现。抽搐停止后，患者意识可恢复。惊厥的产生是由于脑神经元群异常放电所致。药源性惊厥的病因病理目前还不十分清楚，可能是中药通过某种途径作用于中枢神经系统引起脑神经元群异常高频放电，并向周围正常的脑组织扩散，导致脑组织广泛的兴奋，结果就引起肌肉痉挛和抽搐。药源性惊厥患者常表现为突然昏倒、不省人事、四肢抽搐、口吐白沫、先强直性痉挛后转为阵发性抽搐，与癫痫大发作的临床症状相似，因此又可称为癫痫样发作。

（3）发热与过热：人体得以维持相对恒定的体温，有赖于体温调节中枢对产热、散热两个过程的调节。体温升高有两种情况。一种是调节性体温升高，即我们常说的发热，是机体在致热原的作用下，导致体温调定点上移至 37℃以上，产热增多，散热减少而发热；

虽然体温在 37℃ 以上，但体温昼夜的节律变化仍然存在。另一种是过热，过热属于非调节性体温升高，体温没有昼夜节律性变化，过热的产生主要是由于体温调节中枢对体温的调节能力下降，体温调节障碍。中药药源性过热主要是由于中药干扰了下丘脑体温调节中枢的正常功能，导致体温调节障碍，产热增加，散热减少，体温升高，严重者体温可达到 41℃。

（4）感觉异常：由于中药的直接或间接作用，引起周围神经末梢受损，导致神经末梢感觉异常，表现为口唇、面部、指端等处的麻木、疼痛或其他异样感觉。

（5）震颤麻痹：震颤麻痹又称为帕金森综合征，是中枢神经系统锥体外系疾病。其病变部位主要在黑质 - 纹状体多巴胺能神经通路上。目前认为锥体外系正常生理功能的维持可能存在两种调节机制：一为黑质和纹状体含多巴胺能神经元，其细胞体在黑质，末梢及相应受体在尾状核和壳核。该神经元属于抑制性神经元。另一为纹状体内所含的胆碱能神经元，该神经元属于兴奋性神经元，其受体属于 M 胆碱受体。正常生理状况下两者相互制约，处于动态平衡状态，通过锥体外系调节机体的运动活动。中药或其毒性成分进入中枢神经系统，干扰黑质 - 纹状体神经功能，损害多巴胺能神经元，使纹状体中多巴胺的含量减少，多巴胺能神经功能低下，胆碱能神经相对占优势，因而出现震颤麻痹等一系列肌张力增高的症状。典型震颤麻痹的临床表现有面容呆板、动作迟缓、流涎、肌肉震颤、肌肉强直、姿势反射消失、语言障碍等。中药药源性震颤麻痹发病可急可缓，发病初期症状多不典型，病情进行性加重，后期出现上述部分或全部症状，病程较长，恢复缓慢，有些患者可能还并发其他疾病。

2. 诊断

（1）重视主诉：自觉症状在中药药源性神经系统疾病中占有重要内容，如头痛、头晕、麻木、无力、疼痛、感觉异常等，这些都是体检和实验室检查无法收集到的病情资料。认真听取、充分了解患者的这些主观症状，了解其发生的原因、发生的时间、病变的程度、加重或缓解的因素、与中药的关系等，对于判断疾病病因、病理、预后都具有重要意义。

（2）全面观察：中药药源性神经系统不良反应除头痛、头晕较为常见外，其他不良反应在临床的发生率不高，而一旦发生又比较严重。因此用药后要注意加强神经系统不良反应方面的观察，询问患者的主观自觉症状，观察患者的意识、运动、情感等方面的变化。由于中药药源性神经系统疾病多伴随其他系统疾病而出现，所以还要结合中药的作用及其可能出现的不良反应进行全面观察。

（3）综合分析：对现病史、既往史、用药史、症状、体征、体格检查、实验室检查进行综合分析是诊断的关键。分析患者现疾病与既往疾病的联系，可以确定是否为中药诱发的原有疾病；分析现病史与用药史的关系，可以帮助了解病变过程、病理损害程度和预后；分析症状、体征、体检、实验室检查、中药成分之间的关系，有助于确定肇事中药。

（二）发病机制

中药药源性神经系统疾病的病理变化有局限性、弥漫性、系统性三种不同的类型。局限性变化是指药物所引起的病理损害局限于局部神经组织，如中药对局部神经末梢损害引起的局部麻木、疼痛；弥漫性变化是指药物所引起的神经系统多发、散在、广泛的病理损害；系统性变化是指药物所引起的神经系统内与某些功能有关的组织的损害，如药源性锥体外系症状。中药导致神经系统功能改变或病理损害的原因主要有以下两方面。

1. 直接作用　中药中的主要成分或其代谢产物，主要是生物碱类成分，可直接作用于神经系统，影响神经系统的功能或损害神经系统，是产生神经系统不良反应的主要原因。如半夏、天南星等含有烟碱、毒芹碱，有强烈的刺激性，若没有经过规范的炮制而内服，可损害神经末梢引起口唇、口腔、面部麻木疼痛，还可抑制呼吸中枢，引起恶心呕吐、心慌心悸、吞咽困难、胸闷、流涎、烦躁不安或间有抽搐、血压下降等，最终可因呼吸麻痹及心力衰竭而死亡。苦参中所含的苦参碱对神经系统有直接损害作用，服药后可出现头晕目眩，下肢软弱无力、麻木疼痛。马钱子所含的士的宁等生物碱，对中枢神经系统有直接兴奋作用，能兴奋脊髓，增加其兴奋性和反射强度，使骨骼肌和内脏平滑肌紧张度增加，中毒量可引起脊髓广泛的兴奋而导致惊厥。川乌、草乌、附子、天雄、雪上一枝蒿等所含的乌头碱，能使中枢神经与周围神经先兴奋后抑制甚至麻痹。

2. 间接作用　中药的固有成分及其代谢产物也可以通过影响或改变其他器官组织的功能，间接影响或损害神经系统，而引起神经系统的不良反应和药源性疾病。如莽草子中毒可以引起惊厥，主要是由于莽草子可导致血 Ca^{2+} 降低，Ca^{2+} 对于神经肌肉正常兴奋性的维持具有重要作用，正常人血清 Ca^{2+} 浓度为 9~11mg/dl，当血清 Ca^{2+} 低于 6~7mg/dl，神经肌肉的兴奋性增高，即发生手足抽搐甚至惊厥。洋金花主要含有东莨菪碱、莨菪碱、阿托品等生物碱，洋金花中毒可以引起过热，主要是由于洋金花中所含的生物碱抑制了汗腺分泌，机体散热障碍，再加上对体温调节中枢也有一定的兴奋作用，因而散热减少，产热增加，即出现高热。

（三）救治方法

1. 停用肇事中药　在应用中药的过程中，一旦出现神经系统的不良反应，应立即停用可疑肇事中药。及时停药至少有两方面的益处：一是有助于诊断，若停药后症状迅速缓解或消失，即可以初步确认该药为肇事中药；二是可以终止中药的继续损害，防止病情恶化。若属于急性中药中毒，必要时还可以采取催吐、洗胃、导泻等方法清除毒物，减轻中药的损害程度。

2. 对症治疗　中药药源性神经系统疾病的治疗缺乏特异性的方法和药物，主要采取对症治疗、对症处理和支持疗法。疾病的痊愈有赖于损害因子的消除和患者的自我修复、康复能力。如用解热镇痛药治疗头痛，用抗晕动病药物（苯海拉明、异丙嗪、茶苯海明）治疗头晕，用抗惊厥药物（地西泮、巴比妥类药物等）治疗惊厥，用物理降温和解热药治疗过热等。同时还应注意及时补充水、电解质、葡萄糖、维生素、能量等。

3. 保护神经功能　当中药引起的神经系统的损害严重时，在疾病得到控制后，有些可能会留下后遗症。有些后遗症恢复缓慢，并可较长时期内影响患者的生活质量，而且神经细胞死亡后不能再生。因此一旦发现中药药源性神经系统的不良反应，即应及时治疗，尽量减轻中药对神经细胞的损害，并采取有效措施，保护神经系统功能，防止出现严重的并发症、后遗症。

（四）动物实验研究

可引起神经系统疾病的中药主要有马钱子、乌头、雄黄、苦参、山豆根、白苏、苦豆子等，中成药有舒筋活络丸、附子理中丸等。

1. 马钱子 马钱子仁对小鼠的 LD_{50}，灌胃为 235mg/kg，腹腔注射为 77.8mg/kg。其主要毒性成分是士的宁和马钱子碱，但马钱子碱的毒性仅为士的宁的 1/20。小鼠灌胃，士的宁和马钱子碱的 LD_{50} 分别为 3.27mg/kg 和 233mg/kg；腹腔注射，LD_{50} 分别为 1.53mg/kg 和 69mg/kg。将马钱子粉碎后，按 25mg/kg 给犬拌食。喂服 1 小时后，犬先出现烦躁不安，后精神沉郁，喜欢呆卧角落，运动异常，四肢外展，呈"八"字形，四肢痉挛、僵直、抽搐，严重者全身痉挛、抽搐，牙关紧闭，呈现角弓反张；对刺激极度敏感，轻微的声音、触摸和光照等刺激就会导致强烈的反应，严重者甚至会诱发痉挛。治疗量的士的宁能增强大脑皮质的兴奋和抑制过程，中毒量则破坏反射活动的正常过程，使兴奋在整个脊髓中扩散而呈特有的强直性痉挛。马钱子碱则是作用于脊髓，兴奋其反射功能，引起感觉器官敏感，调节大脑皮质兴奋性和抑制过程，提高横纹肌、平滑肌和心肌的张力，终致强直性惊厥，最后可因脊髓过度兴奋及缺氧而麻痹致死。

2. 乌头 乌头类中药如川乌、草乌、附子、雪上一枝蒿及中成药舒筋活络丸、追风丸、附子理中丸等均含有毒性成分乌头碱，乌头碱主要作用于中枢神经系统，能够兴奋 - 麻痹感觉神经和中枢神经，其次是兴奋胆碱能神经和呼吸中枢而出现一系列胆碱能神经 M 样和 N 样症状，严重可致呼吸麻痹和中枢抑制，而导致机体死亡。不同浓度的乌头碱（$0.5\sim100\mu mol/L$），对神经细胞生长均具有显著抑制作用，呈浓度依赖性神经细胞毒作用，能使中脑多巴胺神经细胞树突的长度和数量呈减少的趋势，并使细胞的形态发生改变，胞体出现收缩、变形、纤维缩短、数量减少等。新疆白喉乌头生品、炮制品水煎液腹腔注射对小鼠的 LD_{50} 分别为 1.558g/kg 和 7.706g/kg。小鼠腹腔注射乌头后，出现自主活动减少、运动失调、抽搐、惊厥、后肢强直、呼吸频率加快、张口呼吸、喘息、心跳过快、死前角弓反张等。

3. 雄黄 大鼠灌胃雄黄混悬液，每日 1 次，连续 4 周后，大鼠脑组织中砷含量明显增高，多巴胺（DA）及其代谢产物 3,4- 二羟基苯乙酸（DOPAC）含量均有增加的趋势，γ- 氨基丁酸（GABA）和甘氨酸（Gly）含量增加，天冬氨酸（Asp）和谷氨酰胺（Gln）含量明显降低，表明雄黄中的砷可在脑组织中蓄积，并对脑组织中单胺类和氨基酸类神经递质产生影响，其毒性与神经毒性有关。砷可致体外培养的海马神经元培养上清液中的 LDH 活力及 MDA 含量增加，表明砷可能导致海马神经细胞膜的损伤或功能障碍，其毒性作用与促进脂质过氧化反应有关。

砷还是致畸和抑制发育的毒物，不同浓度的砷暴露后可导致大鼠神经管闭合缺陷及胚胎死亡等不良后果。砷可降低神经元的生存能力，诱发 DNA 降解及细胞核碎裂和浓缩。

4. 其他可引起神经系统疾病的中药相关实验研究见表 15-1。

表 15-1 其他可引起神经系统疾病的中药相关实验研究

中药	相关实验研究结论
苦参	小鼠腹腔注射苦参碱 121.6mg/kg，脑组织 HE 染色显示有神经细胞退变现象，脑组织局部有小软化灶，脑组织血管和神经细胞周围间隙增宽，部分神经细胞肿胀，尼氏小体消失，胞体轮廓不清，小胶质细胞侵入；少数神经细胞出现固缩，可见核固缩、碎裂、溶解、消失

中药	相关实验研究结论
山豆根	山豆根中主要活性成分苦参碱和氧化苦参碱也是其毒性成分,对中枢神经系统有先兴奋继而麻痹的作用 大鼠灌胃山豆根水煎液,每日 1 次,连续 7 天后,大鼠出现动作减少、明显温顺、逃避能力下降等 小鼠灌胃山豆根水煎液的 LD_{50} 值为 47.918g/kg,出现的主要急性症状有倦怠、呼吸急促、闭眼、竖毛等 苦参碱小鼠腹腔注射的 LD_{50} 为 150mg/kg;家兔腹腔注射的 LD_{50} 为 150mg/kg;氧化苦参碱小鼠静脉注射的 LD_{50} 为 150mg/kg,腹腔内注射为 750mg/kg
白苏	大鼠灌胃白苏挥发油 5ml/kg,初期出现烦躁不安,很快精神倦怠,活动锐减,肌强力减弱,肌肉松弛,共济失调;随后四肢瘫痪,呈鸭泳状;继而昏迷,针刺无反应,呼吸浅表,甚至死亡 白苏的神经毒性,与其挥发油成分脂溶性较高,容易通过血脑屏障,损伤细胞,破坏脑细胞膜的完整性,致使细胞代谢紊乱,出现淤血、变性、坏死有关。脑细胞结构的异常,特别是脑干网状结构受到损伤后,机体处于抑制状态,从而引起上述症状;随着神经系统损伤的加重,引起呼吸浅表,甚至呼吸循环系统衰竭而死亡
苦豆子	腹腔注射苦豆子中的主要生物碱类成分槐定碱 50mg/kg 后,小鼠出现自主活动减少、双目紧闭、蜷缩,随后出现兴奋、跳跃等神经系统症状,个别小鼠发生痉挛、震颤抽搐,1 小时内强直性痉挛以致呼吸停止而死亡 腹腔注射槐定碱 32mg/kg 后,大鼠表现安静,随后出现肌肉及两前肢震颤、松毛、竖尾、不安,震颤从前肢、上身扩展到全身,以致抽搐、惊厥
紫杉	外周神经毒性反应是紫杉醇最常见不良反应之一,其主要特征表现为周边肢体的感觉麻木或异常,严重者甚至出现四肢远端对称性的感觉丧失和震颤麻痹等大神经损害症状,同时伴有局部温度异常和针刺感觉小神经纤维损害症状 大鼠注射紫杉醇后观察脑组织、脊髓、背根神经节(DRG)和坐骨神经组织中的浓度,发现紫杉醇在 DRG 中的浓度最高,但在脑中的浓度最低,脊髓和坐骨神经组织中的含量则居中。DRG 可能是紫杉醇侵犯神经系统的主要突破口,是紫杉醇进入机体后首先聚集的部位,然后沿着 DRG 的轴突分支逐渐向脊髓中枢和周边坐骨神经两个方向传递。紫杉醇可降低 DRG 神经元中 L- 丝氨酸浓度及 L- 丝氨酸生物合成酶 3- 磷酸甘油酸脱氢酶(3-PGDH)的表达 SD 大鼠注射紫杉醇后,可见后爪血管舒张以及降钙素基因相关肽(CGRP)的释放增多,可能与紫杉醇影响神经元外周末梢的神经递质释放使小神经元发生功能障碍有关,从而使大鼠后爪的外周血流增加,并引起外周小神经的病理改变

第二节 中药药源性癫痫与防范

一、临床表现及诊断

(一)临床表现

癫痫是一组由已知或未知病因所引起,脑部神经元高度同步化且常具自限性的异常放电所导致的综合征。以反复性、发作性、短暂性、通常为刻板性的中枢神经系统功能失常为特征。由于异常放电神经元的位置不同，放电和扩散的范围不等，患者发作可表现为感觉、运动、意识、精神、行为、自主神经功能障碍或兼而有之。每次发作称为痫性发作，持续存在的癫痫易感性所导致的反复发作称为癫痫。在癫痫中，由特定症状和体征组成，特定的癫痫现象称为癫痫综合征。中药药源性癫痫发作是指由中药直接或间接引起的癫痫发作，是继发性癫痫。

癫痫的临床发作有两个主要特征：①共性：癫痫的共性是指所有癫痫都有的共同特征，即发作性、短暂性、重复性、刻板性；发作性指癫痫突然发生，持续一段时间后迅速恢复，间歇期正常；短暂性指患者发作持续的时间都非常短，数秒钟、数分钟，除癫痫持续状态外，很少超过 5 分钟；重复性指癫痫都有反复发作的特征；刻板性指就某一患者而言，发作的临床表现几乎一致。②个性：即不同类型癫痫所具有的特征，是一种类型的癫痫区别于另一种类型的主要依据。如全身强直阵挛性发作的特征是意识丧失，四肢抽动；失神发作的特征是突然发生和终止的意识丧失；复杂部分性发作的主要特征是以短暂性意识障碍为突出表现的部分性发作，如自动症等；单纯部分性发作的临床特征是没有意识障碍。癫痫发作的共性和特殊类型的个性共同组成了癫痫最为重要的诊断依据。

（二）诊断

中药药源性癫痫的诊断可根据患者的主诉结合现病史、既往史、体格检查、实验室检查等作出综合诊断。

1. 脑电图表现　癫痫发作期和发作间期脑电图有不同的表现，但主要特征仍然是突出于背景的暴发性活动。临床上最常见且最具特征的是棘波、尖波、棘慢复合波、尖慢复合波和发作性节律波。

2. 有癫痫发作的临床表现　脑电图上有符合这种发作类型的痫样放电，如是癫痫综合征，则有符合国际抗癫痫联盟提出的癫痫综合征的临床表现和脑电图特征，即可确诊。有癫痫发作的临床表现，但脑电图没有记录到相应的痫样放电或有符合国际抗癫痫联盟提出的癫痫综合征的临床表现，但没有记录到相应的脑电图特征，则为临床可能。

3. 癫痫的病因诊断　尽可能寻找病因。除详尽的病史外，目前最重要的辅助检查是头颅 CT 和 MRI 检查。MRI 具有较高的软组织分辨率，优于 CT。

二、可诱发疾病的中药

可引发药源性癫痫的中药有马钱子、红茴香、洋地黄、使君子、马桑、侧柏叶、冰片、樟脑等。

根据引发癫痫的主要毒性物质和毒理特点分类如下：

1. 生物碱　马钱子主要含士的宁（番木鳖碱）、马钱子碱等，士的宁对整个中枢神经系统都有兴奋作用，首先兴奋脊髓的反射功能，其次兴奋延髓的呼吸中枢及血管运动中枢，并能提高大脑皮质感觉中枢的功能，可兴奋迷走神经中枢而使心动徐缓。

2. 倍半萜内酯　红茴香含的毒性物质为倍半萜内酯化合物，主要损害神经系统，中毒后出现头晕、眩晕、躁动不安，严重者牙关紧闭、抽搐甚至昏迷。马桑的主要毒性成分为马桑内酯、吐丁内酯，多发生于用药后 0.5~2 小时，表现为恶心、呕吐、全身瘙痒、疼痛、灼热、出汗、烦躁不安、突然意识丧失、不省人事、肌肉抽搐、全身痉挛或阵发性抽搐，持续时间数分钟至半小时不等。

3. 其他类　冰片、樟脑中含有的异龙脑，轻者可引起中枢兴奋、烦躁不安等，严重者可发生惊厥、意识丧失、癫痫样发作、抽搐，最后可因呼吸衰竭而死亡。侧柏叶过量服用可引起中毒，中毒症状有腹痛、腹泻、吐白沫、呼吸困难、时发惊厥，为强直性或阵挛性，呈癫痫样发作。

三、影响因素

1. 药物过量　马钱子最大用量为 0.3g/d，大剂量可导致中毒引起癫痫发作，马钱子中毒致惊厥者，服用含马钱子 10g 的中药制剂，服药 10 分钟后出现口唇麻木、四肢及面肌僵直、自主活动困难、恶心欲吐、自觉胸闷、气短、呼吸困难、舌发硬、惊厥。红茴香的正常用量为 3~6g，4 例红茴香中毒致癫痫发作，其中 3 例剂量为每次 15~150g。

2. 炮制不当　炮制目的在于降低毒性。马钱子中的士的宁和马钱子碱是主要的毒性成分。现代研究发现砂烫后马钱子的总生物碱、士的宁、马钱子碱含量均下降，毒性成分被大量清除。

四、救治方法

1. 常规救治

（1）停用肇事药物：在应用中药的过程中，一旦出现神经系统的不良反应，即应立即停用可疑肇事中药。及时停药，有助于诊断，若停药后症状迅速缓解或消失，即可以初步确认该药为肇事中药；也可以终止中药的继续损害，防止病情恶化。若属于急性中药中毒，必要时还可以采取催吐、洗胃、导泻等方法清除毒物，减轻中药的损害程度。

（2）对于有下列情况的首发患者应开始用药：脑电图有明确痫样放电者；有明确病因，如灰质发育异常、颅内血管畸形、颅内占位性病变、产伤、脑外伤、中枢神经系统感染、用药不当等。

（3）中药药源性癫痫单次发作的治疗：痫性发作有自限性，多数患者不需特殊处理。强直阵挛发作时可扶持患者平或侧卧，防止跌伤或伤人。托住下颌防止舌咬伤并注意不要强行在口中塞东西。需解开衣领、腰带，以利呼吸通畅。抽搐发生时，在关节部位垫上软物可防止发作时的擦伤；不可强压患者的肢体，以免引起骨折和脱臼。惊厥停止后，可将患者头部转向一侧，让分泌物流出，防止窒息。对表现为自动症的患者，在保证安全的前提下，不要强行约束患者，以防伤人和自伤。

（4）癫痫持续状态的治疗：保持稳定的生命体征和进行心肺功能支持；终止呈持续状态的癫痫发作，减少发作对脑部神经元的损害；寻找并尽可能根除病因及诱因；处理并发症。

终止发作可选用下列方法①地西泮加安定疗法：成年患者首选地西泮，10~20mg 静脉注射，注射速度 <2mg/min，效果不明显，10~20 分钟后可重复 1 次；有效则将地西泮 80~100mg 加入生理盐水 500ml 中静脉滴注。如果无效，则需换用其他药物。②地西泮加苯妥英钠疗法：按上述方法注射地西泮有效后，将苯妥英钠 0.5~0.6g 加入生理盐水 500ml 中静脉滴注。③苯妥英钠疗法：也可将苯妥英钠 0.5~0.6g 加入生理盐水中静脉滴注，速度不超过 50mg/min。④静脉滴注丙戊酸钠：首先静脉推注丙戊酸钠 400~800mg，然后用 400~800mg 静脉滴注维持。

用上述方法治疗无效者，发作超过 1 小时，则称为难治性癫痫持续状态，可选用咪达唑仑、丙泊酚等，但需注意在使用前行气管插管，以保持呼吸功能的正常。

2. 中医药救治方法 中药药源性癫痫在中医中多属于"痫病"范畴，痫病是指脏腑受伤，神机受累，元神失控所致，以突然意识丧失、发则仆倒、不省人事，两目上视、口吐涎沫、四肢抽搐，或口中怪叫，移时苏醒，一如常人，为主要临床表现的一种发作性疾病。其发病过程概括为七情失调、脑部外伤、饮食不节、劳累过度，或患他病之后，使脏腑失调，痰浊阻滞，气机逆乱，风阳内动而发生疾病。发作期急以开窍醒神，继以泻热涤痰息风。急以针刺人中、十宣、合谷等穴以醒神开窍；或以清开灵注射液静脉滴注；或灌服黄连解毒汤；或以此汤送服定痫丸。方药：竹沥、贝母、胆南星、半夏、茯苓、橘皮、生姜、天麻、全蝎、僵蚕等。中药药源性癫痫休止期根据临床症状，分为四个证型。

（1）痰火扰神：症见急躁易怒、心烦失眠，咯痰不爽，口苦咽干、便秘溲黄，舌质红、苔黄腻，脉多沉弦滑而数。治以清肝泻火，化痰宁神。方用当归龙荟丸加减，方药：龙胆、青黛、芦荟、大黄、黄连、黄芩、黄柏、栀子、木香、麝香等。

（2）风痰闭阻：《丹溪心法》指出"无非痰涎壅塞，迷闷孔窍"而成；症见眩晕，胸闷、乏力，痰多，舌质红、苔白腻，脉多弦滑有力。治以涤痰息风镇痫。方用定痫丸加减，方药：天麻、全蝎、僵蚕、川贝母、胆南星、姜半夏、竹沥、石菖蒲、琥珀、茯神、远志、朱砂、茯苓、陈皮、丹参、麦冬、姜汁、甘草等。

（3）心脾两虚：症见神疲乏力，面色苍白，纳呆、大便溏薄，舌质淡、苔白腻，脉沉弱。治以补益心脾。方用六君子汤合温胆汤。六君健脾化痰而益心，温胆汤治胆以通心神，方药：人参、茯苓、白术、甘草、陈皮、半夏、竹茹、枳实等。

（4）肝肾阴虚：症见面色晦暗，头晕目眩，耳轮焦枯不泽，健忘失眠，腰膝酸软，大便干燥，舌质红、苔薄黄，脉沉细而数。治以滋养肝肾。方用大补元煎加减，方药：人参、炙甘草、熟地黄、枸杞子、山药、当归、山茱萸、杜仲、鹿角胶、龟甲、牡蛎、鳖甲等。

3. 西医药救治方法

（1）病因治疗，停用肇事中药。

（2）临床对症治疗，以最少的药物剂量，完全控制癫痫发作，在应用药物过程中又不产生明显或严重毒性反应（副作用）。

五、预防方法

1. 加强宣传教育，减少不良反应的发生。如马桑全株均有毒，主要为外用药使用，应防止内服。尤其是对儿童的宣传教育，以防止误食。

2. 明确诊断，合理选择药物。治疗方案尽量简单，用药尽量单一，必须联合用药时，也应注意各药间的相互作用。遵循中医理论辨证施治的原则，根据机体和疾病的寒、热、表、里、虚、实用药。

3. 了解患者的既往药史、过敏史，应从小剂量开始，严防过量，尽可能给药个体化。尽量减少注射剂使用。老年人及肝肾功能不全患者减少用量并适当延长给药间隔。

第三节　中药药源性锥体外系疾病与防范

一、临床表现及诊断

（一）临床表现

震颤麻痹又称为帕金森综合征，是中枢神经系统锥体外系疾病。典型震颤麻痹的临床表现有面容呆板、动作迟缓、流涎、肌肉震颤、肌肉强直、姿势反射消失、语言障碍。中药药源性震颤麻痹发病可急可缓，发病初期症状多不典型，病情进行性加重，后期出现上述部分或全部症状，病程较长，恢复缓慢，有些患者可能还并发其他疾病。

1. 运动障碍

（1）静止性震颤：见于 80% 的帕金森病患者，起病初期震颤往往对称，患肢呈节律性的协调肌与拮抗肌交替性收缩，频率大约为 4~6 次 /s。震颤除了可以累及手外，还可以累及腿、脚、唇、舌、下颌和发声，四肢大关节一般较少受累，几乎不影响头和颈。震颤可以部分受意识短暂控制，但过后可能出现加剧的趋势。手受累时，震颤以拇指、示指、中指为主，即所谓的"搓丸样"动作。

（2）肌张力增高：患者的主观感觉表现为关节僵硬和肌肉发紧。

1）铅管样僵直：表现为关节被动运动时，在每个方向和角度肌张力始终保持增高，检查者也感到均匀的抵抗感。

2）齿轮样僵直：此类患者合并有震颤，检查时可感到肌张力增高引起的阻力，似齿轮有断断续续的停顿感。

3）路标现象：嘱患者将双肘放于桌上，使前臂与桌面垂直，尽量放松前臂及腕部的肌肉，正常人的腕关节下垂与前臂形成 90° 夹角，而帕金森病患者由于腕部肌张力增高，腕关节或多或少仍保持伸直位，很像铁路上的路标。

4）慌张步态：帕金森病患者躯干、颈部、四肢的肌肉受累可以使患者出现头部前倾、躯干俯屈、肘关节屈曲、前臂内收、髋关节及膝关节屈曲的特殊姿势，且由于重心前移，患者走路时会出现越走越快的现象。

（3）动作减慢：为自主自发性运动的减慢和随意运动功能障碍，运动减少临床上表现为日常生活的各种动作减慢，如系鞋带纽扣、穿脱衣服、上厕所及床上翻身困难。面部肌肉运动减少，瞬目动作减少，称无表情脸。如吞咽功能受累可出现吞咽困难。上肢的运动减少还可以表现为书写困难、小写症。运动减少还表现为行走时上肢的自然摆动减少。晚期的帕金森病患者常出现开步和转弯困难，称冻结足现象。

（4）姿势反射障碍：表现为向前或向后跌倒的倾向。

2. 非运动障碍表现

（1）自主神经系统功能障碍：四肢网状青斑或红斑，唾液分泌增多，皮脂溢出以及面部多汗；部分患者出现直立性低血压，服左旋多巴者更多见；呼吸功能紊乱；括约肌和性功能障碍。自主神经危象发生时则大汗淋漓，面部充血，心跳加快，情绪紧张及震颤加重。老年患者可出现吞咽困难、阳痿、顽固性便秘和排尿困难。

（2）神经行为异常：烦恼 - 抑郁性精神改变，本能内驱力减弱与精神运动性表现力下降。进一步发展可出现皮质下痴呆，损害主要影响到注意力和警觉状态，患者可以出现人格改变，表现为冷漠、缺乏自信、焦虑固执、恐惧以及情绪不稳等；严重者可出现智能障碍。

（3）其他：感觉异常，视觉、嗅觉、听觉功能下降，睡眠障碍、下肢水肿、乏力、体重减轻等。

（二）诊断

中药药源性锥体外系疾病的诊断可根据患者的主诉结合现病史、既往史、体格检查、实验室检查等作出综合诊断。

1. 必须至少存在下列两项主症（其中一定要具有①或②）：①静止性震颤；②运动迟缓；③齿轮样（或铅管样）肌僵直；④姿势反射障碍。

2. 患者没有下列（阳性）体征：明显的核上性眼肌麻痹；小脑征和核性发声障碍；直立性低血压；锥体束征；肌萎缩。

3. 患者的初发症状、体征或病程中有两侧不对称性。

4. 实验室与神经生化检查　血常规、生化、脑脊液常规检查正常。血清肾素活力降低，酪氨酸含量减少；黑质和纹状体内去甲肾上腺素（NE）、5-羟色胺（5-HT）含量减少，谷氨酸脱羧酶（GAD）活性较对照组降低50%。尿中多巴胺（DA）及其代谢产物3-甲氧酪氨和肾上腺素、NE也减少。神经影像学：CT、MRI等检查无特殊改变。正电子发射断层成像（PET）检查，如用荧光多巴、^{14}C-2-去氧葡萄糖或^{15}O标记氧、^{133}Xe吸入作PET扫描，发现帕金森病患者脑血流较对照组减少，用L-多巴后增加10%~80%。

二、可诱发疾病的中药

可引发药源性锥体外系疾病的单味中药有六月雪、山豆根、丹参、冬凌草、马桑等，中成药有复方丹参注射液、双黄连注射液、冬凌草片、东莨菪碱片等。

引发药源性锥体外系疾病的主要为生物碱类。马桑引起药源性锥体外系疾病的主要毒性物质为水溶性生物碱，马桑对中枢神经系统有兴奋作用。中枢神经系统损害，开始表现类似肾上腺素能受体兴奋剂及马钱子碱中毒症状，上述症状消失较快；而后表现症状符合帕金森综合征及假性球麻痹。推测其病变部位在锥体外系的黑质及其上行的黑质纹状体通路，锥体系主要病变在皮质球束。山豆根引起药源性锥体外系疾病与它所含的苦参碱、金雀花碱有关。

三、影响因素

1. 剂量使用不当，滥用误用　由于中药本身有毒，且毒性大小及是否出现毒性反应主要与用量相关，中药使用过程中的剂量、滴速、浓度等均与不良反应密切相关。滴速过快、剂量过大、浓度过高均可导致瞬间进入静脉的药量增多，从而出现一系列不良反应。如自采马桑当补品服用，马桑含有毒性生物碱，用量过大，可引起严重毒性反应，治疗用药也应在医生指导下进行。

2. 个体差异　中药应用存在较大个体差异，尤其是孕妇、儿童及老年患者的用药。老年人、婴幼儿、肝肾疾病患者对药物的耐受力相对较差，更易发生不良反应。敏感性体质及特异性遗传患者对药物的反应与常人不同，也更易发生不良反应。

3. 联合用药不当　中药材知识缺乏，不了解中药间的相互作用，盲目合并用药可使化学成分、pH 改变，从而使药理性质改变而发生不良反应。

4. 中药自身因素　中药材的质量受产地、采摘方法及季节等多因素影响，不同时间、环境采摘的中药有效成分及毒性不同，直接影响中药材的质量。

四、救治方法

1. 常规救治

（1）对症用药，控制用量，治疗方案要个体化，不宜多加品种，也不宜突然停药。

（2）力争最小剂量取得最佳效果，做到小剂量开始，缓慢递增，不求全效。

（3）长期坚持服药来改善症状。

（4）权衡利弊，联合用药。

2. 中医药救治方法　中药药源性锥体外系疾病在中医中属于"颤震"范畴，颤震是指以头部或肢体摇动、颤抖为主要临床表现的一种病证。《证治准绳·杂病》释曰："颤，摇也；振，动也。筋脉约束不住而莫能任持，风之象也。……亦有头动而手足不动者，……手足动而头不动也。皆木气太过而兼火之化也。"本病以头部及肢体摇动、颤抖甚至不能持物为主要证候特征。由于肾虚精亏，筋脉失荣；脾虚生化不足，致脑髓失充；或痰热动风，致使心神失主，筋脉肢体失控，而出现颤震。主要分为以下证型：

（1）风阳内动：由于中药所伤，致使肾气不足，肾精亏耗，精气亏少，虚阳内动，脑髓失养，神机失调，血脉不利，心神失主而致颤震。症见眩晕头胀、面红、口干舌燥、易怒、腰膝酸软、睡有鼾声，渐见头摇肢颤，不能自主，舌红、苔薄黄，脉弦紧。治以滋阴潜阳，方用滋生青阳汤加减。方药：生地黄、石决明、磁石、石斛、麦冬、牡丹皮、白芍、菊花、薄荷、柴胡、天麻、桑叶等。

（2）髓海不足：症见头晕目眩、耳鸣、记忆力差或善忘，头摇肢颤，溲便不利，痴呆颠倒，重则神呆、啼笑反常、言语失序，舌质淡红体胖大、苔薄白，脉沉弦无力。治以填精益髓，方用龟鹿二仙膏加减。方药：鹿角、龟甲、人参、枸杞子等。

（3）气血亏虚：症见眩晕，心悸而烦，动则气短懒言，头摇肢颤，纳呆乏力，畏寒肢冷，汗出，溲便失常，舌体胖大质淡红、苔薄白滑，脉沉细。治以补中益气，方用补中益气汤加减，方药：黄芪、人参、白术、甘草、当归、陈皮、升麻、柴胡等。

（4）痰热动风：症见头晕目眩、头摇、肢麻震颤、手不能持物，甚至四肢不知痛痒，胸闷泛恶，甚则呕吐痰涎、咳喘，舌体胖大有齿痕、舌质红、苔厚腻，脉沉滑。治以豁痰息风，方用导痰汤加减。方药：半夏、茯苓、陈皮、甘草、制天南星、枳壳、皂荚、硼砂等。

3. 西医药救治方法

药物治疗主要在提高脑内多巴胺的含量及其作用以及降低乙酰胆碱的活力，多数患者的症状可因而得到缓解，但不能阻止病变的自然进展。现多主张当患者的症状已显著影响日常生活工作表示脑内多巴胺活力已处于失代偿期时，才开始投药，早期尽量采取理疗、体疗等方法治疗为宜。

（1）抗胆碱能药：此类药物有抑制乙酰胆碱的活力，可提高脑内多巴胺的效应和调整纹体内的递质平衡。适用于早期轻症患者的治疗，和作为左旋多巴的辅助药物。常用药物有：苯海索 2~4mg，2~3 次/d；苯甲托品（benzatropine）1~3mg，2~3 次/d；丙环定 2.5~5mg，3 次/d，有口干、眼花、恶心等不良反应，有青光眼者忌用。

（2）多巴胺能药：此类药物可补充脑内多巴胺的不足。外源性多巴胺不能进入脑内，但左旋多巴则可通过血脑屏障，入脑后经多巴脱羧酶的脱羧转变成多巴胺，以补充纹状体内多巴胺的严重不足而发挥效用。复方左旋多巴，系左旋多巴与本身不能透过血脑屏障的脑外脱羧酶抑制剂的混合制剂，可减少左旋多巴的脑外脱羧，从而增加左旋多巴进入脑内的含量，以减少左旋多巴的日剂量，减轻左旋多巴的周围性不良反应。

1）左旋多巴：开始剂量 125~250mg，3 次/d，每隔 3~5 天增加 250mg，通常日剂量为 3g，一般不超过 5g，日用剂量以疗效较明显、不良反应较小为度，有效率约 80%，对肌强直和运动徐缓较震颤效果为好。一般在用药后的前 3~5 年内疗效较满意，以后越来越差以致失效。

2）美多巴：又称苄丝肼多巴，是左旋多巴和脑外脱羧酶抑制剂苄丝肼的混合剂。美多巴"125"含左旋多巴 100mg 和苄丝肼 25mg，相当于左旋多巴 500mg。第 1 周日服 1 片，以后每隔 1 周每日增加 1 片，一般日剂量 8 片，分次服用。

3）信尼麦（sinemet）：是左旋多巴和脑外脱羧酶抑制剂卡比多巴的混合剂。两者分别以 10∶1 或 4∶1 的比例，有 10/100、25/250、25/100 三种片剂，分母为左旋多巴含量，分子为卡比多巴含量，均以 mg 计。信尼麦以 10/100 半片，3 次/d 开始，以后每 2~3 天增加 1 片，一日剂量为 6~8 片。顽固难治病例可用 25/100 片剂，日剂量不超过 4 片。

左旋多巴和复方左旋多巴的不良反应可分为周围性和中枢性两类。周围性不良反应多发生在服药后近期，表现为中枢神经以外各系统的症状，如恶心、呕吐、厌食、腹痛、心悸、心律不齐、直立性低血压、尿失禁或尿潴留、血尿素氮增高等，因周围各组织中多巴胺过多引起。复方左旋多巴对周围性不良反应相对较轻。中枢性不良反应可有失眠、不安、抑郁、幻觉、妄想等精神症状；各种不随意运动，如舞蹈、手足徐动样动作以及运动症状波动现象等。

应用左旋多巴或复方左旋多巴期间不宜与维生素 B_6、A 型单胺氧化酶抑制剂如吩噻嗪类、萝芙木类以及氯氮䓬、地西泮等合用。凡有严重肝、肾、心脏功能障碍，精神病患者，青光眼，溃疡病时忌用。

（3）多巴胺能受体激动剂：此类药物直接作用于纹状体上的多巴胺受体而起到治疗作用，可与左旋多巴合用或在左旋多巴失效时应用。

1）溴隐亭：为一麦角多肽类药物，能选择地作用于 D_2 受体，增强多巴胺的作用。从 1.25mg 2 次/d 口服开始，3~7 天后改为 2.5mg 2 次/d。主要不良反应有恶心、呕吐、厌食、便秘、失眠、心慌、直立性低血压等。

2）里舒麦角晶碱：为半合成麦角膺碱，能选择性地激活 D_2 受体，作用比溴隐亭强但时间短，以 0.1mg/d 开始，逐渐增量至疗效满意，或日剂量 3mg 为止。主要不良反应有血小板减少、恶心、呕吐、血压改变、短暂血清转氨酶增高等。

（4）其他：金刚烷胺，能加强突触前合成和释放多巴胺，减少多巴胺的重吸收，尚有抗胆碱能作用。可与抗胆碱能药或左旋多巴合用。本药服药后 1~10 天即可见效，但失效也快，几个月后 70%~80% 患者疗效减退。不良反应有恶心、失眠、头痛、精神错乱等，癫痫患者忌用，常用量为 100~150mg 2 次/d。

五、预防方法

1. 加强培训教育，规范用法用量　使医务人员熟知能够引起药源性锥体外系疾病的中药品种，对于禁忌使用该类中药的患者避免使用。患者要遵照医嘱用药，煎药方法、用量及用药时间、给药途径等应严格按医嘱执行。

2. 加强用药前诊断及用药后的观察　患者有锥体外系反应的体征、主症状、生化指标以及颅脑外伤病史、帕金森症等应注意用药的选择：该类中药应避免与引起锥体外系反应的化药如氯丙嗪等合用；用药后出现锥体外系反应体征或相关症状的要停止用药并对症处理。

3. 合理进行药物配伍　冰片、樟脑、马钱子等中药均有兴奋中枢神经系统的作用，一付方药中含过多有兴奋中枢神经系统作用的中药，将会增加引起药源性惊厥、癫痫等的风险。

4. 锥体外系疾病发作时肌肉痉挛、肢体僵硬应严密护理，防坠床、防跌伤。

5. 如出现吞咽困难、发音不清，应加强口腔护理，耐心倾听。必要时专人守护，防误吞误吸引起窒息。

第四节　中药药源性神经 - 肌肉疾病与防范

一、临床表现及诊断

（一）临床表现

一些中药能引起药源性神经 - 肌肉疾病，一般比较轻微，但严重的甚至会导致死亡。中药药源性神经 - 肌肉疾病的临床表现多样，包括神经 - 肌肉接头传递障碍和骨骼肌疾病。一般在停药后可治愈，但必须采取措施预防和减轻不良反应。

临床表现有神经 - 肌肉接头传递障碍，如呼吸肌麻痹，重症肌无力，骨骼肌无力、肌痛、肌强直、肿胀等。中药引起的骨骼肌疾病一般比较轻微，但严重者也可导致死亡，临床表现为无力、肌痛、肌强直、肌阵挛、肿胀、肌肉萎缩等，严重者可出现高热、肌红蛋白尿。

1. 进行性肌营养不良　进行性病程，肌肉萎缩和无力。常见临床类型如下：

（1）Duchenne 型：又称严重型或假肥大型，儿童常见。起病缓慢，多在 5 岁左右出现症状，并逐渐加重。无力常自双下肢近端开始，表现为跑步困难，易跌倒，跌倒后起立困难，上楼时尤为费力。随着病程进展，行走时骨盆及下肢左右摇摆，呈"鸭步"步态。双臂前伸时可见翼状肩胛。由仰卧位起立时表现出先翻身俯卧，再双手撑地、扶膝、伸腰等特殊姿势，称为 Gower 征。本型最为严重，15 岁左右即不能行走或站立。

（2）Becker 型：又称良性型。5~20 岁发病，首发症状是骨盆带肌及股肌无力，常有腓肠肌假性肥大。5~10 岁后出现肩胛带肌及上臂肌无力。病程进展缓慢，多于发病后 15~30 岁才不能行走。

（3）肢带型：又称 Erb 型。10~30 岁发病，多首先出现骨盆带肌或肩胛带肌无力，表现为上楼困难或举臂不能过肩。病程较缓慢，多无假性肥大。

（4）面肩肱型：又称 Landouzy-Dejerine 型，青春期起病，首先影响面部和肩胛带肌。典型病例呈特殊的"肌病面容"，上睑稍下垂，额纹和鼻唇沟消失，口眼闭合无力，表情肌运动微弱或丧失，因口轮匝肌假性肥大而出现口唇增厚微噘嘴。病情进展缓慢，部分患者临床经过呈顿挫型，病情进展一段时间后不再恶化。

2. 肌强直　以随意肌收缩后松弛异常减慢为特征，由肌膜异常所造成。临床特征为随意肌主动收缩后，或给予电刺激或各种机械性刺激后，肌肉出现强直性收缩且不能立即松弛。重复肌肉收缩或反复电刺激后肌肉放松，强直症状消失。临床常见为强直性肌营养不良症。早期患者只会发觉肢体有强直症，如握拳用力后，松开手较困难。病情进展较缓慢，通常颈部收缩肌最早发生肌肉无力，其中以胸锁乳突肌出现最明显的萎缩。之后其他大小肌肉亦受侵犯，包括脸部、眼睑肌、舌肌。肌强直症临床表现在寒冷的冬季或触摸冷水时更容易发生。

3. 周期性瘫痪

（1）常发于夜间睡眠或清晨起床时，肢体肌肉对称性无力或完全瘫痪，可伴有肢体酸胀、针刺感。瘫痪的肢体近端重于远端，下肢重于上肢，可以从下肢逐渐累及上肢，数小时至 1~2 天内达高峰。

（2）少数严重患者可发生呼吸肌麻痹，心动过速或过缓、室性期前收缩等心律失常和血压增高而危及生命。脑神经支配肌一般不受影响。

（3）发作数小时至数日逐渐恢复，瘫痪最早的肌肉先恢复。发作频率不等，数周或数月 1 次，个别病例每日发作。发作间歇一切正常。发作时患者神志清楚，吞咽、咀嚼、发声、眼球活动正常。瘫痪肢体肌张力低，腱反射减低或消失。

4. 多发性肌炎

（1）皮肤症状与体征：以眼睑为中心，出现眶周不同程度水肿性紫红色斑片；随病程进展，四肢肘、膝、踝、掌指关节和指间关节伸面可出现紫红色丘疹，以后融合成斑块并萎缩，有毛细血管扩张，色素减退和上覆细小鳞屑。75%~80% 的皮肌炎患者光敏感。

（2）肌肉症状与体征：以累及四肢近端横纹肌为主要表现，对称性四肢近端肌无力为本病特点。患者感肌肉乏力，随后有肌肉疼痛、压痛和运动痛，进而由于肌力下降呈现各种运动功能障碍。一般多数有抬臂、头部运动或下蹲后站起困难，步态拙劣。

5. 重症肌无力　异常疲乏无力，受累的骨骼肌如眼肌、咀嚼肌、咽喉肌、四肢肌等活动后极易疲劳，出现眼睑下垂、吞咽无力、呼吸困难等症状；临床特点是朝轻暮重，经休息或服用抗胆碱酯酶药物治疗后症状暂时减轻或消失。

（二）诊断

1. 进行性肌营养不良的诊断　①隐匿起病，进行性加重的肢体近端肌肉对称性无力和萎缩，由于肌萎缩的特征性分布而表现肌病面容、翼状肩、鸭步、Gower 征并常伴有肌肉的假性肥大；②腱反射减弱或消失，通常无感觉障碍；③肌电图呈肌源性损害；④血清肌酸磷酸激酶（CPK）、ALT、AST、LDH 显著升高；⑤肌肉活检及周围血白细胞 DNA 分析发现基因变异。一般情况下，具备第①~④项即可临床诊断；确诊有赖于第⑤项检查。

2. 肌强直的诊断　根据典型的外表，握手后不能立即松开，以及直接叩击肌肉可引起肌肉持续的收缩。在进行肌电图检查时，肌强直引起典型的"俯冲轰炸机"样的声响。

（1）临床叩诊：用叩诊锤轻敲患者的收缩拇指短肌或舌肌，可明显发现受叩诊的肌肉呈现收缩而延长舒张的迹象，叫"叩诊肌强直症"。

（2）肌电图检查：一旦移动检查记录针或刚插入受检肌肉时，肌电图机立刻出现自发性的怪声，如摩托车反复加油的声音，记录纸上可见钻石型的连续性运动波，即"肌电图肌强直症"。

（3）肌肉切片检查：可见肌肉进行性萎缩、第一型肌纤维细胞萎缩及细胞核内移动现象。

3. 周期性瘫痪的诊断　急性或亚急性起病的四肢对称性弛缓性瘫痪，特点为下肢重、上肢轻，近端重、远端轻。部分患者可有口渴、心慌和肌肉胀痛。血清钾降低或升高或正常。心电图有低钾血症改变或高钾血症改变。肌电图检查提示电位幅度降低，数量减少。完全瘫痪时运动单位电位消失，电刺激无反应。

4. 多发性肌炎的诊断　对称性近端肌无力；血清肌酶活性增高；典型肌电图异常；肌肉活检阳性；典型皮肌炎皮疹。具备 4 条或 5 条者可确诊。具备 3 条者可作出临床诊断。

5. 重症肌无力的诊断　一部分或全身横纹肌极易疲劳，经休息或服用抗胆碱酯酶药物后好转；疲劳试验阳性；新斯的明试验或腾喜龙试验阳性；肌电图出现重频刺激递减现象，单纤维肌电图见肌纤维间兴奋传递不一致或传导阻断现象；电刺激试验呈肌无力反应；乙酰胆碱受体抗体测定滴度增高。

二、可诱发疾病的中药

可引发神经肌肉疾病的植物类中药有甘草、番泻叶、马钱子等，矿物类中药有黄丹、密陀僧、樟丹、砒霜、雄黄、朱砂等；中成药有六神丸、加味愈痫丸、龙马关节炎丸、化风丹、龙虎丹、安宫牛黄丸、牛黄解毒片、克痫灵等。

引发神经 - 肌肉疾病的主要毒性物质和毒理特点如下：

甘草中的主要毒性物质为甘草酸、甘草次酸，因可引起低钾血症而造成肌无力。番泻叶中的毒性成分为蒽醌类衍生物，中毒后突然意识丧失，神志不清，两眼上翻，颈项强直，呼吸不规则。马钱子的毒性成分为士的宁，中毒兴奋脊髓引起强直性痉挛和角弓反张。重金属砷急性中毒后 1~3 周，常出现不同程度的感觉型或感觉运动型周围神经病，先出现四肢痛觉过敏，数周后转为对称性感觉减退，肌力减退、肌肉萎缩。铅中毒性周围神经病常见受累部位是桡神经支配的手指和手腕伸肌；早期握力减退，进一步发展为背伸无力、肌肉疼痛和痉挛，严重时出现麻痹性垂腕；部分患者表现为肢端麻木和感觉障碍。

三、影响因素

1. 用药剂量与用药时间　番泻叶中所含的蒽醌类衍生物有泻下作用，其泻下作用较猛，若剂量过大，可引起多种不良反应，临床用药剂量入汤剂 3~6g 为宜；研末吞服剂量应小，一般 1~3g；也可开水泡服，剂量 3~6g。

2. 炮制方法　中药应进行规范炮制以达到减少毒性的目的，马钱子有大毒，应用前一定要进行严格规范的炮制，以减轻中药的毒性。炮制的方法通常有两种：一是砂烫，烫至棕褐色或深棕色方可入药；二是用油炸。

四、救治方法

1. 常规救治

（1）进行性肌营养不良症的救治

1）合理饮食：给予高动物蛋白、适量碳水化合物和低脂肪饮食。

2）防治继发感染：本病极易继发感染，以呼吸道感染最为常见，晚期病例尤为突出。应鼓励患者活动，对卧床不起者注意加强护理，防治压疮。已发生继发感染者应积极给予针对性治疗。

3）体疗与理疗：适当体育锻炼，充分的被动运动及推拿、按摩等措施虽不能治愈本病，但能够延缓病程的进展，防止关节挛缩。

（2）肌强直的救治：康复保健及肢架的治疗是最主要的，如足踝使用固定架，可以使患者的足部下垂得以改善。

（3）周期性瘫痪的救治原则：祛除诱因，调整血钾；低钾者补钾，高钾者补钙，正常血钾者补钠。平时注意少量多餐、低盐低碳水化合物饮食；戒酒，尽量避免劳累、感染、运动过度等情况，并注意寒冷或暑热的影响；正常血钾性或高血钾性周期性瘫痪，避免进食含钾过多的如肉类、香蕉、菠菜、薯类等食物。

（4）多发性肌炎的救治：如有呼吸困难和缺氧时，应及时予以人工呼吸和给氧，必要时可作气管切开及辅助呼吸。如有吞咽困难，应注意防止吸入性肺炎和保证足够的营养，可采用鼻饲混合奶或静脉输注10%脂肪乳等。肌肉疼痛可辅以镇痛药物，并应用ATP或能量合剂，有利于病情恢复。应用蛋白同化剂如苯丙酸诺龙或丙酸睾酮等，对缓解症状、减轻疼痛均有帮助。对缓解期的慢性患者可先用按摩、推拿、水疗等，以减轻或防止肌肉萎缩和肢体挛缩。此外，治疗中应警惕潜匿性肿瘤存在，一经发现立即手术切除，可使本病症状缓解。

（5）重症肌无力的救治：抗胆碱酯酶药是本病最主要而有效的药物，能使肌力一过性改善。但该类药物毫无免疫抑制作用，因而只能治标而不能治本。只用于吞咽极度困难、四肢严重无力、生活不能自理的全身型重症肌无力患者。或用于肌无力危象时，以维持生命。若为解决进食困难，通常在饭前半小时应用。剂量因人而异，尽量避免剂量过大，以防胆碱能危象的发生。由于本病为自身免疫性疾病，因而抑制自身免疫反应是治疗本病的根本措施。

2. 中医药救治方法　中药药源性神经-肌肉疾病多属于中医"痿病"范畴。以手足软弱无力、筋脉弛缓不收、肌肉萎缩为主要证候特征。肝藏血主筋，肾藏精生髓，津生于胃，散布于肺，本病与肝、肾、肺、胃关系最为密切。中药药源性神经-肌肉疾病根据临床症状，分为四个证型。

（1）肺热津伤：症见始发热，或热退后突然肢体软弱无力，皮肤枯燥，心烦口渴，咽干咳呛少痰，小便短赤、大便秘结，舌红苔黄，脉细数。治以清热润肺，濡养筋脉。方用清燥救肺汤加减，方药：桑叶、石膏、杏仁、甘草、麦冬、人参、阿胶、炒胡麻仁、炙枇杷叶等。

（2）湿热浸淫：症见四肢痿软，身体困重，或微肿麻木，尤多见于下肢，或足胫热蒸，或发热，胸脘痞闷，小便赤涩，舌红体大、苔黄厚腻，脉细数而濡。治以清热燥湿，通利筋脉。方用加味二妙散加减，方药：黄柏、苍术、当归、牛膝、防己、萆薢、龟甲等。

（3）脾胃亏虚：症见肢体痿软无力日重，食少纳呆、腹胀、便溏，面浮不华、气短、神疲乏力，舌淡、舌体胖大、苔薄白，脉沉细或沉弱。治以健脾益气。方用参苓白术散加减，方药：人参、茯苓、白术、桔梗、山药、甘草、白扁豆、莲子肉、砂仁、薏苡仁等。

（4）肝肾亏损：症见起病缓慢、下肢痿软无力、腰脊酸软、不能久立，或伴眩晕、耳鸣、遗精早泄，或月经不调，甚至步履全废、腿胫大肉渐脱，舌红少苔，脉沉细数。治以补益肝肾，滋阴清热。方用虎潜丸加减，方药：龟甲、黄柏、知母、熟地黄、白芍、锁阳、陈皮、干姜等。

3. 西医药救治方法

（1）进行性肌营养不良症的西医药救治

三磷酸腺苷（ATP）：每日 20~40mg，肌内注射，15 次为一疗程，可暂时缓解部分患者的症状。加兰他敏：每日 0.05~0.1mg/kg，肌内注射，每疗程 20 天，可酌情用 1~2 个疗程。胰岛素：每疗程 5 周，皮下注射，第 1 周每日 4U，以后每周逐渐增加剂量，至第 5 周每日 16U，每次注射后 15 分钟口服葡萄糖 50~100g；治疗期间要监测血糖，防止发生低血糖。肌生注射液（灵芝为主的制剂），每次 0.4~0.8g，肌内注射，每日 1~2 次，1 个月为一疗程。

（2）肌强直的西医药救治

1）强直性肌营养不良症：肌强直症状很少需要治疗；奎宁或普鲁卡因胺可加重心脏传导阻滞。肌肉无力对药物治疗不起效应，但主动或被动的活动锻炼有帮助。硝苯地平可用于治疗对其他药物不起效应的肌强直。

2）肌肉萎缩治疗：对伴有肌肉萎缩和强直性肌营养不良症的患者，在采用上述改善肌强直症状药物的同时，可参照进行性肌营养不良症的治疗方法。

（3）周期性瘫痪的西医药救治

1）发作期：对低血钾性周期性瘫痪可一次口服氯化钾 4~10g（儿童按 0.2g/kg），病情好转后再继续服用氯化钾 1~2g，3~4 次/d，至完全恢复后停药。病情较重者予 10% 氯化钾 30ml 加入生理盐水 1 000ml 缓慢滴注，24 小时氯化钾总量不超过 8g。对高血钾性周期性瘫痪，由于发作期时间短，一般不作处理。病情较重者可静脉注射葡萄糖酸钙或氯化钙 1~2g，也可静脉滴注 10% 葡萄糖注射液 500ml 加胰岛素 10~20U 以降低血钾。对正常血钾性周期性瘫痪给予大剂量生理盐水或高渗氯化钠溶液静脉滴注可使瘫痪好转。呼吸困难者给予吸氧、吸痰，必要时行人工呼吸。心律失常者给予 10% 氯化钾 30ml，胰岛素 10U 加入 5% 葡萄糖注射液 1 000ml 中缓慢静脉滴注。因易发生中毒，禁用洋地黄类药物。

2）间歇期：避免各种诱因如饱餐、大量进食高糖饮食、过度疲劳等。对低血钾性周期性瘫痪可口服 10% 氯化钾 10ml，3 次/d。个别患者间歇期仍有心律失常，常可因室性心动过速猝死，应警惕并积极防治。服用乙酰唑胺（125mg，2~4 次/d），或螺内酯（20mg，4 次/d）可预防发作。

（4）多发性肌炎的西医药救治

1）肾上腺皮质激素：临床转归与激素治疗的开始时间、用量和服药持续时间显著有关，因此应尽量争取早期及时并长期服药，凡病程小于 2 个月者均可收效，病程越长，疗效越差；过早停药也易致复发。激素以泼尼松较地塞米松为佳，因后者本身也可引起肌无力。

a. 泼尼松：每日 1mg/kg，顿服，起效后递减至 10~15mg/d，疗程约数月至 2 年。

b. 氢化可的松：急性重症患者可予氢化可的松 200~300mg/d，加入 10% 葡萄糖注射液 500ml 内静脉滴注，病情稳定后按慢性患者处理。

c. 甲泼尼龙：用于冲击疗法，每次 30mg/kg，静脉注射（20~30 分钟以上），隔日 1 次，共 6 次，然后用硫唑嘌呤 2mg/（kg·d）维持；可使血清 CPK 值迅速降至正常，大部分患者在 2 周内症状有明显改善。

血清酶、尿肌酸排出量和肌电图等变化恢复接近正常时，甲泼尼龙量可每 2~3 周减 5mg，直到 25~30mg/d，再维持 1 个月左右。若在减量过程中病情波动，血清酶增高，应增加剂量并调节至适宜剂量后，即可长期维持，有时须长达 2~3 年。一般维持量不少于 10~15mg/d。为防止肾上腺皮质萎缩，病程中可间断应用促肾上腺皮质激素。使用激素治疗 3~6 个月后无效时，可改用硫唑嘌呤、巯嘌呤、环磷酰胺、干扰素或血浆置换疗法。也可使用环孢素治疗。

2）免疫抑制剂：甲氨蝶呤（MTX），激素无效时应用，每周静脉注射 1 次，0.5~0.8mg/kg，应用 1~2 年。硫唑嘌呤（AZA），对无抗合成酶抗体的患者疗效较好，用量 3mg/（kg·d），口服，疗程 4~6 个月。环孢素（Cys A），常用剂量为 2.5~7.5mg/（kg·d），口服，疗程视治疗反应，一般为 1~3 个月。

（5）重症肌无力的西医药救治

1）抗胆碱酯酶药物：是本病最主要而有效的药物，一般自小量开始，长期服用。常用的有安贝氯铵、新斯的明和溴吡斯的明。安贝氯铵 5mg 相当于新斯的明 15mg 或溴吡斯的明 60mg（口服量）。首选溴吡斯的明，婴幼儿每次 5~10mg，年长儿每次 15~30mg，每日 2~4 次。如无效可逐渐增加剂量，以保持最佳效果为度。长久应用后往往出现耐药，需适当增加药量或改换药物，并注意胆碱能药物副作用。

2）肾上腺皮质激素：适用于严重的全身型肌无力，对抗胆碱酯酶药物耐药、胸腺手术后疗效不佳等患者。一般主张小剂量长期持续用药，泼尼松 5~10mg/d，疗程可达 1~2 年。

3）免疫抑制剂：环磷酰胺或硫唑嘌呤，常与泼尼松联合应用，可降低血清抗体水平。

4）辅助药物：口服氯化钾或螺内酯，可增高血钾浓度和细胞兴奋性而改善肌无力症状。

5）胸腺切除与放射治疗：可去除或抑制胸腺髓质的"生发中心"，可抑制乙酰胆碱受体抗体的合成，抑制自身免疫反应。多数患者在切除胸腺或放疗后症状改善或完全缓解。

五、预防方法

1. 加大宣传教育，防止误用滥用。

2. 注意个体差异，合理用药。切忌滥用中药，慎用或忌用有神经毒性的中药，应遵循辨证用药的基本原则，掌握熟悉中药性味。

第五节　中药药源性昏迷与防范

一、临床表现及诊断

（一）临床表现

昏迷是高级神经活动的极度抑制状态，表现为意识完全丧失，对外界的刺激无意识反应并引起运动、感觉和反射功能障碍、大小便失禁等。昏迷是临床上常见的危急症状，死亡率很高，如能迅速作出正确的诊断和及时果断的处理，患者往往可以转危为安。昏迷类型：

1. 嗜睡　是意识障碍的早期表现，意识清晰度水平降低，在安静环境下患者呈嗜睡状态，轻微刺激可唤醒，当刺激消失患者又入睡。

2. 昏睡　患者环境意识和自我意识消失，强烈刺激可以唤醒，但患者意识仍模糊，反应迟钝，且反应维持时间很短，很快又进入昏睡状态。

3. 意识模糊　又称反应迟钝状态，患者对外界反应迟钝，思维缓慢，注意力、记忆、理解都有困难，对时间、地点、人物有定向障碍。

4. 谵妄状态　在意识模糊的基础上伴有知觉障碍，出现恐怖性错觉和幻觉，不协调性精神运动性兴奋是突出的症状，患者烦躁不安，活动增多，辗转不宁，对所有的刺激反应增强，且很多是不正确的，有定向障碍。

5. 昏迷　对外界的刺激不能引起有意识的反应并引起运动、感觉和反射功能障碍，大小便失禁，根据昏迷程度的深浅，分浅昏迷、中度昏迷、深昏迷和过深昏迷。

6. 醒状昏迷　又称去皮质综合征，是昏迷的一种特殊类型，双侧大脑皮质广泛损害和抑制，皮质下功能已恢复。患者仰卧，眼睑睁闭自如或睁眼如视物状。或眼球无目的地转动，对外刺激不能引起反应，不会说话，可有无意识哭叫；吞咽动作、瞳孔对光反射、角膜反应和咀嚼动作均存在，还保持着觉醒和睡眠节律。常有去皮质强直，表现为双上肢屈曲内收，前臂紧贴前胸，双下肢强直性伸展。

（二）诊断

中药药源性昏迷的诊断，主要根据现病史、既往史、体格检查、实验室检查等作出综合诊断。

1. 脑膜刺激征　昏迷患者都必须检查脑膜刺激征，有助于昏迷病因的诊断。任何原因引起的深度昏迷时的脑膜刺激征，往往可以消失。

2. 角膜反射　角膜反射是判断昏迷深浅的重要标志之一，如果角膜反射消失，说明昏迷较深。

3. 实验室检查　尿常规、腰椎穿刺、脑脊液等指标可提示昏迷的原因。

二、可诱发疾病的中药

可引起昏迷的单味中药有莽草子、马桑、洋金花、白果、川乌、冬葵果、蜂毒、甘草、红茴香根、花椒、槐花、荔枝核、莲生桂子花、六轴子、木香、青鱼胆、酸枣仁、铁棒锤、万年青、西河柳、羊蹄、藏茄、栀子、冰片、樟脑等，中成药有六神丸、红花油等。

根据引发昏迷的主要毒性物质和毒理特点分类如下：

1. 生物碱类　洋金花、藏茄等主要含有茛菪类生物碱，其对大脑皮质和皮质下中枢有抑制作用，可引起意识丧失和麻醉。川乌主要毒性物质为乌头碱，铁棒锤含 3- 乙酰乌头碱、去氧乌头碱；乌头碱主要作用于中枢神经系统，使之先兴奋后抑制甚至麻痹；乌头碱还可兴奋迷走神经中枢，致使心律失常及心动过缓等。

2. 苷类　莲生桂子花、万年青的主要毒性成分为强心苷，强心苷中毒出现神经系统症状，如视觉异常、出现黄视或绿视、定向力障碍、视物模糊、畏光、复视、眩晕、昏迷等。

3. 萜类　马桑、红茴香根等的毒性成分为倍半萜内酯化合物，中毒后损害神经系统，出现头晕、眩晕、躁动不安，严重者牙关紧闭、抽搐、昏迷。

4. 其他　如冰片、樟脑的主要毒性成分为异龙脑，严重者可发生惊厥、意识丧失。冬葵果的毒性成分为脂肪。白果的毒性成分为白果酸、氢化白果酸等白果毒素。甘草的毒性成分为甘草酸、甘草次酸。花椒的毒性成分花椒素。槐花的毒性成分血细胞凝集素等。

三、影响因素

1. 用药量过大或长期用药造成中毒　临床用洋金花应注意用药剂量，入散剂吞服，剂量为 0.3~0.6g；麻醉，入汤剂煎服，剂量为 10~15g；应用洋金花总碱，剂量为 0.08~0.1mg/kg 为宜，剂量一般不得超过 0.1mg/kg，否则容易引起中毒。

2. 误用滥用　马桑全株有毒，主要作为外用药使用，应尽量避免内服。若作为内服使用，必须加强观察，做好急救准备。莽草子外形与香料大茴相似，将其误作大茴食用则易导致中毒。

四、救治方法

1. 常规救治

（1）病因治疗：立即停用肇事中药。

（2）并发症的治疗

1）循环功能障碍：伴有休克者，静脉滴注多巴胺或间羟胺维持血压，心力衰竭注射西地兰，心脏停搏应采取措施帮助心脏复苏。

2）呼吸功能障碍：应保持呼吸道通畅，充分给氧，根据情况给呼吸兴奋剂，必要时作气管切开，人工辅助呼吸。

3）纠正电解质紊乱与酸碱平衡：高钾血症者给胰岛素 16U，加入 50% 葡萄糖注射液 100ml 或 10% 葡萄糖注射液 500ml 中静脉滴注，有酸中毒或碱中毒应采取相应措施纠酸或纠碱。

（3）脑水肿和脑疝的处理：给 20% 甘露醇溶液 125~250ml 静脉注射或快速滴注，每 6 小时 1 次，还可应用甘油果糖注射液或复方甘油注射液每次 500ml，静脉滴注，每日 2 次。

（4）保护大脑：降低脑代谢，减少脑耗氧量，可采用人工冬眠头部降温疗法。

2. 中医药救治方法　中药药源性昏迷在中医中多属于"闭证""脱证"范畴。中医认为其形成与心、脑有关。心主神明，脑为元神之府，凡病邪蒙闭神明，或上扰清空以及阴竭阳脱，心神耗散均可导致昏迷。究其病因，实证（闭证）是由痰浊、邪热、风阳、瘀血等阻蔽清窍，使阴阳逆乱，神明被蒙所致；虚证（脱证）是由气血不足，阴阳衰竭，不相维系，清窍失养而成。治疗当分闭脱，闭为邪气闭阻，治以祛邪开窍、清醒神志为急务；脱为正气虚脱，治以扶正为要。

（1）闭证

1）热入心包：症见神志不清、高热，或身热夜甚、烦躁谵语，或抽搐，舌红绛、苔黄或焦黄，脉细数。治以清心泻热。方用清营汤加减：水牛角、生地黄、玄参、竹叶心、麦冬、丹参、黄连、金银花、连翘、石菖蒲、郁金等。

2）热结胃肠：症见燥扰不宁，谵语甚则昏不知人，伴有发热，大便不通、腹胀满、拒按，舌干燥，苔焦黄或生芒刺，脉沉实有力。治以通腑泄热。方用大承气汤、增液承气汤加减：大黄、芒硝、枳实、厚朴、玄参、生地黄、麦冬等。

3）热动肝风：症见高热头痛，眩晕，烦躁不宁，不省人事，牙关紧闭，颈项强直，四肢抽搐，或口眼㖞斜，半身不遂，舌质干绛，脉弦细数。治以凉肝息风开窍。方用羚角钩藤汤合紫雪丹或安宫牛黄丸：羚羊角、桑叶、川贝母、生地黄、钩藤、菊花、白芍、甘草、竹茹、茯神等。

4）痰湿内阻：症见胸闷腹胀，面色晦滞，渐至神志模糊、语言不清、昏不知人，喉中有痰声，恶心，苔白腻，脉沉滑。治以化痰降逆开窍。方用涤痰汤送服苏合香丸：制半夏、制天南星、陈皮、枳实、茯苓、人参、石菖蒲、竹茹、甘草、生姜等。

5）痰火上蒙：症见发热面赤，烦躁不安，渐至昏迷，喉间痰鸣，痰黄黏稠、苔黄腻，脉滑数。治以清热化痰开窍。方用黄连温胆汤合安宫牛黄丸或至宝丹加减：半夏、陈皮、茯苓、甘草、枳实、竹茹、黄连、大枣等。

6）浊阴上逆：症见头昏痛，恶心不食，胸闷腹胀，尿少浮肿，畏寒肢冷，嗜睡、逐渐转昏迷，舌淡体胖、苔白腻，脉沉缓。治以温阳化浊开窍。方用温脾汤送服苏合香丸：大黄、附子、干姜、党参、甘草等。

7）猝冒秽浊：症见猝然闷乱，昏不知人、口噤或妄言，面青肢冷，脉沉细而微，或忽大忽小。治以避秽利气开窍。方用芳香辟秽汤合玉枢丹：藿香、佩兰、蔻仁、薏苡仁、滑石、郁金、厚朴、白芥子、杏仁等。

（2）脱证

1）亡阴证：症见神志昏迷，汗出，面红身热、唇舌干红，无苔，脉虚数。治以救阴敛阳。方用生脉散加减：人参、麦冬、五味子、黄精、龙骨、牡蛎等。

2）亡阳证：症见神志昏迷，目合口开，面色苍白，大汗淋漓，息微手撒，肢厥，二便自遗，唇淡，脉微欲绝。治以回阳救逆。方用参附汤加减：人参、附子、熟地黄、生姜、大枣等。

3.西医药救治方法　引起昏迷的直接原因虽已控制，病变仍可继续发展，两侧大脑皮质和网状结构上行激活系统的超限抑制没有解除，患者仍不能苏醒。在这种情况下，可应用中枢神经系统苏醒剂。

（1）胞磷胆碱：每次 750~1 000mg 加入 5% 葡萄糖注射液 250~500ml 中静脉滴注，每日 1 次，连用 10~20 天。

（2）甲氯芬酯：每次 250mg 肌内注射，或稀释于 5% 葡萄糖盐水 250ml 中静脉滴注，每日 1 次。

（3）乙胺硫脲：每次 1g 加入 5% 葡萄糖盐水 500ml 中静脉滴注，每日 1 次。

（4）醒脑静注射液（中药安宫牛黄丸注射液）：每次 20~40ml 加入 5% 葡萄糖盐水 250ml 中静脉滴注，每日 2 次。

（5）左旋多巴有一定的促醒作用，可鼻饲美多巴 250mg。每次 2 片，每日 2 次。

五、预防方法

1. 加强宣传教育，防止误用　如莽草、马桑、洋金花等中毒昏迷多为误食所致。应进行必要的宣传教育工作，使人们充分认识到某些中药对人体有不良反应，杜绝误用滥用。

2. 注意用药剂量和用药时间　如六神丸含有一定的毒性和刺激性成分，临床应掌握好用药的剂量和时间，不宜久服，用药不宜超过 1 周。白果的毒性可因生熟、进食量、年龄、体质等情况不同有较大差异；一般儿童进食生白果 10 粒以上即有可能中毒，成人进食生白果 40 粒以上即有可能中毒，临床应用应严格控制剂量。

3. 加强药品监督管理　如洋金花有致幻作用，要加强管理，防止药品的滥用。

参 考 文 献

［1］白玉花. 蒙药马钱子的炮制与毒理研究进展. 内蒙古民族大学学报（自然科学版），2011，26（5）：564-566.

［2］龚大春，修小茜. 马钱子对犬的急性毒性作用观察. 黑龙江畜牧兽医，2010（11）：144-145.

［3］李永吉，张欣媛，管庆霞，等. 浅议马钱子研究进展. 中医药学报，2011，39（4）：104-106.

［4］杨武斌，王平. 乌头碱药理作用及毒性研究进展. 时珍国医国药，2014，25（2）：427-429.

［5］严妍，杨茂，WOLF-DIETER R，等. 乌头碱对胎鼠中脑多巴胺能神经元细胞的神经毒性作用. 江苏大学学报（医学版），2013，23（3）：212-215.

［6］梅海霖，赵翡翠，李娟，等. 新疆白喉乌头及其炮制品对小鼠的急性毒性实验研究. 新疆医科大学学报，2013，36（7）：918-921.

［7］霍韬光，畅蓓，林欣然，等. 雄黄中砷对大鼠脑组织单胺类神经递质及其代谢产物的影响. 中药材，2012，35（4）：615-617.

［8］霍韬光，畅蓓，李维凯，等. 雄黄中砷对大鼠脑组织氨基酸类神经递质的影响. 中药材，2012，35（3）：446-448.

［9］薛进华，朱筑霞，潘玮炜，等. 砷对原代培养大鼠海马神经元毒性作用的研究. 工业卫生与职业病，2008，34（2）：94-97.

［10］王晓燕，梁磊，常建兰，等. 苦参碱对小鼠的毒性研究. 南方医科大学学报，2010，30（9）：2154-2155.

［11］王晓平，陈聚涛，肖倩，等. 中药山豆根的神经毒性：从人到动物. 自然杂志，2002，24（5）：286-289.

［12］张晗羚，华碧春. 山豆根急性毒性实验研究. 江西中医药大学学报，2015，27（3）：79-81.

［13］吕莉莉，谢元璋，孙蓉. 基于功效和物质基础的山豆根毒性研究进展. 中国药物警戒，2011，8（2）：105-107.

［14］郭荷民，马小燕. 白苏毒性的初步研究. 安徽大学学报（自然科学版），1977，21（3）：95-97.

［15］梁磊，张绪慧，王晓燕，等.腹腔注射槐定碱的急性毒性实验.时珍国医国药，2011，22（5）：1252-1253.

［16］李雪梅，庄文化，姜鸳滋，等.高剂量槐定碱对大鼠神经系统长期毒性的病理形态学观察.癌症，2004，23（11s）：1376-1378.

［17］董杨，施建蓉，RICHARD S，等.抗癌药紫杉醇的神经毒性和耳毒性.中华耳科学杂志，2011，9（3）：318-322.

［18］刘逢山.可致药源性癫痫的药物分析.医学综述，2009，15（12）：1856-1858.

［19］中华医学会神经病学分会脑电图与癫痫学组.成人癫痫诊断和药物治疗规范（草案）.中华内科杂志，2006，45（10）：875-877.

［20］徐新华，李伟荣，宓穗卿，等.中药神经毒性研究概述.中国药物警戒，2011，8（11）：678-680.

［21］苗明三.常用中药不良反应及救治.北京：人民军医出版社，2009.

［22］李霆雷，王学峰.中药引起的中枢神经系统不良反应.中国中医急症，2006，15（12）：1392-1394.

［23］周凤兰.181例药物引起中枢神经系统不良反应的分析.山西医药杂志，2007，36（8）：760-762.

［24］孔炳耀，李俊.中西医结合神经病治疗学.北京：人民卫生出版社，2005.

［25］刘华.马棘中毒引起帕金森氏综合征及假性球麻痹一例报告.浙江医科大学学报，1983，12（5）：272-273.

［26］宋秉智，高耀宗.神经系统毒性中药及其与药性和有效成分的关系——对102种中药神经系统毒性文献资料的分析总结.中医药研究，2001，17（4）：52-53.

［27］陈雪金.小儿药源性锥体外系反应的临床总结.医学综述，2000，6（6）：276-277.

［28］张冰，徐刚.中药药源性疾病学.北京：学苑出版社，2001.

［29］王倩，张艳丛，解丽君，等.我国1990年~1999年中药不良反应的文献分析.中国药房，2000，11（5）：226-228.

［30］丁佩兰，陈道峰.中药山豆根及其制剂的药理作用、临床应用与不良反应.中国临床药学杂志，2003，12（5）：315-318.

［31］王涤新，朱晓莉.含重金属矿物类中药中毒的临床表现及治疗.药物不良反应杂志，2007，9（1）：43-45.

［32］徐刚，张冰.中药药源性疾病的发病原因和影响因素.中医药信息，2002，19（2）：19-22.

［33］黄青萍.中药药源性疾病产生的原因及对策.时珍国医国药，2002，13（12）：760-761.

第十六章 中药药源性精神系统疾病与防范

第一节 概 述

中药药源性精神系统疾病是指由于应用中药所引起的以精神活动障碍为主要临床表现的疾病。脑毛细血管壁与神经胶质细胞形成的血浆与脑细胞之间的屏障和由脉络丛形成的血浆与脑脊液的屏障，称作血脑屏障。这些细胞间紧密连接，而且比一般毛细血管壁多一层胶质细胞，对药物的通过具有重要屏障作用，能够阻止药物由血液进入脑组织。一般分子量大、脂溶性低、解离型的药物不易透过血脑屏障进入脑组织，因而中枢作用弱，中枢神经系统方面的不良反应也少。中药有效成分大多为大分子物质，脂溶性相对不高，所以大多数中药的有效成分不易透过血脑屏障，因而中药引起的药源性精神疾病发生率不高。但也有一些分子量小和脂溶性较高的物质可以透过血脑屏障而进入脑组织，除能影响和改变中枢神经系统的功能活动而产生治疗作用外，也会导致中枢神经系统的不良反应和药源性疾病。有些药物虽然其有效成分不易透过血脑屏障，但其代谢产物则可以通过血脑屏障。有些药物虽然不能直接作用于中枢神经系统，但通过作用于其他器官组织可以间接地影响和改变中枢神经系统的功能活动，也可能产生不良反应而引起药源性精神疾病。

第二节 中药药源性精神障碍与防范

精神障碍是指大脑功能活动发生紊乱，导致认知、情感、行为和意志等精神活动不同程度障碍的总称。中药致精神障碍是患者应用某中药后出现的精神疾病，表现为不能自控的精神症状、意识或行为异常甚至精神错乱，停药后可恢复正常。近年来，中药药源性精神障碍亦有报道，有些反应较为严重，极大影响了患者的治疗和正常生活。

一、临床表现及诊断

（一）临床表现

中药药源性精神障碍既可以单独出现精神系统的症状，也可以伴随其他系统的疾病而出现，精神症状仅仅是其他药源性疾病的一部分表现或症状之一。临床上中药药源性精神障碍以后者较为多见。

异常的精神活动通过人的外显行为如言谈、书写、表情、动作行为表现出来。中药药源性精神障碍的常见的临床表现有：

1. 意识障碍 意识障碍包括神志不清、昏迷、嗜睡、定向力障碍等。意识障碍是中药药源性精神障碍主要表现之一，是指大脑皮质兴奋性下降，注意力不集中，对环境的识别能力下降，反应迟钝，判断错误，理解困难，对外界刺激不能作出及时、恰当的反应，患者可能出现嗜睡，伴有定向障碍、错觉、幻觉或精神错乱。昏迷是中枢神经系统高度抑制的结果，是意识障碍最严重的阶段。一旦出现昏迷必须立即抢救，挽救患者生命。当药物抑制大脑皮质，降低中枢神经系统的兴奋性，或由于各种原因导致脑细胞代谢紊乱，都可以引起意识障碍。

2. 感知障碍　感知障碍包括幻视、幻听、幻嗅、幻味、幻触。感知障碍是中药药源性精神障碍的常见表现之一。幻觉是指在没有外界刺激的条件下，机体感觉器官所产生的感觉。药物引起的幻觉多表现为幻视或幻听。幻视的内容也大多为色彩鲜艳的事物或动物。幻视患者可能意识清楚。如洋金花应用过量就可能出现幻觉，主要表现为幻视。

3. 情感障碍　情感障碍包括情感淡漠、情绪不稳、欣快、多言等。

4. 行为障碍　行为障碍包括冲动伤人、毁物、怪异行为等。

5. 思维障碍　思维障碍包括被害妄想、夸大妄想、关系妄想。

6. 记忆智能障碍　记忆智能障碍包括对发病前和发病后所经历的事件、过程或经验遗忘，不能回忆；记忆错误，对所经历过的事件、过程发生回忆错误。

7. 人格改变　人格改变包括易怒、冲动、烦躁等。

（二）诊断

中药药源性精神障碍的临床诊断相对其他系统的中药药源性疾病来说更加复杂和困难。精神活动障碍目前还缺乏切实可行的检测工具，诊断的标准和界限也不够明确，再加上中药本身成分的复杂性和作用机制上的不确定性，因而给临床诊断带来了困难。若用药后短期内患者出现精神异常，则有可能为中药不良反应或中药诱发的精神障碍，比较容易诊断；用药一段时间后特别是停药一段时间后出现的精神障碍则不易诊断。

临床使用中药后出现精神障碍，应详细了解和认真分析患者的现病史、用药史、既往史，如能排除引起精神障碍的其他原因，则应考虑中药药源性精神障碍。如果再次应用某种中药后精神障碍症状再发，则可确诊。中药药源性精神障碍应与其他原因，特别有精神病史或家族精神病史患者复发相鉴别。

二、可诱发疾病的中药

可引起药源性精神障碍的单味中药有华山参、望江南子、洋金花、曼陀罗、商陆、马钱子、天仙子、水银、红粉、乌头类（川乌、草乌、附子）、火麻仁、骨碎补、山道年蒿、人参、朱砂、天南星、苦豆子、莽草实等。一些中药引起的精神活动异常的表现各有不同，如火麻仁可引起嗜睡；朱砂、天南星可引起痴呆；洋金花、苦豆子、莽草实可引起幻觉。中成药有清开灵注射液、双黄连注射液、复方丹参注射液、穿琥宁注射液、醒脑静注射液、双宝素、脑轻松胶囊等。

三、发病机制

中枢神经系统功能复杂，意识、思维、情感、知觉、语言、记忆不仅是脑的功能正常与否的反应，而且与机体其他系统器官组织也有十分密切的关系；再加上中药本身许多因素的不确定性，因而中药药源性精神障碍发生的机制目前还不是十分清楚。总的来说主要与两方面的因素有关，一是中药方面的因素，二是机体方面的因素。

中药方面的因素可能的机制有①中药固有作用的延伸：如洋金花主要化学成分是具有

明显生物活性的莨菪碱型生物碱，包括东莨菪碱、莨菪碱和阿托品；洋金花药理作用表现为中枢及外周神经系统的 M 胆碱能受体拮抗作用，中枢抗胆碱作用强于外周；东莨菪碱对大脑皮质和皮质下中枢有抑制作用，有显著的镇静作用；大剂量可以使意识丧失，产生麻醉作用；一般剂量的洋金花可使人感觉疲倦，进入无梦睡眠，并能解除情绪激动，产生健忘，个别患者可产生不安、激动、幻觉、谵妄等症状。可见，应用洋金花过量出现精神异常是中药固有作用的延伸。②由中药的中枢作用引起：如联合用药时，含牛黄的中成药，如牛黄解毒丸、安宫牛黄丸等，不宜与水合氯醛、吗啡、苯巴比妥等西药联用，因牛黄能增加吗啡、苯巴比妥的中枢神经抑制作用，可出现急性中毒，如昏睡、呼吸中枢抑制、低血压等中枢神经系统毒性反应的叠加。

机体方面的因素主要与患者的脑功能状态、平素体质、遗传因素、既往病史、既往用药史有关，特别是与脑病史、精神障碍病史、成瘾性药物滥用史有着十分密切的关系。

四、影响因素

药物性精神障碍的影响因素包括：过去已存在精神疾患或已发生过精神病者；大脑功能不全，如老年人或脑损伤的患者；乙醇或药物滥用者；有身体疾病而又处于不良环境中，如在重症病房治疗者。

五、救治方法

1. 清除毒物　口服或误服在 2~4 小时内，及时催吐、洗胃、导泻，以减少毒物吸收，促进清除，防止中毒症状加重。

2. 对症治疗　中枢兴奋症状明显者，可应用中枢抑制药地西泮；给予拟胆碱药毛果芸香碱、新斯的明等对抗 M 胆碱受体拮抗症状；给予补液、利尿、降压、维持水电解质平衡等对症支持治疗。

3. 中药治疗　中药绿豆、金银花、连翘煎水服可辅助解毒。

六、预防方法

1. 加强防范，谨慎用药　中药药源性精神异常的发生，主要与中药的异常作用有关，防止药源性精神障碍的发生，首要问题是根据不同的中药和患者的不同情况加强防范。应用有中枢神经损害作用的中药时，应注意用药剂量和用药时间；从小剂量开始，避免大剂量用药，把握用药时间，中病即止，以免中药或其代谢产物在体内蓄积中毒。对于既往有精神障碍病史的患者，使用对脑功能有影响的中药时更应该谨慎小心，防止用药不当诱发或加重患者的精神病，特别是对有药源性精神异常病史者，更应禁用有潜在可能肇事的中药；有些中药长期、反复应用可以产生精神依赖和身体依赖，成瘾后若中断用药就会出现戒断症状；对于这些有成瘾倾向的中药尤其要注意用药时间，属于麻醉药品者应按照国家《麻醉药品和精神药品管理条例》进行管理和使用。

2. 及时停药，减轻损害　中药药源性精神异常临床发生率低，因而不易引起医生和患者的重视。目前发现和报道的都是一些严重的、典型的病例，而对那些用药后出现的轻微的、非典型的精神异常，则没有引起足够的重视。严重的药源性精神障碍在发病初期其症状和表现，也是比较轻微和不典型的，由于被忽视了，没有及时停药，没有得到及时有效的治疗，中药对中枢神经系统的损害才逐渐加重，最后才出现严重的临床表现。所以用药后，应加强对患者意识、精神、思维、情感方面的观察。

3. 积极治疗，促进康复 药源性精神障碍的治疗结果和预后主要取决于治疗是否及时、恰当。及时、恰当的治疗可以减轻中枢神经系统的损害程度，促进脑功能的恢复，促进疾病康复。如对于昏迷及时有效的治疗，可以防止病情恶化，挽救患者生命；对于中毒性精神病及时有效的治疗，可以减轻病理损害，保护脑功能。心理治疗、心理护理、康复治疗在某些药源性精神障碍的治疗和康复中，具有非常重要的意义。尤其对于那些心理、思维、语言、记忆方面损害严重，病程较长，恢复缓慢的患者，在康复期就更应该加强心理治疗和心理护理。

第三节 其他中药药源性精神系统疾病与防范

一、中药药源性谵妄与防范

谵妄是一种以觉醒水平和认知功能紊乱为主要特点的认知功能障碍，常见症状包括意识障碍、激动、幻觉、思维紊乱、定向障碍和记忆障碍等。中药引起的谵妄是较常见的药源性疾病。

（一）临床表现及诊断

1. 临床表现 可出现意识障碍：意识蒙眬、迷茫、混乱，对时间、地点、人物出现定向力障碍。感知觉障碍：错觉、片断性视幻觉；思维形式、思维内容障碍。记忆力损害：记忆力下降、错记、遗忘等。行为障碍：动作摸索、兴奋躁动、行为无目的性、冲动伤人、少语少动、拒食等。情绪障碍：注意力、睡眠障碍和欣快、易怒等。

2. 诊断 中药药源性谵妄的诊断：有服中草药史。起病急骤。意识障碍或伴发认知功能障碍，出现幻觉及行为障碍等表现，其症状呈昼轻夜重的特点。神经系统和循环系统症状明显：如步态不稳、失眠烦躁、易怒、抽搐、震颤等神经系统症状；有心悸、血压升高、呼吸急促等循环系统症状（严重时昏迷、血压下降、口唇发绀等）。体格检查可见颜面潮红、发热、血压升高、心率加快（中毒严重时心率缓慢）等交感神经功能亢进的体征等。根据以上内容可进行诊断。

（二）可诱发疾病的中药

可引起药源性谵妄的单味中药有川乌、草乌、苍耳子、山豆根、八角茴香、曼陀罗、人参、樟脑、防己、冬葵子等；中成药有清开灵注射液、脑力宝丸、狼毒注射液、含汞制剂等。

（三）发病机制

中药致谵妄发生机制可能是中枢神经系统兴奋性增加：中枢神经系统中的神经递质如乙酰胆碱、多巴胺、去甲肾上腺素、5-羟色胺（5-HT）、γ-氨基丁酸、组胺、内啡肽等控制人类的认知功能、行为和情绪，其合成、释放和代谢失调，可能导致神经功能紊乱。中药的药理作用，如果影响上述神经递质的平衡，则可诱发谵妄。中药包括参类中药或人参类似物均能激活或增强中枢神经系统功能，使得中枢神经兴奋性增加和交感神经系统活性亢进，由于交感神经分泌大量儿茶酚胺而发生谵妄。

（四）影响因素

中药引起药源性谵妄的易感因素包括：患者存在高龄、神经系统疾病史、外科手术术后和危重症等情况。睡眠障碍：如服药后通宵在娱乐厅活动，缺少睡眠或体力过度消耗对中药耐受性差，可出现谵妄。中药过量服药：中药的毒性对中枢神经系统的兴奋作用，而发生谵妄。多种中药相互作用：使用多种中药后兴奋性叠加，或多种中药积蓄致中毒而发生谵妄。

（五）救治方法

多数情况下，药源性谵妄可逆，停药后即可消失。

1. 一般治疗　呼吸困难者予吸氧，纠正低氧血症，心电监护观察是否存在心律失常；窦性心动过速者，以普萘洛尔减慢心率；呕吐者输液保证生理需要量，纠正酸碱失衡和电解质紊乱；高热者物理降温；有脑水肿者以甘露醇利尿脱水等对症和支持治疗；服药 6 小时以内洗胃以阻止药物继续吸收；血压明显升高时用钙拮抗剂临时降压，谵妄一旦控制，血压随之正常。

2. 药物治疗　兴奋躁动、幻觉、行为障碍者，给予少量氟哌啶醇注射剂肌内注射；口服少量抗精神病药物治疗，谵妄症状消失即可停用；有明显焦虑、兴奋、血压升高、睡眠障碍、交感神经功能亢进或存在抽搐者，使用苯二氮䓬类药物治疗，也可与抗精神病药物交替使用，但有脑部疾病或伴有饮酒者慎用。

（六）预防方法

1. 加强防范，谨慎用药　老年、肾功能不全、中枢神经系统损伤等特殊患者，应用易诱发谵妄的中药，应酌情减量；避免长期大量使用或突然增减剂量及停药，尤其应注意联合用药药效叠加情况。

2. 正确识别，积极治疗　医务人员应正确识别、预防和处理药源性谵妄，以避免不良后果，保证患者的治疗效果和生活质量。

二、中药药源性失眠与防范

失眠指患者对睡眠时间和 / 或质量不满足，并影响白天社会功能的一种主观体验。失眠是一种常见的生理心理疾患，长期失眠会给人的正常生活和工作带来严重的不利影响，甚至会造成严重的意外事故。睡眠受到大脑内多神经位点的调节，体内的激素、神经递质和神经肽等的变化，都会对睡眠产生影响。能够影响脑内神经位点调节变化的中药，都可能对睡眠产生影响，中药也是引起失眠常见因素之一。

（一）临床表现及诊断

按临床常见的失眠形式有：睡眠潜伏期延长，入睡时间超过 30 分钟；睡眠维持障碍，夜间觉醒次数≥2 次或凌晨早醒；睡眠质量下降，睡眠浅、多梦；总睡眠时间缩短，通常少于 6 小时；日间残留效应，次晨感到头昏、精神不振、嗜睡、乏力等。

患者出现失眠后，医务人员应详细了解患者病史和当前用药情况，包括服用中药史，如能排除引起失眠的其他原因，应考虑为药源性失眠，如再次使用同样中药后再发失眠，则可确诊。

（二）可诱发疾病的中药

可引起失眠的单味中药有麻黄、人参、细辛、龙胆草、独活、千年健、肉桂、天南星、白附子、白果、黄芪等，中成药有通络开痹片、参麦注射液等。

（三）发病机制

兴奋和失眠是具有中枢兴奋作用中药常见的副作用。剂量过大时，首先表现为失眠和兴奋，若病情加重，则兴奋烦躁、躁动不安，呼吸加深加快，甚至出现抽搐、惊厥等症状。如麻黄主要成分麻黄碱有拟肾上腺素作用，对中枢神经系统有较强兴奋作用，较大剂量麻黄碱，可兴奋大脑皮质和皮质下中枢，引起兴奋、失眠、烦躁不安。

（四）救治方法

发生中药药源性失眠后，停用或减量怀疑中药后，患者睡眠多可以迅速改善。必要时可采取对症治疗，夜间予镇静催眠药如地西泮。

（五）预防措施

1. 注意用药剂量　在使用具有中枢兴奋作用中药时，注意用药剂量，应避免大剂量、长期用药。

2. 通过配伍用药，减少中枢兴奋不良反应　在使用具有中枢兴奋作用的药时，可方中适当配伍一些具有宁心安神、镇静催眠的中药，如柏子仁、酸枣仁等，减少可引起的兴奋、失眠等不良反应。

三、中药药源性药物依赖与防范

药物依赖是指反复使用某种药物后，停药可能出现一系列综合征，从而患者强烈要求继续服用，以避免因停药而引起的不适。药物依赖，不仅对成瘾者的身心造成巨大毒害，而且与一些传染病的播散及社会治安紧密相关。

（一）临床表现及诊断

药物依赖可表现为精神依赖和躯体依赖。以使用罂粟壳成瘾为例，长期用药后，患者出现身体消瘦、便秘、出汗、失眠等；用药后产生欣快感，富于幻想，对外界事物漠不关心；若终止给药，就会出现戒断症状，如兴奋、烦躁不安、失眠、焦虑、精神不振、恶心呕吐、腹痛腹泻、呵欠、流涕流泪、肌肉酸痛、惊恐不安等；再次给药后戒断症状消失。精神依赖表现为戒断期的强烈而近乎强制性的心理渴求，即使长期戒毒后，精神依赖性仍牢固存在，不易消除，促使屡次复发。

（二）可诱发疾病的中药

可引发中药药源性药物依赖的中药有罂粟壳、番泻叶、牛黄解毒片、风油精等。

（三）发病机制

中药致依赖性机制多还不完全清晰。以罂粟壳致药物依赖性为例：罂粟壳致药物依赖与含有吗啡、可待因等阿片类成分有关；脑内存在着 μ、κ、δ 等阿片受体参与疼痛、情绪等多种生理活动的形成，吗啡主要作用于 μ 受体，产生镇痛作用，但连续多次应用易产生耐受性和成瘾性；蓝斑核是阿片类成瘾重要调控部位，发生戒断反应时放电频率增高；蓝斑核去甲肾上腺素能神经元的变化，与吗啡成瘾及戒断症状有直接联系；吗啡与蓝斑核 μ 受体结合后，通过激活钾通道和抑制钙通道，抑制蓝斑核去甲肾上腺素能神经元；戒断时，受抑制的蓝斑核突然活跃，放电增强，伴去甲肾上腺素释放增加，导致戒断症状发生。

（四）救治方法

发生中药药源性药物依赖后，轻者可停止给药，改用无成瘾性药物治疗；重者可进行脱瘾治疗和康复治疗，防止出现反复。

（五）预防方法

1. 应重视中药药源性药物依赖　人们认为药物致依赖性多因西药引起，多因阿片类药物引起，因而忽视了中药以及非阿片类中药可能产生的依赖性，故对长期服用番泻叶、牛黄解毒片等有可能致依赖性中药时，应当重视。使用这些中药时，应加强对患者的用药教育。

2. 避免长期大量用药　虽然有些中药疗效肯定，如罂粟壳具有镇痛、镇咳、止泻作用，但长期使用可以成瘾。因此应避免长期使用，如病情需要用药时，可考虑换用非成瘾性中药。

3. 加强药品管理　罂粟壳属于麻醉药品，应按照麻醉药品相关规定进行管理，防止滥用。

参 考 文 献

［1］张冰，徐刚.中药药源性疾病学.北京：学苑出版社，2001.

［2］秦红霖.穿琥宁注射液和炎琥宁注射液的常见不良反应.华北国防医药，2010，22（4）：43-44.

［3］关晓东.静滴复方丹参致精神异常1例.广东医学院学报，1995，13（3）：262-263.

［4］李冬.双黄连注射剂不良反应简述.中国执业药师，2011，8（12）：13-15.

［5］杨官成.清开灵致精神症状3例.中国医院药学杂志，1997，17（11）：41.

［6］李永辉，姜淑君，邓芙蓉.静脉滴注喜炎平致神经精神症状1例.医药产业资讯，2005，8（6）：2.

［7］李薇.长期服用川草乌致精神症状.中国乡村医生，2001（3）：43-44.

［8］王海春.醒脑静注射液致神经精神症状1例.医药导报，2012，31（1）：113-114.

［9］肖展翅，夏光明，倪小红，等.曼陀罗果中毒致精神障碍1例.中国中医急症，2014，23（2）：361.

［10］高希斋，刘后勤，田常亮.甘草甜素引起精神症状1例.新药与临床，1994，13（1）：54.

［11］单健民.商陆中毒引起精神症状1例报告.陕西新医药，1974（5）：42.

［12］牛俊华，仇明云，赵小平，等.18例长期服用番泻叶致依赖性分析.现代中西医结合杂志，2002，11（11）：1068.

［13］杨强，方艳丽.洋金花误服致中毒1例报告.甘肃医药，2013，32（4）：319-320.

［14］周宇，吴坤丰.口服洋金花煎剂致儿童精神异常.药物不良反应杂志，2011，13（5）：325-326.

［15］张策平.服用洋金花过量致中毒1例.中国中医急症，2004，13（8）：533.

［16］张丽，李晔.乌头碱中毒致精神障碍2例.包头医学院学报，2002，18（3）：245-246.

［17］李宝君.马钱子中毒致精神障碍1例.陕西中医，1995，16（7）：314.

［18］冯殿伟，高卫真.药源性精神障碍212例文献分析.中国医院药学杂志，2014，34（23）：2060-2063.

［19］黄淑津，周芳珍.中草药致谵妄临床分析.医学理论与实践，2015，28（2）：177-178.

［20］杨学智，解华，吴兆盟，等.口服脑力宝丸致谵妄症1例报告.齐鲁药事，2008，27（7）：443.

［21］胡纪源，陆松，何光远，等.山豆根中毒致亚急性坏死性基底节脑病6例.安徽中医学院学报，2002，21（3）：20-22.

［22］肖随安.中药不良反应的原因分析.临床合理用药杂志，2014，7（1）：73-74.

［23］李为，李喜平，张程亮，等.牛黄复方及其制剂的研究进展.中国药师，2015，18（10）：1784-1787.

［24］朱本浩.这些非麻醉药也成瘾.大众卫生报，2015-06-16（14）.

第十七章 中药药源性泌尿系统疾病与防范

第一节 概　述

应用中药而引起的以泌尿系统症状为主要临床表现的一类疾病，统称为中药药源性泌尿系统疾病。中药药源性泌尿系统疾病是药源性泌尿系统疾病的一种。中药药源性泌尿系统疾病主要有以下几方面的特点：一是发病与中药的使用直接相关，即患者出现泌尿系统疾病与中药的使用呈因果关系；二是药物剂量与病情轻重大多呈正相关关系；三是停用肇事中药后，大部分泌尿系统疾病可减轻或痊愈。

肾脏由于其解剖与生理上的特点，特别易受药物毒副作用的影响。肾血流旺盛，其血流量约占心排血量的 25%，系循环血流灌注最多的脏器之一，故通过肾脏的药物量亦相对较多，而且肾脏组织中药物的含量也较高。肾脏毛细血管极为丰富，内皮细胞总面积达 $1.5m^2$，抗原 - 抗体复合物易于沉积，导致过敏性炎症。肾近曲小管细胞对多种药物有分泌和重吸收作用，尤其是一些脂溶性高的成分。肾髓质存在的逆流倍增机制，使髓质和乳头部药物浓度显著升高。肾小管酸化过程中的 pH 改变，影响某些药物的溶解度，使其在肾内沉积，造成肾小管损害；肾脏浓缩尿液时，肾小管内溶液浓度增高，毒性成分容易与小管上皮细胞表面接触也易造成肾小管损害。

药物通过肾脏的排泄，主要经过肾小球滤过和肾小管的重吸收，其滤过率的高低和重吸收的多少，直接关系到药物排泄的快慢。肾小球滤过率降低及药物与血浆蛋白的结合率高时，药物滤过量减少。有些药物主要由肾近曲小管分泌至尿中，该分泌过程系主动转运，需载体参加，通常不受药物血浆蛋白结合率影响。药物经肾小球滤过或肾小管分泌后，通过简单扩散或特殊转运方式程度不同地被肾小管重吸收。药物重吸收的多少主要与药物脂溶性的高低和解离度有关，脂溶性高解离度低的药物重吸收多，从尿中排出的速度减慢；脂溶性低解离度高的药物重吸收少，从尿中排泄的速度较快。药物在肾小管的重吸收的多少还与尿液的 pH 有关。尿液 pH 升高时弱酸性药物的解离度增加，重吸收减少，尿中排泄量增加；尿液 pH 降低时，弱碱性药物的解离度增加，重吸收减少，尿中排泄量增加。临床上根据这一特点，弱酸性药物中毒时可碱化尿液，促进药物的排出，而弱碱性药物中毒时可酸化尿液，加速药物的排泄。

（一）临床表现

1. 少尿、无尿　正常人 24 小时尿量约为 1 500ml，如果 24 小时尿量少于 400ml，或每小时尿量持续少于 17ml，称为少尿；如果 24 小时尿量少于 100ml 或 12 小时内完全无尿，称为无尿。中药引起肾小球急慢性病变，导致肾小球滤过率降低，或中药损伤肾小管，引起急性肾小管坏死，都可能导致少尿、无尿。如雷公藤、斑蝥中毒时，对肾脏的损害即可引起少尿，严重者甚至无尿。

2. 尿频、尿急、尿痛　尿频、尿急、尿痛是膀胱、尿道刺激症状，当中药或其代谢产物刺激泌尿道，即可引起尿频、尿急、尿痛。正常成年人白天一般排尿4~6次，夜间0~2次。若排尿次数明显增多，即为尿频；尿急是指尿意一来即急迫要求排尿，主要是由于膀胱三角区和/或尿道的刺激所引起的反应；排尿时伴随疼痛的感觉，称为尿痛，主要是由于尿道破损部位受刺激所致。

3. 血尿　正常人尿液中无红细胞或偶见个别红细胞。若尿液离心沉淀后镜下检查每高倍视野红细胞在20个以上，称为血尿。血尿病情较轻者尿色正常，通过显微镜检查才能发现红细胞，称为镜下血尿；严重者尿色呈洗肉水色甚至呈血红色，称为肉眼血尿。由于中药变态反应或其毒性作用损伤肾脏，可能引起血尿。如牛黄解毒片、中华跌打丸长期大量应用，有可能引起血尿。

4. 尿潴留　尿液潴留于膀胱中不能排出，称为尿潴留。尿液完全不能排出称为完全性尿潴留；排尿后膀胱仍有部分尿液潴留，称为部分性尿潴留。尿潴留发病急骤者，称为急性尿潴留，发病缓慢者称为慢性尿潴留。尿潴留患者小腹部胀满疼痛，仰卧位耻骨上部呈圆形隆起，压痛，叩诊呈实音。中药引起膀胱括约肌痉挛性收缩，即可导致尿液排出困难甚至尿潴留。如复方桔梗片应用剂量过大，可引起尿潴留。

5. 水肿　当人体组织间隙有过多液体积聚时则形成水肿。药源性肾脏疾病引起的水肿，可表现为颜面或下肢水肿，严重者甚至全身水肿，同时伴有少尿或无尿。正常生理状况下，血管内液体不断从毛细血管小动脉端滤出，进入组织间隙称为组织液，同时组织液又不断地从毛细血管静脉端回流到血管中，两者之间保持动态平衡。因此组织间隙中没有更多的液体积聚。当中药通过肾脏因素或血管因素引起血管内液体渗出过多和/或回流减少，致使组织间隙液体积聚则发生水肿。

（二）发病机制

1. 中药的肾毒性作用　矿物类中药（含汞的朱砂、升汞、轻粉，含砷的砒石、砒霜、雄黄，含铅的铅丹、密陀僧等）、动物类中药（鱼胆、斑蝥、蜈蚣等）、植物类中药（含马兜铃酸的关木通、广防己，含毒蛋白的巴豆、苍耳子、牵牛子等）多量使用，可直接对肾小管上皮细胞产生毒性作用，轻者导致肾小管上皮细胞空泡变性，重者发生肾小管坏死，表现为急性肾衰竭。

朱砂、升汞、轻粉等中药所含的汞，砒石、砒霜、雄黄等中药所含的砷，铅丹、密陀僧等所含的铅，都是肾毒性最大的重金属。汞、砷、铅进入体内后主要分布于肝和肾，且主要由肾排泄，故对肾脏的损害尤为严重，可致肾间质及肾小管损伤，甚至引起肾衰竭。汞离子、三价砷离子对酶蛋白的巯基均具有特殊亲和力，与巯基结合后，造成酶的活性减低，干扰组织细胞的正常代谢，引起组织损伤。人体内的铅首先通过肾脏排出，当肾脏达到最大排铅量时，铅会浓缩并沉积于近端小管上皮细胞中，影响细胞代谢，损伤肾结构，造成肾小管重吸收功能下降，尿蛋白排出增多，尿酶活性增加。

毒鱼类的鱼胆含胆汁毒素，可降低肾脏中细胞色素氧化酶活性，抑制细胞的氧化磷酸化，造成细胞死亡。在造成急性肝衰竭后，胆汁毒素取代去甲肾上腺素，造成小血管扩张，肾血灌流量不足，引起少尿或无尿，致使肾衰竭。

苍耳子中的苍术苷对线粒体膜外氧化磷酸化过程具有抑制作用。苍术苷可抑制糖异生及脂肪酸氧化，促进糖酵解及糖原分解。这种代谢功能的变化，会引起体内出现短暂的高糖时相（hyperglycemic phase），随后转为低糖时相（hypoglycemic phase）。持续的低糖时相会造成呼吸抑制、低氧血症、组织缺氧（耗氧降低）、酸中毒、抽搐、昏迷甚至死亡。在肾近曲小管中因大量分布有线粒体，而容易受到苍术苷的毒性损害。苍术苷为一种细胞原浆毒，可损害组织细胞，对肾脏产生直接毒害作用。木通也同样具有"细胞原浆毒"特性，对肾小管上皮细胞、离子转运功能及尿液浓缩稀释功能造成损伤，长期应用可致慢性肾损伤。

益母草的主要毒性成分生物碱类，能导致血中丙二醛（MDA）、总巯基（—SH）含量增加，还原型谷胱甘肽（GSH）含量降低，SOD 和 GSH-Px 活性下降，引起机体氧化应激，从而损伤肾组织细胞，甚至引起细胞凋亡。

2. 中药引起的过敏反应　蜈蚣、地龙、鱼腥草、大青叶、穿心莲等中药可作为过敏物质，进入体内引起过敏反应，造成局部急性过敏性间质性肾炎，表现为发热、皮疹、血尿、尿嗜酸性粒细胞增多，肾组织中有嗜酸性粒细胞浸润。

3. 中药诱发的细胞生长因子释放　中药可引起肾小管上皮细胞的损伤，促使其释放炎性趋化因子及生长因子，造成肾间质炎性细胞浸润和纤维化。中药直接刺激纤维母细胞增生，使其活性提高，导致间质纤维化。

关木通、广防己、细辛等马兜铃科植物中含有的马兜铃酸所引起的马兜铃酸肾病，是一类主要表现为肾小管间质损害的特殊类型肾病，能引起近端肾小管刷状缘脱落、肾小管坏死。马兜铃酸肾病的发病机制主要包括①诱导肾小管上皮细胞坏死或凋亡：马兜铃酸可以直接损害肾小管上皮细胞，特别是近端小管上皮细胞，导致细胞凋亡或坏死，进而导致间质纤维和瘢痕形成。②刺激肾间质成纤维细胞增生或活性增高：马兜铃酸可直接刺激成纤维细胞增生，使其活性增高，而导致间质纤维化。③引起肾小管上皮细胞转分化：马兜铃酸Ⅰ可诱导肾小管上皮细胞发生转分化，转变为肌成纤维细胞，产生Ⅲ型胶原，增加细胞外基质，进而促进肾间质纤维化的发生与发展。④与 DNA 形成加合物：马兜铃酸在体内形成活性代谢产物马兜铃酰胺，马兜铃酰胺可与细胞核 DNA 及细胞内蛋白质结合形成加合物，加合物的生成会影响细胞的生长、代谢和功能。⑤内质网应激反应：马兜铃酸作用于人近端肾小管上皮细胞后，可增强真核细胞翻译启始子 -2a（eIF2a）磷酸化，增加 X 盒结合蛋白 -1（XBP1）mRNA 剪接，使葡萄糖调节蛋白 78（GRP78）和增强子结合蛋白同源蛋白（CHOP）基因表达上调，从而引起细胞凋亡。

4. 中药损害血管壁　马兜铃酸可以损伤肾血管壁，造成管壁增生、增厚，管腔狭窄，引起缺血，特别是间质的慢性缺血，最终导致肾小管萎缩及间质纤维化。

5. 中药致溶血反应　海马、蜈蚣、水蛭、皂荚等均能引起溶血反应，而造成肾功能损害。如蜈蚣中溶血蛋白质的溶血作用，可直接引起急性肾皮质坏死，造成急性肾小管损伤；组胺样物质能使平滑肌痉挛，毛细血管扩张及通透性增加，还可致敏，对于急性肾衰竭起了促进作用。

（三）动物实验研究

1. 马兜铃酸　广防己、关木通、寻骨风等中药中均含有马兜铃酸，马兜铃酸导致急性肾衰竭常具有以下特点：短期（甚至 1 次）内大剂量服药史，常有消化、血液、神经系统表现及肝功能损害等。表现为非少尿（或少尿）性急性肾衰竭，尿素氮和肌酐迅速上升；病理表现为皮髓交界为主的急性肾小管坏死，肾小管严重受损，病变累及各段肾小管，表现为尿糖、低渗尿、尿 NAG 酶升高和尿量增加等。肾间质浸润细胞少，未见水肿、增宽、纤维化等现象。肾小球病变不明显,仅表现为轻度系膜基质增生和部分毛细血管袢开放欠佳。肾血管基本正常,可见个别血管内皮细胞增生;髓质区部分管周毛细血管内可见大量红细胞。

小鼠一次性腹腔注射 20mg/kg 马兜铃酸,14 天内可见近曲小管上皮细胞凋亡,内质网空泡,线粒体呈水肿状态,第 5 天可见少量胶原纤维;病理检查可见以下变化:少量肾小管扩张 - 小管上皮细胞脱落 - 蛋白质管型的形成 - 部分小管上皮细胞完全坏死脱落且管内无残留物 - 间质增生和纤维化;平滑肌动蛋白 α-SMA 表达增强。雄性小鼠口服 30mg/kg 马兜铃酸,肾小球滤过率降低,血肌酐含量增加,引起急性肾衰竭。大鼠每日灌胃 60g/kg 关木通,连续 3 天及 5 天,可致急性肾衰竭,出现高氮质血症、近端及远端肾小管功能障碍,组织形态学检查可见急性肾小管坏死,主要病变部位为皮髓交界处。分别以 50mg/kg、100mg/kg、200mg/kg 给大鼠灌胃关木通中的马兜铃酸 I,连续 3 天,所造成的急性肾功能异常和肾脏组织形态学病变特征与关木通相似,认为马兜铃酸 I 是关木通的主要肾毒性成分。新西兰兔每日腹腔注射马兜铃酸 0.1mg/kg,每周 5 天,连续 17~21 个月,出现肾间质纤维化、近端肾小管上皮扁平等。以 0.02g/L、0.04g/L、0.08g/L 的马兜铃酸 I 作用 24 小时,可诱导猪肾小管上皮细胞系(LLC-PKI)细胞凋亡,且呈浓度依赖性。将不同浓度的马兜铃酸(5mg/L、10mg/L、20mg/L、40mg/L)分别加入人肾小管上皮细胞(HKC)培养液中,作用 48 小时,较低浓度(10mg/L)马兜铃酸对 HKC 有轻度促分化作用,而高浓度(40mg/L)马兜铃酸则引起 HKC 细胞凋亡。

马兜铃酸可上调肾小管上皮细胞 TGF-β1 表达,诱导细胞凋亡从而引起肾小管上皮细胞损伤,刺激细胞转化为肌成纤维细胞,产生 I、III 型胶原,进而造成肾间质炎症及纤维化。慢性马兜铃酸肾病的发病,还与马兜铃酸上调 HK-2 及人肾间质成纤维细胞(hRIFs)的 TGF-β 纤溶酶原激活物抑制物 1(PAI-1)和金属蛋白酶组织抑制物 1(TIMP-1)的 mRNA 表达,并上调 hRIFs 细胞 I 型胶原的 mRNA 表达有关。马兜铃酸还可损伤肾血管壁,表现出管壁增生、增厚,管腔狭窄,引起缺血,特别是间质的慢性缺血,最终导致小管萎缩及间质纤维化。

中药的体外肾细胞毒性研究表明,马兜铃酸能对 HK-2 细胞产生明显的抑制作用,使细胞收缩、变圆甚至脱壁死亡,功能性指标 LDH 和 NAG 酶释放率升高,且存在时效和量效关系。马兜铃酸对肾细胞产生的氧化应激损伤表现为 SOD、GSH-Px、GSH 活力的明显下降和 MDA、ROS 含量明显增加,最终引起细胞的凋亡,凋亡过程中还存在 Cas3 酶的激活、DNA 的断裂、内质网应激作用等。

2. 苍术 猪离体肾脏切片(200μm),用不同浓度的苍术苷(200μmol/L、500μmol/L、1.0mmol/L、2.0mmol/L),在 37℃孵育 3 小时,肾脏切片的乳酸脱氢酶(LDH)及碱性磷酸酶(ALP)释放增加。当苍术苷的浓度高于 200μmol/L 时,肾切片的还原型谷胱甘肽(GSH)及 ALP 都明显耗竭。若苍术苷浓度≥500μmol/L,肾切片的糖异生会出现明显抑制。

3. 其他可引起肾损伤的中药相关实验研究见表 17-1。

表 17-1 其他可引起肾损伤的中药相关实验研究

中药	相关实验研究结论
雄黄	小鼠连续灌胃 0.2g/kg 雄黄 6 周，可见肾近曲小管出现脂肪样变性，间质充血并有炎性浸润 大鼠连续灌胃 0.25g/kg 雄黄 6 周，可见肾小球充血明显，细胞数增多，少数肾小囊内有新月体形成，使肾小囊狭窄；近曲小管上皮细胞水肿，部分上皮细胞坏死脱落，间质血管充血，肾小管重吸收和排泄功能下降，但无明显炎性细胞浸润
鱼胆	30 只大鼠分别灌胃青鱼胆 6.9ml/kg、4.6ml/kg 和 2.3ml/kg，每 3 天 1 次，连续 5 次后，有 23 只大鼠先后死亡。死亡大鼠可见肾近曲小管上皮广泛坏死，细胞器溶解消失。远曲小管也有散在坏死，呈急性中毒性肾小管坏死。免疫组化检测显示，肾 ALP 酶活性显著降低，甚至无活性；血 BUN 显著升高
雷公藤	雷公藤甲素可致小鼠肾小球囊壁层上层增生，甚至肾小球损伤，体积缩小，细胞成分减少，囊腔内蛋白性液体漏出。 雷公藤可致大鼠肾小管内出现均匀红染物质，肾小管上皮浊肿，间质内淋巴细胞增多、血管扩张，部分肾小球囊扩张，毛细血管球缺血
朱砂	大鼠灌胃朱砂 1g/kg，连续 6 周，可见肾近曲小管有浊肿及脂肪样变性，间质内充血并有炎性细胞浸润
白降丹	小鼠灌服白降丹 0.8mg，可致肾脏 MDA 含量显著升高，肾小管肿胀、变性、坏死，偶见肾小管管型，且肾小管微绒毛脱落或呈空泡状，上皮的部分细胞器消失，胞核染色质松解，中心部凝结成块
冬凌草	冬凌草醇提物高剂量重复给药（30 天），可能导致大鼠肾脏损伤，但其病变具有可逆性，病变程度与给药剂量有依赖关系

（四）影响因素

1. 中药本身有肾毒性 中药所含毒素成分直接或间接导致肾小管损伤、坏死。如木通引起的肾小管间质肾病；雷公藤致急性肾衰竭等。

2. 用药量过大或长期用药造成蓄积中毒 肾脏是体内的大多数药物及其代谢产物的排泄器官，药物剂量过大时，药物不能及时排出体外，使肾组织暴露于高浓度的药物中，而受到损害。一些矿物药如雄黄等，因含有重金属且排泄缓慢，小剂量服用也极易蓄积，导致慢性肾损害。

3. 中西药配伍不当导致肾损害 如山茱萸、五味子等与磺胺类药物合用时，可致后者溶解度降低、析晶造成肾损害；大黄与复方甘草合剂联用，可生成沉淀，损伤肾小管上皮细胞。

4. 炮制或煎煮不当 一些中药毒性较大，需通过炮制降低毒性，如苍耳子需通过炮制去除毒蛋白，若炮制不当，则可造成肾脏损伤。还有一些中药对煎煮时间有要求，如乌头类中药应久煎，以降低其毒性；而山豆根煎煮过久，则可增加毒性。

5. 其他原因 如患者的特殊体质导致过敏反应，从而造成肾脏的损害；中药的污染，导致毒性的产生；自行不当用药等。

（五）防治方法

1. 提高对中医药的正确认识 改变中药无毒副作用的偏见，无论医生或患者都应高度重视中药不良反应的严重性，加强中药知识的宣传与普及，合理使用中药。

2. 加强中药市场的管理　保证药品的质量，提高饮片及其炮制品的质量，选用合理的炮制方法，消除或降低中药毒性。医疗使用单位必须尽可能规范进货渠道，加强中药的质量控制。

3. 注意中药的合理使用　正确掌握中药的剂量和用法，注意中西药联用的相互作用，避免不良反应的发生，做到增效减毒。对婴幼儿、老年人、营养状况差者等特殊人群，应根据具体情况减量使用，或延长给药间隔时间，并做好监测工作，加强对泌尿系统疾病的预防，防止不可逆损害。

4. 配伍减毒　许多具有肾毒性的中药都以复方的形式入药，与其他中药配伍使用，以达到增效减毒的效果。如牡丹皮与关木通配伍，配伍后的溶液能够明显抑制或减轻关木通的肾毒性作用。复方益母胶囊（益母草 480g，当归 240g，川芎 120g，木香 45g）可降低益母草导致的大鼠实验性肾损伤程度，降低其肾毒性。

第二节　中药药源性肾功能障碍与防范

一、临床表现及诊断

（一）临床表现

1. 肾小球功能障碍　肾脏具有强大的贮备能力，当肾小球滤过率（GFR）减少至正常的 35%~50%（临床用内生肌酐清除率来代表 GFR），患者尚能保持无症状，血肌酐正常。随着疾病的发展，当 GFR 降至正常的 20%~35% 时，才发生氮质血症，此时血肌酐已升高，但无临床表现。当肾单位进一步破坏，GFR 降至正常的 10%~20% 时，患者血肌酐显著升高。

2. 肾小管功能障碍

（1）范科尼综合征（Fanconi syndrome）：是遗传性或获得性近端肾小管复合性功能缺陷疾病。近端肾小管承担多种物质重吸收，该疾病可有多种近端小管功能障碍，临床可出现肾性糖尿、全氨基酸尿、磷酸盐尿及碳酸氢盐尿，并相应出现低磷血症、低尿酸血症及近端肾小管酸中毒，并可因此引起骨病（骨痛、骨质疏松及骨畸形），晚期可发展为肾衰竭。

（2）肾性尿崩症：多尿、多饮、烦渴，持续性低渗尿，严重者可失水。实验室检查常表现为失水，血液浓缩，血钠、血氮升高，尿大量增多及稀释，尿比重 1.001~1.005。

（3）血管升压素（ADH）分泌过多综合征：水过多和低钠血症，如食欲缺乏、恶心、呕吐、乏力、嗜睡、精神失常等。体重异常增加，但血压正常，很少有水肿。血清钠 <130mmol/L，血氯化物偏低，血浆渗透压 <270mOsm/kgH$_2$O，伴有尿渗透压升高，>550mOsm/kgH$_2$O，尿钠排出持续增加，且不受水负荷影响，其浓度 >20mmol/L。血和尿 ADH 明显升高，但肾功能及肾上腺皮质功能均正常。

（二）诊断

尿常规、24 小时尿蛋白定量、GFR、血常规、红细胞沉降率、血浆白蛋白、血尿素氮、血肌酐、体液免疫以及心电图、心功能测定、肾 B 超等实验室检查，以助明确诊断。

范科尼综合征的诊断：具备范科尼综合征的典型表现即可诊断，其中肾性糖尿、全氨基酸尿、磷酸盐尿为基本诊断条件。

二、可诱发疾病的中药材（饮片）和中成药

可引发肾功能障碍的中药材（饮片）有木通、防己、青木香、寻骨风、天仙藤等。矿物类中药材（饮片）朱砂含汞、雄黄含砷，长期大量使用朱砂、雄黄，可导致汞、砷等重金属在人体内的蓄积，造成严重的肝、肾功能损害。中成药有龙胆泻肝丸、妇科分清丸、排石颗粒等。

根据引发药源性肾功能障碍的主要毒性物质和毒理特点分类如下：

1. 马兜铃酸类　木通、防己及其相关中成药等的毒性成分为马兜铃酸类，间断小量服用含马兜铃酸数月后，常会出现肾小管功能障碍型马兜铃酸肾病症状。

2. 矿物类　朱砂中毒主要因汞中毒所致，汞具有广泛的毒性作用，可导致血肌酐升高。

三、影响因素

1. 用量过大或疗程过长　中药剂量大，治疗时间长，是药源性肾功能障碍的常见原因。如《中国药典》木通的临床规定用量为每日 3~6g。但从木通中毒事例来看，每日服用总量 10~20g，有人甚至达到 50~200g。中药长期服用造成药物蓄积，亦不能忽视其长期累积所造成的不良反应。

2. 药源品种滥用或误用　正品木通为木通科植物木通等的干燥藤茎，含木通皂苷，利尿作用确切；川木通为毛茛科铁线莲属植物绣球藤等的干燥藤茎。历代本草所载的木通也为木通科植物木通，但曾经商品流通药材为马兜铃科关木通，具有肾毒性。现马兜铃已从《中国药典》中删除。

四、救治方法

1. 常规救治

（1）肾小球功能障碍的常规救治

1）停用肾毒性中药：必要时以肾毒性较小的中药代之。需经肾排泄的药物，肾功能障碍时会在体内潴留，增加其不良反应。应根据中药代谢与排泄途径、内生肌酐清除率等因素，决定中药的使用剂量。

2）对症治疗：积极纠正水、电解质与酸碱平衡，控制氮质血症，防治感染、出血、高血压及心力衰竭等并发症。

3）透析治疗：可根据不同的患者，选择血液透析或是腹膜透析。

（2）肾小管功能障碍的常规救治

1）范科尼综合征的对症治疗：针对酸中毒补充碱剂，常用枸橼酸合剂（枸橼酸 100g，枸橼酸钠 100g，加水至 1 000ml），低钾血症应补充钾盐（枸橼酸钾），低磷血症及低钙血症应补充中性磷酸盐及骨化三醇。服枸橼酸合剂后，可预防肾结石及钙化。

2）肾性尿崩症的对症治疗：补足水分，维持水平衡，减少糖、盐等溶质的摄入。

3）ADH 分泌过多综合征的对症治疗：立即停药，纠正水过多和低钠血症。限制水分摄入，每天进水量控制在 500~800ml；利尿药及高渗盐水输入，仅在严重水中毒时才慎重

使用。

2. 中医药救治方法　中药药源性肾功能障碍在中医中多属于"消渴""虚劳""水肿"等范畴。先天禀赋不足，或因感受外邪或伤于饮食以致肾气受损。肾精亏损，气化无力，开阖失司，清者不升而下泄，浊者不降而内留，清浊相乱，蓄而为患。病变涉及肺、脾、胃、肝、肾等脏腑，因气血精亏而成病。根据临床症状，中药药源性肾功能障碍中医辨证可分为五个证型。

（1）禀赋不足，后天失养：先天禀赋不足，肾精亏损，气化无力以致本病。症见全身虚弱、生长迟缓、身材矮小、鸡胸、手足抽搐，或四肢疼痛、骨骼畸形，舌黯淡、苔黄，脉细弱。治以补肾健脾。方用七福饮加减：人参、熟地黄、当归、白术、何首乌、山药、酸枣仁、炙甘草等。

（2）脾胃虚弱，湿浊中阻：症见胸脘烦闷，时有恶心、泛泛欲呕、纳食欠馨，神疲乏力，舌淡、苔白腻或黄腻，脉细。治以健脾化湿。方用参苓白术散加减：党参、茯苓、白术、山药、薏苡仁、砂仁、陈皮、甘草、白扁豆、莲子、桔梗、生姜、大枣等。

（3）肾阴不足，下焦湿热：症见腰酸腰痛、尿频涩痛，精神疲乏，口干尿黄，舌偏红、苔淡黄而腻，脉细数。治以滋补肾阴，清利湿热。方用二至丸合二妙散加减：女贞子、墨旱莲、黄柏、苍术、白芍、熟地黄、木瓜、麦冬、甘草等。

（4）肝血虚损，肝风内动：症见头痛头昏、视物模糊，口干不欲多饮，四肢麻木或肢体软瘫，或惊厥抽搐，肌肉疼痛，形体消瘦，舌淡红苔薄，脉细小弦。治以养血柔肝，息风定惊。方用三甲复脉汤加减：生地黄、白芍、麦冬、阿胶、火麻仁、龟甲、鳖甲、龙骨、牡蛎、当归等。

（5）脾肾阳虚，水湿逗留：症见面色㿠白或灰黯无华，畏寒肢冷，头晕乏力，腰酸膝软，纳少体倦，夜间多尿、小便清长、下肢水肿，舌淡、苔薄白，脉沉濡细。治以温阳益气，健脾利水。方用济生肾气丸加减：附子、熟地黄、山药、山茱萸、茯苓、泽泻、牡丹皮、车前子、牛膝、肉桂等。

3. 西医药救治方法

（1）用碳酸氢钠纠正酸中毒：服药后血碳酸氢根离子浓度提高，尿中碳酸氢根离子排出量亦增加，故需较大剂量碳酸氢钠。一般为每日 5~10mmol/kg，也有每日达 15mmol/kg 或以上者。重症可并用氢氯噻嗪及限制钠的入量，以减少尿碳酸氢根离子的排泄。

（2）补钾：尿中排泄碳酸氢根离子增加，会加重尿钾的丢失，故需注意补钾。

（3）补充维生素 D：有维生素 D 缺乏表现时也应予以补充。

五、预防方法

1. 加大宣传，重视对中药药源性肾功能障碍的认识及安全用药教育。从小剂量开始，避免长期服用。注意患者的年龄、性别等，对孕妇、儿童及过敏者慎用有毒中药。

2. 临床医师应全面熟悉中药的相关化学结构及性能、临床功效、相互作用及配伍禁忌；药师要发挥专业特长，参与临床中药治疗方案的制订，对患者提出个体化合理用药建议，尽量不使用含肾毒性成分的中药，加强中药不良反应的监测。

第三节　中药药源性急性肾衰竭
（急性间质性肾炎）与防范

一、临床表现及诊断

（一）临床表现

1. 全身过敏表现　药物过敏性急性间质性肾炎常有较为典型的病程：在使用致病药物数日或数周后出现尿检异常、肾功能损害，尿量可减少或无变化，腰痛，一般无高血压和水肿，常伴有全身过敏症状，常见皮疹、发热及外周血嗜酸性粒细胞增多，有时还可见关节痛或淋巴结肿大。但由非甾体抗炎药引起者，全身过敏表现常不明显。

2. 尿化验异常　常出现无菌性白细胞尿（可伴白细胞管型，早期还可发现嗜酸性粒细胞尿）、血尿及蛋白尿。蛋白尿多为轻度，但非甾体抗炎药引起肾小球微小病变时，却可出现大量蛋白尿（>3.5g/d），呈肾病综合征表现。肾小管功能异常则根据累及小管的部位及程度不同而表现不同，可有肾性糖尿、肾小管酸中毒、低渗尿、范科尼综合征等。

3. 肾功能损害　常出现少尿或非少尿性急性肾衰竭，并常因肾小管功能损害出现肾性糖尿、低比重及低渗透压尿。

（二）诊断

近期用药史；药物过敏表现；尿检异常；肾小管及肾小球功能损害。

一般认为有上述表现中前两条，再加上后两条中任何一条，即可临床诊断本病。但非典型病例，必须依靠肾穿刺病理检查确诊。

二、可诱发疾病的中药

可引起药源性肾衰竭的单味中药有蜈蚣、蜂毒、益母草、草乌、使君子、苍耳子、苦楝皮、天花粉、马兜铃、巴豆、白果、大风子、铁脚威灵仙、关木通、朱砂、雄黄、轻粉、蓖麻子、芦荟、斑蝥、瓦楞子、牵牛子、细辛、防己、肉桂、硼砂、大青叶、光慈菇、土荆芥、鱼胆、雷公藤、红茴香、八角茴香、杜衡、千年健等，中成药有雷公藤多苷片、龙胆泻肝丸、当归四逆汤、当归四逆汤加吴茱萸生姜汤、八正散、甘露消毒丹、防己黄芪汤、导赤散、排石汤、口咽宁、六神丸、冠心苏合丸、妇科分清丸、朱砂安神丸、中华跌打丸、速效伤风胶囊、复方斑蝥散、云南白药等。

根据引起急性肾衰竭的主要毒性物质和毒理特点分类如下：

1. 兜铃酸类　关木通、广防己、细辛等马兜铃科植物中含有的马兜铃酸所引起的马兜铃酸肾病，是一类主要表现为肾小管间质损害的特殊类型肾病，能引起近端肾小管刷状缘脱落、肾小管坏死。

2. 苷类　苍耳子中的苍术苷为一种细胞原浆毒，可损害组织细胞，对肾脏产生直接毒害作用。北五加皮含有有毒成分强心苷，牵牛子中含有牵牛子苷，均可刺激肾脏损伤，诱发急性肾衰竭。

3. 重金属　朱砂、升汞、轻粉等中药所含的汞，砒石、砒霜、雄黄等中药所含的砷，铅丹、密陀僧等所含的铅，都是肾毒性最大的重金属。汞、砷、铅进入体内后主要分布于肝和肾，且主要由肾排泄，故对肾脏的损害尤为严重，可致肾间质及肾小管损伤，甚至引起肾衰竭。

4. 蛋白及酶类　蜈蚣中溶血蛋白质的溶血作用，可直接引起急性肾皮质坏死，造成急性肾小管损伤。静脉滴注蝮蛇抗栓酶，使双肾功能严重受损，导致急性肾衰竭。

5. 生物碱类　光慈菇的主要成分为秋水仙碱、异秋水仙碱、β-光秋水仙碱、角秋水仙碱等，秋水仙碱用药过量，可引起血尿、少尿，晚期中毒症状有血尿、少尿及肾衰竭。马钱子毒性成分为士的宁和马钱子碱，可直接损害肾小管上皮细胞。

6. 其他　鱼胆含胆汁毒素，可降低肾脏中细胞色素氧化酶活性，抑制细胞的氧化磷酸化，造成细胞死亡；还可在造成急性肝衰竭后，胆汁毒素取代去甲肾上腺素，造成小血管扩张，肾血灌流量不足，引起少尿或无尿，促使肾衰竭。雷公藤甲素可致小鼠肾小球囊壁层上层增生，甚至肾小球损伤，体积缩小，细胞成分减少，囊腔内蛋白性液体漏出。

三、影响因素

1. 中药的直接损伤作用　引起药源性肾脏损害的中药很多都具有一定的毒性。中药及所含成分吸收进入血液循环，广泛分布于体内，由于肾血流量丰富，肾组织中药物的浓度一般较高，而且肾脏是药物排泄的主要途径，药物的代谢产物以及部分药物原型主要通过肾脏排出体外。肾小管的排泄和重吸收作用使药物的毒性成分及其毒性代谢产物在肾小管上皮细胞内或刷状缘部位的浓度高出血浆几倍至几十倍，可能达到局部细胞中毒浓度，所以容易对肾脏造成损害，引起肾小管细胞缺氧、通透性改变，或抑制酶的活性，干扰肾小管细胞的能量代谢，使肾小管和乳头广泛坏死，从而引起肾损伤。特别是用药剂量过大、用药时间过长时，其损害更严重。

2. 药物对泌尿道的刺激作用　有刺激作用的中药、成分或其代谢产物，经过肾脏排泄时，对泌尿道产生刺激作用，引起膀胱和/或尿道的炎症反应，从而引起尿频、尿急、尿痛、小腹坠胀疼痛等刺激症状。有些病例若伴有泌尿道感染，则刺激症状加重。如斑蝥、壮骨关节丸等中药，可引起尿频、尿急、尿痛等尿道刺激症状。

3. 药物引起的变态反应　中药成分复杂，而且临床又以复方为主，其成分的复杂性可想而知。其中有些成分具有抗原性，其本身为完全抗原或部分抗原。当过敏体质的患者应用具有抗原性成分的中药后，即可引起变态反应，通过免疫复合物型或迟发型变态反应，引起过敏性肾小球肾炎或间质性肾炎。

四、救治方法

1. 常规救治　去除过敏原后，多数轻症病例可自行缓解。

2. 中医药救治方法　中药药源性急性间质性肾炎，在中医中多属于"腰痛""尿血""淋证""关格"等范畴。根据临床症状，对中药药源性急性间质性肾炎中医辨证分为四个证型。

（1）热毒炽盛：感受毒热之邪，蕴结三焦，伤及脏腑，阻滞气机，致肾失开阖，膀胱气化失司，脾胃升降失调而为病。症见寒战高热，腰部疼痛，小便短赤、热涩不利，头痛神昏，口干喜饮，脉弦滑数，舌质红绛、苔多黄燥；或伴皮肤斑疹隐隐，或伴皮肤黄染，或伴腹胀腹痛，恶心呕吐，大便秘结，或伴关节疼痛。治以清热解毒，凉血化斑。方用清瘟败毒饮加减：石膏、生地黄、水牛角、黄连、栀子、黄芩、知母、赤芍、玄参、牡丹皮、连翘、竹叶、猪苓、甘草等。

（2）湿热蕴结：症见腰痛，小便黄赤，溲短尿浊，尿频、尿急、尿痛，渴不思饮，舌质微红、苔黄腻，脉滑数，或伴发热恶寒，或伴便溏不爽。治以清热利湿，泻火通淋。方用八正散加减：瞿麦、萹蓄、通草、石韦、滑石、生地黄、黄柏、栀子、大黄、白茅根、车前子、墨旱莲等。

（3）阴虚火旺：症见腰酸痛，小便短赤带血，头晕乏力，五心烦热，口干喜饮，舌质红、苔薄白或微黄，脉沉细数。治以滋阴降火，凉血止血。方用知柏地黄丸合小蓟饮子加减：知母、黄柏、熟地黄、山药、山茱萸、茯苓、泽泻、牡丹皮、小蓟、滑石、蒲黄、淡竹叶、藕节、栀子等。

（4）脾肾两虚：症见面色无华，神疲乏力、腰膝酸软，腹胀纳差或恶心欲呕，口干多饮，夜尿频多，或小便清长，舌质淡胖，苔薄白，脉沉细无力。治以健脾益肾，补气养血。方用济生肾气丸合四君子汤加减：熟地黄、山药、山茱萸、茯苓、泽泻、牡丹皮、附子（制）、党参、白术、甘草、牛膝、车前子、仙茅等。

3. 西医药救治方法

（1）抗感染治疗：尽早作痰、血、尿等细菌培养，有针对性地选择使用抗生素。如溶血性链球菌、金黄色葡萄球菌、肺炎链球菌等革兰阳性菌感染，可选用青霉素、红霉素治疗，而革兰阴性菌所致的败血症则以大肠埃希菌、变形杆菌、产气肠杆菌、铜绿假单胞菌最多见，且常夹杂其他细菌感染，应选用抗菌谱广的抗生素，如红霉素、氯霉素、林可霉素、克林霉素、头孢唑林、头孢拉定等肾毒性小的药物，清除感染病灶。

（2）肾上腺皮质激素治疗：药物过敏性急性间质性肾炎重症病例可使用糖皮质激素（如泼尼松每日 30~40mg，病情好转后逐渐减量，共服 2~3 个月），重症可先用冲击疗法，用地塞米松 10mg，或甲泼尼龙 0.5~1g 加入 250ml 葡萄糖注射液中静脉滴注，连用 3 天后改为泼尼松龙口服。轻症患者可逐渐自行缓解。自身免疫性疾病、药物变态反应等免疫因素介导的间质性肾炎，可给予激素及免疫抑制剂治疗。

（3）血管扩张剂与利尿剂治疗：对排尿困难、少尿、无尿者，宜及早应用。常选用莨菪类药物（如山莨菪碱、东莨菪碱）10mg 或酚妥拉明 5~10mg 加液体静脉滴注，扩张血管，增加肾血流量。呋塞米和甘露醇对于早期少尿的急性间质性肾炎亦有一定疗效，可酌量使用。

（4）透析治疗：血肌酐明显升高或合并高钾血症、心力衰竭、肺水肿等有血液净化指征者，应行血液净化治疗。

（5）治疗急性肾衰竭：急性肾衰竭少尿期选用渗透性利尿药（甘露醇、山梨醇）、强效利尿药（如呋塞米）或利尿合剂利尿，必要时可进行腹膜透析或血液透析；多尿期注意纠正电解质平衡失调，防止并发症。

（6）抗过敏：对变态反应所引起的泌尿系统疾病，应及时应用抗过敏药物，可选用糖皮质激素，如氢化可的松、地塞米松、泼尼松等；若患者合并皮肤黏膜的过敏反应，还可选用抗组胺药物，如苯海拉明、异丙嗪、氯苯那敏等。

五、预防方法

1. 谨慎用药　药源性肾衰竭的防治，首先在于谨慎用药，严格把握适应证，避免禁忌证。坚持辨证施治、以法统方、避免滥用。应用秘方、验方也应该在医生的指导下进行；中药应用前应进行规范的炮制，并选择正确的给药途径、给药方法和剂型；注意用药剂量和用药时间，避免大剂量用药和长期用药；过敏体质的患者特别是有药物过敏史的患者，应用具有抗原性的中药时应谨慎，并注意观察。如磺胺类药物与有机酸含量高的中药（乌梅、山楂、五味子、山茱萸及乌梅丸等）合用，大量的有机酸使尿液偏酸性，使磺胺类药物特别是其乙酰化产物在尿液中的溶解度降低，易在肾小管中析出结晶，阻塞和损伤肾小管。

2. 加强基础性研究，开展中药导致肾病的发生率、中药品种、疾病的类型及疾病转归等流行病学研究，筛选出对肾损害敏感的特异性体质的人群。

第四节　中药药源性急性肾小球肾炎与防范

一、临床表现及诊断

（一）临床表现

1. 水肿　80%以上患者均有水肿，水肿先从眼睑或下肢开始，继及四肢和全身。轻者仅眼睑或足胫水肿，重者全身皆肿，甚则腹大胀满，气喘不能平卧。更严重者可见尿闭、恶心呕吐、口有秽味、鼻衄牙宣，甚则头痛、抽搐、神昏、谵语等危象。

2. 尿异常　几乎全部患者均有肾小球源性血尿，约30%患者可有肉眼血尿，常为起病首发症状和患者就诊原因。可伴有轻、中度蛋白尿，少数患者（<20%患者）可呈肾病综合征范围的大量蛋白尿。尿沉渣除红细胞外，早期尚可见白细胞和上皮细胞稍增多，并可有红细胞管型。

3. 高血压　约80%患者出现一过性轻、中度高血压，常与水、钠潴留有关，利尿后血压可逐渐恢复正常。少数患者可出现严重高血压甚至高血压脑病。

4. 肾功能异常　患者起病早期可因肾小球滤过率下降，水、钠潴留而尿量减少，少数患者甚至少尿（<400ml/d）。肾功能可一过性受损，表现为血肌酐轻度升高。多于1~2周后尿量渐增，肾功能于利尿后数日可逐渐恢复正常。

5. 充血性心力衰竭　常发生在急性肾炎综合征期，严重水、钠潴留和高血压为重要的诱发因素。患者可有颈静脉怒张、奔马律和肺水肿症状，常需紧急处理。老年患者发生率较高（可达40%），儿童患者少见（<5%）。

6. 免疫学检查异常　起病初期血清C3及总补体下降，8周内渐恢复正常，对诊断本病意义很大。患者血清抗链球菌溶血素"O"滴度升高。部分患者起病早期循环免疫复合物可呈阳性。

（二）诊断

1. 短期内发生血尿、蛋白尿、尿少、水肿、高血压等典型病例，严重时呈肺淤血或肺水肿，即可诊断为急性肾炎综合征。

2. 临床表现不显著者，须连续多次尿常规检查，根据尿液典型改变及补体动态改变作出诊断。

3. 仅有链球菌感染史而尿液检查基本正常者，必要时需作肾穿刺活检。

二、可诱发疾病的中药

引发药源性肾小球肾炎的植物类中药有草乌、苍耳子、半夏、相思子、芦荟、牵牛子、土荆芥油、臭梧桐、盐肤木、苦楝皮、山慈菇、胖大海、马钱子等，矿物类中药有朱砂、炉甘石等，动物类中药有全蝎、水蛭、蕲蛇等。引发药源性肾小球肾炎的中成药有三黄片、云南白药、壮骨关节丸、牛黄解毒片、中华跌打丸等。

根据引起药源性肾小球肾炎的主要毒性物质和毒理特点分类如下：

1. 生物碱类　草乌主要毒性物质为乌头碱、中乌头碱、次乌头碱，可导致口唇、四肢麻木，心悸胸闷、头晕、乏力、少尿、水肿、管型尿、蛋白尿。山慈菇中含秋水仙碱，其本身无毒，进入人体后迅速氧化成二秋水碱，则有剧毒。马钱子含有的士的宁刺激兴奋血管运动中枢，使血管平滑肌张力增高，血压上升，导致肾血流量减少，肾小管上皮可因缺血、缺氧而坏死。

2. 苷类　苍耳子中毒主要由于苍耳子苷引起，对泌尿系统具有毒性作用，可使肾曲小管上皮肿胀，肾小球基底膜损伤，肾功能损害。牵牛子中含有牵牛子苷，大量服用可刺激肾脏使肾脏充血，损伤肾小球基底膜，发生血尿、蛋白尿等。

3. 矿物类　朱砂中毒主要因汞中毒所致。炉甘石主要成分为碳酸锌，也具有毒性及肾毒性，误服过量可引起恶心、呕吐、紫蓝色呕吐物、腹泻、便血、头昏、头痛、视力障碍、抽搐、昏迷、休克、蛋白尿及血尿等。

4. 其他类　盐肤木是具有毒性及肾毒性的物质，其毒性成分主要为漆酚或鞣质。全蝎毒性成分主要为蝎毒。

三、影响因素

1. 用药剂量和用药时间　如草乌用量为 3~6g，入酒、散 1~3g，用量过大容易引起中毒。朱砂入丸散或研末冲服，每次 0.3~1g。生半夏、盐肤木、苦楝皮等超剂量服用均可导致中毒。还应注意用药时间，不宜长期连续用药，易造成药物蓄积中毒。

2. 炮制不当　如草乌为毒性中药，应用前必须按照《中国药典》规定进行规范炮制，经过炮制可减少其毒性成分双酯类生物碱的含量，降低毒性。朱砂含有汞，严禁火煅，火煅则析出水银，毒性加剧。

四、救治方法

1. 常规救治　本病治疗以休息及对症治疗为主。急性肾衰竭患者可予透析治疗，待其自然恢复。本病为自限性疾病，不宜使用糖皮质激素及细胞毒性药物治疗。

急性期应卧床休息，待肉眼血尿消失、水肿消退及血压恢复正常后逐步增加活动量。急性期应予低盐（每日 3g 以下）饮食。肾功能正常者不需限制蛋白质摄入量，但肾功能不全时可考虑限制蛋白质摄入，并以优质动物蛋白为主。明显少尿者应注意控制液体摄入量。

2. 中医药救治方法　中药药源性肾小球肾炎在中医中多属于"水肿"等范畴。其发病过程多与肺、脾、肾等脏腑功能失调有关。肺失通调、脾失转输、肾失开阖、膀胱气化不利，导致体内水液潴留，泛滥肌肤。根据临床症状，对中药药源性肾小球肾炎中医辨证分为六个证型。

（1）风水泛滥：风邪外袭，内舍于肺，肺失宣降，水道不通，以致风遏水阻，风水相搏，流溢肌肤，发为水肿。症见眼睑浮肿，继则四肢及全身皆肿，来势迅速，多有恶寒、发热、肢节酸楚、小便不利，伴咽喉红肿疼痛，舌质红，脉浮滑数。治以疏风清热，宣肺行水。方用越婢加术汤加减：麻黄、生石膏、白术、甘草、生姜、大枣等。

（2）湿毒浸淫：肌肤痈疡疮毒未能清解消透，疮毒内归脾肺，导致水液代谢受阻，溢于肌肤，而成水肿。症见眼睑浮肿、延及全身、小便不利，恶风发热，舌质红、苔薄黄，脉浮数或滑数。治以宣肺解毒，利湿消肿。方用麻黄连翘赤小豆汤合五味消毒饮加减：麻黄、杏仁、桑白皮、连翘、赤小豆、金银花、野菊花、蒲公英、紫花地丁、紫背天葵等。

（3）水湿浸渍：水湿之气内侵，或平素饮食不节，过食生冷，使脾为湿困，失其健运之职，致水湿停聚不行，泛于肌肤而成水肿。症见全身水肿、按之没指、小便短少、身体困重，胸闷、纳呆、泛恶，苔白腻，脉沉缓。治以健脾化湿，通阳利水。方用五皮饮合胃苓汤加减：桑白皮、陈皮、大腹皮、茯苓皮、生姜皮、白术、茯苓、苍术、厚朴、猪苓、泽泻、肉桂等。

（4）湿热壅盛：湿热久羁，或湿郁化热，中焦脾胃失其升清降浊之能，三焦为之壅滞，水道不通，而成水肿。症见遍体浮肿、皮肤绷紧光亮，胸脘痞闷，烦热口渴，小便短赤、大便干结，舌红苔黄腻，脉沉数或濡数。治以分利湿热。方用疏凿饮子加减：羌活、秦艽、大腹皮、茯苓皮、生姜皮、泽泻、木通、椒目、赤小豆、商陆、槟榔等。

（5）脾阳虚衰：脾阳不足，运化失司，水湿停聚，泛溢肌肤而成水肿。症见身肿、腰以下为甚、按之凹陷不易恢复，脘腹胀闷，纳少便溏，面色不华、神倦肢冷，小便短少，舌质淡、苔白腻或白滑，脉沉缓。治以温运脾阳，以利水湿。方用实脾饮加减：干姜、附子、草果仁、白术、茯苓、炙甘草、生姜、大枣、大腹皮、茯苓、木瓜、木香、厚朴等。

（6）肾阳衰微：肾阳亏耗，不能化气行水，膀胱气化失常，开阖不利，水液内停，形成水肿。症见面浮身肿、腰以下尤甚、按之凹陷不起、心悸、气促、腰部酸重，尿量减少，四肢厥冷，怯寒神疲、面色灰滞，舌质淡胖、苔白，脉沉细或沉迟无力。治以温肾助阳，化气行水。方用济生肾气丸合真武汤加减：熟地黄、山药、山茱萸、茯苓、泽泻、牡丹皮、附子、肉桂、白术、车前子、生姜、牛膝等。

3. 西医药救治方法

（1）对症治疗：包括利尿消肿、降血压、预防心脑并发症的发生。休息、低盐和利尿后高血压控制仍不满意时，可加用降压药物。

（2）透析治疗：少数发生急性肾衰竭而有透析指征时，应及时给予透析治疗以帮助患者度过急性期。由于本病具有自愈倾向，肾功能多可逐渐恢复，一般不需要长期维持透析。

五、预防方法

1. 加强宣传教育，防止误服　如苍耳子中毒的病例以儿童较为多见，多为误服苍耳子的果实和芽所致。山慈菇的生药形态与土贝母相似，易误服导致中毒。应进行必要的宣传教育，使人们认识到一些中药的毒性及对身体的危害。

2. 有过敏史或家族过敏史者，合理选择药物，以防止不良反应的发生　如胖大海无毒，但可引起肾脏损害，可能是通过免疫复合物型或迟发型变态反应引起过敏性肾小球肾炎。三黄片、云南白药、牛黄解毒片引起血尿的具体机制还不十分清楚，可能是中药的过敏反应所致，过敏体质者应慎重选用。用药期间注意观察，一旦有不良反应，应立即停药。

3. 严格掌握用药剂量，避免大剂量长期用药。

第五节　其他中药药源性泌尿系统疾病与防范

一、临床表现及诊断

（一）临床表现

1. 中药药源性血尿的临床表现　中药引起的血尿，特点是血尿多数在用药后 2 天内发生，少数用药 4 天后出现血尿。轻者表现为镜下血尿，重者表现为肉眼血尿，有时伴有发热、皮疹、腰痛等。停药后血尿很快消失，多为药物过敏所致。

2. 中药药源性尿潴留的临床表现　由于药物作用引起膀胱尿液排出障碍，称之为药物性排尿困难，可表现为尿线变细、无力、射程缩短、排尿时间延长或尿终滴沥不尽等不同症状。严重者尿液潴留于膀胱中而不能排出称尿潴留。药物性排尿困难和尿潴留多发病急、病情重。

（二）诊断

1. 血尿的诊断　小便中混有血液或夹有血丝。实验室检查，小便在显微镜下可见红细胞。

2. 尿潴留的诊断

（1）小便不利，点滴不畅，或小便闭塞不通，尿道无涩痛，小腹胀满。

（2）凡小腹胀满，小便欲解不出，触叩小腹部膀胱区明显胀满者，是为尿潴留；若小便量少或不通，无排尿感觉和小腹胀满，触叩小腹部膀胱区也无明显充盈征象，多属肾衰竭引起的少尿或无尿。

（3）结合肛门指诊、B 超、腹部 X 线摄片、膀胱镜、肾功能检查等，以确定是肾、膀胱、尿道还是前列腺等疾病引起的尿潴留。

二、可诱发疾病的中药

引起中药药源性血尿的植物类中药有苍耳子、牵牛子、山慈菇、胖大海、益母草、枸杞子、雷公藤、光慈菇等，动物类中药有斑蝥、鱼胆等，矿物类中药有砒霜、明矾、朱砂、轻粉、白降丹、雄黄等。中成药有牛黄解毒片、妇科千金片、藿香正气液、骨筋丸、壮骨关节丸、三黄片、喉舒宁片、九制大黄丸、六味安消胶囊、血塞通、云南白药、炎琥宁注射液、鱼腥草注射液、双黄连粉针剂、复方丹参滴丸、脉络宁注射液、葛根素注射液、川芎嗪注射液、清开灵注射液、注射用七叶皂苷钠、穿心莲片、中华跌打丸、槟榔四消丸、金牡蛎、消栓灵注射液、中联强效片、血塞通注射液、万通筋骨片等。

引起中药药源性尿潴留的中药有熊胆、番泻叶、马钱子、心可舒、穿琥宁、复方桔梗片等。

根据引起其他药源性泌尿系统疾病的主要毒性物质和毒理特点分类如下：

1. 苷类　苍耳子有毒，其毒性成分主要为苍耳子苷，苍耳子苷为一种细胞原浆毒，可损害组织细胞，引起毛细管壁通透性增加，肾小球基底膜损伤，肾功能损害，血尿等症出现。牵牛子含有牵牛子苷，在肠内遇胆汁分解出牵牛子素，其具有强烈的刺激作用，药物吸收后，大部分由肾脏排泄，大量服用后可刺激肾脏使肾充血，损伤肾小球基底膜，发生血尿、蛋白尿、管型尿等。

2. 矿物药

（1）含汞矿物药主要有朱砂、轻粉、白降丹等，一般仅作外用，常以汞化物形式存在，朱砂主要成分是硫化汞，汞是肾毒性最大的重金属之一。汞离子对酶蛋白的巯基有特殊的亲和力，能与巯基结合，从而抑制酶的活性，使组织细胞的正常代谢受到干扰，引起组织损害。进入体内的汞，主要分布于肝、肾，而且 70% 的汞由肾脏排泄，对肾脏的损害尤为突出。

（2）含砷矿物药有砒石、雄黄、代赭石等，其毒性成分主要是三氧化二砷即"砒霜"，其原浆毒作用可使肾脏发生损伤，发生血尿等症。

（3）含铅矿物药主要有铅丹、密陀僧等。铅是泛嗜性毒物，在体内的蓄积可致使肾脏损伤。

3. 生物碱类　光慈菇的主要成分为秋水仙碱、异秋水仙碱、β- 光秋水仙碱、角秋水仙碱等，秋水仙碱用药过量可引起血尿、少尿，晚期中毒症状有血尿、少尿及肾衰竭等。雷公藤主要含有雷公藤定碱、雷公藤春碱等，可损害肾小管和肾间质，发生血尿和肾衰竭等症。

4. 其他类　斑蝥含斑蝥素，有剧毒，在胃肠道吸收，主要通过肾脏排泄，对肾组织有严重的刺激和损伤作用，可引起肾小球变性、肾小管出血，表现为泌尿道刺激症状和血尿、蛋白尿、管型尿等，严重者甚至引起急性肾衰竭。

三、发病机制

药源性血尿发生机制较为复杂，同一药品对不同患者有可能因作用机制不同，而产生不同程度的肾损伤。药品致肾损伤的部位主要有肾血管系统、肾小球、近端肾小管、集合管以及包含这些部位的肾髓质间质，而药品引起肾损伤的机制主要包括①直接作用：药品直接损害肾细胞，其毒性作用与药品浓度及剂量直接相关；②间接作用：药品通过影响肾细胞代谢过程或造成尿路梗阻导致肾损伤；③过敏反应介导：中药致敏引起的急性间质性肾炎、免疫复合物肾炎及抗肾小球基膜肾炎等。

四、影响因素

1. 患者因素　①个体差异：具有过敏体质的患者，出现过敏反应通常与药品质量及用药剂量无关，在正常剂量或小于正常剂量的情况下即可发生严重的过敏反应，如患者有口服丹参过敏史，口服含丹参的心可舒片之后出现过敏反应；②性别因素：女性对药物的敏感性较男性大，尤其是月经期、妊娠期、哺乳期，用药剂量宜小；③年龄因素：患者年龄越大，药品不良反应的发生率越高，大于60岁，药品不良反应发生率为15.4%，大于80岁，药品不良反应发生率为25%。

2. 中药因素　中药品种混乱或品质差异，同一品种中药材其来源、产地、采收季节、加工方法、药用部位的不同，都会导致化学成分的差异。中药的霉变与污染也可导致中药材的质量下降，甚至引起不良反应；胖大海的陈货和新货混在一起，梅雨季节保管不当中药发霉，调配时未发现，出售给患者，致患者发生血尿的不良反应。

3. 用药因素　使用含有毒成分的中药，剂量过大，疗程过长，炮制、制剂工艺不合理，配伍不合理，服法不当，辨证不当医生误诊或未严格遵循中医辨证论治法则，导致用药不对症，盲目合用中西药，如山楂、五味子、乌梅、山茱萸与磺胺类药物合用会引起血尿。有药物蓄积的情况，由于中药在体内排泄的时间不同，一些排泄缓慢的中药，若用药时间较长，则易在体内蓄积，即使其用量不大，但由于长期蓄积亦可导致肾损伤；如朱砂及一些含有朱砂的中成药，可致汞毒性肾损伤。

4. 其他原因　中药使用不当，如轻信游医偏方、秘方。不明药性，盲目用药，如南方民间常将鱼胆作为"清凉药物"，一些患眼病患者服用鱼胆后，出现肾功能损害甚至死亡。还有孕妇自服斑蝥堕胎，结果致急性肾衰竭。

五、救治方法

1. 常规救治　一旦发现血尿，应立即根据病情及肾脏受损程度，采取减量、停药或更换中药等措施。对于尿潴留患者的治疗，用药前，对老年患者，特别是男性患者要全面掌握病史病情后再谨慎用药。用药时，尽量避免抗胆碱药与抗组胺、抗精神药等联用，因其不良反应可发生相加。嘱咐患者安神镇静，增强排尿自信心；立即停用有关中药，并迅速应用其拮抗药解救。

2. 中医药救治方法　中药药源性血尿在中医中多属于"血证""血淋"等范畴。其发病过程多与肾、膀胱等脏腑功能失调有关。肾与膀胱气化失司，水道不利而致血淋或尿血。根据临床症状，对中药药源性血尿中医辨证分为两大证。

（1）尿血

1）下焦热盛：下焦热盛，火热熏灼，迫血妄行而致尿血。症见小便黄赤灼热、尿血鲜红，心烦口渴、面赤口疮、夜寐不安，舌质红，脉数。治以清热泻火，凉血止血。方用小蓟饮子加减：小蓟、生地黄、藕节、蒲黄、栀子、木通、竹叶、滑石、甘草、当归等。

2）肾虚火旺：症见小便短赤带血，头晕耳鸣、神疲，颧红潮热，腰膝酸软，舌质红、脉细数。治以滋阴降火，凉血止血。方用知柏地黄丸加减：熟地黄、山药、山茱萸、茯苓、泽泻、牡丹皮、知母、黄柏等。

3）脾不统血：症见久病尿血，或兼见齿衄、肌衄，食少，体倦乏力、气短声低，面色不华，舌质淡，脉细弱。治以补脾摄血。方用归脾汤加减：白术、人参、黄芪、当归、炙甘草、茯神、远志、酸枣仁、龙眼肉、木香、生姜、大枣等。

4）肾气不固：症见久病尿血、血色淡红，头晕耳鸣、精神困惫、腰脊酸痛，舌质淡，脉沉弱。治以补益肾气，固摄止血。方用无比山药丸加减：熟地黄、山药、山茱萸、怀牛膝、肉苁蓉、菟丝子、杜仲、巴戟天、茯苓、泽泻、五味子、赤石脂等。

（2）血淋

1）实证：症见小便热涩刺痛、尿色深红，或夹有血块，疼痛满急加剧，或见心烦，苔黄，脉滑数。治以清热通淋，凉血止血。方用小蓟饮子加减：小蓟、生地黄、藕节、蒲黄、栀子、木通、竹叶、滑石、甘草、当归等。

2）虚证：症见尿色淡红、尿痛涩滞不显著，腰膝酸软，神疲乏力，舌淡红，脉细数。治以滋阴清热，补虚止血。方用知柏地黄丸加减：熟地黄、山药、山茱萸、茯苓、泽泻、牡丹皮、知母、黄柏等。

3. 西医药救治方法

（1）血尿的西医药救治方法

1）对因治疗：使用美司钠，还可应用水化治疗，碱化尿液，纠正电解质平衡，保护肾功能。

2）对症治疗：包括纠正水电解质平衡，补充血容量；严重者，特别是出血性膀胱炎或肾结石所致血尿，可应用止血药如氨基己酸，先用 5g 静脉滴注，继以 1~1.25g/h 维持，24 小时最大量可达 30g，通常 8~12 小时可获得最大效果；出血严重时可输血；如有肾绞痛可用解痉药，如发生肾衰竭应及时进行透析治疗。

（2）尿潴留的西医药救治方法

刺激膀胱收缩排尿，如腹部按摩、热敷、坐浴；消除尿道阻力，用酚妥拉明 10mg 稀释于 10% 葡萄糖液中静脉滴注，以后口服特拉唑嗪 1~2mg/d，直至排尿通畅；药物治疗无效时，可导尿或耻骨上膀胱穿刺抽尿。

六、预防方法

1. 加强对中药材知识的培训　定期组织医药工作者进行中药材相关知识培训，使工作者认识、了解可能引起药源性泌尿系统疾病的中药品种以及引起药源性泌尿系统疾病的主要临床表现，在使用过程中引起注意。

2. 规范用法用量　中药药源性泌尿系统疾病的发生多与用药不当、用药剂量过大或时间过长有关，因此在中药特别是可能引起药源性泌尿系统疾病的中药使用过程中，注意规范使用。朱砂、生汞、轻粉等矿物类中药较易引起药源性泌尿系统疾病，因此在临床中谨慎使用含重金属的矿物类中药；必须使用时，也要严格遵守用法用量，或定期检查肾功能。此外，含马兜铃酸等成分的中药也较易引起药源性泌尿系统疾病，在临床中严禁使用。炮制可破坏毒蛋白成分，含此类成分的中药应避免使用生品。

3. 合理进行药物配伍　中药的合理配伍可以增加疗效，扩大治疗范围，减轻毒性。而药物的不合理配伍，则会增加药物的毒性反应，增加引发药源性疾病的风险。例如，大黄与复方甘草合剂配伍使用，可能引起药源性泌尿系统疾病，应避免同时应用。

4. 建立健全中药不良反应监测体系　大多数药物进入体内后都需要经肾脏排泄，长期应用中药必然会加重肾脏负担，可能引发药源性泌尿系统疾病。因此要建立完善的不良反应监测体系，加强对长期用药尤其是使用可能引起药源性泌尿系统毒性中药材患者以及肾功能不全患者的监测，使中药的不良反应发生率降至最低限度，从而确保用药安全。

参 考 文 献

[1] 龚莹靓，徐健，颜崇淮. 铅的肾脏毒性研究进展. 中国儿童保健杂志，2013，21（10）：1055-1057.

[2] 王璟，莫传丽，却翎，等. 苍耳子不良反应研究进展. 中草药，2011，42（3）：613-616.

[3] 张冰，徐刚. 中药药源性疾病学. 北京：学苑出版社，2001.

[4] 陈娅娟，吴俏银，叶惠兰，等. 马兜铃酸毒理研究进展. 广东药学院学报，2003，19（2）：156-157，160.

[5] 周璐，乔静怡，金若敏，精密肝切片技术在药物研究中的应用，中成药，2013，35（6）：1292-1295

[6] 赵鹏俊，邹永祥. 口服蜈蚣粉致急性肾功能衰竭死亡1例. 中国中药杂志，1998，23（2）：117.

[7] 肖瑛，任进. 马兜铃酸致小鼠急性肾毒性的早期研究. 毒理学杂志，2007，21（4）：337.

[8] 郭建，高福云，周舒. 马兜铃酸肾病的研究进展. 中华中医药杂志，2009，24（9）：1187-1190.

[9] 高双荣，梁爱华，易艳，等. 雄黄中砷的不同形态及其毒性研究进展. 中国实验方剂学杂志，2011，17（24）：243-247.

[10] 郭艳红，谭垦. 雷公藤的毒性及其研究概况. 中药材，2007，30（1）：112-117.

[11] 张倩倩，王爱平，靳洪涛. 中药肾毒性的研究进展. 解放军药学学报，2013，29（6）：558-561.

[12] 郑芳，程心玲. 中药肾毒性分析及概况. 海峡药学，2007，19（9）：117-118.

[13] 范倩倩，孔旭东，邓昂，等. 药源性急性肾损伤研究进展. 中国药物警戒，2015，12（3）：164-168.

[14] 郭晓，王萌，朱彦，等. 中药肾毒性机制研究现状及评价方法研究进展. 中草药，2015，46（23）：3581-3591.

[15] 周倩，姚广涛，金若敏. 中药体外肝肾细胞毒性评价的研究进展. 时珍国医国药，2013，24（3）：718-720.

[16] 李寅超，何永侠，孙曼，等. 冬凌草醇提物的肝肾毒性评价. 中国医院药学杂志，2013，33（10）：764-769.

[17] 焦云涛，高菁，任彬，等. 中草药肝毒性、肾毒性及对策. 世界中医药，2014，9（1）：124-127.

[18] 葛均波，徐永健. 内科学. 8版. 北京：人民卫生出版社，2013.

[19] 杨霓芝，黄春林. 泌尿科专病中医临床诊治. 北京：人民卫生出版社，2000.

[20] 周楠. 常用中草药引起的药物性肾损伤. 中国社区医师（医学专业），2010，12（23）：3-4.

[21] 邢雷，张洁，吴玉波，等. 药物性肾损害的分类及预防研究. 中国药房，2009，20（11）：864-866.

[22] 刘逢芹，李宏建. 中药药源性肾损伤机制概述. 中国药房，2005，16（7）：547-548.

[23] 吴珮，傅秀兰. 范科尼综合征的诊断和治疗. 新医学，2007，38（9）：572-574.

[24] 郭利民. 药源性尿潴留. 家庭医学，2000（2）：25.

[25] 杨树民，杨继章，刘瑞琴，等. 药源性尿潴留367例分析. 医药导报，2006，25（10）：1091-1092.

[26] 白宇明，魏国义，郝近大. 常见20种中药饮片的不良反应分析. 中国药学杂志，2009，44（21）：1673-1675.

[27] 方国祥. 中毒性肾病概述. 中国临床医生，2006，34（12）：4-7.

[28] 方国祥，师晶丽，陈坤支，等. 植物类中草药引起的肾损害. 中国临床医生，2006，34（12）：10-16.

[29] 时林飞，白利华. 药源性血尿的文献复习. 解放军医药杂志，2012，24（2）：37-39.

[30] 陈丽芳，黄淑萍，娄建石. 2 223例药源性血尿不良反应分析. 中国药物警戒，2006，3（6）：346-349.

[31] 海丽萍，杨雪，张惠霞. 515例药源性血尿不良反应分析. 中国药房，2013，24（18）：1696-1698.

[32] 刘坚，吴新荣，蒋琳兰. 药源性疾病监测与防治. 北京：人民军医出版社，2009.

[33] 王永炎. 中医内科学. 上海：上海科学技术出版社，1997.

[34] 方国祥. 动物类和矿物类中药引起的肾损害. 中国临床医生，2006，34（12）：16-17.

第十八章 中药药源性生殖系统疾病与防范

第一节 概　　述

应用中药而引起的以生殖系统症状为主要临床表现的疾病，称为中药药源性生殖系统疾病。中药药源性生殖系统疾病是药源性生殖系统疾病的一种，主要包括妇产科疾病（如闭经、月经不调、性功能障碍、早产、流产、死胎以及不孕症等）及男科疾病（如勃起、射精障碍等性功能障碍及男子不育症等）。

男性生殖系统可分为内生殖器和外生殖器两大部分。内生殖器由生殖腺（睾丸）、输精管道和副性腺组成，外生殖器由阴茎和阴囊组成。睾丸是男性生殖器的主要器官，其中睾丸的曲细精管是产生精子的部位，睾丸间质细胞能够合成和分泌雄性激素，即睾酮、雄烯二酮和脱氢表雄酮。睾丸外有附睾、输精管和与排尿共用的尿道，共同完成输送、贮存和排出精子的作用。其中附睾分泌类固醇等物质，提供精子贮存环境，使精子完成生理性成熟。阴茎是具有勃起功能的重要器官，因其具有排尿功能，也是男子泌尿器官的一部分。

女性生殖系统分为外生殖器（即外阴）、内生殖器（包括阴道、子宫、卵巢、输卵管）。子宫具有维持月经正常周期、孕育胎儿及娩出胎儿的作用，同时也是精子到达输卵管的通道。子宫腔内覆有子宫内膜，在青春期到更年期这段时间里，子宫内膜受卵巢功能影响，有周期性改变并产生月经。卵巢既是女性生殖器官的一部分，又是内分泌腺体，能分泌雌激素等，负责培育卵细胞并直至成熟排出，促进女子性器官发育，准备孕育着床及维持女性特征。输卵管一方面能诱导精子与卵细胞进入管腔，在受精后将孕卵输送至宫腔，以便植入着床；另一方面有自身防御作用，促进输卵管黏膜上皮纤毛运动，以消除腹腔内的异物。

（一）疾病特点

1. 可能是一类与中药原有药理作用不完全相同的反应。有的中药引起生殖系统的病变并非中药的药理作用过度所致，而是一类无法预知的副作用。

2. 中药引起的生殖系统疾病的严重程度，有些与用药的剂量相关，但也有一些与其用药剂量无关。

3. 发生此类疾病时，最直接的处理不是调整剂量，而是应立即停用引起疾病的中药，并根据病情采取相应的措施。

（二）疾病分类

中药药源性生殖系统疾病可以是中药作用于机体引起全身性疾病的反应，也可以是中药直接影响生殖系统功能所致。中药药源性生殖系统疾病有多种临床表现，一般可归纳为两类：

1. 中药药源性性功能障碍　是指由中药不良反应导致的性功能障碍，其在男性表现为性欲低下、勃起障碍、射精障碍（其在临床上主要表现为早泄、性交不射精）以及异常勃起等；在女性见有性冷淡、月经异常以及闭经等。

2. 中药药源性不孕或不育　指因临床使用中药而造成的精子活动或形态异常、阳痿，排卵异常或性激素水平异常等导致的不孕不育，主要表现为不孕。

第二节　中药药源性性功能障碍与防范

一、临床表现及诊断

（一）临床表现

1. 男性性功能障碍　男性性功能的全过程（包括性欲、阴茎勃起、性交、射精和性高潮）五个环节，任何一个环节发生改变，均可影响正常性生活，导致男性性功能障碍。男性性功能障碍分为性欲异常、勃起功能障碍及射精功能障碍。

（1）性欲异常：性欲是在一定刺激下有进行性交的欲望，达到一定程度就会引起阴茎勃起，它受中枢神经系统及内分泌系统控制与调节，个体间差异很大。包括性欲低下和性欲亢进。

（2）勃起功能障碍：主要分为阴茎前型、阴茎型和阴茎异常勃起三大类。阴茎前型是指阴茎具有正常解剖结构，在性兴奋期间虽存在适当的环境与场所并有足够的性刺激，但阴茎不能勃起或勃起硬度与时间不足以达到完成正常性交的能力，其病程持续半年以上者称阳痿，其中心理性阳痿由精神心理因素导致勃起无能，器质性阳痿则通过全身代谢或局部病变引起。阴茎型勃起功能障碍是指阴茎本身解剖异常，不能获得或维持勃起能力。阴茎异常勃起是指没有性刺激及性兴奋情况下，出现的长时间痛性阴茎海绵体勃起，而尿道海绵体及阴茎头无勃起现象。

（3）射精功能障碍：主要分为射精过度与射精缺乏两类，射精过度是各种因素使射精中枢超负荷和过度敏感，即使在非兴奋时也可发生射精或性生活时出现早泄。射精缺乏主要包括精液产生障碍、不射精与逆行射精。

2. 女性性功能障碍　是指女性个体不能参与她所期望的性行为，其在性行为过程中不能得到或难于得到满足，包括性欲减退、性唤起障碍、性高潮障碍、性交痛、阴道痉挛。

（1）性欲障碍：性欲望减退和性厌恶，经常或反复出现对性的反应下降，而导致个人痛苦，拒绝性伴侣的性接触。

（2）性唤起障碍：经常或反复发生不能达到或维持足够性兴奋，常导致性刺激不够，影响阴蒂充血膨胀和阴道分泌物减少。

（3）性高潮障碍：经常或反复出现虽然已达到兴奋期，而难于达到高潮期或缺乏欣快感。

（4）性交痛：反复或经常在性交时发生生殖器疼痛。

（5）阴道痉挛症：反复或经常在性交时，发生阴道外 1/3 处骨盆肌肉不随意的痉挛性收缩，以致阴茎不能插入阴道，常伴有性交痛。

（二）诊断

1. 男性性功能障碍

（1）阳痿的诊断：青壮年男子在性交时，由于阴茎不能有效地勃起，无法进行正常的性生活，排除性器官发育不全，即可诊断本病。

（2）早泄的诊断：在性交之始即行排精，甚至性交前即泄精。

2. 女性性功能障碍

（1）性欲低下：持续或反复出现缺乏（或缺少）对性活动的主观愿望，包括性梦和性幻想；需排除其他精神疾患、人格障碍、躯体疾病或使用药物的情况。性欲低下以心因性为主。

（2）性厌恶：持续或反复出现极度厌恶和回避所有（或几乎所有）与性伴侣之间的性器官接触。

（3）性唤起障碍：女性在性活动的激发过程中甚至到性活动完成时，仍然持续地或反复地、部分地或完全地不能获得或不能维持性兴奋期的阴道润滑和肿胀反应，导致显著的精神痛苦或人际关系困难。

（4）性高潮障碍：性兴趣、性要求、性欲都正常的女性在性活动中接受到足够强度和有效的性刺激，出现了正常的性兴奋期唤起反应（外阴肿胀和阴道润滑），仍持续或反复出现高潮延迟或缺失，只能获得低水平的性快感，很难达到性满足。

（5）性交疼痛：在没有明显器质性疾病情况下，由于阴茎向阴道内插入或在阴道内抽动或性交之后所出现的经常的或反复的阴道局部或下腹部等部位轻重不等的疼痛。性交疼痛包括疼痛和性交不能两种情况，前者是指性交引起的阴道局部或下腹部疼痛。后者是指阴茎不能到达前庭及进入阴道。性交疼痛严重时则往往出现性交不能。

（6）阴道痉挛：在预期、想象或事实上试图向阴道内插入阴茎或类似物时，很快出现严重焦虑，围绕阴道外 1/3 的肌肉发生不自主的痉挛性收缩，导致阴道口关闭，性交中断，甚至连常规的妇科检查也无法进行。

（7）非性交性疼痛：非插入性刺激下引起持续或反复的生殖器疼痛。

二、可诱发性功能障碍的中药

可引起性功能障碍的植物类中药有冬虫夏草、雷公藤、昆明山海棠、丹参、瓜蒌、甘草、西洋参、艾叶、升麻、三七、罂粟、红花、芫花、半夏、槟榔、千里光、紫草、蒲黄、草乌、细辛等，矿物类中药有雄黄、朱砂等，动物类中药有蟾酥、斑蝥、僵蚕、水蛭等；中成药有云南白药、六神丸、六味地黄丸、千柏鼻炎片、昆明山海棠胶囊等。

根据引起性功能障碍的主要毒性物质和毒理特点分类如下：

1. 苷类　长期使用雷公藤总苷可致睾丸结构退行性变和附睾重量减轻，精子数量显著减少，且完全失活。并可使排卵数量及频率减少，子宫重量减轻，使育龄妇女月经减少甚至闭经，血清雌二醇水平下降，卵泡刺激素和黄体生成素水平升高，这主要与抑制卵巢功能有关。

西洋参可致月经失调，经期、经量、经色、经质发生异常。西洋参皂苷具有促进肾上腺皮质激素分泌的作用，影响肾上腺素皮质功能，使其性激素异常；患者存在个体差异，个别患者对西洋参敏感，当药物成分随血液循环作用于肾上腺皮质后，促进细胞分泌脱氢异雄酮、雌二醇等性激素，对卵巢及子宫内膜产生直接或间接影响，引发月经不调。

2. 萜类　甘草可引起阳痿，睾丸、阴茎萎缩以及乳腺异常发育，非哺乳期妇女异常泌乳。甘草中所含有的甘草酸、甘草次酸具有类似肾上腺皮质激素作用，能引起机体肾上腺皮质功能变化，由于肾上腺皮质是机体雄激素的主要来源之一，所以可引起第二特征发育异常；糖皮质激素水平的异常能导致性激素水平的异常，诱发产生药源性的生殖系统疾病。斑蝥中的斑蝥素可使性器官兴奋现象如阴茎勃起，子宫收缩或出血，孕妇流产等疾病产生。昆明山海棠有效成分为雷公藤二萜酸，其生殖毒性在临床已被证实，多种酶被研究并作为其生殖毒性的评价指标。

3. 醌类　丹参中的丹参酮类、丹参醇类物质具有活血化瘀功效，服用本品不当，可造成阴道出血，可能与其有降低血液黏度及抗凝血作用有关。云南白药有较强的活血作用，也可引起阴道出血反应。

4. 其他　朱砂可致妇女月经障碍。升麻可致阴茎异常勃起。三七可引起女性月经增多，个别病例阴茎水肿红痛，龟头部分红斑、表面擦破糜烂。罂粟壳对生殖器功能有抑制作用，长期服用吗啡时，男性的睾酮分泌减少，第二性征退化，妇女则排卵受影响，并可能出现闭经。红花对子宫有明显的收缩作用，小剂量可使之发生节律性收缩，大剂量则使自动收缩增强甚至痉挛。

三、发病机制

1. 中药影响神经内分泌系统的调节功能　中枢神经与周围交感神经在维持机体正常生理功能方面有十分重要的作用。下丘脑—垂体—性腺轴组成紧密结合的反馈环，在维持正常生殖功能方面发挥着反馈调节性的作用。这一调节途径上任何环节的异常，都会导致神经内分泌系统的器质性病变或功能障碍，引起外源性或内源性激素水平异常。中药某些成分还可作用于靶器官中的多巴胺受体、胆碱能受体及肾上腺素能受体，使之功能异常而影响信号转导通路，导致生理功能障碍、性器官病变，最终造成各种生殖系统疾患，出现性功能障碍。如中药补益药、活血化瘀药、温里药等，如使用不当，可引起内分泌功能失调。如甘草可抑制雄性性激素的分泌，而导致男性性欲减退等性功能障碍；西洋参、丹参可引起月经失调；雷公藤可影响下丘脑—垂体—性腺轴功能抑制卵巢排卵，使血中雌激素水平下降，而使女性出现闭经。

2. 中药对生殖器官、生殖细胞的直接或间接作用　某些中药可直接或间接作用于生殖器官，从而影响性功能。如使男性生精管、睾丸退行性病变，导致性功能障碍、阳痿，睾丸、阴茎萎缩或勃起时间过长。使女性子宫收缩，甚至引起痉挛，活血化瘀类中药还可引起女性阴道出血反应。

四、动物实验研究

1. 雷公藤　雷公藤中单体成分 TW-19 每日灌胃 400μg/kg，连续 35 天，可致雄性大鼠生育力降为 0，精子密度和活力明显下降。雌性小鼠灌服雷公藤多苷 7 周后，动情周期明显受到抑制，且随给药时间的延长不断加重；10 周后，抑制最为明显，雌二醇（E_2）水平明显降低，孕酮（P）水平增高。雷公藤甲素可通过影响 ERα 表达而具有明显的抗雌激素作用，可降低交配及妊娠大鼠数量，降低交配率及妊娠率。卵巢颗粒细胞是雷公藤甲素作用的直接靶细胞之一，cAMP介导的信号转导通路以及性激素关键酶的活性和表达的变化，可能是雷公藤甲素雌性生殖内分泌干扰作用的机制之一。

2. 大豆异黄酮 大豆异黄酮能使雄性大鼠睾酮和雌激素水平发生改变，随着剂量的增加，睾酮水平逐渐降低，而雌激素水平逐渐升高。因此对雄性大鼠的生长及睾丸发育有一定影响，可使睾丸曲细精管内成熟的精子、精母细胞明显减少，且层级紊乱，有的可见明显的核浓缩、核崩解及坏死的精母细胞。大豆异黄酮能破坏睾丸结构，阻碍其产生精子的能力，影响性能力。

3. 其他可引起性功能障碍的中药相关实验研究见表18-1。

表18-1 其他可引起性功能障碍的中药相关实验研究

中药	相关实验研究结论
大黄	大黄可造成雌性大鼠成熟期明显延缓，子宫和卵巢的重量减轻，卵巢萎缩，阴户延期甚至长期不能洞开 金黄地鼠及小鼠睾丸曲细精子发生层有断脱，金黄地鼠和小鼠的性器官皆有萎缩
罂粟壳	对生殖器功能有抑制作用，长期服用吗啡，可造成男性睾酮分泌减少，第二性征退化；妇女则排卵受影响，且出现闭经现象
覆盆子	雌性SD大鼠连续灌胃覆盆子提取液7天，可使下丘脑促黄体素释放激素（LHRH），垂体中卵泡刺激素（FSH）、黄体生成素（LH）及性腺中 E_2 水平降低，睾酮水平升高
紫草	紫草有抗垂体促腺激素样作用，可抑制垂体FSH、LH的分泌，使激素水平明显降低
昆明山海棠	昆明山海棠提取物可致雌性卵巢功能不可逆性抑制排卵，使雌激素分泌减少

五、影响因素

1. 药物因素 中药易出现同物异名、同名异物以及品种混乱等问题，炮制不当、剂量过大、疗程过长、配伍失度等现象，也会引起药物性性功能障碍。中药可以引起生殖系统的疾病，有些是直接作用于生殖器官，有些是作用于中枢通过神经内分泌系统间接发挥效应，可对男性造成勃起障碍，损害射精功能、生精功能而引起的射精异常与不育等。对女性可引起月经失调、不孕以及畸胎死胎、早产流产等。如西洋参、丹参可引起月经失调；长期服用雷公藤多苷片，可使睾丸和附睾重量减轻，精子数量减少失活等，使育龄妇女月经减少甚至闭经。

2. 患者因素 患者的个体差异，如性别、年龄及体质的差异，使中药进入体内后的转化、代谢途径也相应存在差别。如使用雷公藤可引起青春期患者闭经、性欲低下，而对育龄期妇女则造成不孕等。

六、救治方法

1. 常规救治 在确定治疗方案时，选用不引起性功能障碍的药物，如果不能避免，选用引起性功能障碍副作用小的药物，如病情需要使用引起性功能障碍副作用大的药物，尽量缩短疗程。选用合适的药物或方法对症治疗。

2. 中医药救治方法 中药药源性男性性功能障碍在中医中多属于"阳痿""早泄"等范畴。阳痿是指青壮年男子，由于虚损、惊恐或湿热等原因，致使宗筋弛纵，引起阴茎痿软不举，或临房举而不坚。早泄是指在性交之始即行排精，甚至性交前即泄精。根据临床症状，对中药药源性男性性功能障碍中医辨证分为两大病证。

（1）阳痿

1）命门火衰：房劳过度，或过早婚育，以致精气虚损、命门火衰，引起阳事不举。症见阳事不举、精薄清冷，头晕耳鸣，面色㿠白、精神萎靡，腰膝酸软、畏寒肢冷，舌淡苔白，脉沉细。治以温补下元。方用右归丸、赞育丹加减：鹿角胶、菟丝子、淫羊藿、肉苁蓉、韭菜子、蛇床子、杜仲、附子、肉桂、仙茅、巴戟天、鹿茸、熟地黄、当归、枸杞子、山茱萸等。

2）心脾受损：思虑忧郁，损伤心脾，则病及阳明冲脉，而胃为水谷气血之海，以致气血两虚，而成阳痿。《景岳全书·阳痿》说："凡思虑焦劳忧郁太过者，多致阳痿，盖阳明总宗筋之会，……若以忧思太过，抑损心脾，则病及阳明冲脉，……气血亏而阳道斯不振矣。"症见阳事不举，精神不振、夜寐不安，胃纳不佳，面色不华，苔薄腻、舌质淡，脉细。治以补益心脾。方用归脾汤加减：党参、黄芪、白术、茯苓、炙甘草、酸枣仁、远志、桂圆肉、当归等。

3）恐惧伤肾：恐则伤肾，恐则气下，渐至阳痿不振，举而不刚，而导致阳痿。症见阳痿不振、举而不刚、胆怯多疑、心悸易惊、寐不安宁，苔薄腻，脉弦细。治以益肾宁神。方用大补元煎加减：熟地黄、山萸肉、杜仲、枸杞子、人参、当归、炒山药、炙甘草等。

4）肝郁不舒：肝主筋，阴器为宗筋之汇，若情志不遂，忧思郁怒，肝失疏泄条达，则宗筋所聚无能，如《杂病源流犀烛·前阴后阴源流》说："又有失志之人，抑郁伤肝，肝木不能疏达，亦致阴痿不起。"症见阳痿不举，情绪抑郁或烦躁易怒，胸脘不适、胁肋胀闷，食少便溏，苔薄，脉弦。治以疏肝解郁。方用逍遥散加减：柴胡、白术、白芍、当归、茯苓、炙甘草、薄荷、煨姜等。

5）湿热下注：湿热下注，宗筋弛纵，可导致阳痿，经所谓状火食气是也。薛己在《明医杂著·卷三》按语中说："阴茎属肝之经络，盖肝者木也，如木得湛露则森立，遇酷暑则萎悴。"症见阴茎痿软，阴囊潮湿、臊臭，下肢酸困，小便黄赤，苔黄腻，脉濡数。治以清化湿热。方用龙胆泻肝汤加减：龙胆、泽泻、木通、车前子、当归、柴胡、生地黄、黄芩、栀子等。

（2）早泄

1）阴虚火旺：肾精亏耗，肾阴不足，则相火偏旺，从而引起早泄。症见欲念起时，阳事易举，或举而不坚，临房早泄，梦遗滑精，头晕目眩心悸耳鸣，口燥咽干，舌质红，脉细数。治以滋阴降火。方用知柏地黄丸、大补阴丸、三才封髓丹加减：知母、黄柏、熟地黄、山药、山茱萸、茯苓、泽泻、牡丹皮、龟甲、猪脊髓、天冬、人参、砂仁、甘草等。

2）阴阳两虚：禀赋素亏或遗精日久，导致肾阴肾阳俱虚而致早泄。症见畏寒肢冷，面㿠气短，腰膝酸软，阳痿精薄，舌淡，脉数。治以滋肾阴，温肾阳。方用金匮肾气丸加减：桂枝、附子、熟地黄、山萸肉、山药、茯苓、泽泻、牡丹皮等。

3. 西医药救治方法

（1）男性性功能障碍的治疗

1）内分泌治疗：高催乳素血症多以药物治疗为主，多巴胺激动药溴隐亭较为理想。

2）阴茎海绵体内自我注射血管活性药物：采用前列腺素 E_1 与罂粟碱联合注射或与普鲁卡因联合注射。适用于器质性阳痿及某些心理性阳痿。

3）药物治疗：西地那非对不明原因的男女性功能障碍都有一定的效果，是临床治疗的首选药物。

4）其他药物治疗：育亨宾系 α_2 肾上腺素能受体拮抗药，治疗心理性阳痿较器质性者效果更佳。平滑肌松弛药硝酸甘油涂抹阴茎局部能使海绵体动脉血流增加明显，适用于血管性阳痿。多巴胺是存在于脑组织中控制动物性行为的神经递质，其激动剂阿扑吗啡或溴隐亭可能成为治疗阳痿的药物。

（2）男性射精功能障碍治疗：药物治疗包括麻黄碱或左旋多巴。内分泌失调或药物导致不射精补充相应的激素并停用可能抑制射精功能的药物。逆行射精药物治疗只有在膀胱颈解剖结构完整时方能见效，可应用抗组胺、抗胆碱药物溴苯那敏、丙米嗪或麻黄碱也常能使患者产生顺行射精。

（3）精神疾病药物引起的性功能障碍药物治疗

1）睾酮：如果血清睾酮水平降低，男性可分两次各用 10% 的睾酮软膏 0.5g（早）和 0.25g（午）涂于阴囊，女性（尤其是绝经后女性）可分两次各用 3.5% 的睾酮软膏 0.5g（早）和 0.25g（午）涂于阴唇。几周后改善性欲，强化抗抑郁疗效。但禁用于乳腺癌或前列腺癌患者。

2）雌激素：乙酰胆碱可引起阴道润滑，帕罗西汀有抗胆碱能作用，引起女性阴道干涩和性交疼痛，此时用雌激素软膏有效。

3）抗 5-羟色胺药物：可选用丁螺环酮、米氮平、萘法唑酮、赛庚啶等。

4）拟多巴胺/去甲肾上腺素药物如安非他酮、育亨宾、哌甲酯、右苯丙胺、匹莫林、金刚烷胺。

5）拟胆碱药：于性交前 1~2 小时服氯贝胆碱 10mg 或新斯的明 7.5~15mg，对阳痿和阴道干涩有效。

七、预防方法

1. 严格掌握用药时间、方法和剂量　中药药源性疾病常发生在长期应用某种中药的患者。因此应严格控制疗程，每个疗程之间要有一定间隔，并定期进行身体检查，监测药物血药浓度。如云南白药，成人每次服用量为 0.2~0.3g，最多不超过 0.5g，间隔 4 小时服用一次。为避免或减轻中药对生殖系统的影响，对青春期及妊娠期妇女用药尤应审慎，尽可能选用既能保持疗效，又不影响生殖系统的中药。对于一些有毒副作用的中药应严格掌握其用量、用药时间、用药方法，如雷公藤多苷片要严格掌握适应证及使用剂量，对于未生育的男女患者、孕妇、哺乳期妇女及婴幼儿应当慎用。

2. 依据中医辨证，严格掌握适应证　使用中药时，要依据中医辨证，掌握其适应证。如云南白药属活血之品，若气血不足，或未见瘀血征象，则非所宜；丹参具有活血化瘀的作用，对于月经过多而无瘀滞者应慎用或减量，孕妇应禁用；西洋参虽有补益之功能，但其性凉，对于产后血虚、阳虚者，则不宜服用。

3. 规范炮制操作　对中药进行炮制，可以减少其毒副作用。如雷公藤生药煎服必须先煎沸 5~10 分钟，再与其他中药同煎，以破坏有毒成分；雄黄中的有毒成分是三氧化二砷，水飞法可明显降低雄黄中三氧化二砷的含量；雄黄不溶于水，酸碱性较稳定，若遇高温则毒性成分三氧化二砷含量就会急剧增加，故使用雄黄时宜入丸散，避高温。

4. **严格掌握配伍禁忌** 一些中药经现代药理研究，又有了新的禁忌，临床用药时应予以足够重视。如雄黄制剂口服后经胃酸作用，使得砷量增加，从而使毒性增加。同时含可溶性砷制剂的中药复方制剂不宜与亚铁盐、亚硫酸盐同服，以免在胃酸的作用下，生成硫化砷酸盐而降低疗效，增加毒性；雄黄不宜与链霉素、新霉素合用，因链霉素、新霉素硫酸盐在胃肠道可分解产生少量硫酸，易同雄黄的硫化砷发生氧化，增加雄黄的毒性。

第三节 中药药源性不孕症与防范

一、临床表现及诊断

（一）临床表现

不孕症是指未采取避孕措施的育龄女性，有正常的夫妻生活，同居 2 年或以上而未妊娠者。原发性不孕是指从未怀孕过；继发性不孕是指曾经获得过妊娠（包括足月分娩、早产、流产、宫外孕和葡萄胎等）之后未避孕 2 年未怀孕者。一对生育能力正常的夫妇，每个月经周期的自然受孕率大约是 20%~25%；婚后 1 年内初孕率为 90% 左右，婚后 2 年内初孕率可达 95% 左右。有 2 年或 2 年以上的不孕史就应查找原因；若女方年龄大于 30 岁，就诊的时间可适当缩短。

（二）诊断

通过详细全面地询问病史，及时发现特征性临床表现，并配合体检和实验室检查，对疾病作出初步评价。必要时可进行特殊检查，获得全面、明确的诊断。

1. **病史** 不孕症的年限是临床诊断的依据，但必须注意以下病史的询问①月经史：初潮情况、月经是否规律、有无不规则的阴道出血、白带的周期性变化、有无痛经等。②生长发育史：第二性征出现的时间、体格发育是否正常、有无生殖器先天畸形等。③婚育史：结婚年龄、性生活情况、有否采取避孕措施以及用何种方法避孕。过去妊娠、流产、分娩情况，有无难产、产时大出血、产后感染，刮宫次数及末次妊娠的时间。

2. **妇科检查** 外阴发育情况，有无阴蒂肥大，阴毛分布和稠密，处女膜情况，阴道有无横隔或是否为盲端，宫颈外口大小、有无糜烂及程度，子宫大小、位置、有无畸形，盆腔有无肿块，附件有无增厚、压痛或触痛性结节。

3. **特殊检查** 卵巢功能检查包括基础体温（BBT）、阴道脱落细胞涂片检查、子宫内膜诊刮、宫颈评分、性激素测定、B 超检查。输卵管通畅检查。免疫学检查：性交后精子穿透力试验、宫颈黏液、精液相和试验、子宫镜检查、腹腔镜检查等。

二、可诱发疾病的中药

可引起不孕或不育症的植物类中药有雷公藤、鸭嘴花、九里香、细辛、芦荟、虎杖、马钱子、藜芦、瓜蒂、干漆、甘遂、大戟、芫花、巴豆霜、千金子霜、商陆、川乌、草乌、黄药子、番泻叶、三棱、莪术、肉桂、牡丹皮、大黄、木通、乳香、没药、王不留行、枳实、附子、冬葵子、寻骨风、大麻、金银花、半夏等，矿物类中药有朱砂、砒霜、轻粉、雄黄、芒硝、皂矾、胆矾；动物类中药有斑蝥、蜈蚣、蟾酥、麝香、水蛭、五灵脂、虻虫、僵蚕等；中成药有云南白药、雷公藤多苷片、六神丸等。

根据引起不孕或不育症的主要毒性物质和毒理特点分类如下：

1. 生物碱类 生物碱类成分能在体内产生很强的雌激素活性，干扰同源性雌激素和孕激素的比例平衡，影响宫内膜发育，抑制蜕膜形成，从而导致妊娠终止。如从鸭嘴花中分离得到的鸭嘴花碱，从九里香中分离得到的月橘烯碱等。雷公藤总生物碱可引起不同程度睾丸生精细胞的损伤，其靶细胞主要为精子细胞和精母细胞，精原细胞未见明显损害，睾丸间质细胞、附睾未见形态学改变，生精细胞受损出现的时间及程度与剂量有关。

2. 萜类 萜类化合物具有较强的引产作用，其引产机制可能与蜕膜细胞内溶酶体膜溶解、内源性前列腺素合成释放增加有关。莪术的萜类和倍半萜类有抗早孕作用。

3. 皂苷 皂苷类的杀精子机制是通过干扰精子细胞生物代谢酶系的释放，抑制各级生精细胞的活性达到杀精子的目的。商陆中分离得到的皂苷具有较强的杀精子的作用。孕妇（多）服芦荟苷可引起流产。

4. 金属及其离子 主要通过两种方式起抗生育效应，即破坏二硫键改变子宫黏膜基层的理化特性，以及抑制某些含—SH基团的酶系。铜、银、锡、镍、钴、锂、镉和铅都具有抗生育作用，不仅能杀死精子，而且对睾丸也有毒性作用。

5. 矿物药 矿物药长期服用导致中毒，如含砷矿物药包括砒石、雄黄等，其毒性成分主要是三氧化二砷，长期服用可致慢性砷中毒，可致流产，孕妇可致死胎。

6. 动物类 斑蝥、蜈蚣、蝉蜕等能降低怀孕率，提高畸胎率。水蛭有终止妊娠的作用。

7. 其他 寻骨风中的马兜铃酸A可使子宫兴奋而造成流产。大麻中分离得到的 $\Delta 9$-四氢大麻酚通过影响精子膜活性和干扰细胞代谢的作用来抑制精子的能动性。细辛挥发油中含有黄樟素，黄樟素是黄樟油的主要成分，小鼠实验表明黄樟油有胚胎毒性作用。半夏蛋白具有很强的抗早孕活性，作用于子宫内膜，使着床率降低。

三、发病机制

1. 中药影响神经内分泌系统的调节功能 中药可通过抑制下丘脑和垂体，使FSH、LH水平降低，从而影响卵泡发育和黄体形成，导致卵巢萎缩，并干扰精子获能和受精卵着床。中药中含有雄激素类成分，其药理作用为促进男性器官及副性器官发育成熟、男性性征形成、精子的生成和成熟，大剂量时则会反馈抑制垂体分泌促性腺激素，使卵巢雌激素分泌减少，并有直接拮抗雌激素作用，造成女性多囊卵巢甚至不孕；男性长期应用，可因负反馈而导致睾丸萎缩，抑制精子生成。

2. 中药对生殖器官、生殖细胞的直接或间接作用 某些中药可直接或间接作用于生殖器官，从而影响生殖器官的发育。如雷公藤对小儿的性腺可产生远期影响，学龄前儿童用药者可产生精液异常；雷公藤可使生精管、睾丸结构退行性病变，而致少精、弱精甚至无精。雷公藤多苷可导致卵巢功能下降，抑制子宫内膜，甚至使卵巢趋向萎缩，表面出现瘢痕。寻骨风中的马兜铃酸A、六神丸中的蟾酥及麝香可兴奋子宫，造成流产、早产等。

有些中药则会对生殖细胞产生影响，如中药雄黄、蟾酥、雷公藤及其制剂可影响精子，使精子密度下降，死精率升高，活性低下，畸形率提高。中药中所含的皂苷类则会干扰精子细胞生物代谢酶系的释放，抑制各级生精细胞的活性而杀精。雷公藤多苷中具有细胞毒作用的烷化剂可影响卵细胞发育，使卵泡数量减少，还可造成闭经。

四、动物实验研究

1. 雷公藤　大鼠灌胃雷公藤总苷，可见曲细精管萎缩，生精细胞丧失。大鼠连续灌服雷公藤甲素 56 天，可见睾丸曲细精管内出现大小不一的空泡，大量的生殖细胞变性、脱落、曲细精管萎缩等。圆形精子细胞对雷公藤甲素的毒性最为敏感，随着剂量的增大，各生精细胞均出现明显损伤。雷公藤甲素可引起睾丸支持细胞内的功能基因和蛋白表达水平的变化，包括 SCF、rMRP1、Cx43 等。雷公藤甲素还可引起睾丸内雌激素浓度下降，而一定浓度的雌激素水平对于睾丸的正常功能是不可缺少的。大鼠灌胃雷公藤单体 T4 0.05mg/kg，连续 6 周，可见睾丸曲细精管的生精作用受到明显的抑制，精子细胞碱性核蛋白的转换与替代不能正常进行，M-P 染色的曲细精管及附睾管管腔内成熟精子头呈明显的鲜绿色。大鼠附睾上皮 ACP 活性降低，着色变浅，附睾管腔缘部出现成簇的 ALP 酶反应沉淀颗粒。T4 对附睾尾精子影响比较明显，可导致精子头畸变率增高。T4 还可直接作用于精子的骨架系统进而累及线粒体鞘的结构和功能，造成精子颈体弯曲并断裂，进而头、尾分离，颈部断端继续弯曲，严重者呈游丝状。雷公藤中单体成分 TW-19 每日灌胃 400μg/kg，连续 35 天，可致雄性大鼠精子密度和活力明显下降。

雌性 SD 大鼠连续灌胃雷公藤甲素 90 天，可使血清中雌二醇（E_2）、孕酮（P）明显降低，卵泡刺激素（FSH）、黄体生成素（LH）升高，卵巢、子宫脏器重量及脏器相对重量均极显著降低，卵巢中不同阶段的卵泡减少，闭锁卵泡增加，子宫增大，内有积液，子宫内膜上皮细胞排列疏松，细胞核碎裂甚至消失，红细胞浸润，明显下调子宫 ERα 的表达，下调 Aromatase、P450scc、StAR 的表达。在超排卵方面，雷公藤甲素能明显抑制大鼠的超数排卵反应，使排出卵子的数量减少，排出卵子的死亡率增加。

2. 乌头　乌头类中药包括附子、川乌、草乌等，均含有乌头碱。SD 雄性大鼠灌胃给药生草乌 8.3g/kg，连续 3 个月，可见睾丸和附睾脏器指数明显下降。乌头碱可刺激支持细胞分泌乳酸，引起乳酸分泌失调，Sertoli 细胞功能紊乱，造成睾丸内精子量减少。乌头碱还可造成雌性大鼠黄体细胞的氧化损伤，导致雌、孕激素分泌异常。

3. 昆明山海棠　昆明山海棠提取物对小鼠灌胃的 LD_{50} 为 3.27g/kg，能诱发小鼠骨髓细胞和精子 8 号染色体不分离，使非整倍体频率显著增高及细胞微核率升高。灌胃给昆明山海棠根的乙醇提取物，可影响雄性大鼠生殖功能，作用靶点是精子细胞，可致附睾精子的活动率和密度明显下降，导致不可逆性不育；其毒性机制是影响精子细胞 DNA 转录及结构蛋白和酶蛋白的合成，最终导致精子活率、密度大为下降，畸形率大为升高，精子多呈大头型。昆明山海棠可致雌性卵巢功能不可逆性抑制排卵，使雌激素分泌减少；昆明山海棠片对雄性大鼠具有明显的生殖毒性。

4. 其他可引起不孕不育症的中药相关实验研究见表 18-2。

表 18-2　其他可引起不孕不育症的中药相关实验研究

中药	相关实验研究结论
大黄	大黄素灌胃 1g/kg，连续 5 天，能引起与丙烯酰胺类似的生殖毒性，如精子发生过少、嗜酸性粒细胞改变和精细胞的凋亡等，其机制包括与胰岛素样生长因子 -1 受体信号通路相关的细胞凋亡，通过相关信号通路影响酪蛋白激酶Ⅱ的表达和精子的发生及活力 大黄可造成雌性大鼠成熟期明显延缓，子宫和卵巢的重量减轻，卵巢萎缩 大黄可致金黄地鼠及小鼠睾丸曲细精子发生层断脱，金黄地鼠和小鼠的性器官萎缩 高剂量长时间大黄灌胃可使大鼠子宫指数下降，子宫内膜水肿，内膜腺体含量减少，肌纤维疏松
朱砂	雄性 SD 大鼠灌胃朱砂 1g/kg，连续 6 周，可见睾丸、附睾、前列腺、精囊腺质量减轻，病理学检查表明睾丸、附睾和精囊腺萎缩，个别睾丸附睾中无成熟精子。雌性 SD 大鼠灌胃朱砂 1g/kg，由交配前 2 周至妊娠第 6 天，可见着床前胚胎流失率升高，平均活胎数下降
穿心莲	Wistar 大鼠服用大剂量穿心莲内酯后，可出现精子数量显著减少，精子无能动性、畸形，出现弯尾、双尾、无头等，组织病理学检测可见生精管出现退化，上皮混乱、扭曲，输精管上皮不连贯，Sertoli 细胞（支持细胞）内充满空泡
重楼	重楼中成分偏诺皂苷和薯蓣皂苷体外均具有抗生育活性，能明显降低雄性小鼠的精子活力
合欢皮	合欢皮总皂苷 1.78mg/kg 皮下注射，有显著抗着床作用，能减少大鼠妊娠动物数和正常胚胎数，妊娠终止率为 86%；于妊娠 4~6 天给药也有显著抗早孕效果，妊娠终止率为 40% 合欢皮总苷宫腔注射，可使妊娠 6~7 天大鼠胎胞萎缩死亡，死亡率 88% 合欢皮总苷的抗早孕机制与杀伤胚胎的滋养层细胞有关
紫草	紫草水提物能终止小鼠和家兔的早期妊娠，可使胎盘的绒毛细胞大量坏死
僵蚕	僵蚕煎剂给小鼠灌胃，能显著降低雌鼠卵巢、子宫重量及妊娠率，增加雄鼠睾丸、贮精囊的重量
商陆	商陆总皂苷在 4g/L 浓度时即能终止兔精液中全部精子活动

五、影响因素

1. 中药因素　有些中药可造成精子活动或形态异常、阳痿、排卵异常或性激素水平异常等，导致不孕不育，如长期服用雷公藤多苷片，可使睾丸和附睾重量减轻，精子数量减少失活，卵巢萎缩，卵泡数量少于正常而造成不孕不育；寻骨风、巴豆、雄黄、附子、藜芦等，在妊娠期大剂量使用可导致胎儿畸形。

2. 患者因素　患者的个体差异，如性别、年龄及体质的差异，使中药进入体内后的转化、代谢途径也相应存在差别。因个体差异而对同一中药的不良反应表现各异。如六神丸中的雄黄有一定的毒性，体质虚弱者应慎用，新生儿应禁止使用。

六、救治方法

1. 常规救治

（1）一般性治疗：①选择合适性交时期。排卵前 2~3 天和排卵后 24 小时是最佳受孕时期。根据基础体温、宫颈黏液变化和 B 超卵泡监测，选择该时期性交，能增加受孕的机会。②治疗生殖道炎症：阴道支原体、沙眼衣原体感染，严重的宫颈炎都会影响生育，应积极治疗。③免疫抑制疗法：对抗精子抗体阳性患者，可用避孕套避孕 6 个月，使抗体浓度自然降低。也可在排卵前 2 周口服泼尼松 10mg/d，或阴道局部范围用氢化可的松，能降低机体抗精子能力。④改善宫颈黏液：月经的第 3~5 天起，每日服用小剂量雌激素，连续 10 天，可使宫颈黏液变稀，利于精子的顺利通过。⑤黄体功能的补充：适用于黄体功能不全的不孕患者，或采用诱发排卵的治疗周期。排卵后，每日注射黄体酮 10~20mg，或绒促性素 1 000~2 000U（隔日 1 次），直到下个月经周期。若确定已妊娠，要持续用药到建立稳定的胎盘功能以后。

（2）诱发排卵：用于无排卵性不孕。

1）氯米芬：适用于体内有一定雌激素水平的患者，目前是诱发排卵的首选药物。用法为月经第 3~5 天起，每日 50~100mg，连续 5 天，3 个周期为一疗程。

2）绒促性素：由于组成 HCG 的 α 链与 LH 相同，HCG 具有 LH 的类似作用。排卵前一次大剂量（2 000~10 000U）肌内注射，用于促排卵。黄体中期 1 000~2 000U 用于维持黄体功能。

3）尿促性素：从绝经妇女尿中提取的促性腺激素，每支含 FSH 75U 和 LH 75U，促进卵泡发育成熟。月经第 3~5 天起每日肌内注射 1 支，直至卵泡发育成熟。停药 24~36 小时，加用绒促性素 5 000~10 000U，诱发排卵和黄体形成。用药过程中要严密观察卵泡发育和卵巢大小以及体内性激素的水平，并根据卵泡的反应调整尿促性素的剂量，实行剂量个体化。

4）促黄体素释放激素（LHRH）：适用于下丘脑无排卵患者。用药方法为脉冲疗法，脉冲频率一般为每 90~120 分钟一次脉冲。采用微泵静脉给药，每个脉冲 20μg，排卵率达 90% 以上，累计受孕率可达 40%~80%。小剂量脉冲给药比大剂量脉冲给药疗效佳，其排卵率和妊娠率均大于大剂量脉冲给药。

5）溴隐亭：适用于高催乳素血症而无排卵患者以及垂体微腺瘤患者。常用剂量为每日 2.5mg，不良反应严重者可减少剂量至每日 1.25mg，每日 2 次服用，连续 3~4 周，直至催乳素（PRL）下降至正常水平。排卵功能多能在 PRL 水平正常后自然恢复。排卵率为 75%~80%，妊娠率为 60% 左右。

2. 中医药救治方法　中药药源性不孕症在中医中多属于"不孕"等范畴。肾主生殖，不孕与肾的关系密切，并与天癸、冲任、子宫的功能失调，或脏腑气血不和，影响胞脉、胞络功能有关。根据临床症状，对中药药源性不孕症中医辨证分为四个证型。

（1）肾虚

1）偏阳虚：先天肾气不充，阳虚不能温煦子宫，子宫虚冷，以致不能摄精成孕。症见婚久不孕，月经后期，量少色淡，或月经稀发、闭经。面色晦暗，腰酸腿软，性欲淡漠，小便清长、大便不实，舌淡苔白，脉沉细或沉迟。治以温肾补气养血，调补冲任。方用毓麟珠加减：人参、白术、茯苓、白芍、川芎、炙甘草、当归、熟地黄、菟丝子、杜仲、鹿角霜、川椒、紫河车、丹参、香附等。

2）偏阴虚：精血不足，冲任脉虚，胞脉失养，不能成孕；或阴虚火旺，血海蕴热，亦不能成孕。症见婚久不孕，月经先期、量少、色红无血块，或月经尚正常，但形体消瘦、腰腿酸软、头昏眼花、心悸失眠、性情急躁、口干、五心烦热、午后低热，舌质偏红、苔少，脉细数。治以滋阴养血，调冲益精。方用养精种玉汤加减：当归、白芍、熟地黄、山茱萸、女贞子、墨旱莲等。

（2）肝郁：情志不畅，肝气郁结，疏泄失常，气血不和，冲任不能相资，以致不孕。症见多年不孕，经期先后不定，经来腹痛、行而不畅、量少色黯、有小血块，经前乳房胀痛，精神抑郁、烦躁易怒，舌质正常或黯红、苔薄白，脉弦。治以疏肝解郁，养血理脾。方用开郁种玉汤加减：当归、白术、白芍、茯苓、牡丹皮、香附、天花粉等。

（3）痰湿：体质肥胖，或恣食膏粱厚味，脾虚不运，痰湿内生，气机不畅，胞脉受阻，不能摄精成孕。症见婚后久不受孕，形体肥胖，经行延后，甚或闭经，带下量多，质黏稠，面色㿠白，头晕心悸、胸闷泛恶，苔白腻，脉滑。治以燥湿化痰，理气调经。方用启宫丸加减：制半夏、苍术、香附、神曲、茯苓、陈皮、川芎、石菖蒲等。

（4）血瘀：经期、产后余血未净，若感受寒邪，寒凝血瘀，胞脉阻滞，两精不能结合，以致不孕。症见婚久不孕，月经后期、量少、色紫黑、有血块，或痛经，平时少腹作痛、痛时拒按。舌质紫黯或舌边有紫点，脉细弦。治以活血化瘀，调经。方用少腹逐瘀汤加减：小茴香、干姜、延胡索、没药、当归、川芎、肉桂、赤芍、蒲黄、五灵脂等。

3. 西医药救治方法

（1）妇科手术治疗：①输卵管手术。不孕症的手术治疗以输卵管手术为代表性手术。包括：输卵管吻合术、输卵管造口术、输卵管移植术、输卵管伞端成形术、输卵管粘连分离术和输卵管疏通术等。②子宫手术。有子宫畸形整形术、子宫肌瘤切除术、子宫内膜息肉摘除术等；宫颈重度糜烂可行宫颈电灼、激光术，宫腔粘连行分离术等。③宫颈管扩张术。先天性宫颈口狭窄，或因宫颈糜烂行物理治疗和宫颈瘢痕引起的宫颈口狭窄均可行宫颈管扩张术。④卵巢手术。多囊卵巢可行卵泡穿刺术、激光打孔术、楔形切除术，卵巢良性肿瘤行剥出术。⑤阴道手术。阴道横隔或纵隔行切开术，处女膜闭锁行切开术等。

（2）辅助生育技术：包括人工授精和体外授精 - 胚胎移植及其派生技术两大部分。

1）人工授精：将精子取出体外，经洗涤等特殊处理后用器械注入女性生殖道的过程叫人工授精。一般采用丈夫精液为宜，称丈夫精液人工授精（AIH），对于丈夫患勃起障碍、早泄、逆行射精等可用丈夫精液行人工授精。对无精症者可用供精者的精液行人工授精（AID）。临床上对于免疫性不孕、原因不明的不孕或促排卵后仍不能自然受孕者常用人工授精的方法加以治疗。

2）体外授精 - 胚胎移植（IVF-ET）：俗称试管婴儿。主要适应证：输卵管性不孕；男性少精、弱精和畸精症；子宫内膜异位性不孕；免疫性不孕；原因不明性不孕。

七、预防方法

1. 审慎规范用药 对于一些有毒副作用的中药应严格掌握其用量、用药时间、用药方法，如雷公藤多苷片要严格掌握适应证及使用剂量，对于未生育的男女患者、孕妇、哺乳期妇女及婴幼儿应当慎用。

2. 严格掌握妊娠禁忌 中医历来对妇女妊娠期间用药格外谨慎，并根据中药毒性大小、偏性强弱之区别及对母体和胎儿影响程度的差别，将中药分为妊娠禁用和慎用两大类。禁用药或慎用药有些能造成盆腔充血、堕胎，有的对妊娠子宫有兴奋收缩作用，有些则有直接的终止妊娠、引产、抗早孕作用，有些还含有致畸胎的毒性成分，均应慎重使用。

参 考 文 献

［1］张冰，徐刚.中药药源性疾病学.北京：学苑出版社，2001.

［2］卢清显，陈啸梅，刘平，等.雷公藤单体（T₄）与棉酚抗生育机理及毒性作用的比较.中国医学科学院学报，1990，12（6）：440-444.

［3］顾芝萍，兰子鉴，曹霖，等.雷公藤单体对大鼠睾丸间质细胞及支持细胞毒性与其抗生育作用不相关.生殖与避孕，1994，14（5）：373-377.

［4］周激文，骆毅，刘黎闻，等.昆明山海棠雄性抗生育活性提取物 TH5 的毒性评价.中国计划生育学杂志，2003，11（9）：531-534.

［5］周红，女性性功能障碍的诊断，中国计划生育和妇产科，2016，8（2）：5-6，22.

［6］韩玉，万屏.昆明山海棠药理作用研究进展.国外医学（中医中药分册），2005，27（5）：272-275.

［7］刘梦杰，佟继铭，张树峰.中药对生殖系统功能影响的机制研究进展.承德医学院学报，2014，31（3）：255-257.

［8］张永占，刘占彦.补肾中药对女性生殖系统功能的影响.河南中医学院学报，2006，21（1）：85-88.

［9］谢辉辉，徐建亚，单进军，等.妊娠相关中药的生殖毒性研究进展.中华中医药杂志，2015，30（7）：2428-2430.

［10］谷颖敏，李咏梅，姜昕，等.朱砂灌胃给药对大鼠生育力与早期胚胎发育毒性的研究.中国实验方剂学杂志，2011，17（9）：226-231.

［11］陈清，阎姝.重楼的药理作用及其毒性反应的研究进展.医药导报，2012，31（7）：886-888.

［12］谢幸.妇产科学.2版.北京：人民卫生出版社，2007.

［13］罗元恺.中医妇科学.5版.上海：上海科学技术出版社，2012.

［14］刘坚，吴新荣，蒋琳兰.药源性疾病监测与防治.北京：人民军医出版社，2009.

［15］王永炎.中医内科学.上海：上海科学技术出版社，1997.

［16］夏丽英.现代中药毒理学.天津：天津科技翻译出版公司，2005.

［17］韩佳寅，易艳，梁爱华，等.中药生殖毒性研究思路和方法.药学学报，2014，49（11）：1498-1503.

［18］周岩.具有生殖毒性中药毒性成分的研究现状.中国实验方剂学杂志，2009，15（8）：97-99.

［19］侯连兵，秦飞.中药药源性疾病的现状及其防治对策.中国药师，2015，18（8）：1320-1324.

［20］池里群.对中药药源性疾病及中药不良反应的探讨.中国医院用药评价与分析，2011，11（1）：74-75.

［21］关红霞，许军.中药药源性疾病成因及防治方法探析.内蒙古中医药，2010，29（10）：39-40.

［22］余晓东，张萍.中药药源性疾病的发生与影响因素.齐鲁药事，2006，25（10）：610-612.

［23］胡晓丞，张树峰.中药生殖系统毒性的研究进展.承德医学院学报，2011，28（1）：82-84.

［24］赵丽颖.中药生殖发育及胚胎毒性试验研究进展.时珍国医国药，2015，26（3）：697-698.

［25］吴金洋，张树峰，孟欣，等.中药生殖毒性研究进展.河北北方学院学报（自然科学版），2015，31（6）：113-116.

［26］蔡红琳，郑梅.中药生殖毒性研究进展.内蒙古中医药，2014，33（29）：84-85.

第十九章 中药药源性免疫系统疾病与防范

第一节 概　　述

中药对人体免疫功能的影响是广泛的，主要包括免疫增强、免疫抑制、过敏反应等。凡应用中药后导致的免疫相关的疾病，均为中药药源性免疫系统疾病，本章主要对中药导致的免疫抑制和过敏反应这两种药源性免疫系统疾病进行论述。

第二节　中药药源性免疫抑制与防范

一、临床表现及诊断

（一）临床表现

中药导致的机体免疫抑制，轻者一般无特异的临床表现，重者典型表现为反复感染。其他还包括复杂的难治性感染、消化道炎症、真菌感染、皮肤损害（如湿疹、疣、脓肿、秃发）、口腔溃疡、牙周炎。比较少见的还有单纯疱疹、带状疱疹等病毒感染。

（二）诊断

用药史和体格检查有助于诊断，但必须辅以免疫功能检测。实验室检查包括血细胞计数和分类、免疫球蛋白水平定量检测、抗体滴度检查。血细胞计数可以检测出一种或多种特征性细胞异常，但需要排除感染或其他因素引起的暂时现象。中药对特异性免疫及非特异性免疫都可能有抑制作用。临床常用的免疫功能检查如下：

1. 体液免疫检测　免疫球蛋白测定：IgG、IgA、IgM、IgD 和 IgE，其中 IgD 和 IgE 含量低，故常规测定 IgG、IgM、IgA。补体测定：补体 C3、补体 C4、C1 酯酶抑制物、B 因子。

2. 细胞免疫检测　淋巴细胞测定：当血液中淋巴细胞数量减少时，需要进行淋巴细胞亚群检测。T 淋巴细胞亚群：CD3、CD4、CD8；B 淋巴细胞：CD5、CD11、CD19、CD23 等；自然杀伤（NK）细胞：$CD3^+$、$CD16^+$、$CD56^+$ 等。吞噬细胞功能检测：中性粒细胞功能检测，如中性粒细胞百分比、中性粒细胞趋化功能、中性粒细胞黏附功能、中性粒细胞吞噬与杀伤功能。单核细胞功能检测：单核细胞百分比、单核吞噬细胞功能。

二、可诱发疾病的中药

可引发药源性免疫抑制的单味中药有雷公藤、青风藤、昆明山海棠、防己、山茱萸、白芍、青蒿、甘草、冬虫夏草、垂盆草、穿山龙、蒲黄、杜仲、夏枯草、益母草、肉桂、郁金、干姜、桃仁、鸦胆子、蟾酥、马钱子、川芎、蒲黄、祖师麻等。中成药有昆仙胶囊、正清风痛宁片、雷公藤多苷片、小青龙汤、消风散、消瘰灵、祛痹痛注射液等。

三、发病机制

中药免疫抑制药理作用复杂，目前免疫抑制作用明确、机制及药效靶点相对清晰的有雷公藤、川芎、姜黄、青风藤、苏木、天花粉等。中药免疫抑制作用机制的特点是：①作用途径广，如雷公藤对细胞免疫、体液免疫及非特异性免疫均有抑制；②对不同的免疫反应表现出不同效应，如茯苓素、丹皮酚均表现出抑制特异性免疫而促进非特异性免疫的特点；③剂量相关性，如小剂量姜黄可以诱导的脾淋巴细胞的增殖，中等剂量姜黄对小鼠淋巴细胞无毒性，而大剂量则可明显抑制脾淋巴细胞的增殖；④双向调节作用，如灵芝、冬虫夏草既有免疫抑制作用又有免疫增强作用；⑤与西药免疫抑制剂合用有协同作用，如青藤碱与环孢素对单个核细胞的增殖有协同抑制效应。中药免疫抑制剂虽有许多报道，但除对雷公藤等少数研究较为详尽外，大多缺乏临床循证资料，其药效与毒性有待不断探索和验证。

四、动物实验研究

1. 雷公藤　雷公藤是最早应用于临床的中药类免疫抑制剂之一，有免疫抑制作用的成分主要是雷公藤内酯醇（TL）、雷公藤多苷（二萜类、三萜类、倍半萜类化合物）等。其中雷公藤内酯醇是雷公藤二萜化合物中免疫抑制作用最强的单体，起着重要的免疫治疗作用。雷公藤对体液免疫、细胞免疫及非特异性免疫均有抑制作用：①对细胞免疫的抑制：雷公藤可抑制T细胞增殖，诱导CD4、CD8T细胞凋亡；②对体液免疫的抑制：雷公藤可不同程度抑制小鼠血清溶血素的形成，能明显抑制胸腺依赖性抗原诱发的抗体反应；③对非特异性免疫的抑制：可抑制单核-吞噬细胞系统吞噬功能。雷公藤属于有毒中药，除免疫抑制外，雷公藤对消化系统、泌尿系统、生殖系统、心血管系统、骨髓及血液系统等均可造成损伤，雷公藤的毒性与服用剂量呈正比，剂量小，毒性小。有服用大量雷公藤致死的尸检报告显示脾、胸腺淋巴细胞减少，脾小结生发中心淋巴细胞轻度坏死，急性脾炎，从而证实了雷公藤对免疫系统的损伤。临床上应用雷公藤应从小剂量开始。已上市的相关制剂包括：雷公藤多苷片、雷公藤片、雷公藤双层片、雷公藤总萜片、雷公藤内酯软膏等。

2. 青风藤　青藤碱对细胞免疫及体液免疫均有抑制作用。青藤碱能够显著的抑制ConA诱导的单个核细胞的增殖，通过抑制白介素-2（IL-2）受体表达，阻断IL-2与IL-2R结合，从而抑制T、B淋巴细胞增殖。青藤碱可明显减少T细胞中$CD4^+$的比例，降低$CD4^+/CD8^+$比值，诱导淋巴细胞的凋亡。青藤碱与环孢素对单个核细胞的增殖有协同抑制效应。已上市的中成药有正清风痛宁、盐酸青藤碱注射液、盐酸青藤碱肠溶片等。

3. 川芎　川芎的主要成分川芎嗪在体内的代谢产物——川芎醇，可显著降低外周血中IL-2及干扰素γ（INF-γ）的含量，和$CD3^+$、$CD4^+$、$CD8^+$细胞及$CD4^+/CD8^+$的比值。

4. 姜黄　姜黄对机体免疫功能的影响与剂量有关，小剂量姜黄素可以提高机体的免疫力，但剂量增大后可显示出免疫抑制效应。姜黄中的姜黄素在$12.5\sim200\mu mol/L$明显抑制小鼠脾淋巴细胞的增殖。姜黄素的免疫抑制机制可能与抑制核因子κB（NF-κB）的信号转导通路有关。

5. 苏木　苏木可通过抑制穿孔素、颗粒酶B的表达，阻断细胞毒性T淋巴细胞的功能，发挥免疫抑制效应。

6. 天花粉　天花粉的主要有效成分为天花粉蛋白，低剂量的天花粉蛋白有免疫抑制功能，其机制是通过作用于抗原递呈细胞（APC），发挥免疫抑制作用。

7. 青蒿　青蒿中的青蒿琥酯（Art）对体内、外巨噬细胞（Mφ）分泌白介素-1（IL-1）活性均有抑制作用，抑制 B 细胞的活化，从而抑制免疫反应。

五、救治方法

发生中药药源性免疫抑制时应立即停用可疑中药，其他非绝对必用的中药也应停用。

当机体免疫抑制轻时，常难以发现，呈慢性进程。当免疫抑制较严重时，患者抵抗力降低，需注意预防感染，已经发生感染者选用适宜的抗感染药进行治疗，并针对继发的肺炎、肺结核、真菌感染、病毒感染等进行治疗。同时可以滴注丙种球蛋白［0.2~0.4ml/（kg·d）］，5 天为一疗程，提高免疫力，增强抗感染能力。也可配伍具有免疫作用的中药，如黄芪、党参、玉屏风散、参芪扶正注射液等。

六、预防方法

避免中药免疫抑制剂长期、大量、单独服用，尤其是有毒中药免疫抑制剂。宜根据患者情况，辨证配伍其他中药服用，减轻毒副反应。

第三节　中药药源性过敏反应与防范

一、临床表现及诊断

（一）临床表现

中药过敏反应指药物引起机体产生的病理性免疫反应，亦称变态反应。该反应只发生在少数患者身上，和药物已知的作用无关，与剂量无线性关系，不同机体反应各不相同，难以预测。

单味中药饮片、中成药（如中药注射剂、外用膏药）等均可引起机体变态反应。临床可表现有各种药疹、紫癜性肾炎、胃肠道反应、神经系统症状等，严重者可出现过敏性休克，若抢救不及时，还可能导致患者死亡。根据其临床表现将中药所致的过敏反应分为以下几种类型。

1. 药物热　由药物过敏所致的发热称为药物热，是临床常见的药源性疾病，常常是中药过敏的最早表现。与一般感染性发热不同，它的特征是：如果是首次用药，发热可经10 天左右的致敏期后发生，由于致敏期较长，常常忘记用药史而被忽略；再次用药发生的药物热因为发生得快，容易联想到与用药有关。药物热的特点为：一般是持续的高热，常达 39℃，甚至 40℃以上。但发热虽高，患者的一般情况尚好，与热度不成比例；应用各种退热措施（如解热镇痛药）效果不好；但如停用致敏药物，有时即使不采取抗过敏措施，体温也能自行下降。临床上可引起药物热的中药有何首乌、清开灵注射液、双黄连粉针、穿琥宁注射液、葛根素注射液、七叶皂苷钠、生脉注射液、复方丹参注射液、黄芪注射液、苦参碱注射液、灯盏细辛注射液等。

2. 药疹　药物通过注射、内服、吸入等途径进入人体后，引起的皮肤黏膜反应称为药疹。药疹一般与药物热同时发生，也可先于药物热发生。药疹形态多种多样，如主要表现为荨麻疹、猩红热样皮疹、麻疹样皮疹、多形红斑样皮疹、湿疹样皮疹、紫癜样或者疱疹样等。多数药疹形态具有不特异性，一般不能根据药疹的形态来确定致敏药物。临床上可引起药疹的中药有瓦楞子、土鳖虫、天竺黄、生蜈蚣粉、蒲公英、熟地黄、木香、砂仁、金钱草、复方丹参片、牛黄解毒片、回天再造丸、六味地黄丸、小活络丹等。

3. 其他　严重的中药过敏反应可引起全身性损害，最严重的为过敏性休克，其表现为出汗、面色苍白、四肢湿冷、发绀，烦躁不安、意识不清或完全丧失，血压迅速下降乃至测不出，微循环功能障碍，并导致器官功能衰竭。还有呼吸系统症状（鼻炎、哮喘等）；消化系统症状（恶心、呕吐、腹痛、腹泻等）；肝、肾损害（黄疸、胆汁淤积、血尿、蛋白尿等）；神经系统损害（头痛、癫痫等）。中药的各种剂型和给药途径均可引起全身性过敏反应，临床上可引起全身性损害的中药有大腹皮、雷公藤、巴豆粉、小金丸、六神丸、鱼腥草注射液、脉络宁注射液、复方丹参注射液、双黄连注射液等。

（二）诊断

中药药源性过敏的诊断最重要的就是服药史。需要特别注意服药的种类、用药开始和结束的时间、过敏反应的临床表现、反应出现和结束的时间。还应关注容易导致中药过敏的其他因素，如患者年龄、性别、过敏体质、遗传背景、中药的剂量和持续时间、给药方式及频率。

实验室诊断①抗原特异免疫球蛋白测定：IgG、IgM、IgE 的测定；②类胰蛋白酶检测：用以判断肥大细胞是否脱颗粒；③诊断试验：皮肤试验、斑贴试验、激发试验等。这些实验需要在严密观察及急救设施齐全的情况下进行。

除以上指标外，血浆组胺、类胰蛋白酶、血浆补体指标等生物标志物的检测及其意义还在研究中。

根据过敏反应的临床表现及反应程度将其分为：

1. 轻度过敏反应　临床表现为皮肤潮红、荨麻疹，全身乏力。

2. 严重过敏反应　临床表现为低血压、心动过速、胸闷、哮喘、呼吸困难。

3. 过敏性休克　临床表现为面色苍白、口唇发绀、大汗淋漓、四肢湿冷，无法测得血压及脉搏甚至心跳、呼吸停止等症状。

4. 药物热　临床表现为畏寒怕冷、寒战高热、体温达到 $38.5\sim42℃$，停药后多能于当天恢复。

5. 其他　临床表现为血管肿痛、胸部和四肢疼痛等。

二、可诱发疾病的中药

随着中药制剂的增多，使用范围的扩大，由中药引起的不良反应尤其是变态反应也逐年增多，以中药注射剂更容易引起过敏。

1. 按药物性质分类　可引起过敏反应的单味中药有黄连、延胡索、泽泻、大黄、灯盏花、红花、怀菊花、血竭、三七、番泻叶、苦参、银杏叶、雷公藤、巴豆、穿心莲、僵蚕粉、鸦胆子、辛夷、天麻、栀子、桔梗、红升丹、白芥子、玉竹、木瓜、桂圆、沉香、没药、陈皮、菟丝子（外用）、补骨脂（外用）、艾蒿（外用）、川芎、何首乌、苍耳子

（外用）、丁香油、葶苈子、铁线莲、白头翁、蜈蚣、旋覆花等。

可引起过敏反应的中成药有藿香正气水及丸、银黄口服液、银翘解毒口服液、川贝止咳露、脑立清片、风湿液、正红花油、脑力宝丸、金水宝胶囊、牛黄解毒片、生发丸、急支糖浆、湿润烧伤膏、双黄连口服液、感冒清热颗粒、心通口服液、六神丸、正天丸、冠心苏合丸、复方草珊瑚片、龙牡壮骨颗粒、安宫牛黄丸、麝香膏、三九胃泰颗粒、复肝康颗粒、外用骨质增生一贴灵、洁尔阴、辽源七厘散、龙胆泻肝丸、消炎利胆片、胃得安片、补中益气丸、六味地黄丸、京万红、风油精、槐角丸、金匮肾气丸、舒筋活血片、壮骨关节丸、昆明山海棠片、前列康片、元胡止痛片、防风通圣散、杞菊地黄丸、妇康片、心血通液、乌鸡白凤丸、伤科接骨片等。

可引起过敏反应的注射剂有血栓通注射液、刺五加注射液、复方丹参注射液、双黄连粉针、清开灵注射液、茵栀黄注射液、猪苓多糖注射液、雪莲注射液、生脉注射液、路路通注射液、血栓通注射液、鱼腥草注射液、脉络宁注射液、板蓝根注射液、参麦注射液、穿琥宁注射液、莪术油注射液、银黄注射液、柴胡注射液、葛根素注射液、黄芪注射液等。

2. 按症状分类

（1）药源性发热：可引起药源性发热的有何首乌、葛根素注射液、黄芪注射液、双黄连注射液、清开灵注射液、刺五加注射液、穿琥宁注射液、莪术油注射液等。

（2）皮肤过敏反应

1）可引起光敏反应的有紫云英、槐花、补骨脂、无花果、防风、荆芥、白鲜皮、芸香等，补骨脂、紫草、紫苏、独活、白芷、麻黄、白蒺藜长期使用会使人暴露部位的皮肤色素增深。

2）可引起药疹的有天花粉、阿胶、蒲黄、藁本、桂枝、血竭、银杏叶片、牛黄消炎丸等。

3）外用可致皮疹有蒲公英、新鲜泽漆乳汁、苍耳子、鸦胆子、白芥子、斑蝥、商陆、毛茛、仙人掌、金樱子、沉香、芦荟、白头翁、龙舌兰、正骨水、云南白药、狗皮膏、麝香虎骨膏、正红花油、五虎丹、六神丸等，外用可导致接触性皮炎。

4）可引起药疹的中药注射剂有丹参注射液、鱼腥草注射液等。

（3）其他系统过敏反应

1）血液系统：复方红豆杉、葛根素注射液可致急性溶血性贫血；脉络宁注射液可致血清样反应；六神丸、藿香正气水、天麻、使君子、大黄、罂粟壳、鱼腥草注射液等可致过敏性紫癜。

2）呼吸系统：万年青、小白花蛇、壁虎可导致过敏性肺炎；柴胡注射液、丹参注射液、枇杷叶、蛇胆川贝液、黄氏响声丸、喉康散、复方丹参注射液等可导致喉头水肿；远志、泽泻、西洋参、仙鹤草、复方丹参注射液、双黄连粉针剂、牛黄解毒片、消咳喘糖浆、藿香正气水、安宫牛黄丸、川芎嗪、蒲黄可导致过敏性哮喘。

3）消化系统：紫金牛、柴胡、苍耳子、三七、穿山甲、海藻、白果、蜈蚣、何首乌、蜈蚣、金不换、白屈菜等可导致恶心、呕吐、肝酶升高等消化系统过敏反应。

（4）过敏性休克：引起过敏性休克的中药有参麦注射液、清开灵注射液、穿心莲注射液、十滴水、牛黄上清丸、消痔灵注射液、复方丹参注射液、风油精、跌打丸、驱风油、牛黄解毒片、复方胆通片、黄芪注射液、脉络宁注射液、双黄连粉针剂、刺五加注射液、鱼腥草注射液、鸦胆子外用、莪术油、松蚕蛹、鼻炎宁颗粒、苦木注射液、苦黄注射液、茵栀黄注射液、羚羊角注射液、复方甘草片、正清风痛宁片及注射液、地龙、止痛消炎膏、云南白药、蜂毒注射液、九华膏、消渴丸、柴胡注射液、参附注射液、颈复康颗粒等。

三、发病机制

中药及其制剂所引起的过敏反应与化学药物或生物制品所引导起的过敏反应一致，是由机体抗原或半抗原物质刺激而产生的，与其用量无关。中药制剂中的过敏原可能来自中药本身，也可能来自添加剂等。

1. 根据致敏原的来源分类

（1）中药自身来源的致敏原：中药成分复杂，其中含有很多致敏物质，如动植物蛋白、多肽、多糖等大分子物质，既具有免疫原性，又具有免疫反应性，属于完全抗原，可直接刺激机体免疫系统产生免疫应答，使机体产生抗体或致敏淋巴细胞，最后导致变态反应。一些小分子化学物质属于半抗原，进入人体后与蛋白质结合成完全抗原而刺激机体产生相应抗体，引起过敏反应，如生物碱类、有机酸类、苷类、香豆素类等。

（2）中药制剂中的致敏原：中成药制剂中的添加剂、助溶剂、稳定剂、着色剂、稀释剂及其在制备过程中产生的杂质，中药本身的氧化、还原、分解、聚合等形成的杂质均能成为过敏原而致机体过敏，诱发各种类型的变态反应。中药的各种剂型中以中药注射剂引发过敏反应最为多见，由于其有效成分提取纯度不够，加上再加入其他辅料及赋形剂，增加了致敏率。此外，中药注射剂与其他中药、西药混合，会增加中药注射剂过敏反应的发生率。

2. 根据免疫反应的类型分类

（1）Ⅰ型超敏反应：Ⅰ型超敏反应又叫速发型超敏反应，由免疫球蛋白E（IgE）所介导，是临床上药物超敏反应最为常见的类型，病情通常发展很快（几分钟或几小时内），可发生于局部也可发生于全身，取决于中药的给药途径。Ⅰ型超敏反应的特征是：发生快、消退快，常出现功能紊乱而少有组织损伤，具有明显的个体差异和遗传背景。致敏是中药过敏反应产生的先决条件，过敏原通过皮肤接触、吸入、食入或注射等途径进入机体后，诱导B细胞产生IgE抗体。IgE与靶细胞有高度的亲和力，牢固地吸附在肥大细胞、嗜碱性粒细胞表面。当相同的抗原再次进入致敏的机体，与IgE抗体结合，诱导效应细胞（嗜碱性粒细胞或肥大细胞）分泌并释放组胺、5-羟色胺、白介素等效应介质，从而引起皮肤、血管、呼吸道、消化道等的平滑肌痉挛、毛细血管扩张、血管通透性增加、腺体分泌增加等过敏反应的临床症状。临床往往表现为荨麻疹、血管神经性水肿、支气管哮喘以及过敏性休克等。

（2）Ⅱ型超敏反应：Ⅱ型超敏反应又称细胞毒型或细胞溶解型超敏反应。Ⅱ型超敏反应是由IgG或IgM抗体与靶细胞表面相应抗原结合后，在补体、吞噬细胞和NK细胞参与下，引起的以细胞溶解或组织损伤为主的病理免疫反应。药物刺激机体免疫细胞产生IgM或IgG抗体，并与靶细胞膜Fc段或补体受体结合（直接改变靶细胞膜结构或其构象而诱发自身抗体的非特异性黏附），而被肝脏或脾脏单核-吞噬细胞系统识别清除；补体激活吞噬细胞及 NK 细胞活化，进而吞噬靶细胞而造成细胞死亡和 / 或组织损伤。其抗原可以是自身组织细胞上的某一成分，也可以是外来抗原吸附在组织细胞上构成复合抗原，某些药物可以改变组织细胞表面结构而形成自身抗原。临床上与药物相关的 Ⅱ 型超敏反应常见有肺 - 肾综合征、粒细胞减少症、溶血性贫血等。

（3）Ⅲ 型超敏反应：Ⅲ 型超敏反应又称免疫复合物型超敏反应。是由可溶性免疫复合物沉积于局部或全身多处毛细血管基底膜后，通过激活补体，并在中性粒细胞、血小板、嗜碱性粒细胞等效应细胞参与下，引起的以充血水肿、局部坏死和中性粒细胞浸润为主要特征的炎性反应和组织损伤。临床上与药物相关的 Ⅲ 型超敏反应常见有过敏性紫癜、血管炎、血清病、免疫复合物型肾炎等。

（4）Ⅳ 型超敏反应：Ⅳ 型超敏反应又称迟发型超敏反应或细胞介导型超敏反应，由特异性致敏效应 T 细胞介导的细胞免疫应答的一种类型，该反应全程没有抗体和补体的参与，以单核细胞浸润、淋巴细胞浸润、局部组织坏死为特征，一般病程需经 48~72 小时。致敏 T 细胞的形成是发生本型超敏反应的关键，机体初次接触抗原后，T 细胞转化为致敏淋巴细胞，使机体处于过敏状态。当相同抗原再次进入时，致敏 T 细胞识别抗原，出现分化、增殖，使其分泌炎性细胞因子和趋化因子，刺激靶细胞膜通透性改变，胞内离子失衡，渗透压改变致使细胞肿胀、破裂，形成炎症反应，甚至引起组织坏死。临床上与药物相关的 Ⅳ 型超敏反应常表现为接触性皮炎。

四、动物实验研究

1. 绿原酸　绿原酸（chlorogenic acid，CA）被认为是金银花、忍冬藤、鱼腥草、茵陈、栀子等众多药材的主要有效成分，具有广泛的药理作用，普遍存在于双黄连、清开灵、茵栀黄等多种中药注射剂中，常被作为定性甚至定量的指标。然而 CA 同时又是一种可疑致敏成分。有实验研究认为 CA 提取物所致的过敏反应与纯度有关，低浓度 CA 提取物中的杂质可以致敏，但高纯度的 CA 不致敏。有研究人员以绿原酸临床成人最大用量换算后给豚鼠腹腔注射致敏，以成人最大剂量的 10 倍作为静脉注射激发量，结果豚鼠未出现过敏反应。一般认为天然变应原中相对分子量小于 10 000Da，不易引起过敏反应。因此推测 CA 作为一种小分子物质，要引起过敏反应，需要和体内的蛋白质等大分子物质结合，成为完全抗原后方能引起免疫应答，这可以部分解释此前一些有关 CA 相互矛盾的实验结果。

2. 黄芩苷　有研究对 106 个不同生产批号和不同工艺生产的双黄连制剂采用薄层色谱技术检测，结果只有不含黄芩苷的批号样品无过敏反应，说明过敏反应与组分黄芩苷有直接关系。采用黄芩苷 - 牛血清（黄芩苷 -BSA）致敏豚鼠，动物迅速发生呼吸困难、翻滚卧倒、小便失禁、呼吸停止等休克症状，病理可见炎性细胞浸润、血管炎症、毛细血管扩张、通透性增加等变态反应，为典型的 Ⅰ 型超敏反应。但黄芩苷亦有抗过敏作用，黄芩苷能减轻呼吸道嗜酸性粒细胞浸润，降低过敏性哮喘豚鼠白介素 -4 水平。黄芩苷同时具有致敏作用和抗过敏作用，虽然是相悖的，但其机制却不同，这可能是含有黄芩苷的多种中药制剂引起过敏后又自行消失的原因。

3. 中药注射剂　过敏性休克排名前 10 位中药注射剂对比格犬进行类过敏试验，以综合行为异常及组胺含量变化为指标，显示 10 种中药注射剂均出现了过敏反应阳性或强阳性结果，与临床报道相符。

常见致敏中药及其致敏成分与致敏表现见表 19-1。

表 19-1 常见致敏中药及其成分与致敏表现汇总

药名	用药方法	致敏成分	致敏表现
天花粉	内服	毒蛋白	过敏性皮炎、高热、皮疹等
阿胶	内服	蛋白胨、肽类	过敏反应
蒲黄	内服	蒲黄粉末	咽喉局部刺激，恶心、呕吐、咳嗽等
藁本	内服	内酯成分	过敏性皮疹
桂枝	内服	桂皮醛	过敏性皮疹
白果	内服	漆树酸、银杏毒	过敏反应
万年青	内服	万年青苷	过敏性肺炎
川芎	内服	川芎嗪	重症哮喘
葛根	内服	葛根素	药物热、喉头水肿、急性溶血性贫血等
全蝎、水蛭、土鳖虫、蜈蚣、小白花蛇、壁虎、僵蚕、蚂蚁	内服	动物蛋白	皮疹、瘙痒
蒲公英	外用	蒲公英新酸苷	接触性变态反应
泽漆乳汁	外用	刺激性树脂	皮肤红肿、溃烂
苍耳草、鸦胆子、泽泻、白芥子、斑蝥、商陆、毛茛、狗皮膏等膏药	外用	刺激成分	接触性变态反应

五、影响因素

1. 机体因素 中药引发过敏反应的机体因素包括性别、年龄、遗传及原发病等因素。特别是有过敏史者、年老体弱者以及肝肾疾病的患者对中药的耐受性差，敏感性强，易出现过敏反应。

2. 药物因素

（1）中药自身特点：中药成分中含有很多致敏物质，如动植物蛋白、多肽、多糖等大分子物质，或小分子物质生物碱类、有机酸类、苷类、香豆素类等，可刺激机体免疫系统产生免疫应答，引起过敏反应。

（2）中药制剂中的致敏原：中成药制剂中的添加剂、助溶剂、稳定剂、着色剂、稀释剂，及其在制备过程中产生的杂质，也可诱发各种类型的变态反应。其中中药注射剂引发过敏反应最为多见。

（3）用药频度：接触药物机会越多，发生药物变态反应的机会就越多，尤其是长时间用中药，也可增加致敏机会。

（4）其他：中药炮制不规范，配伍不当，煎服不合理，辨证用药不宜，中药污染，未注意饮食禁忌等，都有可能引起中药过敏反应。医师和药师应加强对中药引起的过敏反应的认识，加强用药过程中的监控，从而降低过敏反应的发生。

六、救治方法

1. 立即停用可疑中药　轻度或者短暂的过敏反应可不用治疗。

2. 对症治疗　变态反应严重或持久者，可应用药物治疗，包括非特异性抗过敏治疗，如钙剂、维生素 C、抗组胺药以及对症治疗。

严重过敏反应：肾上腺素为首选药物，早期给予通过提高细胞内 cAMP 水平能防止组胺等介质的释放，还能收缩周围血管，增加心肌收缩力，扩张支气管，消除喉头水肿和荨麻疹。过敏性休克立即皮下或肌内注射肾上腺素 1∶1 000（1mg/ml）0.5~1ml，小儿可按 0.01mg/kg 给予；严重休克患者需静脉滴注，2~4μg/min 的速度（小儿 1~1.5μg/min）滴注，总量 100~500μg，注意心律失常和心肌缺血患者避免使用。如心跳停止、呼吸停止，则应立即采取抢救复苏措施。针对产生的过敏性休克、哮喘、血清病等变态反应用相应的药物进行治疗。

七、预防方法

1. 严格控制使用易过敏药，尤其是中药注射剂。

2. 详细询问药物过敏史，避免再次发生过敏反应。用药前仔细询问药物过敏史、家族史，对高致敏体质的患者选药应慎重。

3. 尽量减少用药机会。

4. 严格按照药物说明书配制中药注射剂，并避免与其他药物同用。给药过程中注意观察，及早发现并治疗。

为了避免中药及其制剂引起的严重过敏反应，在应用中药时，能口服或口服有效者就不必作注射给药。生品与制品不能代替与混用。属过敏体质者，若为治疗疾病而需长期服中药，或准备肌内注射、静脉滴注中药注射液时，应当先做皮肤过敏反应试验，如果受试皮肤局部红疹、水疱或溃疡等呈阳性者，应疑为过敏反应，不宜服用或注射。

第四节　中药药源性类过敏反应与防范

中药药源性类过敏反应也叫假性过敏反应，与过敏反应一样，是由于免疫反应活化而引起的一系列临床症状，但不需预先的致敏过程而直接激活效应细胞，诱发生物级联效应，其临床表现与 I 型超敏反应相似，但可发生于首次接触中药。

一、诊断

类过敏反应可根据临床表现作出初步诊断。同时可以进行以下实验室检测：

（1）血蛋白与血细胞比容测定：其值升高表明有血浓缩。过敏反应和类过敏反应均可导致血浓缩。

（2）补体 C3 和 C4 测定：类过敏反应只激活 C3，过敏反应则同时激活 C3 和 C4。

（3）白细胞组胺释放实验：该实验不涉及免疫系统，有助于诊断类过敏反应。

类过敏反应按反应的强度可以分成四个等级：

Ⅰ级反应　皮肤症状：发红、荨麻疹。体温上升。

Ⅱ级反应　胃肠道症状：恶心、呕吐。心血管一般症状：颜面潮红、发绀、心动加速、血压波动。呼吸道一般症状：胸闷、呼吸急促以致困难。

Ⅲ级反应　光滑肌痉挛：支气管痉挛、子宫收缩、血压下降、休克。

Ⅳ级反应　心跳和／或呼吸停止。

二、可诱发类过敏反应的中药

可引起类过敏反应的单味中药有板蓝根、大青叶、黄柏、黄芩、大黄、五味子、丹参、鱼腥草、苦参、青蒿、葛根、红花、当归和麦冬等；口服中成药有六神丸、牛黄解毒片（丸）、鼻炎宁、复方四香丸、藿香正气丸、十滴水、雷公藤片、银翘解毒片、牛黄散、益母膏和川贝枇杷露等；中药注射剂有双黄连注射液、鱼腥草注射液、刺五加注射剂、复方丹参注射剂、参麦注射剂、清开灵注射剂等。

可引起类过敏反应的中药成分主要为绿原酸、黄芩苷、鱼腥草素、新鱼腥草素及中药注射剂中的辅料吐温 80（又称聚山梨酯 80）等，其中对绿原酸、吐温 80 的研究较多。

三、发病机制

类过敏反应产生的机制尚未完全被认识，普遍认为其相应变应原首次进入体内，在不需要 IgE 介导的情况下，就可引起机体发生局部或全身性反应。类过敏反应是Ⅰ型超敏反应的亚类，也有学者认为类过敏反应无免疫系统参与，不需接触抗原物质，也无抗体参与，不属于免疫反应。类过敏反应与Ⅰ型超敏反应发生机制的比较见下表 19-2。

表 19-2　类过敏反应与Ⅰ型超敏反应发生机制的比较

	类过敏反应	Ⅰ型超敏反应
抗原接触次数	首次	≥两次
是否产生 IgE	否	是
致靶细胞脱颗粒方式	抗原直接刺激靶细胞进行脱颗粒	IgE 结合靶细胞，并在相同抗原刺激靶细胞下进行脱颗粒
脱颗粒释放物质	组胺、激肽原酶、LTs、PAF、PGD_2	组胺、激肽原酶、LTs、PAF、PGD_2
是否需要治疗	症状可自行消失	经对症治疗症状才会消失
暴露次数与反应强度的关系	反应强度随暴露次数的增多而减弱或消失	反应强度随反应暴露次数的增多而增强
临床表现相似	发热、皮疹、喉头水肿、恶心、呕吐、血压下降、血管通透性升高、休克等	

四、防治方法

见表 19-3。

表 19-3 中药过敏反应及类过敏反应的诊断及治疗

免疫反应类型	临床表现	反应时间	实验室检查	治疗
Ⅰ型超敏反应	荨麻疹、血管性水肿、支气管痉挛、瘙痒、呕吐、腹泻、全身过敏	数分钟至数小时	皮肤试验、RAST、血清类胰蛋白酶	停用可疑中药,应用肾上腺素、抗组胺药,全身应用皮质类固醇、支气管扩张剂;严重时住院监测
Ⅱ型超敏反应	肺-肾综合征、粒细胞减少症、溶血性贫血等	不定	直接或间接 Coombs' 实验	停用可疑中药,应用皮质激素;严重病例输血
Ⅲ型超敏反应	过敏性紫癜、血管炎、血清病、免疫复合物型肾炎等	1~3 周	ESR、C 反应蛋白免疫复合物、补体试验、抗核抗体、抗组蛋白抗体、组织活检免疫荧光试验	停用可疑中药,应用 NSAID、抗组胺药、皮质激素,严重时用去血浆法
Ⅳ型超敏反应	接触性皮炎	2~7 天	贴片试验、淋巴细胞转化试验	停用可疑中药,局部应用皮质激素、抗组胺药,严重时应用皮质激素
类过敏反应	与Ⅰ型超敏反应相似	不定	补体试验、特异性抗体水平检测、白细胞组胺释放试验	症状可自行消失,严重者需对症治疗

注:RAST—放射变应原吸附试验;ESR—红细胞沉降率。

参 考 文 献

[1] 刘春发,胡建新,屈新辉.中药制剂对免疫功能促进作用的研究进展.中国医药导报,2013,10(28):27-33.
[2] 刘洋,姚成芳.中药免疫抑制剂的药理基础研究进展.中成药,2007,29(3):412-414.
[3] 徐延震.中草药免疫初探.山东农业大学学报,1995(1):123-125.
[4] 林小琪,王爱平,靳洪涛,等.免疫增强中药的研究.吉林中医药,2009,29(2):160-162.
[5] 李奇,赵奎君.中药免疫增强剂的研究概况.中国药房,2012,23(39):3737-3740.
[6] QIN F,SUN H X. Immunosuppressive activity of Pollen Typhae ethanol extract on the immune responses in mice. J Ethnopharmacol,2005,102(3):424-429.
[7] 秦枫,孙红祥.中药免疫抑制作用研究进展.中兽医学杂志,2004(2):36-40.
[8] 李晓玉.免疫抑制剂的研究概述.药学服务与研究,2005,5(2):105-110.
[9] 吴蠡荪.临床检验报告单解读.北京:中国医药科技出版社,2011.
[10] 于海荣,宋鸿儒,刘豫安.中药免疫抑制作用研究概况.承德医学院学报,2005,22(2):142-144.
[11] 周翠英,樊冰,甘志浩.中药免疫抑制作用的实验研究概况.山东中医杂志,1998,17(1):44-46.
[12] 李新建,刘晓城.姜黄素调节小鼠免疫功能的实验研究.中国组织化学与细胞化学杂志,2005,14(2):132-135.
[13] 涂胜豪,胡永红,陆付耳.青藤碱对人淋巴细胞产生 IL-2、IL-2R 和 IL-6 的影响.中国实验临床免疫学杂志,1998,10(5):12-14.

[14] 侯安存.中药免疫抑制剂研究进展.临床和实验医学杂志，2015，14（3）：251-255.

[15] 秦凤华，谢蜀生，龙振洲.雷公藤总甙对细胞免疫应答的抑制作用及抗移植排斥作用.中国药理学通报，1994，10（2）：123-125.

[16] 林科雄，王长征，钱桂生.雷公藤甲素对诱导 CD4$^+$、CD8$^+$T 细胞凋亡的作用.免疫学杂志，2000，16（1）：24-26.

[17] 周学优，朱秀琴.雷公藤免疫抑制活性成分的研究.中成药，1990，12（5）：24-25.

[18] 郑幼兰，徐娅，林建峰.雷公藤春碱和雷公藤新碱的免疫抑制作用.药学学报，1989，24（8）：568-572

[19] 孙新，张素敏，田春华，等.雷公藤及其安全性.中国新药杂志，2001，10（7）：539-543.

[20] 黄光照，李玲，刘良，等.雷公藤中毒的尸检病理变化——附 4 例尸检报告.中国中西医结合杂志，2009，29（2）：165-168.

[21] 万波，徐艳娟，左光泽，等.急性雷公藤中毒尸检 1 例.法律与医学杂志，1999，6（1）：35-36.

[22] 张益鹄，黄光照.急性雷公藤中毒尸检一例.武汉医学院学报，1985（5）：387-388，396.

[23] 刘继红，李卫东，滕慧玲，等.青藤碱治疗类风湿性关节炎免疫作用和机制.药学学报，2005，40（2）：127-131.

[24] FANG YF，WANG Y，ZHOU X，et al. Effect and mechanism of sinomenine on the signal transduction of the synovial cell nuclear factor-κB in rat swith ad juvant arthritis. Chinese Journal of Clinical Rehabilitation，2005，9（7）：204-205.

[25] 王建杰，张涛，罗文哲，等.川芎嗪对类风湿性关节炎患者外周血单个核细胞 IL-12mRNA 表达的影响.黑龙江医药科学，2005，28（2）：18-19.

[26] 王建军，王三萍，熊海金，等.姜黄素对哮喘大鼠气道炎症与核因子 κB 表达的影响.中国临床康复，2005，9（11）：102-104.

[27] 周亚滨，李天发，关振中，等.苏木对大鼠同种异位心脏移植急性排斥反应的影响.中医药学报，2000（1）：67-68.

[28] 周芸，周洪，王保龙，等.天花粉蛋白通过激活 CD8 Tc2 亚群诱导人体免疫抑制.现代免疫学，2005，25（1）：11-14.

[29] 王俐，高玉祥.青蒿琥酯对小鼠变应性接触性皮炎及白细胞介素 1 的影响.中华皮肤科杂志，1992，25（3）：165-167.

[30] 朱香兰.玉屏风散治疗单纯性肾病综合征儿童继发性免疫功能低下临床研究.辽宁中医杂志，2014，41（4）：749-750.

[31] 马秀霞，徐立然.中医药治疗免疫功能低下致肺部感染的研究进展.中医学报，2010，25（6）：1075-1077.

[32] 张俊慧，谢学建，宋小骏，等.中药所致变态反应的机制及防治.医学研究生学报，2007，20（3）：302-304.

[33] 苏长海，王星.药物热概述.中国药师，2011，14（3）：422-424.

[34] 刘璠.何首乌引起药物热 1 例.湖南中医杂志，1990（2）：49.

[35] 邓少玲.清开灵注射液致药物热和急性肾功能衰竭.药物不良反应杂志，2002，4（1）：49-50.

[36] 丁满拴，郭娟，武保福，等.药源性发热浅析.药物流行病学杂志，2003，12（6）：306-308.

[37] 鲁涛，刘继勇.412 例药物致皮肤过敏反应及处置分析.实用药物与临床，2011，14（5）：412-414.

[38] 张淑爱，吴增春.504 例中药制剂致过敏性休克统计分析.时珍国医国药，2007，18（11）：2863-2864.

[39] 陈成章.免疫毒理学.郑州：郑州大学出版社，2008.

[40] 赖新华，卞益民.中药过敏反应及其成因分析.时珍国医国药，2002，13（6）：374-375.

[41] 刘岚，叶义红，舒晓静，等.药物热 28 例临床分析.临床军医杂志，2005，33（5）：626.

[42] 吴小林，黄际薇，刘春霞，等.中药制剂致药物热 208 例分析评价.临床医学工程，2008，15（11）：

49-50，52.

［43］孟宪珍.131 例外用中成药过敏反应报告及成因分析.大家健康（学术版），2014，8（17）：241-242.

［44］钱素英，方治，夏兆雄.复方红豆杉致溶血性贫血 2 例.浙江实用医学，2008，13（5）：376.

［45］姜红.葛根素注射液致急性溶血性贫血反应 35 例文献分析.天津药学，2008，20（4）：38-39，79.

［46］陈爱群，贾晋生，李莉.70 例脉络宁注射液不良反应文献分析.药物不良反应杂志，2003，5（3）：162-165.

［47］马建丽，周亮，王世岭.中药及其制剂致过敏性休克 131 例分析.药物不良反应杂志，2000，2（3）：166-168.

［48］DESCOTES J，CHOQUET-KASTYLEVSKY G. Gell and Coombs's classification：is it still valid? Toxicology，2001，158（1-2）：43-49.

［49］HAGEN J W，Magro C M，Crouson AN.Emerging adverse cutaneous drug reactions. Dermatol Clin，2012，30（4）：695-730.

［50］WARKENTIN TE. Drug-induced immune-mediated thrombocytopenia-from purpura to thrombosis. N Engl J Med，2007，356（9）：891-893.

［51］罗飞，包旭，林大胜，等.绿原酸对动物的致敏性研究.华西药学杂志，2009，24（2）：181-183.

［52］吴晓冬，杨华蓉，林大胜，等.绿原酸致敏性的综合研究与评价.中国中药杂志，2010，35（24）：3357-3361.

［53］冯文宇，刘明华，肖顺汉，等.金银花精提取物与粗提取物注射液的主动全身过敏试验研究.时珍国医国药，2008，19（12）：2847-2848.

［54］余传霖，叶天星，陆德源，等.现代医学免疫学.上海：上海医科大学出版社，1998.

［55］国家药品监督管理局药品审评中心.含绿原酸中药注射剂的安全性问题研究总结报告.北京：国家食品药品监督管理局药品审评中心，2006.

［56］童路.双黄连注射剂的不良反应与成分间的关系.中成药，1997，19（4）：47-48.

［57］田锋奇.黄芩苷的致过敏作用机制.郑州：郑州大学，2007.

［58］姜斌，张世明，李强，等.黄芩苷在过敏性哮喘模型中的作用.药学服务与研究，2001，1（1）：36-39.

［59］闫位娟.中药注射剂致敏性研究.南宁：广西医科大学，2009.

［60］沈丕安.中药不良反应与临床.上海：第二军医大学，2007.

［61］李鹏，欧伟文，李毅，等.中药不良反应产生的原因及对策.时珍国医国药，2009，20（1）：254-256.

［62］张新广.中药药源性过敏反应分析.辽宁药物与临床，20003（4）：159-161.

［63］谢毓晋.类过敏反应.武汉医学，1980，（2）：155-160.

［64］陈玉琼，张萃.中药类过敏反应研究进展.广东药学院学报，2013，29（4）：465-469.

［65］曾祥麒，陈晓露，李粒.中药注射剂引起过敏反应和类过敏反应研究进展.亚太传统医药，2015，11（9）：35-37.

［66］李佳，金晶，关翠雯，等.聚山梨酯 80 刺激肥大细胞 RBL-2H3 脱颗粒作用的评价.药物评价研究，2010，33（5）：379-383.

［67］STRACHAN D P. Hay fever，hygiene，and household size.BMJ，1989，299（6710）：1259-1260.

［68］马宏图，睢凤英.中药注射剂安全性与类过敏反应.中国医院药学杂志，2009，29（10）：838-840.

［69］SZEBENI J. Complement activation-related pseudoallergy：a new class of drug-induced acute immune toxicity. Toxicology，2005，216（2-3）：106-121

［70］周聊生，牟燕.药源性疾病与防治.北京：人民卫生出版社，2008.

第二十章 其他中药药源性疾病

第一节 概 述

中药也可引起一些特殊的药源性疾病，本章主要介绍中药药源性肿瘤（中药药源性致癌作用）、中药药源性致畸作用、中药药源性耳病、中药药源性皮肤病等。

第二节 中药药源性肿瘤（中药药源性致癌作用）与防范

一、临床表现及诊断

（一）临床表现

某些中药长期服用以后，能引起机体某些器官、组织、细胞的过度增殖，形成良性或恶性肿瘤。中药或其所含的成分具有实验性致癌活性。

一般把肿瘤的临床表现分为局部症状与全身症状两部分。局部症状：肿瘤在所占据的组织中形成肿块，其大小、外形、界限、硬度、表面情况、与邻近组织关系等可作为检查与诊断肿瘤的依据。肿块可引起继发症状，如疼痛、压迫、溃疡、出血、感染、梗阻或功能障碍等，使患者感到不适与痛苦，特别是肿瘤压迫与侵犯神经时，会有不同程度的疼痛。根据肿瘤生长部位不同，还会有许多特殊症状，如胰头癌、胆管癌可引起黄疸；脑室、脑膜肿瘤可引起颅压升高等。

全身症状：肿瘤的全身症状与病期及肿瘤发生的部位有关。早期肿瘤常无全身症状，或仅有轻微乏力不适、食欲减退；中、晚期肿瘤，由于肿瘤消耗大量营养物质并产生许多毒素，患者陆续出现较明显的全身症状，如体重下降、虚弱、发热、贫血、水肿、腹水、皮肤及关节疾患、广泛脏器转移所致的症状等。

（二）中药药源性肿瘤的诊断

临床上可通过全身检查、实验室检查、影像检查、病理检查等相结合的方式，来确定是否患有中药药源性肿瘤。

二、可诱发疾病的中药

可引起中药药源性肿瘤的有菊科植物大吴风草之根、款冬花、巴豆，及马兜铃属中草药如关木通、广防己、汉中防己、马兜铃、青木香、天仙藤及朱砂莲等。从 1 693 种中草药和植物中共检出 18 个科中的 52 种植物含有促癌物质，发现含有促癌物质的中药大多属大戟科和瑞香科，包括石粟、石龙皮、变叶木、细叶变叶木、石山巴豆、毛果巴豆、巴豆、麒麟冠、猫眼草、泽漆、甘遂、续随子、高山积雪、铁海棠、千根草、红背桂花、鸡尾木、多裂麻疯树、红雀珊瑚、山乌桕、乌桕、圆叶乌桕、油桐、木油桐、火殃勒、芫花、结香、狼毒、黄芫花、了哥王、土沉香、苏木、广金钱草、红芽大戟、猪殃殃、黄毛豆腐柴、假连翘、射干、鸢尾、银粉背蕨、黄花铁线莲、金果榄、曼陀罗、三棱、红凤仙花、剪刀股、坚荚树、阔叶猕猴桃、苦杏仁、怀牛膝等。

千里光、滑石、五倍子、八角茴香、桂皮、槟榔、苏铁等含有致癌物质；甘遂、巴豆、苏木、瑞香、三棱等中药也有不同程度的辅助致癌活性。德国学者在电视节目中曾警告，不要经常服用植物性泻药，认为含有蒽酮类成分的植物性泻药（如大黄、芦荟等）致使大肠产生一定的毒素，引起腹泻，而这些毒素经动物实验证明，可使动物的肠癌发生率提高。

可引起药源性肿瘤的中成药有龙胆泻肝丸、妇科分清丸、排石颗粒、甘露消毒丹、纯阳正气丸、冠心苏合丸、十香返生丸、舒筋活血丸和玄珠狼疮丸等。

根据引起药源性肿瘤的主要毒性物质和毒理特点分类如下：

1. 硝基化合物　马兜铃酸（AA）是植物界发现的第一个硝基化合物，为马兜铃科等科属植物中的共同成分。马兜铃、关木通、广防己、青木香、天仙藤等马兜铃酸的含量较高。马兜铃酸代谢物马兜铃内酰胺，通过与脱氧腺苷残基结合，激活大鼠肿瘤细胞中的原癌残基——ras 基因。马兜铃酸与 ras 基因有关，已将马兜铃酸划归基因毒性致癌物。

2. 生物碱类

（1）含有吡咯双烷生物碱类中药：酯型吡咯双烷生物碱可分为饱和及 1，2 位不饱和双键类，前者无毒，后者在人体内可转化为对肝、肺毒性甚大的代谢产物。这类中药植物分布于款冬属、蜂斗菜属、千里光属、泽兰属，紫草科的紫草属、天芥菜属、倒提壶属和豆科的猪屎豆属等。

（2）槟榔：槟榔中含有对人致癌的物质，槟榔对大鼠、田鼠、小鼠有致癌作用。槟榔的致癌物质系其所含的水解槟榔碱，它在体内外能与组织细胞的半胱氨酸发生烷化作用；也有认为它的致癌与其所含有的鞣质或纤维刺激有关。

3. 苷类

（1）苏铁：致癌原系所含的氧化偶氮类苷——苏铁素和苏铁新素 A、B。苏铁苷本身无致癌性，经葡萄糖苷酶或肠道细菌水解成苏铁苷元——甲基氧化偶氮甲醇，产生致癌作用。

（2）蕨：牛食用蕨后，膀胱癌发生率较高。蕨中含有的黄酮醇类化合物橡黄素具有致突变性，所含的酰胺具有强致癌性，含有的反丁烯二酸、黄芪甲苷、异槲皮苷等可引起牛的膀胱癌。

4. 挥发油类

（1）细辛和土荆芥：都含有黄樟醚，为肝微粒体酶的强抑制剂，在体内能羟化成致癌作用强于母体的 1′-羟基黄樟醚。黄樟醚的衍生物异黄樟醚、二氢黄樟醚亦有致癌性。

（2）藿香、辛夷：挥发油中含有主要成分爱草脑，在体内可代谢成致癌作用强于母体的 1′-羟基爱草脑。

5. 黄酮类　苦檀子、毛蕊花、昆明鸡血藤皆含有鱼藤酮，为二氢黄酮的衍生物，可诱发乳腺瘤；新马大黄和商品大黄都可检出 1，8-二羟基 -9-蒽酮，后者对小鼠有致癌作用。

6. 砷及砷化物类　砷化物可以引起肺癌及皮肤癌，国际癌症研究中心亦认定，无机砷可诱发人类癌症。

三、发病机制

某些中药长期服用以后，能引起机体某些器官、组织、细胞的过度增殖，形成良性或恶性肿瘤。菊科植物大吴风草之根、叶中含有克氏千里光碱，对肝、肺有明显的毒性，并可诱发肝癌。款冬花中也含有类似的生物碱，用含款冬花花粉的饲料喂养大鼠，可出现肝血管内皮肉瘤。

有些中药本身并不直接致癌，但当它们与致癌物质先后起作用或共存时，可具有促癌作用或辅癌作用。如大戟科巴豆属植物巴豆所含的巴豆油，既具有促癌作用，又具有辅癌作用。巴豆油中具有促癌活性的成分为大戟二萜醇酯，巴豆油及大戟二萜醇酯亦具有显著的辅癌活性。致癌剂与其合用时，其诱癌活力至少增强了20倍左右。

马兜铃酸（AA）的致癌机制是在体内形成AA-DNA加合物，后通过AA-DNA加合物，使原癌基因 ras 基因发生A-T颠换突变而活化，以及抑癌基因 P53 基因突变，失去正常功能，从而引起促增殖信号的增强和细胞分化的异常，进而导致肿瘤的发生。目前AA-DNA加合物已成为检测AA-DNA的标志物。AA经硝基还原后，与DNA上碱基芳香环外氨基基团共价结合，形成相应的加合物，可发挥致突变作用；AA主要在小鼠 H-ras 基因的第61号密码子的腺嘌呤处形成加合物，通过基因A-T颠换突变诱导肿瘤的发生；目前已应用 ^{32}P 标记的方法检测到AA-DNA患者肾组织、尿路上皮存在AA-DNA加合物，从而支持AA及其代谢产物导致肾损伤及尿路上皮癌变的可能。

四、动物实验研究

含有吡咯双烷生物碱类化合物（PAS）及其原植物有致癌作用。用蜂斗菜花梗40g/kg或80g/kg混入饲料喂养大鼠，18个月后，46只动物有11只发生肝血管内皮肉瘤，10只出现肝细胞腺瘤，9只发生肝细胞癌；喂饲小鼠，也能诱发肺腺瘤和肺腺癌。用0.5g/L或1.0g/L蜂斗菜碱给大鼠饮用，72天后肝细胞坏死、出血、肝胆管增生；300天后有8/10动物发生肝血管内皮肉瘤或肝细胞腺癌。

五、影响因素

中药药源性肿瘤的影响因素主要包括中药的使用剂量、使用疗程、炮制方法、调配配伍等，另一方面与患者个体因素也有密切关系。某些中药长期服用可引起药物性肿瘤，如花椒、藿香、款冬花、石菖蒲、砒石、雄黄等。中药是否致癌，还取决于动物遗传倾向、给药方式、伴发的病变、机体的营养、是否有促癌物质的跟进等。

六、救治方法

首先，可以应用活血化瘀中药，同时配合补肾益气健脾药以补肾活血，扩张肾血管，增加肾血流量，促进纤维组织吸收，防治肾纤维化。益肾软坚散可对抗肾纤维化。其次，使用钙拮抗剂或具有钙拮抗作用的中药，可抑制肾小管上皮细胞的外钙内流，对抗AA升高细胞内游离钙离子浓度的作用，防止肾小管上皮细胞凋亡。

清热解毒类中药在抗肿瘤的同时，能控制和消除肿瘤及其周围炎症和水肿。其主要抗癌机制为：直接抑制肿瘤、诱导肿瘤细胞凋亡、调节机体免疫功能、抗炎、解毒、退热、阻断致癌和防突变、抗氧自由基、逆转肿瘤细胞的耐药性等。

还可以通过 AA 的另一种毒性机制，即活化代谢后产生的致癌作用，来寻找减毒的方法。通过检测患者体内与 AA 代谢有关酶的活性，选用相应酶的抑制剂，来抑制催化 AA 活化的酶活力，以阻止 AA-DNA 加合物的形成，预防肿瘤的发生。如双香豆素为 DT- 硫辛酸脱氢酶的抑制剂，萘黄酮为选择性 CYP1A1 和 CYP1A2 的抑制剂、呋拉茶碱为 CYP1A2 的抑制剂，硫辛酸为选择性 NADPH：CYP 还原酶的抑制剂等。

因 AA 引起的 AAN 容易发生尿路上皮癌，对于终末期肾功能不全或肾移植患者，多采取预防性双侧肾输尿管切除术，同时密切注意膀胱上皮情况。如发现尿路上皮肿瘤，更应采取积极的手术治疗。对于肾功能不全患者，如果仍有足够的肾功能，应尽可能采取保留肾脏手术。国内对于上尿路肿瘤，多数仍以肾盂输尿管全长膀胱袖状切除术为主，膀胱肿瘤根据情况行经尿道膀胱肿瘤电切术（TURBt）或根治性膀胱切除术。

如果长期使用致癌中药导致具有肿瘤 / 癌症先兆症状，癌前病变、癌前病变及其他肿瘤 / 癌症高危易患人士，不要等到出现不适症状再重视，平时即需要防癌药物帮助。

七、预防方法

1. 注意中药剂量　在使用含马兜铃酸等容易引起中药药源性肿瘤的中药时，要注意用药剂量，剂量过大会加大中药对胃肠道的刺激作用，出现明显的恶心呕吐等。

2. 注意禁忌证　有消化性溃疡、慢性胃炎、慢性肠炎、反流性食管炎等病史及脾胃虚寒者禁用或慎用。

3. 注意饮片炮制方法，炮制能起到减毒增效作用。

对于较长期服用含马兜铃酸的中药，应注意定期检测 B 超、肾功能、尿常规，查找瘤细胞，并行尿沉渣检查，以确定是否有红细胞及其来源，同时根据情况行膀胱镜及尿路造影检查以早期发现肿瘤。

第三节　中药药源性致畸作用与防范

一、临床表现及诊断

（一）临床表现

所谓致畸物，即在胚胎各个时期接触该中药后，使机体产生畸形。致畸包含发育毒性中的畸形、胚胎死亡、生长迟缓、功能不全或异常。生殖畸形带来极大的社会问题，使患者及家人陷入巨大的痛苦。最常见的胎儿畸形包括唐氏综合征、先天性心脏病、神经管缺陷、唇腭裂、多指、脑积水等。

（二）诊断

当妊娠期妇女服用某些中药后，导致正常基因突变，使遗传物质转移及重组，就可能引起新生儿不同程度地出现诸如唇裂，颅、肢、椎体、气管、食管、肛门、生殖器、心脏缺损，脑发育不全及死胎等。目前可通过胎儿系统超声、羊水穿刺等产前诊断技术，诊断在宫内的胎儿畸形情况。

二、可诱发疾病的中药

1. 雷公藤　雷公藤甲素能诱发 NIH 小鼠骨髓细胞染色体畸变和增加骨髓 PCE 微核形成，且有剂量依赖关系。

2. 石菖蒲、水菖蒲、九节菖蒲　其挥发油中含有 α- 细辛醚和 β- 细辛醚，α- 细辛醚对 Ames 试验呈致突变作用，并可使大鼠骨髓染色体畸变率显著上升。

3. 天花粉蛋白　对胎鼠早期器官形成有致畸作用，头、躯干和四肢可发生畸形，体节数目及轴长减少。

4. 半夏　如在妊娠期服用，导致子宫收缩造成流产，大剂量使用还可影响胚胎发育，产生毒性反应而导致胎儿畸形。

三、发病机制

药物致畸的发生机制十分复杂，目前所知药物引起畸形的发生机制有以下几方面：

1. 药物对生殖细胞的毒性　药物干扰生殖细胞的发育和成熟。当基因突变或染色体畸变的精细胞和卵细胞受精、着床，就会发生先天性畸形。

2. 药物对胎儿的直接毒性　有些药物可干扰核酸复制、转录、翻译和细胞分裂过程，影响细胞增殖；有些药物可改变胎儿的代谢，拮抗叶酸盐的作用，造成叶酸缺乏，从而干扰胚胎器官组织细胞中的核酸和必需氨基酸的合成，引起畸形。

3. 药物影响母体或胎盘功能　药物可影响母体的营养、酶活性、内分泌状态或胎盘功能，引起胎盘缺氧和代谢紊乱，导致畸形，如药物引起母体过敏性休克。

四、动物实验研究

1. 半夏　半夏蛋白有很强的抗早孕活性，可作用于子宫内膜，使着床率降低，还可影响卵巢黄体功能，使内源性血浆孕酮水平下降，子宫内膜变薄，蜕膜变性，使胚胎失去蜕膜支持，故服用不当易致流产。用制半夏、生半夏汤剂给妊娠 7~18 天孕兔灌胃给药，每次给药容积固定为 20ml/kg（15g/kg）体重；每天给药 1 次，于妊娠 29 天称重处死；制半夏或生半夏汤剂组死胎总数量显著增加。生半夏、姜半夏及法半夏水煎剂对妊娠小鼠的致畸百分率，均明显高于空白对照组，而与丝裂霉素 C 阳性对照组接近，尤以生半夏更突出。

2. 马兜铃　用不同浓度的马兜铃水提液和马兜铃酸 A 处理斑马鱼胚胎，给药组的斑马鱼胚胎出现畸形和死亡；与马兜铃酸 A 相比，马兜铃水提液对斑马鱼胚胎有着更强的致畸和心脏毒性，且毒性作用具有时间和浓度依赖性。

3. 青蒿素　对 SD 大鼠母体及胎仔，中、高剂量组可出现胚胎致死毒性，胚胎着床后损失率均高于对照组。各剂量组均出现骨骼畸形，骨骼畸形率均高于对照组。

五、影响因素

中药致畸作用与中药剂量有关：中药致畸作用的量效关系与其他不良反应不同，中药致畸作用有一阈值。高于阈值时，随剂量增加，畸形程度也相应加重。

种属差异及个体差异明显：任何药物对机体的损伤作用，都存在种属和个体差异，这种差异在致畸作用格外明显，这也是动物致畸实验不能随便外推到人类的原因。不同的性别、年龄、身体素质及不同生理状况的人群，对药的敏感性与耐受性不同。有些中药对一般人是安全的，但对妊娠期妇女、老人和儿童是禁止使用的；有些中药为娠期妇女禁用，否则会造成流产、胎儿畸形等不良反应。

六、预防方法

1. 规范炮制　中药经过炮制可降低或消除中药的毒副作用，或缓和、改变药性。如半夏一定要经过炮制后才能安全使用，半夏因炮制的方法不同其毒性也有所差别，而且用药剂量也不宜过大。川乌经过炮制后，其毒性可大大降低。

2. 配伍减毒　中药的配伍得当，可降低毒性，增强疗效。有些是不能配伍的，否则会降低或丧失药效。

3. 只要有可能对胎儿造成不利影响的中药，都应该引起高度重视，如妊娠禁忌药和慎用药，以确保准孕妇和孕妇的用药安全，尽量减少或消除中药致胚胎毒性事件的发生。

第四节　中药药源性耳疾病与防范

一、临床表现及诊断

（一）临床表现

中药药源性耳聋是指使用某些中药治病，所引起的听神经系统中毒性损害，而产生的听力下降、眩晕甚至全聋。中药药源性耳聋破坏的并不是外耳和中耳的声音传导系统，而是感知声音最重要又最脆弱的部位耳蜗毛细胞。

中药药源性耳聋的临床表现不一，除耳聋外，还可伴有耳鸣、眩晕和共济失调等，伴随症状可先于或者后于耳聋出现，由此导致听力损失程度的差异也很大，重者可致全聋，这种聋属于"感音神经性聋"，难治愈。预防耳聋发生比治疗更关键。

（二）诊断

耳毒性药物主要是损害耳蜗和前庭器官，损害耳蜗，引起耳鸣、听力下降和耳聋；损害前庭器官，引起眩晕、耳鸣、恶心、呕吐、共济失调。早期的听神经损害多表现为高音调耳鸣，一般不会引起会话、听力障碍。若损伤继续发展，导致低频区毛细胞损伤，可出现听力下降或耳聋。

二、可诱发疾病的中药

单味中药马钱子，中成药中的红花油、牛黄清心丸、琥珀抱龙丸、注射用双黄连等均有引起药源性耳聋的报道。

三、发病机制

引起药源性耳疾病的损伤机制复杂，不同的药物可能有不同损伤机制。一般认为主要可能与下列因素有关：

1. 药物在内耳淋巴液蓄积，损害耳蜗毛细胞。

2. 影响耳蜗细胞的通透性，破坏细胞的完整性。

3. 某些药物的氨基可通过与膦酸酯的作用，破坏神经细胞的完整性，损害听神经的新陈代谢。

4. 某些耳聋易感基因被发现，如 mtDNA 4977 缺失与老年性耳聋有关，mtDNA 1555 位点突变与氨基糖苷类药物耳毒性有关，这些人即使少量或单次使用该类药物也可能导致耳聋。

四、影响因素

引起药源性耳聋主要因素有药物的剂量、疗程、给药途径、遗传性因素和患者机体生理功能状态。

注射用双黄连诱发耳聋可能与其纯度、老年人的敏感度有关。马钱子与红花油引起耳聋，可能与使用不当、蓄积性中毒有关。

五、救治方法

对于药源性听力损害，早期发现是获得有效治疗的关键，对于已达到 4 级的听力减退，多难以逆转。主要是采用改善细胞代谢、提供能量和促进细胞氧化还原等药物进行治疗，如维生素 A、维生素 B、ATP、辅酶 A、细胞色素 C、蚓激酶、氟桂利嗪等。

采用拮抗药物耳毒性的物质进行治疗：如东莨菪碱可以阻断氨基糖苷类与耳蜗神经突触中某些部位的特殊亲和力，减轻其对毛细胞的损害，同时可改善内耳微循环，有助于内耳损伤修复。

中药治疗：中药治疗药物性耳聋主要选用补肾、活血、通窍类中药，激发或调整机体的自主调理机制，达到改善内耳（听神经）功能的目的。银杏叶提取物可用于保护内耳，改善听觉功能。红花、丹参、三七等均有利于药物性耳聋的改善。

高压氧综合治疗：既能改善听觉器官的缺氧状态，防止耳蜗毛细血管的病变和坏死；又能使局部血管收缩，降低毛细血管的通透性，并能降低血液浓度，解除内耳血管阻塞，改善代谢，从而促进听觉功能的恢复。

若已产生不可逆的听力下降，可根据残余听力情况选配助听器。尤其是儿童，应密切注意听力情况，一旦确诊为药物中毒性耳聋时，应劝导家长为患儿尽早使用助听器。及早安装人工耳蜗或助听器有利于患儿利用残余听力，接受日后的言语教育。

六、预防方法

详问病史及药物治疗史，如曾经发生过药物性听力损害，应禁止再使用同类药物。严格掌握耳毒性中药的适应证，按规定剂量和疗程用药，防止滥用。对婴幼儿、老人、孕妇、哺乳期妇女和肾功能减退者，应尽量避免使用。

应用有可能导致耳毒性中药时，应密切注意早期中毒症状，定期检查听力，如出现耳鸣、耳内发胀、眩晕、恶心、听力下降等，应立即停药，并采取相应措施。避免联合或连续使用几种耳毒性药物，否则更易发生耳毒性反应。鼓膜穿孔的中耳炎患者，应用有耳毒性滴耳药时，不应超过 10 天，一旦炎症消退，立即停药。噪声可明显增强人对耳毒性中药的敏感性,应保持用药患者周围环境安静。

保护内耳,应用耳毒性中药时,同时使用维生素 C、维生素 B_1、维生素 B_{12} 或泛酸钙等,对内耳有一定的保护作用,可减少耳毒性反应的发生。

第五节　中药药源性皮肤病与防范

一、临床表现及诊断

(一)临床表现

中药药源性皮肤病又称药物皮肤反应,是中药不良反应在皮肤的表现,多在药物使用后短期内发生,但也有数周甚至数月后发生的情况。中药药源性皮肤病的主要特征是皮肤瘙痒、潮红,出现药疹、荨麻疹,严重者甚至出现黏膜损伤、水疱、皮肤剥脱、高热、血管神经性水肿、面部水肿、皮肤坏死和呼吸困难,甚至危及生命。

(二)诊断

砷角化病是慢性砷中毒的皮肤症状之一,是由无机砷引起的。以累及掌跖部的角化性丘疹,伴躯干、四肢色素异常为主要特征。砷角化病的诊断依据其长期服含砷剂中药史及弥漫性色素沉着,其间夹杂"雨滴"样色素脱失、掌跖角化性丘疹等典型皮损,血、尿及发砷浓度显著升高为主要诊断依据。

二、可诱发药源性皮肤病的中药

黄连及其制品小檗碱等可引起药疹、过敏反应、血细胞减少等。

可引发中药药源性皮肤病的单味中药有当归、五灵脂、葶苈子、川芎、何首乌、冰片、补骨脂、关木通、甘遂等;中成药有黄芩汤、龙胆泻肝汤、板蓝根颗粒、伤科接骨片、白癜风胶囊、复方丹参片、银黄含化片、重感灵片、金匮肾气丸、消炎利胆片、正清风痛宁、地奥心血康胶囊、天麻丸、牛黄解毒片、穿心莲片(胶囊)、颈复康颗粒、复肝康颗粒、脑立清丸(胶囊)、藿香正气水、枸杞子酒、复方甘草片、抗宫炎片、颈痛灵、消栓灵、999 感冒灵颗粒、消咳喘糖浆、三九胃泰、强力银翘片、前列康、小儿速热清口服液、平消胶囊、补中益气丸、鼻渊舒口服液、先声咳喘宁、草珊瑚含片、洁尔阴液、羚羊感冒片、三七片、牛黄消炎片、云南白药、克咳胶囊、雷公藤片、大活络丸、斑蝥白酒液、血美安、复方胆通、快胃片、感冒通、骨质增生一贴灵、正红花油、肤痔清软膏、洁尔阴泡腾片、乌头酊等;中药注射剂有双黄连注射液、普乐林注射液、清开灵注射液、参麦注射液、穿琥宁注射液、脉络宁注射液、路路通注射液、茵栀黄注射液、刺五加注射液、复方丹参注射液、黄芪注射液、鱼腥草注射液、灯盏花注射液、银杏叶提取物注射液、七叶皂苷钠注射液、康体多注射液、川芎嗪注射液等。

药源性砷角化病主要是由于长期接触砷剂或口服医用无机砷治疗银屑病、白血病、癫痫、哮喘、梅毒等疾病所致。常见含砷中药有砒霜、雄黄,代赭石、冰片也可混含砷物质。国内市售常见含砷中成药有小儿清热片、小儿至宝丸、牛黄解毒片(丸)、牛黄清热片、安宫牛黄丸、医痫丸、牙痛一粒丸等。长期服用含砷中药或一次服用大量中药,有可能发生砷中毒。

三、发病机制

中药药源性皮肤病发病机制复杂，包括免疫性反应和非免疫性反应两方面。免疫性反应是药物引起的变态反应在皮肤的表现，如荨麻疹、过敏性紫癜、剥脱性皮炎等。非免疫性反应是由于药物的毒性反应、继发反应或药物过量等所引起的皮肤损伤，如砷剂引起的皮肤角化、早期梅毒使用青霉素治疗后引起的皮肤发疹（赫氏反应）、过量双香豆素引起的皮下出血等。

药源性砷角化病一系列损害与体内砷含量的过度吸收和累积密切相关。砷进入体内后与含巯基的蛋白质结合，表皮角蛋白因含有较多的巯基，故含砷量高，同时由于砷剂抑制了巯基的活性，而使酪氨酸酶的活性增加，因此产生较多的黑色素。

四、影响因素

遗传可能是药源性皮肤病的一个重要影响因素，肝病、肾病、艾滋病患者和老年人也较易发生。个体因素，如有过敏史的患者也可发生中药药源性皮肤病。青霉素过敏史患者服用花红片后，可引起皮肤瘙痒、药疹症状。

中药制剂由多种中药组成，含有很多可诱发变态反应的物质（如蛋白质、多糖等完全抗原和分子较小的半抗原，如小檗碱、丹参酮等），可引起皮肤过敏反应。

五、救治方法

明确砷化合物中毒后，给予二巯基丙磺酸钠驱砷治疗，疗效确切。维生素 C、维生素 E 可拮抗砷中毒导致的细胞氧化损伤作用；增加微量元素硒的摄入，也可加强机体对砷的排泄。对于砷导致皮肤角化病变，可用阿维 A 治疗，疗效明确。

六、预防方法

雄黄遇热易分解为三氧化二砷，故不宜作汤剂，切忌火煅；不宜与硝酸盐及硫酸盐同用，两者可使雄黄中硫化砷氧化，增加毒性。阴血亏虚及孕妇、小儿禁服砷化合物。在使用砷化合物治疗疾病同时，需严格把握剂量，注意观察其不良反应。

临床应用中药制剂时，也应详细询问患者是否有药物过敏史或家族过敏史；最好采用口服给药，尽量避免注射给药，以减少过敏的机会。中药引起过敏反应症状与化学药品一样，其严重程度不容忽视，发生过敏性休克应立即抢救；血小板减少性紫癜也应及时处理；出现皮肤变态反应者，可按各种皮肤病的处理原则进行治疗。

参 考 文 献

［1］唐雪梅，翟玉祥.中药不良反应及其预防措施的探讨.中药新药与临床药理，2001，12（3）：227-229.

［2］袁惠南，王秀文，阎永厚，等.某些天然药物或其所含化学成分的致突、致癌及致畸作用.中成药，1990，12（3）：36-38.

［3］高柏青，赵迪.木通毒副作用的研究概况与思考.内蒙古中医药，2004，23（6）：37-39.

［4］王钦茂，李莉，方华武，等.中药致癌、致突变和生殖毒性研究概况.安徽中医学院学报，2001，20（5）：64-67.

［5］乔洪翔，李连达，吴理茂.马兜铃酸细胞分子毒理学研究进展.中国药理学与毒理学杂志，2006，20

（6）: 515-520.

[6] 刘淑华.急性药物过敏性休克的抢救体会.中国医药指南，2012，10（9）: 408-409.

[7] 袁铭，李汉忠.含马兜铃酸成分中药与尿路上皮恶性肿瘤.现代泌尿外科杂志，2007，12（1）: 68-70.

[8] 钱之玉.药物不良反应及其对策.北京：化学工业出版社，2005.

[9] 俞尚德.中药不良反应与防治.南宁：广西科学技术出版社，2001.

[10] 朱淑珍，李银保，陈缵光，等.马兜铃水提液对斑马鱼胚胎的致畸作用和心脏毒性的研究.中国野生植物资源，2013，32（6）: 10-13.

[11] 万红平，梁礼珍，黄红坤，等.青蒿素对大鼠致畸作用的研究.中药新药与临床药理，2008，19（1）: 25-28.

[12] 刘新，黄德亮，袁永一，等.药物性耳聋及防治策略.中国药物应用与监测，2008，5（2）: 31-34.

[13] 戴淑萍，颜勤明，陈赛贞.81 例药源性耳聋文献分析.中国现代应用药学，2012，29（11）: 1046-1049.

[14] 司继刚.药源性耳聋防治研究进展.中国药物警戒，2013，10（12）: 730-733.

[15] 张彪.中药致砷角化病 2 例.中国麻风皮肤病杂志，2011，27（4）: 256-258.

[16] 张宪印，安丽华，邵智.黄连及其制品的不良反应和治疗.时珍国医国药，2003，14（11）: 714.

[17] 华碧春，陈小峰.中药致皮肤变态反应 245 例分析.中国中药杂志，2002，27（9）: 717-718.

[18] 田身才，赵鲁燕.花红片致药疹.药物不良反应杂志，2002，4（3）: 202.

[19] 周思静，周俊生，刘胜萍，等.药源性砷角化症二例报道并文献复习.中国全科医学，2014，17（3）: 337-339.